主编简介

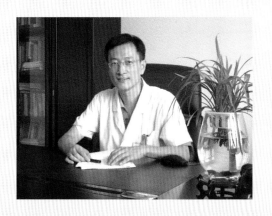

  郑健，男，福建中医药大学二级教授，主任医师，博士生导师，享受国务院政府特殊津贴专家。全国和福建省老中医药专家学术经验继承工作指导老师，全国首届优秀中医临床人才，福建省级高层次人才，福建省百千万人才，福建省政府文史研究馆馆员，福建省高等学校教学名师，福建省名中医。曾兼任中国人体健康科技促进会儿童中西医结合诊疗专业委员会主任委员、中华中医药学会儿科分会副主任委员、中国中西医结合学会儿科分会副主任委员、福建省中医药学会儿科分会主任委员等职。承担厅级以上科研课题 30 多项，发表专业学术论文 200 多篇，主编或参编教材和专著 30 多部，荣获部（局）省级和厅级科技成果奖 20 项。

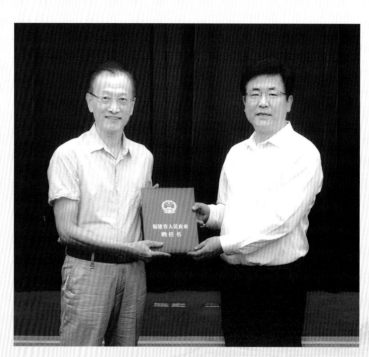

福建省省长赵龙给郑健颁发福建省政府文史研究馆馆员证书

儿童肾病综合征中西医诊疗

主　编　郑　健

编　委　艾　斯　　庄翔莉　　程心玲

　　　　颜水平　　褚克丹

科学出版社

北　京

内 容 简 介

　　全书内容共分九章，从中医、西医和中西医结合临床思维三个维度介绍儿童肾病综合征常见疾病诊疗的新规范、新学说、新认识和新方法，对难治性儿童肾病综合征的病因、中西医结合诊疗方案进行探索，详细介绍了儿童肾病常用的科研方法和临床实验研究概况。本书在实用性、理论性、可读性方面尽力彰显中西医结合的鲜明特色，写作中重点突出中西医的诊疗方案、中西医结合的临证思维方法，弘扬中医药的特色优势，突显中西医结合临床思维的优势，是一本集临床、科研、教学为一体的儿童肾病综合征著作。

　　本书适合相关专业学生和临床医生参考。

图书在版编目（CIP）数据

儿童肾病综合征中西医诊疗 / 郑健主编. -- 北京 ： 科学出版社，2024.6. -- ISBN 978-7-03-078735-4

Ⅰ. R726.92

中国国家版本馆 CIP 数据核字第 20240A47N9 号

责任编辑：郭海燕　国晶晶 / 责任校对：张小霞
责任印制：徐晓晨 / 封面设计：陈　敬

科 学 出 版 社 出版
北京东黄城根北街 16 号
邮政编码：100717
http://www.sciencep.com
北京建宏印刷有限公司印刷
科学出版社发行　各地新华书店经销
*
2024 年 6 月第 一 版　开本：787×1092　1/16
2024 年 6 月第一次印刷　印张：19 3/4　插页：1
字数：481 000
定价：198.00 元
（如有印装质量问题，我社负责调换）

序 一

肾病综合征是儿童的常见病，临床呈反复发作的慢性过程，病程迁延，病情复杂，极少部分患儿最终可发展为慢性肾衰竭，严重影响儿童的生长发育和身心健康，甚至生存质量。近年来，随着科学技术的突飞猛进，肾脏疾病的基础研究已从大体水平、器官组织水平进展到细胞与分子水平，尤其是分子生物学技术的应用从根本上提高了对肾脏疾病的认识，并使研究内容从过去形态、功能和蛋白质的检测等发展到观察基因结构和基因表达的层次，从而也给治疗带来相应的变化。郑健教授长期从事儿童肾脏疾病的中西医临床、教学和科研工作，积累了丰富的临床诊疗和科学研究经验。该书立足于临床和科研的实用性，从中医、西医和中西医结合临床思维三个维度介绍儿童肾病综合征常见疾病诊疗的新规范、新学说、新认识和新方法，对难治性儿童肾病综合征的病因、中西医结合诊疗方案进行探索，突出中医的临证思维，详细介绍了儿童肾病常用的科研方法和临床实验研究概况，探索肾病综合征的中医临证思维及中医营养疗法在儿童肾病综合征中的应用，运用现代科学技术方法研究肾脏病的中医基础理论和临床诊疗，较好地反映当今国内外儿科肾脏病学研究中各种基础理论、诊断技术和治疗方法的最新进展，突出中西医结合的特色优势，彰显中西医结合治疗的临床疗效，中西互补，取长补短，突显出中西医结合治疗肾脏疾病的特色和优势，从而为有效防治儿童肾病综合征、提高临床诊治水平、保证儿童身体健康提供一部有益、实用并具有临床指导意义的参考书。该书在实用性、理论性、可读性方面具有鲜明的特色，是近年在中西医结合儿童肾脏病学领域难得的一本参考书。我有幸先读此书，甚为感触，故特为之作序。

福建中医药大学附属人民医院　　陈明藩
国医大师
2022 年 12 月

序　二

儿童肾脏病学是医学基础学科与临床医学紧密结合的学科，近年来，现代科学技术飞速发展，分子生物学、基因组学、蛋白质组学、代谢组学的深入研究和小儿肾脏穿刺活检的广泛应用，为小儿肾脏病的中西医结合研究提供了新理论、新技术、新方法，极大地丰富了小儿肾脏病的基础理论和临床诊疗及科学研究，促进了中西医结合小儿肾脏病专业水平的长足发展。该书主编郑健教授长期从事小儿肾脏疾病的中西医临床、教学和科研工作，积累了丰富的临床诊疗和科学研究经验。该书立足于临床和科研的实用性，较系统、较全面地介绍西医学、中医学和中西医结合在儿童肾病综合征诊疗方面的新规范、新学说、新认识和新方法，尽力展示近年来儿童肾病综合征的中西医结合研究的最新成果。该书传承中医临床特色，发挥中西医结合优势，中西互补，取长补短，突显中西医结合治疗肾脏疾病的特色和优势，充分反映临床与基础的密切结合，体现基础医学发展对儿童肾病综合征研究的推动作用，彰显中西医结合治疗的临床疗。内容丰富、新颖、实用，是一本值得研读的中西医结合治疗儿童肾病综合征的专著，也是一本反映当今儿童肾病综合征最新进展的基础理论、各种诊断检查技术和治疗方法的参考书。初阅此书，深有感触，谨以此序为贺。

中国中西医结合学会儿科专业委员会主任委员　　俞　健

复旦大学附属儿科医院

2022 年 12 月

前　言

　　肾脏病是临床上的常见病、多发病，严重地危害着人类的健康。近年来，随着现代科学技术的飞速发展，肾脏病研究在细胞生物学、免疫学、医学工程学、分子生物学、基因组学、蛋白质组学、代谢组学等基础与临床方面得以快速发展，运用现代科学技术方法研究肾脏病的中医基础理论和临床诊疗，中西互补，取长补短，不断创新，提高疗效，中西医结合研究成果斐然，突显出中西医结合治疗肾脏疾病的特色优势，得到了国内外专家学者的极大关注。肾病综合征是儿童肾脏病的常见病，中西医结合防治儿童肾病综合征在病因学、发病机制、临床诊治手段及预后研究方面取得很大进展，分子生物学、基因组学、蛋白质组学、代谢组学的深入研究和儿童肾脏穿刺活检的广泛应用，为儿童肾病综合征的中西医结合研究提供了新理论、新技术、新方法，极大地丰富了儿童肾病综合征的理论知识和诊断方法。因此，儿科临床医师迫切需要一本能充分反映当今中西医结合防治儿童肾病综合征最新进展的专业书籍，以不断提高临床的诊断水平和治疗效果。

　　有鉴于此，我们立足于临床和科研的实用性，系统地编写了著作《儿童肾病综合中西医诊疗》，全书内容较全面地介绍了中医、西医和中西医结合在儿童肾病综合征诊疗方面的新学说、新认识和新方法，尽力展示近年来儿童肾病综合征的中西医结合研究成果。本书详细地介绍了原发性肾病综合征、继发性肾病综合征、先天性肾病综合征的临床和科研在中西医结合研究方向的最新成果，探索肾病综合征的中医临证思维及中医营养疗法在儿童肾病综合征中的应用，着重反映中西医结合防治小儿肾脏病的临床进展水平；突出中西医结合的特色优势，彰显中西医结合治疗的临床疗效，力求充分反映当今国内外儿童肾病综合征研究中最新进展的基础理论、各种诊断技术和治疗方法，从而为有效防治儿科肾脏疾病、提高临床诊治水平、保证儿童身体健康提供一部有益、实用并具有临床指导意义的参考书。

　　本书具有以下特点：①强调临床与基础的结合，尽力反映基础医学的发展对儿童临床肾脏病学发展的推动作用，特别是现代免疫学、分子病理学、现代细胞生物学和分子生物学对儿童肾病综合征的影响，突出新理论、新技术、新方法对临床诊疗水平的促进作用。②立足"儿童"这一年龄特点，强调在病种、病理生理变化、诊断治疗方面与成人肾脏病的不同。③注重临床的实用性，着重反映中西医结合防治儿童肾病综合征的临床进展水平。④突出中西医结合的优势特点，突出中医临证诊疗思维，彰显中西医结合治疗的临床疗效。⑤倡导科学研究与临床诊疗的结合，展示基础研究对临床诊疗的促进作用。

本书作者以中青年临床医师为主体，他们经过长期的临床实践与科研工作的锻炼，积累了较丰富的肾脏病专业的诊疗经验，并广泛收集国内外文献资料，采各家之长融于笔下，精雕细镂，几易其稿。在本书编写过程中，得到国内许多著名儿童肾病专家和儿科前辈的鼓励和指导，在此我们由衷地感谢为此付出辛勤劳动的专家学者。由于肾脏病涉及的领域广阔，专业发展日新月异，限于我们的学识和临床诊疗经验，书中挂一漏万，可能存在不足之处，恳请同道们指导斧正。

中国人体健康科技促进会儿童中西医结合诊疗专业委员会主任委员　　郑　健
福建中医药大学
2022 年 12 月

目　录

第一章　儿童肾病综合征概论

肾病综合征（nephrotic syndrome，NS）是由于肾小球滤过膜对血浆蛋白的通透性增高、大量血浆蛋白自尿中丢失而导致一系列病理生理改变的一种临床综合征。早在 1932 年 Christian 应用肾病综合征这一名称来概括因各种肾脏病理损害所致的严重蛋白尿的一组临床综合征，其中大量蛋白尿是其最基本的特征。本病以大量蛋白尿、低蛋白血症、高脂血症和水肿为其主要临床特点，临床分为原发性、继发性和先天性肾病综合征 3 种类型。原发性肾病综合征（primary nephrotic syndrome，PNS）约占小儿时期肾病综合征总数的 90%，是儿童常见的肾小球疾病。国外报道儿童肾病综合征年发病率为（2～4）/10 万，患病率为 16/10 万，我国部分省、市医院住院患儿统计资料显示，原发性肾病综合征占儿科住院泌尿系疾病患儿的 21%～31%。多为学龄期儿童发病，其中以 2～5 岁为发病高峰，男女比例为（1.5～3.7）：1。

儿童肾病综合征多属于中医学"水肿""尿浊"等范畴，多数表现为"阴水"。禀赋不足，久病体虚，外邪入里，导致肺、脾、肾三脏亏虚，是小儿肾病综合征发病的主要病因。肺脾肾三脏功能虚弱，气化、运化功能失常，封藏失职，水液输布紊乱，水湿停聚，精微外泄则是本病的主要发病机理。肾病综合征临床上以脾肾功能失调为中心，阴阳气血不足为病变之本，外邪、水湿、血瘀为病变之标，是本虚标实、虚实夹杂之病证。

第一节　中医经典著作的相关论述

一、对病名的认识

小儿水肿是从水肿病症中演化而出的病名，在中医历代文献中有诸多不同的称谓。最早记载见于马王堆古墓出土的《五十二病方》，书中提到"肿囊"的症状和治疗。《素问·阴阳别论》曰："三阴结，谓之水。"提出"水"的病名。汉代张仲景首次提出"水气病"，其《金匮要略》特设"水气病脉证并治"一篇。隋代巢元方《诸病源候论·小儿杂病诸候·肿满候》曰："小儿肿满，……其挟水肿者，即皮薄如熟李之状也。"首次提出小儿水肿的病名。宋代《小儿卫生总微论方·肿病论》进一步明确小儿水肿是小儿肿病之一，曰："小儿肿病有二：一者气肿，……二者水肿，因上焦烦渴，饮水无度，脾胃虚而不能约制其水，肾反侮脾，土随水行，上附于肺。肺主皮肤，脾主四肢，故水流走于四肢皮肤而作肿也，甚则肾水浸浮于肺，则生大喘，为难治也。"多数学者认为小儿时期因泌尿系统疾病而发生的水肿主要涉及现代医学的肾小球肾炎和肾病综合征两类疾病。

《素问·宣明五气》说："下焦溢为水。"水肿是因水而肿的病证，"水"是水肿病名的雏形。《素问·水热穴论》中提出"水病"病名："帝曰：肾何以能聚水而生病？岐伯曰：肾者，胃之关也，关门不利，故聚水而从其类也。……故水病下为胕肿大腹，上为喘呼，不得卧者，标本俱病。"《素问·逆调论》云："夫不得卧，卧则喘者，是水气之客也。夫水者，循津液而流也。肾者水藏，主津液，主卧与喘也。"可见水气与水、水病均是同一病症，只是名称略异而已。汉代张仲景对水气病的分类、症状、脉象、治则、方药均有详细的论述，从病因脉证上分为风水、皮水、正水、石水、黄汗等；又按五脏的证候分为心水、肝水、脾水、肺水、肾水。可谓水肿辨证论治之滥觞，为后世辨治水肿奠定了基础。隋代巢元方《诸病源候论·水肿病诸候·水肿候》云："夫水肿病者，皆由荣卫痞涩，肾脾虚弱所为。"至此，水肿作为中医病名一直沿用至今。

《中医临床诊疗术语》指出：水肿是一种症状性病名，一般按病之新旧缓急和邪正虚实而分为阳水、阴水。外邪侵袭，或劳倦内伤，或饮食失调，使气化不利而水液潴留，泛溢肌肤则发为水肿，其常见疾病有风水、皮水、石水、肾水、溢饮、脾水、心衰、经行浮肿、子肿等。并将中医古代病名与现代医学病名进行一一对应。例如，风水多指血管神经性水肿；皮水多指急性肾小球肾炎；石水多指慢性肾小球肾炎；肾水多指肾病综合征；正水多指急进性肾小球肾炎；肾瘅多指急性肾盂肾炎；肾著多指慢性肾盂肾炎；溢饮多指内分泌功能失调性水肿；肾厥多指尿毒症昏迷；肾衰多指肾功能衰竭。可见，水肿所讨论的范围很广，如中医包括了阳水和阴水两大类，现代医学包含了急慢性肾炎、肾病综合征等所有以水肿为表现的病症。

二、对病机的认识

《素问·至真要大论》谓："诸湿肿满，皆属于脾。"认为脾失健运是发生水肿的重要原因。隋代巢元方对小儿水肿有专篇论述，如《诸病源候论·小儿杂病诸候·肿满候》说："小儿肿满，由将养不调，肾脾二脏俱虚也。肾主水，其气下通于阴；脾主土，候肌肉克水。肾虚不能传其水液，脾虚不能克制于水，故水气流溢于皮肤，故令肿满。"并有十水和二十四水候之说。宋代钱乙《小儿药证直诀·肿病》说："肾热传于膀胱，膀胱热盛，逆于脾胃，脾胃虚而不能制肾，水反克土，脾随水行，脾主四肢，肺为心克，故喘。"指出本病不仅有脾虚肾虚的一面，而且有肾热的一面，并初步描述水邪凌心犯肺的变证。朱丹溪在前人的基础上，认为水肿不外阴阳两端，其《丹溪心法·水肿》谓："若遍身肿，烦渴，小便赤涩，大便闭，此属阳水，先以五皮散或四磨饮，添磨生枳壳，重则疏凿饮；若遍身肿，不烦渴，大便溏，小便少，不涩赤，此属阴水，宜实脾饮或木香流气饮。"明辨阴水与阳水的区别，临床执简驭繁，为后世医家所推崇。清代陈守真则进一步认为小儿阴水病性属寒属虚，如《儿科萃精·水肿门》说："小儿阴水，因脾肾虚弱而成，脾虚不能制水，肾虚不能主水，以致外泛作肿，内停作胀。"说明水肿皆由脾肾之虚所致。张景岳认为水肿乃脾肺肾三脏相干所致，其标在肺，其制在脾，其本在肾。故水肿一证，主要是肺脾肾三脏功能失调，水液运化障碍而引起，涉及脏腑虽多，但其本在肾，这对水肿的临床诊治提供重要的理论依据。

瘀血致肿早在《黄帝内经》中就提及，《素问·调经论》云"瘀血不去，其水乃成"，"孙络水溢则经有留血"。《金匮要略·水气病脉证并治》曰："经为血，血不利则为水。"清代唐容川继承和丰富了仲景思想，其《血证论·肿胀》认为："又有瘀血流注，亦发肿胀者，乃血变成水之证。""瘀血化水，亦发水肿，是血病而兼水也。"此类水肿的治疗可加

"琥珀、三七、当归、川芎、桃奴、蒲黄，以兼理血。斯水与血源流俱治矣"（《血证论·阴阳水火气血论》）。说明水血本为同源，水血可交互为患，水病可致血瘀，血瘀亦可导致水肿，血气水三者相互影响。

三、对治疗的认识

在治疗方面，汉唐以前主要以攻逐、发汗、利小便为大法，如《素问·汤液醪醴论》曰："平治于权衡，去宛陈莝，微动四极，温衣，缪刺其处，以复其形。开鬼门，洁净府，精以时服，五阳已布，疏涤五脏，故精自生，形自盛，骨肉相保，巨气乃平。"所提出的"开鬼门""洁净府""去宛陈莝"成为后世治疗水肿的三大治疗法则，至今仍为临床所沿用。后世医家根据《黄帝内经》的立论，通过长期的临床实践，逐步形成了一整套治疗水肿的理、法、方、药，除祛瘀、逐水、发汗、利尿外，尚有健脾、补肾、温阳、清热解毒、活血化瘀等法，使水肿的治法日趋完善。如《幼科发挥·脾所生病·肿病》所说："凡肿自上起者，皆因于风，治在肺，宜发散之……肿自下起者，因于肾虚，宜渗利之，所谓洁净府，是利其小便也。"《证治汇补·水肿》云："治水之法，行其所无事，随表里寒热上下，因其势而利导之，故宜汗，宜下，宜渗，宜清，宜燥，宜温，六者之中，变化莫拘。"可见水肿部位不同，其病因病机、治法方药均可不同，这对临床辨证论治具有指导意义。《素问·针解》云"水肿必血瘀，瘀行水易退"。《仁斋直指方论》提出活血化瘀法治疗水肿，创立了桂苓汤等活血利水方剂。水肿的饮食宜忌对其预后至关重要，为此诸多医家强调要慎于口味，要低盐、少盐饮食，如《万氏家藏育婴秘诀·肿病证治》谓："饮食之忌，惟盐酱薤蒜鲜湿面，皆味咸，能助水者，并他生冷毒物，亦宜戒之，恐伤脾胃，重则半载，轻则三月。须待脾胃平复，血气充实，然后于饮食中施以少炒盐徐徐投之，不至骤吃咸物，则肿自不再作。"对水肿的护理、康复具有一定的指导意义。

第二节　病　　因

原发性肾病综合征的病因及发病机制目前尚不明确。一般来说，凡是能引起肾小球滤过膜损伤的因素都可以导致肾病综合征，按病因可以分为原发性和继发性肾病综合征。

一、原发性肾病综合征

找不到原因的肾病综合征为原发性肾病综合征，其病理分类详见第二章。

二、继发性肾病综合征

继发性肾病综合征是指继发于明确病因（如感染）、全身性系统性疾病（如系统性红斑狼疮）或已明确的肾小球疾病（如链球菌感染后肾小球肾炎）者。

（一）感染

1.细菌感染　链球菌感染后肾小球肾炎、感染性心内膜炎、分流性肾炎、麻风、梅毒、结核、慢性肾盂肾炎伴反流性肾病等。

2. 病毒感染 如乙型肝炎病毒、巨细胞病毒、人类免疫缺陷病毒感染等。

3. 寄生虫感染 疟疾（特别是三日疟）、弓形虫病、血吸虫病、锥虫病、丝虫病等。

（二）药物

青霉胺、海洛因、丙磺舒、卡托普利、非甾体抗炎药、锂、氯磺丙脲、利福平、甲乙双酮、三甲双酮、华法林、干扰素、造影剂等。

（三）毒素及过敏原

蜜蜂蜇伤、蛇毒、花粉、血清病、白喉、百日咳、破伤风毒素、疫苗、毒常春藤、毒橡胶等。

（四）肿瘤

1. 实体瘤（癌或肉瘤） 肺、胃、结肠、乳腺、子宫颈、肾、甲状腺、前列腺、肾上腺、鼻咽、卵巢部位肿瘤，以及黑色素瘤、肾母细胞瘤、嗜铬细胞瘤等。

2. 白血病及淋巴瘤 霍奇金病、慢性淋巴细胞白血病、多发性骨髓瘤、淋巴瘤、原发性巨球蛋白血症等。

（五）系统性疾病

系统性红斑狼疮、混合性结缔组织病、皮肌炎、全身性坏死性血管炎、过敏性紫癜、肺出血-肾炎综合征、疱疹样皮炎、溃疡性结肠炎、类淀粉样变、类肉瘤病、干燥综合征、类风湿关节炎、多发性大动脉炎、原发性冷球蛋白血症等。

（六）家族遗传及代谢性疾病

糖尿病、甲状腺功能低下、甲状腺功能亢进、淀粉样变（遗传性）、奥尔波特综合征、镰状细胞贫血、法布里病、指甲-髌骨综合征、脂肪营养不良、先天性肾病综合征、家族性肾病综合征等。

此外，还有妊娠高血压综合征、移植肾慢性排斥、恶性肾硬化症、单侧肾血管性高血压、甲状腺炎、黏液性水肿、小肠淋巴管扩张、反流性肾病、肾乳头坏死、缩窄性心包炎、慢性溃疡性结肠炎等。

第三节 中医病因病机

一、病因病机概述

小儿先天禀赋不足，或久病体虚，外邪入里，致肺、脾、肾三脏亏虚，是小儿肾脏发病的主要病因。肾病患儿，肺脾肾三脏功能虚弱，运化功能失常，气化封藏失职，水液输布紊乱，水湿停聚，精微外泄则是本病的主要发病机理。病延日久，正愈虚，邪愈盛，故小儿肾脏病常见虚实夹杂之证。病初偏于邪盛，多与风、湿、热、毒、瘀有关；病至后期，肺、脾、肾三脏俱虚，精微外泄，肾络瘀阻，转以正虚为主，肾虚尤著。在整个病变过程中，以脾肾功能失调为中心，阴阳气血不足为病变之本，外邪、水湿、血瘀为病变之标。本病为本虚标实之证，正虚有肺脾气虚、脾虚湿困、脾肾阳虚、肝肾阴虚及气阴两虚之不同；标实有外感、水湿、湿热、血瘀及湿浊之差异。正气虚弱为本，邪实蕴郁为标，本虚和标实互相影响、相互作用，即肺脾肾三脏正气虚弱易感外邪、生湿、化热、致瘀而使邪实；水湿、湿热和瘀血反过来又进一步耗伤脏腑之气，使正气更虚，因此常表现出虚实寒热错杂、病情迁延不愈的特点。

（一）正气虚弱为本

正气虚弱为本，常见病机有：

1. 肺脾气虚 小儿肺脏娇嫩，脾常不足。因先天禀赋不足，脾气虚弱，健运失司，导致痰湿阻肺，肺气亏虚；或因六淫之邪伤及肺金，久病不愈，耗伤肺气，通调水道失职；或肺气虚不能助脾运化水湿；或因调护失宜，饮食不节等因素致脾失健运，均可导致肺脾气虚。临床以倦怠乏力，咳嗽气短，面色㿠白，水肿，便溏，舌淡苔白滑，脉弱等为特征。

2. 脾虚湿困 小儿因先天禀赋不足，或久病体虚，导致脾气虚弱，脾失健运，水湿内停。本证常由脾气虚，健运失司，或脾阳虚水饮不化，寒湿中阻，表现为水肿，倦怠乏力，面色萎黄，形体消瘦，纳呆脘闷，便溏，舌淡苔白滑，脉弱等症。脾虚湿困持续不解，久病及肾，可导致肾阳衰惫。临床表现为水肿肿势加剧，脘腹满闷，泄泻，食欲不振，小便量少，舌胖大，苔腻，脉沉细等。

3. 脾肾阳虚 脾为后天之本，肾为先天之本，脾之健运依赖肾中元阳蒸腾温煦，肾之藏精依靠脾胃运化之水谷精微，二者互相为用。二脏失调，常相互影响。小儿脾胃虚弱，因饮食失调，或久泻不愈，损伤脾阳，久病及肾；或外感寒湿，久留不去，伤及脾肾；或禀赋不足，素体脾肾两虚，均可导致脾肾阳虚。临床可见肢体浮肿，小便不利，泄泻，脘腹胀满，腰膝酸软，神疲乏力，舌淡胖有齿痕，苔腻等。

4. 肝肾阴虚 是指肝、肾两脏阴精亏虚，阴不制阳，虚火内炽的病机状态。患儿久病失治，肾阴耗伤，水不涵木，肝阴亏虚；或七情内伤，肝郁化火，下及肾水；或温病后期，邪热不退，肝肾阴伤；或禀赋不足，猝受惊恐，致肝肾精血亏虚等，均可导致肝肾阴虚。临床表现多为头晕耳鸣，烦躁易怒，两目干涩，腰膝酸软，舌红少苔等。

5. 气阴两虚 小儿年幼，机体尚未发育健全，故肾气未充、肾阴不足。因先天禀赋不足、或久病不愈、或他脏病变、或失治误治均可累及于肾，导致肾之元气虚损、阴液耗伤。临床常见神疲倦怠、头晕目眩、腰膝酸软、健忘失眠、遗尿等症；若肾阴亏虚，阴不制阳，导致阴虚内热或阴虚阳亢，则可见口燥咽干、颧红潮热、舌红少苔等症。

（二）邪实蕴郁为标

邪实蕴郁为标，常见病机有：

1. 风邪 风邪侵袭人体，常兼寒、湿、燥、热等邪气。风邪发病，多在皮肤肌腠、头部等属阳部位。风邪外袭，内舍于肺，肺失宣降，水道不通，以致风遏水阻，风水相搏，泛溢肌肤，发为水肿。风水之证是诸多肾脏疾病水肿发生的主要病机。此外，风邪袭表、风邪犯肺、风寒湿邪侵袭经络，以及风邪浸淫血分等均是导致肾脏疾病发生的重要病机。

2. 湿邪 无论外感之水湿，或内生之水湿，均为导致肾脏疾病发生的主要因素之一。湿邪侵袭机体，束于肌肤，卫阳被遏，肺气不宣，水液不得输布，发为水肿、癃闭等病。或脾失健运，不得行其津液，聚而成湿，水湿之邪反困脾阳，脾失运化精微之职，以致肾阳不得充养，导致脾肾阳虚，进而影响肾之功能。或肺脾肾三脏功能不足，肺朝百脉，为水之上源，通调水道，下输膀胱；脾主运化水湿精微；肾主水。肾病肺脾肾三脏亏损，水液运化失常而致水湿内停。更有因长期应用激素而助火生热，易招致外邪热毒入侵，致使邪热与水湿互结。湿热久结，难解难分，致使气机壅塞、水道不利，进一步加重病情，而使病情反复，迁延难愈。湿邪与脾肾两虚之间互为因果是肾病水肿发生的关键所在。

3. 热邪 火热之邪致病，在体表者，多先发为表热；在体内者，多先发为里热；病在气血，直伤脏腑。风邪袭表，损伤肺卫，肺失宣降，通调失司，水液不得输布，发为水肿等证；或邪热传营，热扰营血，热灼脉络，迫血妄行，发为紫斑、尿血等证；或外感热邪不解，灼伤肝肾之阴；或火热之邪，酝酿成毒，壅于上焦，发为时行疫毒，诱发肾脏疾病的发生。

4. 毒邪 包括疫疠之气和药物、食物之毒。疫疠之气，易流行、易传染、易致病。其侵袭机体，常夹暑燥、湿热和寒湿。燥热之毒易入里化火、入营动血；寒湿之毒易直中入里，损伤脾肾阳气。此外，某些药物和食物具有一定毒性，若进食不当，容易损伤脾气，脾失健运，脾阳不振，累及肾阳，以致脾肾两虚。

5. 血瘀 六淫之邪、七情因素、饮食、劳倦、正气亏虚、外伤以及久病等均可导致血瘀的发生。肾病以水肿为主要表现，而水与血、气本不相离，水病可致血病，而血瘀亦可导致水肿，血、气、水三者相互影响，互为因果，血瘀存在于肾病发生发展的全过程。血瘀阻滞，气机不畅，气不行则水不化，水停则泛溢肌肤；或气机受阻，推动无力，脏腑不荣，脾肾阳虚，功能受损；或血瘀阻于脉络，血行不畅，血溢脉外，导致尿血或发斑等证；或血瘀化热，耗伤阴血，阴虚津亏，而致肝肾阴虚。因此，血瘀是导致肾病发病及缠绵难愈的又一重要病理因素。

二、中医病因病机新论

近年来的研究又提出以下一些论点。

（一）肝失条达论

三焦总司人体气机，既是水液升降出入通道，又是气化场所。肝喜条达、疏泄，疏通三焦气机，肝的疏泄功能正常，则气机调畅，升降适宜，三焦通利，水液代谢正常。若肝失疏泄，气机不畅，三焦不利，导致津液输布代谢障碍，产生水湿停留；水湿停聚又可阻碍气机，加重三焦水道闭塞，致使水邪泛溢肌肤而成水肿。

（二）肝脾不和论

肝主疏泄，脾主运化，若肝失疏泄，木不疏土，或木旺乘土，而致脾失健运，不能运化水湿，水湿停聚；反之脾失健运，水湿停滞，气机受阻，亦可导致肝失疏泄。所以，两者往往互为因果而成水肿之症。

（三）脾肾亏虚论

肾病综合征是以肺脾肾三脏虚弱为本，尤以脾肾亏虚为主。肾虚则封藏不固，精气外泄，下注膀胱而致尿精微外泄（蛋白尿）；脾虚导致精微物质生化乏源，加之肾虚精微外泄，出现精微物质乏源（低蛋白血症）。肾虚不能主水，脾虚不能制水，则水溢肌肤而成水肿，临床主要表现为脾肾气虚和脾肾阳虚两型。脾肾气虚证以脾虚为主，盖中气素弱，脾土无火，土不制水而反克，故水湿得以乘之，而水肿迁延日久，多见于疾病的早中期或激素撤减期。脾肾阳虚多由水肿反复不愈，或禀赋不足，后天失调，水湿内侵，导致脾肾功能失调，脾阳不振，肾阳虚弱，阳气不足则水气不能蒸化，所以水肿为本病的主要症状。常见于疾病后期或水肿期，或激素停药期和复发的患儿。

（四）肾虚为主论

肾藏真阴真阳，为水火之脏，主五液以维持体内水液平衡。肾为先天之本，宜藏不宜泄，一旦患病以虚证为主。肾病综合征患儿存在肾气、肾阴、肾阳的亏虚，只是轻重程度和阴阳偏颇有所侧重而已。肾虚往往累及他脏，反过来，其他脏腑功能不足，又可影响肾脏功能的正常发挥。在疾病的早期常表现为脾肾气虚，而在疾病后期多表现为肝肾阴虚或脾肾阳虚。

（五）肾虚血瘀论

肾与血在生理上密切相关，肾有藏血、运血的生理功能，肾藏精，为原气之所系，肾精是脏腑机能活动的物质基础，而原气是脏腑活动、气血运行的原动力。在病理上，肾虚则原气乏力，气虚不能推动血液运行，血滞为瘀，即肾虚必兼血瘀，瘀血加重肾虚。若肾气不足，不能推动血行，血运迟缓，可致气虚血瘀；若肾精不足，血液、津液生成乏源，因"血为气之母"，气随之亦虚，气血亏虚，不能推动气血运行，血即因之而瘀；若肾阳虚，阳虚不能温煦血脉，寒滞经脉，血受寒则凝；若肾阴虚，阴虚生热，血受热则煎熬成瘀，或热迫血溢于脉外亦可致瘀。瘀血形成之后，阻滞于脉络，则血运不畅，新血不生，脏腑经络失于荣养，导致各脏器功能衰退，进一步加重肾虚。因此，肾病综合征患儿存在中医辨证"肾虚血瘀"的病理改变，肾虚血瘀是导致本病发生发展的重要病理因素和基本发病机制，贯穿于疾病的始终，肾虚为本，血瘀是标，两者相互影响，互为因果。

（六）肾虚湿瘀论

肾虚以肾气虚为主，肾气亏虚是本病发病的内在基础，湿、瘀是加重病变的基本环节。肾气虚不能蒸腾水湿，膀胱气化不利，导致水液输布和排泄障碍，水液内停，湿为阴邪，蕴久化热，变为湿热，湿热之邪蕴结于肾，难以消除，也是本病缠绵难愈的关键。湿热久不化解，病久入络，由湿致瘀。肾病发生和发展多数因湿致瘀，湿瘀互结所致。所以治疗上提出益肾为本，辅以健脾，顾护肾气，温补肾阳，使封藏之本得以保证。清利湿热，活血化瘀，使得湿热瘀血之邪得去，即"益肾清利、和络泄浊"。

（七）热毒瘀阻论

水肿为水停为患的病症，水湿是初期的主要病理产物，水停不化，酿生湿热，湿热互结又可聚而成毒；水滞脉络，气机不利，血行不畅则瘀血内生，形成湿、热、毒、瘀交织为患的病理局面，同时进一步损伤脏腑之气，使气血水液运行更加滞涩。故热、毒、瘀既是病理产物，又是致病因素，三者交织为患，是疾病缠绵难愈的病机所在。

第四节　现代医学发病机制

肾病综合征的确切病因尚不清楚，多数学者认为是由多种原因（遗传、过敏、感染）引起的免疫障碍性疾病，尤其与细胞免疫功能异常关系密切。目前发病机制尚不明确，但近年研究结果已证实下列事实：

（1）肾小球毛细血管壁结构或电化学改变可导致蛋白尿。实验动物模型及人类肾病的研究看到微小病变时肾小球滤过膜多阴离子丢失，致静电屏障破坏，使大量带负电荷的中分子血清白蛋白滤出，形成高选择性蛋白尿。因分子滤过屏障损伤，尿中丢失大中分子量的多种蛋白，形成低选择性蛋白尿。

（2）非微小病变型常见免疫球蛋白和（或）补体成分在肾内沉积，局部免疫病理过程可损伤滤过膜正常屏障作用而发生蛋白尿。

（3）微小病变型肾小球未见以上沉积，其滤过膜静电屏障损伤原因可能与细胞免疫失调有关，其依据为激素和细胞毒性药物治疗有效；某些能暂时抑制细胞介导的超敏反应的病毒感染如麻疹，有时能诱导疾病的缓解；某些 T 细胞功能异常的疾病如霍奇金淋巴瘤和某些肿瘤可并发微小病变肾病，有多种细胞免疫的变化，如淋巴细胞转化率低下，多种淋巴因子的改变可引起肾小球滤过膜通透性增高而致病。

（4）白蛋白自尿中大量丢失是低蛋白血症的主要原因，同时白蛋白合成减少、必需氨基酸摄入不足，经肾小管重吸收的白蛋白被分解成氨基酸，也可形成低蛋白血症。低蛋白血症可导致血浆胶体渗透压下降，血容量减少，代偿性内分泌变化而致抗利尿激素与醛固酮分泌增加，引起肾小球滤过率下降，发生水钠潴留（高灌注学说和低灌注学说）。低蛋白血症还可引起小细胞性贫血、骨代谢障碍和生长发育障碍等。

（5）肾病时血浆中胆固醇、甘油三酯、低密度脂蛋白和极低密度脂蛋白均增高，主要原因是肝脏代偿性合成增加，其次是脂蛋白的分解代谢障碍。高脂血症的主要危害是增加心血管疾病的发病率，还可引起系膜细胞增殖和系膜基质增加，导致肾小球硬化。

（6）近年来发现肾病综合征的发病具有遗传基础。国内报道糖皮质激素敏感的肾病综合征患儿 HLA-DR7 抗原频率高达 38%，频复发肾病综合征患儿则与 HLA-DR9 相关。另外肾病综合征还有家族性表现，且绝大多数是同胞患病。流行病学调查发现，黑种人患肾病综合征症状表现重，对糖皮质激素反应差，提示肾病综合征发病与人种及环境有关。

近年来，对足细胞及裂孔隔膜的认识从超微结构跃升到细胞分子水平，研究认识了"足细胞分子"nephrin/podocin、α-actinin-4 等，并证实这些分子是肾病综合征发生蛋白尿的关键分子。

第五节 临床表现及病理生理

一、蛋白尿

蛋白尿（proteinuria）是肾病综合征最根本的变化。正常儿童尿中仅含有少量蛋白，通常不超过 100mg/d，肾小球滤过屏障复杂的解剖和静电特性阻碍血浆蛋白从肾小球毛细血管腔排出。蛋白尿的形成是肾小球毛细血管滤过屏障性质改变的结果。肾小球滤过屏障由毛细血管内皮细胞、肾小球基底膜和上皮细胞组成，肾小球基底膜通透性的变化是肾病综合征时蛋白尿形成的基本原因，其中包括基底膜电荷屏障、孔径屏障的变化，致使原尿中蛋白含量增多，当远远超过近曲小管的重吸收能力时，则形成大量蛋白尿。此外，上皮细胞在维持肾小球的通透性方面也起着重要作用，肾小球内系膜和肾血流动力学的改变也在蛋白尿的形成中起到了一定的作用。

（一）孔径屏障

肾小球基底膜上存在有功能性的"孔"，肾小球毛细血管壁不是自由通透的膜，分子半径小于 2nm 可以自由通过；半径在 2～4nm 的随着分子的增大，限制性增加；大于 4.2nm 的分子不能通过。当孔径屏障被破坏时，尿中往往出现较多除白蛋白以外的更大分子的血浆蛋白，这提示肾小球滤过膜呈较严重的结构性损伤。

（二）电荷屏障

肾小球滤过膜表面的负电荷被认为在防止血浆蛋白及另外一些分子从肾小球毛细血管进入尿中起到重要作用。现已清楚地认识到，肾小球滤过膜表面负电荷的减少被认为是产生肾小球通透性增加和蛋白尿的原发因素。而"足细胞分子"的变化则是发生蛋白尿的本质。肾小球毛细血管壁内皮细胞、基底膜和上皮细胞表面以及系膜区富含带负电荷的氨基多糖（硫酸类肝素）及唾液酸，构成毛细血管壁的固有电荷层，通过同性电荷相排斥的原理，阻止带有负电荷的溶质（如白蛋白）通过，而有助于带有正电荷的溶质通过。血清白蛋白带负电荷，在正常情况下，白蛋白受到电荷屏障的排斥，不易通过滤过屏障。但在疾病状态下，滤过屏障电荷丢失时，尿中的蛋白排出量明显增加。说明肾小球滤过膜的电荷屏障与循环中大分子物质相互作用在决定较大分子物质的通透性上起着重要作用。肾病综合征微小病变患者的大量蛋白尿主要是由于电荷屏障的损伤所引起。此外，滤过膜的多价负电荷在维持上皮细胞足突的正常排列、保持肾小球正常结构上也起着重要作用。

（三）肾小球上皮细胞

上皮细胞足突裂隙在正常的选择性滤过中起到重要作用。近年来生物学研究显示肾小球上皮细胞能合成基底膜的有关组成成分，包括IV型胶原、层粘连蛋白及各种蛋白多糖，其中硫酸肝素在建立基底膜电荷屏障中尤为重要。凡是有蛋白尿的疾病，无论是否为免疫介导，电镜下都可以见到上皮细胞的结构损害即足突消失，甚至有时上皮细胞从基底膜上脱离下来。上皮细胞的损害引起细胞的去分化并改变细胞与基质之间的相互作用。因此上皮细胞的损伤不仅能引起滤过屏障的改变，导致蛋白尿，还与肾小球的硬化密切相关。

（四）肾小球球内系膜

肾小球球内系膜位于肾小球毛细血管之间，由系膜细胞和系膜基质所组成。系膜形成袢状环绕毛细血管，随肾小球毛细血管内流体静水压及血流量的改变，系膜成比率地紧张或松弛以调节滤过面积和肾小球滤过率。系膜细胞具有平滑肌细胞样收缩功能，系膜的一些肌原纤维将不具收缩能力的基底膜与系膜细胞连接，共同组成系膜-毛细血管生物机械单位，系膜细胞作为收缩器，作用于肾小球基底膜上的效应位点可以改变滤过面积。正常情况下，系膜细胞通过张力性收缩对抗肾小球毛细血管内压以保持肾小球滤过率的稳定。如果疾病时系膜细胞的收缩功能受到影响，将改变滤过的面积和压力。此外，系膜细胞表面有许多特异性受体，对相应的血管活性物质如血管紧张素Ⅱ可起反应，进而影响肾小球血流动力学和大分子物质的通透性。

（五）肾血流动力学的改变

肾血流动力学的改变影响肾小球毛细血管壁对大分子物质的通透性。即使在没有原发肾脏疾病的情况下，血压的持续增高也可能引起蛋白尿，抗高血压治疗可以减少蛋白尿。肾小球内压增高，可通过机械牵拉作用来改变孔径的大小而影响肾小球毛细血管的滤过屏障。

肾病综合征蛋白尿的程度，有很大的个体差异性，尿蛋白的排出量的多少受到肾小球滤过率、血清白蛋白浓度和蛋白摄入量的影响。血清白蛋白严重降低时，尽管肾小球滤过膜损坏程度没有变化，但可使尿蛋白排出量减少。反之，当静脉输注浓缩蛋白制剂时，尿蛋白排出量可一过性增加。在临床工作中，我们常用 24 小时尿蛋白定量来评估肾病综合征蛋白尿的程度，并参考肾小球滤过率和血白蛋白的含量做出判断；采用的另一方法是用任何一次尿，测定其蛋白浓度及肌酐浓度，并计算两者的比率，如尿蛋白/尿肌酐比率＞3.5（以 mg/dl 为单位的比值），就是肾病综合征范围的蛋白尿，而不用收集 24 小时尿。

二、低蛋白血症

低蛋白血症（hypoalbuminemia）的主要原因是蛋白从尿中丢失，同时原尿中的部分白蛋白在近曲小管上皮细胞中被分解的能力增加（每日可达 10g）。但并不是所有大量蛋白尿的患者都有低蛋白血症，尿蛋白与血清白蛋白水平可不完全平行一致，因为血清白蛋白水平是白蛋白合成与分解代谢相平衡的结果。肾病综合征时，肝脏白蛋白合成的绝对值往往轻到中等度增加，如饮食中能给予足够的蛋白质和热量，患者的肝脏每日可合成白蛋白达 22.6g，显著多于正常人每日的 15.6g；在低蛋白血症和白蛋白池体积减少时，白蛋白分解率的绝对值是正常的，甚至是下降的。因此在临床上可以见到一些平素体质健壮、高蛋白摄入的患者，虽然有大量的蛋白尿，而血清白蛋白浓度正常，这说明白蛋白的合成代谢在一定条件下可以代偿尿蛋白的丢失。然而肾病综合征时，肝脏的这种代偿程度常常不足以代偿尿蛋白的丢失，从而出现低蛋白血症。但也有报道观察到患者的白蛋白合成下降。有时在中等程度蛋白尿也可见到严重的低蛋白血症，常伴低胆固醇血症，这与肝脏代偿性合成功能差有关系，也可能与肾病综合征时血管壁对白蛋白的通透性增加有关，使间质液中白蛋白的含量增多，而血液中白蛋白含量下降。

肾病综合征时，患者通常是负氮平衡，但如摄入高蛋白时可转为正氮平衡，表明机体呈蛋白质营养不良状态。近年研究表明，高蛋白饮食时可能因肾血流量增加及滤过蛋白增多而使尿蛋白排出也增多，并加重肾功能损伤，而血清白蛋白可无增加或增加不明显。但若偏低蛋白饮食［＜0.8g/（kg·d）］，同时应用必需氨基酸或α-酮酸，血管紧张素转换酶抑制剂（ACEI）或血管紧张素Ⅱ受体阻断剂（ARB）阻抑尿蛋白排泄，则血清白蛋白浓度可增加。

肾病综合征时除了从尿液中丢失白蛋白外，肾小球通透性增高还可以引起分子量相似的其他蛋白质的丢失，其变化方向（增加或减少）取决于丢失和合成的平衡。但并不是所有的蛋白质都从尿液中丢失，尤其是大分子的蛋白如 IgM、纤维蛋白原、α_1 和 α_2 巨球蛋白，以及大的载脂蛋白不能够通过肾小球毛细血管壁，因此这些蛋白的血浆浓度保持正常或者升高。免疫球蛋白和补体的变化还同基础疾病密切相关。

此外，大部分滤过的白蛋白经肾小管重吸收并被分解成氨基酸，也有助于形成低蛋白血症。通常来说，血清白蛋白浓度和蛋白尿的严重性呈负相关。但除了尿蛋白排泄外，临床具有相似程度的尿蛋白常常有不同程度的低白蛋白浓度，提示另外一些因素影响白蛋白代谢平衡。

三、水肿

水肿（edema）是肾病综合征的主要临床表现，其基本病理生理改变为水钠潴留。水钠潴留的机制主要有以下两种相对矛盾的学说。

（一）充盈不足学说

传统的观点认为肾病综合征时肾小球基底膜对尿蛋白（特别是白蛋白）的通透性增加，大量的蛋白从尿中丢失，造成低蛋白血症，血浆渗透压降低，当血浆胶体渗透压由正常的3.3～4.0kPa（25～30mmHg）降至0.8～1.1kPa（6～8mmHg）时，根据 Starling 原理液体从血管腔内转移到组织间隙，当转移的液体多到一定程度的时候，引起显性的水肿，同时患者有效血容量的减少，可以刺激机体的神经、内分泌的调节反射，表现为交感神经张力升高、儿茶酚胺分泌增加、肾-血管紧张素-醛固酮系统激活、抗利尿激素的释放增加，这些神经、内分泌的继发性变化与血浆胶体渗透压下降这两个重要因素同时起作用，进一步引起肾小球血流量减少、滤过率下降和远端肾小管对钠的重吸收增加，导致继发性的水钠潴留，以恢复血容量。但是这一调节进一步稀释了血液，使血浆蛋白水平进一步下降，血浆渗透压也进一步下降，形成恶性循环，进一步促进水肿的发生。通过纠正血浆胶体渗透压来治疗肾病性水肿，如给予白蛋白达到消除水肿的目的，这支持低蛋白血症在水肿发生中起重要作用的观点。然而在一些患者，给予白蛋白既不能缓解水肿，也始终不能使血清蛋白水平维持在足以阻止水肿发生的正常水平。有研究发现儿童肾病综合征患者表现为严重的低蛋白血症及其他的肾病综合征表现，伴有或者不伴有低血容量的临床或实验室表现，一些患儿水钠潴留先于血清蛋白浓度的降低，另一些患儿尿钠增多肯定先于蛋白尿的出现。提示低血容量并不一定总是在水肿的形成中起作用，某些原发于肾内的水钠潴留因素参与肾病综合征水肿的发病机制。大多数学者提出充盈不足的学说仅适用于少数肾病综合征患者，有的认为与微小病变的病理类型有关，但也有的认为这与病史和病变类型关系不大。

（二）溢出学说

近年来研究发现，只有少数肾病性水肿的患者血容量是减少的，大部分是增加或者正常的，血浆的肾素、血管紧张素、醛固酮水平也没有升高，并有高血压的存在，表明血容量是增加而不是减少。目前多数学者认为肾病综合征水肿患儿存在肾内原发性的水钠潴留。其依据：①血容量通常增多；②血压通常增高；③肾素和醛固酮水平并不总是升高；④利钠作用先于血浆蛋白浓度的上升；⑤浸水实验引起利钠作用；⑥单侧肾病变模型中病变侧存在水钠潴留；⑦从肾病综合征动物模型中分离的肾小管重吸收钠增加。

肾性水钠潴留的可能环节有：①多数患者肾小球滤过率有一过性轻、中度下降，随肾病综合征缓解而恢复正常。在微小病变患者，其滤过分数（FF）在水肿形成期比恢复期低。②给予血管紧张素Ⅱ拮抗剂肌丙抗增压素（Saralasin）后使原已下降的肾小球滤过率明显升高，但鼠受试肾排钠却无明显增加，表明肾小管重吸收增加可能在肾病综合征水肿中也起重要作用。③给近曲小管灌注平衡液时，正常鼠近曲小管内压仅轻度升高；当灌注 100mg/dl 的牛血清白蛋白液时，近曲小管压明显升高、尿钠排泄减少，提示肾病综合征时原尿中大量的蛋白质可影响尿钠的排泄。肾病综合征时肾内多巴胺生成减少，可以通过近曲小管重吸收导致水钠潴留。④通过锂清除率方法可以观察到远曲小管钠排泄率正常或稍下降。可见肾病综合征时肾性水钠潴留的机制很多，但确切机制还有待于进一步深入研究。

在有些患者的身上可以两种机制并存，比如一些肾小球疾病患者早期存在肾内原发性的水钠潴留，当低蛋白血症形成并且进行性加重时，血容量可以下降再引起继发性的水钠潴留。这一两种机制并存的学说，可以解释一些患者身上血流动力学与血中激素和神经递质水平变化不相一致的现象。

以上促水肿形成的因素同时也激活体内的抗水肿机制，其调节机制为：①组织间隙中的水分增加，其静水压上升，可使毛细血管内血管前的微小血管收缩，使血流灌注下降，减少了毛细血管床的面积，使毛细血管内静水压下降，从而抑制体液从血管内向组织间溢出。②血清白蛋白浓度下降，血浆胶体渗透压下降，组织液通过淋巴回流大大增加，从而带走组织液内的蛋白质，使组织液的胶体渗透压同时下降，可以从正常的 10～15mmHg 降低到 2.6mmHg，甚至更低。在低蛋白血症患者，组织间液渗透压的降低是一种保护性的因素，可以仍与血浆胶体渗透压的梯度差值保持正常范围。③水分溢出血管外，使组织液蛋白浓度下降，而血浆内蛋白浓度相对上升。④毛细血管对蛋白质的通透性降低。

综上所述，近年来研究提示体液分布自身平衡能力的失调对水肿产生的影响，其重要性大于低蛋白血症。由于上述体液分布自身平衡能力是有一定限度的，当血浆胶体渗透压进一步下降时，组织液的胶体渗透压无法调节至相应的水平，两者间的梯度差值不能维持正常水平，故产生水肿。

四、高脂血症和高脂蛋白血症

肾病综合征患儿可能出现一系列脂代谢的紊乱，表现为：①高胆固醇血症，高甘油三酯血症，高密度脂蛋白（HDL）变化不定；②低密度脂蛋白（LDL）和极低密度脂蛋白（VLDL）

合成增加；③脂质分解减少，脂蛋白脂酶（LPL）减少，卵磷脂胆固醇脂酰转移酶（LCAT）减少；④脂质运输障碍，脂蛋白 B 增加，肝脏摄取低密度脂蛋白减少。

高脂血症是脂质合成代谢增加和分解代谢减少的结果，通常认为血浆脂代谢的紊乱与脂蛋白和载脂蛋白的异常有关。VLDL 和 LDL 水平升高，常常伴有载脂蛋白 B、C-Ⅱ 和 E 的升高。高密度脂蛋白（HDL）可以正常、增加或减少，HDL-2 的下降多于 HDL-3。尿的载脂蛋白排出增加，载脂蛋白 A-Ⅰ 和 A-Ⅱ 通常正常。肾病综合征患儿脂蛋白电泳的模式各有不同，易受年龄、肥胖、饮食、糖尿病等因素的影响。但一般来说，60% 为 Ⅱ 型 a 或 b，30% 为 Ⅴ 型，约 10% 为 Ⅳ 型或 Ⅲ 型。但目前对于血液循环中这些脂代谢改变的发生机制尚未完全清楚。

肾病综合征患儿总胆固醇水平几乎都有升高，但 LDL/HDL 的比率差异较大，高胆固醇血症主要是由于肝脏中含胆固醇的脂蛋白和载脂蛋白 B 生成过多，这可能与尿中白蛋白及其他调节蛋白的丢失有关。当血清白蛋白浓度低于 10～20g/L 时，甘油三酯及 VLDL 才会反应性升高。因此，肾病综合征患儿出现乳状血清时往往表明有严重低蛋白血症。这是由于在血浆胶体渗透压很低的时候，VLDL 在外周转换为 LDL 受到抑制，因而富含甘油三酯的 VLDL 急速升高，富含胆固醇的 LDL 则有所下降。在血浆胶体渗透压值和高脂蛋白血症的严重性之间似乎存在负相关关系。可见渗透压参与调节白蛋白和载脂蛋白 B 基因的转录过程，但是胶体渗透压的降低能够刺激脂蛋白转录的原因和机制尚不明确。

许多肾病综合征患者都存在高甘油三酯血症，这是由于分解代谢障碍，而不是合成增加引起。富含甘油三酯的 VLDL 清除障碍的原因可能为：①血管内皮细胞 LPL 活性降低；②VLDL 中甘油三酯和载脂蛋白 E 含量的改变，VLDL 与内皮细胞上的受体结合障碍，导致此后的分解降低。在动物实验中，这一缺陷与尿中白蛋白的丢失有关，但不是血浆渗透压变化的结果。

高胆固醇血症和高甘油三酯血症的严重性与低蛋白血症和蛋白尿的严重性密切相关。另外一些影响因素决定高脂血症程度的有患儿的年龄、饮食、肾功能不全的存在和糖皮质激素的使用。血浆脂类和脂蛋白异常是低蛋白血症使肝脏脂质、脂蛋白和部分 VLDL 合成增加。没有缓解的肾病综合征患者，高脂血症可能决定着患者的预后。其中 TC，LDL-Ch 和 Lp（a）不仅是致血管损伤的高危因素，也是致肾小球硬化的主要成分。增高的 LDL 可通过系膜细胞表面 LD 受体介导进入系膜细胞内，释放游离胆固醇，刺激系膜细胞增生和基质增多，加速肾病进展。对难治性肾病患儿载脂蛋白 E 基因多态性的研究，发现 apoE 基因多态性可能在肾病患儿脂质代谢紊乱和肾小球硬化中起一定作用。

五、其他

小儿体液免疫功能降低与血清 IgG 和补体系统 B、D 因子从尿中大量丢失有关，也与 T 淋巴细胞抑制 B 淋巴细胞 IgG 合成转换有关。抗凝血酶Ⅲ丢失，而Ⅳ、Ⅴ、Ⅶ因子和纤维蛋白原增多，使患儿处于高凝状态。由于钙结合蛋白降低，血清结合钙可以降低；当 25-（OH）D_3 结合蛋白同时降低时，游离钙也降低。另一些结合蛋白降低，可使结合型甲状腺激素（T_3、T_4）及血清铁、锌和铜等微量元素降低；转铁蛋白减少则可发生小细胞低色素性贫血。

六、病理

原发性肾病综合征可见于各种病理类型。根据国际儿童肾脏病研究组（1979 年）对 521 例小儿原发性肾病综合征的病理观察，分为以下类型：微小病变（76.4%），局灶节段性肾小球硬化（6.9%），膜性增生性肾小球肾炎（7.5%），单纯系膜增生（2.3%），增生性肾小球肾炎（2.3%），局灶球性硬化（1.7%），膜性肾病（1.5%），其他（1.4%）。由此可见，儿童肾病综合征最主要的病理变化是微小病变型。

微小病变型的主要病理改变如下：光镜下观察不到肾小球的明显病变，或仅有轻微病变。肾小球毛细血管基膜正常。有时伴有系膜细胞和系膜基质的极轻度的节段性增生。病程较长者常表现出轻重不等的系膜细胞和系膜基质的增生，甚至出现个别的肾小球硬化。可见上皮细胞肿胀，病变极为轻微。由于有大量蛋白尿，肾小管管腔内可见较多蛋白管型。肾小管上皮细胞对尿中蛋白及脂质进行回吸收，可致肾小管上皮细胞发生小滴状玻璃样变性及脂肪变性，严重时全部肾小管发生脂肪变性。病程较长者可见灶状肾小管萎缩及灶状肾间质纤维化。

电镜观察可见肾小球脏层上皮细胞肿胀，胞质内可见空泡及吸收性蛋白滴沉积，其足突广泛融合变平及出现假绒毛变性。无电子致密物沉积。

荧光显微镜观察绝大多数未见到任何免疫球蛋白或补体成分在肾小球内沉积。有时在系膜区和肾小球血管极处有少量 IgM 沉积，并有 IgE 沉积的报告。

第六节　常见并发症

由于肾病综合征患儿的病理生理改变以及治疗措施的影响，临床常可发生某些并发症，病情进一步复杂化、加重，甚至死亡。临床常见并发症如下：

一、感染

感染是本病中最常见的合并症，也是本病死亡的主要原因，根据 1984 年国际小儿肾脏病研究组织（ISKDC）统计，本病死亡病例中 70% 是由直接或间接感染所致。感染不仅可致死亡，而且是病情反复和（或）加重的先导或诱因，并影响皮质激素的效应。常见的感染有呼吸道感染、皮肤感染、泌尿道感染和原发腹膜炎等，其中尤以上呼吸道感染最为多见。在呼吸道感染中以病毒感染较为常见，如呼吸道合胞病毒、腺病毒、流感病毒、副流感病毒、水痘/带状疱疹病毒、柯萨奇病毒、腮腺炎病毒、巨细胞病毒等。有研究表明，70% 的肾病复发与病毒感染有关，其中病毒被证实的占 51.6%。结核分枝杆菌感染亦应引起重视。我们对 47 例频繁复发型肾病综合征患儿进行了 1.5～2.5 年的长期随访观察，结果表明感染是肾病频繁复发的常见诱因（本组占 60.62%），多见于呼吸道感染，其次为皮肤、胃肠道、口腔、尿道感染等，与多数文献报告一致。病原体可为细菌、病毒甚至真菌等。

抗生素问世之前，感染是小儿肾病综合征最常见的死亡原因。Metcoff 在 1943～1956 年观察的肾病综合征患儿中，严重感染发生率为 59%，其中蜂窝织炎是最常见的感染类型，其次是腹膜炎和菌血症。尽管最近十多年来细菌感染的发生率明显减少，但仍然是导致肾病综合征死亡的主要原因。同一患者多次感染并不少见，感染常由肺炎球菌引起，也可由革兰氏阳性细菌引起。为了防止肺炎球菌感染，提倡使用由肺炎球菌多糖抗原制成的疫苗接种产生免疫，然而其血清保护性 IgG 抗体滴度较低，其保护作用还需进一步观察，有接种疫苗后仍存在肺炎球菌感染的报道。

此外，肾病综合征患儿的医院感染亦不容忽视。据国内一项研究报告，155 例住院肾病综合征患儿中有医院感染者 49 例，感染率 31.61%。肾病综合征患儿医院感染以呼吸道感染和泌尿道感染最为多见，致病菌以条件致病菌为主。以上报告的 49 例医院感染中共出现 15 次尿路感染，10 例中段尿培养阳性，分别为大肠埃希菌、阴沟杆菌、变形杆菌、克雷白杆菌、聚团肠杆菌、白念球菌等。40 例医院感染患儿在感染 10 天内尿蛋白均有不同程度增加；2 例尿蛋白已转阴患儿又复发；1 例由激素敏感型转为不敏感型，病情恶化，2 周后死亡；1 例因感染出现肾衰竭。

肾病复发与感染的因果关系尚不明确。肾病的起病与复发存在细胞免疫功能紊乱已为众多学者所证实。感染可能会激发患者体内原已存在的细胞免疫紊乱而致肾病复发，控制和预防感染有利于疾病缓解期的延长。肾病综合征患儿对感染抵抗力下降的原因有：①体液免疫功能低下（因 IgG 自尿中丢失、合成减少、分解代谢增加，致血中 IgG 下降）；②常有细胞免疫功能异常；③补体系统的改变，尤其是 B 因子自尿中丢失而影响调理功能；④转铁蛋白和锌结合蛋白自尿中丢失影响免疫调节及淋巴细胞功能改变；⑤蛋白质营养不良；⑥水肿致局部循环障碍；⑦常应用皮质激素、免疫抑制剂。如果肾病综合征患儿存在明显的低 IgG 血症和水肿，我们给予丙种球蛋白积极治疗，对于感染的预防以及在发生感染之后对于感染的控制，进而对肾病综合征患儿的治疗，都可能具有重要的临床意义。

中医学认为"正气存内，邪不可干"。肾病综合征患儿禀赋不足，久病体虚，易感外邪。此时当先予祛邪以急则治其标，兼以扶助正气。例如，外感风寒者治以辛温解表，祛风宣肺，常用方剂如麻黄汤加减等；外感风热者，治宜辛凉解表，清热宣肺，常用方剂如银翘散加减等；风邪夹湿者，治以疏风利湿，常用方剂如越婢加术汤加减等；下焦湿热者，治以清湿热，常用方剂如八正散等；热毒壅盛者，治以清热解毒，常用方剂如五味消毒饮等。

二、电解质紊乱和低血容量

肾病综合征患儿常见的电解质紊乱有低钠、低钾、低钙血症。患儿可因不恰当长期禁盐或长期食用不含钠的食盐代用品，或过多使用利尿剂，以及感染、呕吐、腹泻等因素导致低钠血症。在上述诱因下如突然出现厌食、乏力、懒言、嗜睡、血压下降甚至出现休克、抽搐等应考虑低钠血症的可能。如在使用利尿剂或激素后大量利尿，患儿出现食欲缺乏、进食较少而忽略及时补钾可致低钾血症。肾病综合征患儿大量蛋白尿时钙常与蛋白结合随尿丢失，加之长期服用激素、肾病时维生素 D 水平降低致使肠道钙吸收不良，骨骼对甲状旁腺激素的敏感性降低等，亦常引起低钙血症甚至出现低钙性惊厥。上述情况均应及时测定血清电解质浓度以明确诊断。临床表现有低钙血症、循环中 25-羟骨化醇（25-O-HCC）下降、血中甲状旁腺激素增高、骨软化和纤维性骨炎。于生长迅速的小儿时期这些变化尤为显著。故对激素耐药、频复发、长期应用皮质激素的肾病综合征患儿宜补充维生素 D。

此外，肾病综合征患儿多有低蛋白血症，血浆胶体渗透压下降、显著水肿而常导致血容量不足，尤其在各种诱因引起低钠血症时易出现低血容量性休克，应予警惕。表现有血压偏低（姿势性低血压）、口渴、甲床微循环差，偶出现低血容量性休克。此类诱因有：①导致体液丢失的因素：如呕吐、腹泻、强力利尿、失血、抽腹水；②患儿不恰当地长期免盐食；③长期大量应用皮质激素，有可能反馈抑制肾上腺皮质功能，当突然停用，或出现某些应激情况（如伴发感染）时则可出现皮质激素不足、机体保留水钠能力不足。当患儿出现低血容量性休克时在治疗中应注意：①有体液丢失者应及时补充（包括含钠液）；②有长期应用皮质激素史者在补液同时给予氢化可的松 5~10mg/（kg·d）静脉输注；③有条件时补充血浆或其代用品以维持有效血容量。

三、血栓形成与栓塞

肾病综合征高凝状态易致各种动静脉血栓形成。其发生率报道不一，成人肾病报道为5%~54%，常发生在膜性肾病。儿童肾病血栓形成可发生在不同部位，确切的发生率还不清楚。常见的血栓及临床表现包括：①肾静脉血栓形成最为常见，表现为突发腰痛、出现血尿或血尿加重，少尿甚至发生肾衰竭。②下肢深静脉血栓形成，两侧肢体水肿程度差别固定，不随体位改变而变化。③皮肤血管血栓形成，表现为皮肤突发紫斑并迅速扩大。④阴囊水肿呈紫色。⑤顽固性腹水。⑥下肢动脉血栓形成，出现下肢疼痛伴足背动脉搏动消失等症状体征。其中股动脉血栓形成是小儿肾病综合征并发的急症状态之一，如不及时溶栓治疗可导致肢端坏死而需截肢。⑦肺栓塞时可出现不明原因的咳嗽、咯血或呼吸困难而无明显肺部阳性体征，其半数可无临床症状。⑧脑栓塞时可出现突发的偏瘫、面瘫、失语或神志改变等神经系统症状，在排除高血压脑病、颅内感染性疾病时要考虑颅内血管栓塞。血栓缓慢形成者其临床症状多不明显。

血栓形成的原因主要是肾病综合征时存在高凝状态，肾病综合征高凝状态主要是由于：①肝脏合成凝血因子增多，形成高纤维蛋白原血症，Ⅱ、Ⅴ、Ⅶ、Ⅷ、Ⅹ因子增加；②血浆抗凝血物质浓度降低，特别是尿中丢失抗凝血酶Ⅲ过多，血浆纤溶酶原活性下降；③血小板数量增多，黏附性和聚集率增高；④高脂血症时血流缓慢，血液黏稠度增高；⑤感染或血管壁损伤激活内源性凝血系统；⑥过多应用强有力的利尿剂使血容量减少、血液浓缩；⑦长期大剂量激素应用可促进高凝状态。

肾病综合征中有显著白蛋白低下（<20g/L）、高脂血症、应用皮质激素、尿蛋白持续不降者应警惕此类合并症，可测血小板计数、纤维蛋白原、血和尿中 D-二聚体以进行初筛，再视条件进行其他有关检查。对长期卧床的患儿应鼓励其双腿活动，避免血容量不足、血浓缩，尽量避免股部血管穿刺。

祖国医学认为水能病血，血能病水。肾病以水肿为主要表现，而水与血、气本不相离，水病可致血病，而血瘀亦可导致水肿，血、气、水三者相互影响，互为因果，因此血瘀存在于肾病发生发展的全过程，即肾虚必兼血瘀，瘀血加重肾虚。若肾气不足，不能推动血行，血运迟缓，可致气虚血瘀；若肾精不足，血液、津液生成乏源，"血为气之母"，血虚则气虚，气虚则不能推动气血运行，血即因之而瘀，精不化气而化水，水停则气阻，气滞则血瘀；若肾气虚，气不摄血，血从下溢，离经之血留而不去而成瘀血；若肾阳虚，阳虚不能温煦血脉，无力推动血液运行，血行瘀阻，或脾肾阳虚，温煦无能，寒滞经脉，血受寒则凝，均可导致血瘀；若肾阴虚，阴虚生热，血热迫血妄行，溢于脉外则瘀，血热煎熬亦成瘀；阴虚津亏，热盛血耗，使血液浓稠，流行不畅而致瘀；或因虚或长期应用激素，致使卫外不固，易感外邪，客于经络致使脉络不和，则血涩不通，亦可成瘀。瘀血形成之后，阻滞脉络，气血运行不利则新血不生，血虚则不能营养脏腑，引起脏腑功能减退，则进一步加重肾虚。因此，肾病综合征患儿存在中医"肾虚血瘀"的病理改变，是导致本病发生发展的重要病理因素和基本发病机制，肾虚为本，血瘀为标，两者相互影响，互为因果，贯穿于疾病的始终，治疗上以"益肾活血"为法，临床中在辨证选方基础上辅以少量活血药常可出现奇效。常用的活血化瘀中药有川芎、丹参、桃仁、红花、益母草、当归、赤芍、牡丹皮、三七、牛膝等。

四、急性肾衰竭

自 Chamberlain 于 1996 年首次报告 2 例微小病变型肾病患儿发生急性肾衰竭以来，近年文献报告约有 5%微小病变型肾病可并发急性肾衰竭。这类患儿并无血容量下降和急性肾小管坏死。肾活检发现除微小病变外多数有间质水肿。因此认为此类肾衰竭可能与间质水肿致近曲小管和 Bowman 囊内静水压增加以致肾小球净滤过压下降有关。另外蛋白管型致肾内梗阻也是其中原因之一。此类肾衰竭可发生于肾病病初或病程中任何时期，但多见于有明显液体潴留时，患儿表现为长期少尿（1 周～1 个月），血尿素氮和肌酐升高，尿比重下降，尿中可见大量很长的管型或双层管型。

当肾病综合征临床上出现急性肾衰竭时，应考虑以下原因：①急性间质性肾炎，可由使用合成青霉素、呋塞米等非类固醇消炎药引起，临床除肾功能减退外，常有发热、皮疹、血中嗜酸性粒细胞和 IgE 增高，尿中亦可见嗜酸性粒细胞，治疗应停用有关药物及应用皮质激素；②肾小球增生性病变虽不显著（如为微小病变）也无明显低血容量诱因者也可出现急性肾功能减退，此类情况近年来受到重视，其原因可能是肾间质显著水肿、肾小管为蛋白管型阻塞致近端小管和肾小囊内静水压增高，肾小球有效滤过率下降；或肾小球脏层上皮细胞足突广泛融合、有效滤过面积减少，治疗此类情况常需积极利尿；③在原病理基础上并发大量新月体形成（如膜增生性肾炎）；④血容量减少致肾前性氮质血症或合并肾静脉血栓形成，如其持续存在可导致急性肾衰竭；⑤肾小球病变严重，尤其是增生性肾小球肾炎病变者可有明显肾小球滤过率（GFR）下降。

中医学认为肾病综合征患儿禀赋不足，久病体虚，此时受火热、湿毒、瘀浊之邪侵袭，则易壅塞三焦，决渎失司，而成癃闭。如热毒上壅于肺，肺失清肃，水道不利；湿热中遏于脾，正气不得升降，运化失调，水不能下渗膀胱，而致无尿；浊邪下阻于肾，开阖失司，而致癃闭；或失血失液，阴津耗竭，水无化源所致，此时当紧扣"急则治其标，缓则治其本"的原则，以宣肺、利水、清热、利湿、泻火、活血化瘀、降浊等祛邪之法以治其标；以益肾助阳、养阴清热、调理脾胃等以固其本。常见证型如热毒炽盛者，治以泻火解毒，方选黄连解毒汤加减；火毒瘀滞者，治以清热解毒、活血化瘀，方选清瘟败毒饮加减；湿热蕴结者，治以清热利湿、降逆泄浊，方选黄连温胆汤加减；气脱津伤者，治以益气养阴、回阳固脱，方选生脉饮合参附汤加减；气阴两虚者，治以益气养阴，方选参芪地黄汤加减；肾阴亏损者，治以滋补肾阴，方选六味地黄丸加减。

五、肾小管功能障碍

肾病综合征时除了原有肾小球的基础病可引起肾小管功能损害外，大量尿蛋白的重吸收，可导致肾小管，主要是近曲小管功能损害。临床上可见糖尿、氨基酸尿、肾小管性蛋白尿〔即尿中有低分子量蛋白，如溶菌酶、β_2微球蛋白、视黄醇结合蛋白（retinol-binding protein）〕，以及磷尿、尿中失钾、佝偻病、高氯性代谢性酸中毒等。患儿尿中视黄醇结合蛋白、β_2-微球蛋白增多。国内学者研究提示较严重的小管间质损害均发生在难治性肾病患儿。组织学上肾小管常有变性、坏死，间质内常有单核细胞浸润和不同程度的纤维化，甚至呈现肾小管局灶节段性硬化。此多为暂时性可逆性改变，持续存在提示有局灶节段性肾小球硬化（FSGS）病变、隐匿的肾功能减退，预后不良。此类患儿对糖皮质激素治疗反应差，长期预后较差。

六、生长迟缓

肾病综合征患儿生长迟缓是一个重要的临床问题，特别是多见于频繁复发和接受长期大剂量糖皮质激素治疗的病例，其发生机制错综复杂。糖皮质激素治疗过程中，生长障碍的确切机制尚不完全清楚，已有观点认为与糖皮质激素治疗干扰了软骨细胞功能有关。最近的研究认为，糖皮质激素可抑制躯体功能，具有阻碍胶原蛋白代谢的作用，因此可影响骨骼生长。

有研究报道，儿童肾病综合征活动期血清胰岛素样生长因子Ⅰ和Ⅱ（IGF-1、2）的浓度呈降低趋势，但与生长障碍之间的联系还不清楚。最新的研究观点认为，肾病综合征的生长障碍不仅由蛋白质营养不良和（或）糖皮质激素对IGF/GH轴的影响所致，而且与GH和IGF基因表达受损相关。部分研究认为，应用糖皮质激素治疗对肾病综合征儿童的最终身高并没有严重的影响，特别是使用糖皮质激素隔日疗法时，一般停用激素后即出现生长"追赶"现象，从而最终达到正常身高。肾病综合征和糖皮质激素治疗对青春期的影响还不清楚。对男性青少年肾病的一项研究表明，尽管使用低剂量的隔日疗法，均可见生长障碍和青春期开始时间延迟，并出现生长激素和促性腺激素减少，而停用糖皮质激素时则可恢复正常，这些观察推测糖皮质激素使用过程中的生长迟缓与患儿的神经垂体功能有关。

国内学者对肾病大鼠进行研究发现，除继发性营养不良外，肾病本身也是生长障碍发生的重要因素，糖皮质激素治疗则使生长障碍进一步加剧。继发性营养不良和糖皮质激素治疗引发的生长障碍与血清胰岛素样生长因子IGF-1浓度降低有关，IGF-1浓度降低归因于肝脏合成下降。而肾病本身引发的生长障碍则与血清胰岛素样因子结合蛋白IGFBP-2浓度增高有关，IGFBP-2浓度增高归因于尿中排泄增多引发肝脏代偿合成过度增加。肾病综合征时血清IGF-1降低主要归因于继发性营养不良，尿中IGF-1排泄增多可通过肝脏合成增加以完全代偿。肾病本身所致的血清IGFBP-3浓度下降，除与尿中排泄增多有关外，也归因于肝脏合成减低和降解加速。另外，继发性营养不良和肾病本身所致的生长障碍与肝脏生长激素受体GHR表达下降引发的生长激素抵抗有关。糖皮质激素治疗后生长激素抵抗加重是其生长障碍加剧的重要因素。而靶器官肾脏GHR表达下降所致的GH局部抵抗也是其生长障碍发生的因素之一。

研究还提示胰岛素水平和效应下降也是肾病生长障碍的发生机制之一，其作用途径可能与增加 IGFBP-3 自分泌/旁分泌而抑制 IGF-1 的生物活性有关。还有甲状腺激素减低也可能是肾病时 IGFBPs 自分泌/旁分泌紊乱进而引发生长障碍的机制之一。临床的研究亦证明，肾病综合征活动期患儿未经治疗前，其生长指标尚未明显落后时，其体内影响生长的生化指标已有了明显紊乱，提醒临床此时就应注意防治患儿可能存在的生长障碍。

第七节　诊断与鉴别诊断

一、诊断要点

（一）临床表现

（1）起病缓慢，各种感染可以诱发。

（2）水肿可轻可重，呈凹陷性水肿，始自眼睑颜面，渐及四肢全身，男孩常有阴囊水肿，重者可以出现浆膜腔积液如胸腔积液、腹水、心包积液，甚则大腿、上臂、腹壁皮肤可出现白纹或紫纹。

（3）可出现蛋白质营养不良及营养不良性贫血，可有生长发育迟缓。

（4）常易并发各种感染；以呼吸道感染最为常见，其次为皮肤感染、泌尿道感染及腹膜炎等。

（5）可并发低钠（低钠综合征）、低钾、低钙血症。

（6）有的病例可以发生低血容量性休克或出现意识不清，视力障碍，头痛，呕吐及抽搐等高血压脑病症状。

（7）有的病例可以发生动脉或静脉血栓，以肾静脉血栓形成最为常见，可出现血尿、蛋白尿和腰酸等症状。

（8）肾小管功能一般正常，偶可出现糖尿、氨基酸尿和酸中毒等。

（二）实验室检查

（1）尿常规检查：尿蛋白定性多在+++以上，定量≥50mg/kg，可见透明管型、少数颗粒管型；肾炎性肾病常见镜下血尿，易见细胞管型。

（2）血清总蛋白及白蛋白降低，白蛋白<25g/L。血清蛋白电泳，白蛋白、球蛋白比值倒置。球蛋白中α_1正常或降低，α_2增高明显，β球蛋白和纤维蛋白相对值和绝对值增高，γ球蛋白多见降低。IgG 和 IgA 水平下降，IgM 有时增高，部分 IgE 水平增高。

（3）血清胆固醇>5.7mmol/L，甘油三酯、低密度脂蛋白、极低密度脂蛋白也可增高。

（4）肾功能常在正常范围内，部分可因低血容量而出现氮质血症。

（5）血沉可增快。

（6）大部分病例血清补体 C3 水平正常，少部分（肾炎型）血清补体 C3 水平持续降低。

（7）部分病例尿纤维蛋白降解产物（FDP）增高，单纯型多表现为低分子蛋白尿，肾炎型则为中、高分子蛋白尿。

（8）高凝状态检查：大多数患儿存在不同程度的高凝状态，血小板增高，血浆纤维蛋白原增加，D-二聚体增高。

（9）肾穿刺活检可见各种类型的病理表现，儿童原发性肾病综合征以微小病变型多见，亦可见局灶节段性肾小球硬化、膜增生性肾小球肾炎、膜性肾病等（参见第二章第二节）。

（三）诊断标准

（1）大量蛋白尿：1周内3次尿蛋白定性+++～++++，或随机或晨尿尿蛋白/肌酐（mg/mg）≥2.0；24小时尿蛋白定量≥50mg/kg。

（2）低蛋白血症：小儿血清白蛋白低于25g/L。

（3）高脂血症：血浆胆固醇高于5.7mmol/L。

（4）不同程度的水肿。

以上4项中以（1）和（2）为诊断的必要条件。

（四）临床分型

依据临床表现可分为以下两型：

（1）单纯型肾病综合征（simple type NS）：符合上述诊断标准者。

（2）肾炎型肾病综合征（nephritic type NS）：除以上表现外，尚具有以下4项之一或多项者：①2周内分别3次以上离心尿检查RBC≥10个/高倍镜视野（HPF），并证实为肾小球源性血尿者；②反复或持续高血压（学龄儿童≥130/90mmHg，学龄前儿童≥120/80mmHg；1mmHg=0.133kPa），并除外使用糖皮质激素等原因所致；③肾功能不全，并排除由于血容量不足等所致；④持续低补体血症。

（五）按糖皮质激素（简称激素）反应分型

（1）激素敏感型肾病综合征（steroid sensitive NS，SSNS）：以泼尼松足量 $[2mg/(kg \cdot d)$ 或 $60mg/(m^2 \cdot d)]$ 治疗≤4周尿蛋白转阴者。

（2）激素耐药型肾病综合征（steroid resistant NS，SRNS）：以泼尼松足量治疗>4周尿蛋白仍阳性者。

（3）激素依赖型肾病综合征（steroid dependent NS，SDNS）：指对激素敏感，但连续两次减量或停药2周内复发者。

（六）肾病综合征复发与频复发

（1）复发（relapse）：连续3天，晨尿尿蛋白由阴性转为+++或++++，或24小时尿蛋白定量≥50mg/kg或尿蛋白/肌酐（mg/mg）≥2.0。

（2）频复发（frequently relapse，FR）：指肾病病程中半年内复发≥2次，或1年内复发≥3次。

（七）诊断思路

（1）首先诊断是否为肾病综合征：患儿应具备大量蛋白尿，伴有低蛋白血症、高脂血症和水肿，其中前两条为诊断的必备条件。

（2）尽量鉴别原发性和继发性肾病综合征：只有明确其病因，详尽排除继发性肾病综合征，才能诊断为原发性肾病综合征。

（3）确定肾病综合征的病理类型：有条件者尽量进行肾活检，明确是哪一种病理类型。这不仅是明确病理诊断，同时对治疗方案的选择和预后的评估至关重要，必要时可重复肾活检以指导临床诊断和治疗。

（4）判断有无并发症和肾功能评估：对进一步的综合防治非常重要，尤其是合并感染、血栓形成、急性肾衰竭时的及时判断。

二、鉴别诊断

儿童肾病综合征临床根据病因分为先天性、原发性和继发性肾病三大类。先天性肾病指由遗传因素引起者；原发性肾病综合征是指由原发性肾小球疾病引起者，占小儿时期肾病综合征总数的90%；继发性肾病是指继发于其他疾病或由特定病因引起者，如药物介导性肾病综合征，由过敏、中毒、免疫反应引起的肾病综合征，由细菌、病毒、寄生虫等感染引起的肾病综合征，肿瘤及遗传所致的肾病综合征，结缔组织病、过敏性紫癜等系统性疾病、糖尿病淀粉样变等代谢性疾病引起的肾病综合征等，1/3的成人肾病综合征和1/10的儿童肾病综合征可由上述病因继发。临床上确诊原发性肾病综合征时，需要认真排除继发性肾病的可能性，如乙型肝炎病毒相关性肾病、紫癜性肾炎、狼疮性肾炎、药物性肾损害等，以及排除先天性肾病，才能诊断为原发性肾病综合征。

三、中医辨证要点

肾病综合征临床多以水肿为主症，中医辨证也常以水肿的辨证为中心，临床辨证主要按照以下几个方面进行。

1. 辨阳水与阴水 阳水属实，多由外感所致，风胜者重在肺，湿胜者重在脾，一般起病较急，病程较短，水肿部位以面部为著，按之凹陷易复；阴水属虚，由内伤而起，病在脾肾，一般起病较缓，病程较长，水肿以下肢为重，按之凹陷难复。阳水日久或屡经反复，渐致正气虚弱，可以转为阴水；阴水复感外邪，可到水肿突然加剧，转为阳水标实或本虚标实。阳水转阴水，或阴水转阳水，皆是证的转变，但不论阳水、阴水，其病变部位主要在肺、脾、肾三脏，而在发病机理上，肺、脾、肾三者又是相互联系、相互影响的。

2. 辨浮肿部位 一般来说，眼睑及颜面浮肿较甚者多属于风，风邪外受首先犯肺，可兼有肺系的症状；下肢浮肿较甚者，病在脾，兼有脾湿症状；腰腹以下肿甚者，兼有腰酸肢冷，大便稀，病在脾肾，阳虚水泛所致。

3. 辨小便量 观察患儿小便量的多少是判断水肿进退的重要指征之一，一般来说，尿量愈少，浮肿愈甚，危重病症较易出现；尿量增多，浮肿逐渐消退，则表示病情开始缓解。

4. 辨病之危重 重症水肿除尿少外可见腹大，胸满喘咳，心悸等，是水气凌心犯肺的重症。若见尿闭，呕恶，神疲嗜睡，口有尿味，大便溏薄等为脾肾衰竭之危候。

5. 辨常证与变证 凡仅见水肿，尿少，精神食欲尚可者为常证；水肿见有尿少，腹大，胸满喘咳，心悸等为水气凌心犯肺的变证；见有神昏谵语，抽风痉厥，呼吸急促为邪陷心包，内闭厥阴的险证；见有尿闭，恶心呕吐，口有秽气，便溏，衄血为脾肾败绝的危证。

此外，小儿肾病综合征在临床上部分患者常无水肿可辨，此时应采取病证结合的中西医结合诊疗思维进行辨证,可根据实验室指标、疾病发生发展规律和患者体质特点,因地、因时、因人和疾病发生发展规律进行辨证施治。

附:肾穿刺活组织检查

肾穿刺活组织检查是用以诊断肾脏疾病极为重要的检查技术,其意义已不限于肾脏疾病的诊断,还包括对肾脏病的病因探讨、免疫发病机制的研究、疾病活动性和肾脏受损程度的了解、病理分型、合理治疗方案的制订、观察疾病的演变及估计预后等作用,已成为肾脏病学科进一步发展所不可或缺的一项重要检查技术。

【适应证】

(1)足量糖皮质激素治疗 3~4 周,尿蛋白仍持续在+++~++++而无明显改善者。

(2)对激素部分效应者。

(3)对激素依赖者。

(4)多次复发者。

(5)诊断不明确者。

【禁忌证】

(1)肾脏畸形,包括先天性多囊肾、孤立肾、马蹄肾或对侧肾发育不全及萎缩肾、肾动脉狭窄者。

(2)急性肾内感染(含肾结核或肾周围脓肿)。

(3)肾肿瘤(含血管瘤)及肾囊肿。

(4)出血性疾病未能纠正者。

(5)肾脏疾病抗凝治疗期间及停止抗凝治疗小于 10 天者。

(6)严重尿毒症尿素氮>35.7mmo/L(100mg/d)或有严重贫血或出血倾向者。

(7)严重高血压或血压控制正常在一周以内者。

(8)骨骼发育畸形,定位困难者。

(9)中至大量腹水,肾脏不易压迫固定者。

(10)长期应用大量激素,库欣病症状明显者。

(11)肾盂积水。

【术前准备】

(1)向患儿家属说明肾穿刺检查目的和可能发生的并发症及采取的预防措施,以征得患儿家属理解和同意并签字。

(2)解除患儿思想顾虑和恐惧心理,进行必要的体位和呼吸屏气动作训练,即训练患儿在腹部放置沙袋,俯卧位时能用腹式呼吸及听口令做屏气动作,以利术时很好配合。

(3)术前检查

1)B 型超声检查双肾大小、厚度、形态及定位,探测皮肤到肾包囊之深度。

2)血常规、血小板计数及尿常规检查。

3)出、凝血时间,凝血酶原时间(PT)及活化部分凝血活酶时间(APTT)检查。

(4)血尿素氮,肌酐和肝功能,HBsAg 检查。

【肾穿刺点定位】

经皮肾穿刺活检成功的关键之一即对肾脏穿刺点的准确定位。一般由于右肾下极与大血管、肾盏和其他器官相距较远,故较多选用右肾。对穿刺点定位时,患儿体位必须和活检时一致。即腹下垫有沙袋以固定肾脏,前胸紧贴床面,头部放一小枕,头呈正中位或向一侧卧位,两臂前伸过头。目前多采用 B 型超声波切面显像仪进行肾穿刺点定位。通过扫描后，除测得肾脏形态、大小外，尚可同时探测肾厚度与皮肤到肾包囊的深度供进针和穿刺深度的参考。有效穿刺点一般以平静呼吸时肾下缘的下外缘内 0.5cm 处为宜。

【穿刺步骤】

（1）穿刺前患儿排尿，年幼儿童或配合不好的患儿予适当镇静，肌内注射苯巴比妥或水合氯醛灌肠，必要时给予地西泮，3 岁以下患儿建议全麻。

（2）患儿取俯卧位，腹部垫一沙袋（或盐袋）。

（3）B 型超声波切面显像仪进行肾穿刺点定位并用甲紫做好标志。

（4）用络合碘常规消毒穿刺点及其周围皮肤。

（5）术者戴无菌手套，铺孔巾。

（6）用 2%利多卡因从穿刺点皮内逐层浸润麻醉，直达肾包囊。

（7）肾脏穿刺

1）持活检枪：枪体平放于手掌，手指置于扳机处。

2）激活：将白色扳机向后拉两次，使活检枪处于待击发状态。此刻可看到枪盖上的状态显示窗完全为红色。

3）选择穿刺深度：顺/逆时针拨动枪体末端左上方的旋钮选择取样深度，小儿为 15mm。

4）安装活检针：打开枪盖选取适当规格的活检针放入，合上枪盖，轻捏固定手柄将之取下，完全扣好枪盖。

5）穿刺：通过定位针或直接穿刺，B 超引导下使针尖接近要活检的部位。

6）打开保险：将枪体末端下方的保险杆从水平位的"S"逆时针旋到垂直位的"F"。

7）击发：压下侧面的启动按钮采样，采样后立即拔出穿刺针。

8）收获样本：向后拉动扳机一次，取出组织块。

9）继续取样：如需继续取样，再次向后拉动扳机一次，从步骤 3）开始。

（8）拔针后术者用手掌大鱼际处垫纱布紧压穿刺点 15 分钟。

（9）助手将针头内组织用盐水冲入小瓷杯内，所得组织应用放大镜检查，若有肾小球，可见细小红颗粒。然后将肾组织标本用锋利的刀片切成三段，分别装入三个消毒的小标本瓶内（瓶内分别盛有 10%甲醛液、生理盐水、2.5%戊二醛），置冰筒内，即送检做光镜、免疫荧光和电镜检查。

（10）局部伤口再次络合碘消毒，用创可贴覆盖，盐袋压迫固定，以多头腹带包扎，仰卧位送回病房。

【术后处理注意事项】

（1）术后至少要平卧 24 小时，在此期间需密切监测面色、血压、脉搏、尿色及有无腹痛和腰痛情况。如肉眼血尿明显，要延长平卧时间，直至肉眼血尿消失。平卧期间，大小便不宜起床，血尿明显尽量不要翻身，受术者回病房后的平卧期间起初每 15 分钟测 1 次血压和脉搏，共 2 次，随后每 30 分钟 1 次共 2 次，之后 1 小时 1 次共 2 次，以后每 2～4 小时 1 次。有多功能监护仪则更为方便，一般监测 12～24 小时。

（2）穿刺后常规补液和碱化尿液，以免血块堵塞输尿管。

（3）术后常规使用止血剂（如酚磺乙胺、维生素 K_1 等），对穿刺不顺利者，应加用巴曲酶 1 次。术后 3 天禁用抗凝、活血化瘀类中西药。

（4）术后 24 小时可撤去腹带，可以起床。但若肉眼血尿明显者，应待肉眼血尿消失后才能起床活动。术后 3 天严禁肾脏叩诊，予止血抗感染治疗 3 天左右，观察 3～7 天可出院。3 个月内应避免剧烈活动。

【并发症】

（1）肾穿刺术最常见的并发症为镜下血尿或轻微腰痛或腹痛，多于术后 24～28 小时消失。肉眼血尿发生率为 2%～12%，多发生于穿刺后 1～2 天，大多在 1 天内消失，80% 在 3 天内消失。

（2）肾穿刺术后部分病例可发生肾周围血肿。经影像学检查判断的血肿发生率在 3.88%～70.00%。大的血肿可出现腹部痛，并放射到同侧腹股沟或睾丸，伴腹胀、恶心、呕吐及尿潴留等。

（3）其他并发症如肾感染、严重腰背痛、肾大血管刺破、肾栓塞、肾绞痛、肾内动静脉瘘形成，或损伤肝、脾、肠等脏器，或出现肠梗阻、气胸等，多因定位不准确、操作不当所致。若严格掌握适应证，做好术前准备，做到定位准确，技术熟练，则并发症大大减少而无死亡病例。

第八节 治 疗 原 则

一、中医治疗原则

《黄帝内经》提出"开鬼门，洁净府，去宛陈莝"治疗水肿的三大原则。治疗肾病综合征应紧扣"本虚标实"的病机，以扶正固本为主，即益气健脾补肾、调理阴阳，并同时配合宣肺、利水、清热、化湿、活血化瘀、降浊等祛邪之法以治其标。具体运用时，应根据不同阶段的主要病理特点选择上述诸法的单用或合用。若感受风邪、水气、湿毒、湿热诸邪，临床表现为表、热、实证者，先祛邪以急则治其标；在外邪或症情减缓或消失后，当扶正祛邪、标本兼治或继以补虚扶正。但总要顾及脾胃，出现危重变证，宜审因立法，积极采用中西医结合疗法进行抢救。

二、西医治疗原则

正确使用肾上腺皮质激素为主的综合治疗。其中包括控制水肿、维持水电解质平衡、供给适量的营养、预防和控制感染。

第九节 常用治疗方案的选择

一、西医治疗

（一）一般治疗

（1）休息：除高度水肿、并发感染者外，一般不需绝对卧床。病情缓解后活动量逐渐增加，但应避免过度劳累。

（2）饮食：严重水肿和严重高血压时应短期限制水钠摄入，病情缓解后不必继续限盐。活动期病例供盐每日 1～2g。蛋白质摄入每日 1.5～2g/kg，供给优质蛋白如蛋、鱼、瘦肉等。此外应补充足够的钙剂和维生素 D。

（二）对症治疗

（1）利尿：水肿严重、合并高血压者可给予利尿剂。开始可用氢氯噻嗪 1mg/kg，每日 2～3 次，无效者可加至每次 2mg/kg，并加用螺内酯 1mg/kg，每日 3 次。必要时静脉给予呋塞米 1～1.5mg/kg；对利尿剂无效且血清蛋白过低者，可补充血浆白蛋白，或给予低分子右旋糖酐

5～10ml/kg 扩容,内加多巴胺,滴数控制为多巴胺每分钟 2～3μg/kg,滴毕静脉给予呋塞米 1～1.5mg/kg,重症水肿可连用 5～10 天,但要注意低分子右旋糖酐、利尿剂可导致肾小管损伤。大剂量利尿还需注意水、电解质紊乱,如低钾及低血容量性休克等并发症。

（2）防治感染:注意预防患儿因免疫功能低下而反复发生感染,注意皮肤清洁,避免交叉感染,一旦发生感染应及时治疗。

（三）初始治疗

（1）初始治疗原则:①诊断确定后即开始治疗;②糖皮质激素选用半衰期为12～36小时的中效制剂（如泼尼松、泼尼松龙等）,除能较快诱导缓解外,也适用于其后减量时的隔日用药;③尿蛋白转阴后维持治疗阶段以隔日晨起顿服投药法为宜,因体内自身肾上腺皮质激素分泌呈晨高夜低的规律,隔日晨起顿服用药与生理昼夜分泌规律一致,对垂体-肾上腺轴的反馈抑制作用小,而且此投药法对生长激素的影响也最小;④维持阶段不宜过短,待病情稳定再停药。

（2）初始治疗方法:①诱导缓解阶段,足量泼尼松 1.5～2mg/（kg·d）（按身高的标准体重计算）,最大剂量 60mg,分次口服,尿蛋白阴转后巩固 2 周,一般足量不少于 4 周,最长 8 周。②巩固维持阶段,以原足量两天量的 2/3 量,隔日晨起顿服 4 周,如尿蛋白持续阴性,每 2～4 周减量 2.5～5mg;至 0.5～1mg/kg 时维持 3 个月,以后每 2 周减量 2.5～5mg 至停药。

（3）疗程:①疗程 6 个月者为中疗程,多适用于初治患者。②疗程 9 个月者为长疗程,多适用于复发者。

（四）非频复发/复发激素敏感型肾病综合征的激素治疗

（1）重新诱导缓解,泼尼松（泼尼松龙）每日 60mg/m^2 或 2mg/kg·d（按身高的标准体重计算）,最大剂量 80mg/d,分次或晨起顿服,直至尿蛋白连续转阴 3 天后改 40mg/m^2 或 1.5mg/（kg·d）隔日晨起顿服 4 周,然后用 4 周以上的时间逐渐减量。

（2）在感染时增加激素维持量,患儿在巩固维持阶段患上呼吸道感染时改隔日口服激素治疗为同剂量每日口服,可降低复发率。

（五）频繁复发型/激素依赖型肾病综合征的治疗

1. 激素的使用

（1）拖尾疗法:同上诱导缓解后泼尼松每 4 周减量 0.25mg/kg,给予能维持缓解的最小有效激素量（0.5～0.25mg/kg）,隔日口服,连用 9～18 个月。

（2）在感染时增加激素维持量:若患儿在隔日口服泼尼松 0.5mg/kg 时出现上呼吸道感染,改隔日口服激素治疗为同剂量每日口服,连用 7 天。

（3）更换激素种类:如地夫可特、曲安西龙、甲泼尼龙更换等剂量的泼尼松或泼尼松龙。

（4）冲击治疗:甲泼尼龙（MP）冲击剂量为 15～30mg/（kg·次）（最大量≤1g）,置于 5%葡萄糖注射液 100ml 中静脉滴注,维持 1～2 小时,连用 3 天为 1 个疗程,间隔 1 周可重复使用,一般应用 1～3 个疗程。冲击后继续口服泼尼松。

建议甲泼尼龙治疗时进行心电监护。下列情况慎用甲泼尼龙治疗:①伴活动性感染;②高血压;③有胃肠道溃疡或活动性出血者。

2. 免疫抑制剂治疗

（1）环磷酰胺（CTX）：作为首选免疫抑制剂，剂量为 8～12mg/（kg·d），静脉冲击疗法，每 2 周连用 2 天，总剂量≤200mg/kg，或每月 1 次静注，500mg/（m²·次），共 6 次。

（2）环孢素 A（CsA）：剂量：3～7mg/（kg·d）或 100～150mg/（m²·d），调整剂量使血药谷浓度维持在 80～120ng/ml，疗程 1～2 年。应对连续长时间使用 CsA 的患儿进行规律监测，包括对使用 2 年以上的患儿进行肾活检明确有无肾毒性的组织学证据，如果患儿血肌酐水平较基础值增高 30%，即应减少 CsA 的用量或停药。

（3）霉酚酸酯（MMF）：剂量：20～30mg/（kg·d）或 800～1200mg/（m²·d），分两次口服（最大剂量 1g，每天 2 次），疗程 12～24 个月。

（4）他克莫司（FK506）：剂量：0.10～0.15mg/（kg·d），维持血药浓度 5～10μg/L，疗程 12～24 个月。

（5）利妥昔单抗（rituximab，RTX）：剂量：375mg/（m²·次），每周 1 次，用 1～4 次。对上述治疗无反应、副作用严重的激素依赖型肾病综合征患儿，RTX 能有效地诱导完全缓解，减少复发次数，能完全清除 CD19 细胞 6 个月或更长，与其他免疫抑制剂合用有更好的疗效。

3. 重视辅助治疗

（1）免疫调节剂左旋咪唑：一般作为激素辅助治疗，适用于常伴感染的频繁复发型/激素依赖型肾病综合征。剂量：2.5mg/kg，隔日服用，用 12～24 个月。

（2）抗凝治疗：低蛋白血症、高脂血症及长期使用激素后易合并高凝状态，甚或形成血栓，可使用肝素钠或低分子肝素钠抗凝，双嘧达莫抗血小板聚集，血栓形成时可联合使用华法林。

（3）血管紧张素转化酶抑制剂（ACEI）和（或）血管紧张素受体拮抗剂（ARB）是重要的辅助治疗药物，不仅可控制高血压，而且可降低蛋白尿和维持肾功能，有助于延缓终末期肾脏疾病的进展。

（六）预后和转归判断

1. 肾病综合征的转归判定

临床治愈：完全缓解，停止治疗＞3 年无复发。

完全缓解（CR）：血生化及尿检查完全正常。

部分缓解（PR）：尿蛋白＜+++。

未缓解：尿蛋白≥+++。

2. 预后判断　肾病综合征的预后与临床表现特征、病理类型、药物治疗反应、并发症的出现与否关系密切。微小病变型预后最好，局灶节段性肾小球硬化和膜性增殖性肾小球肾炎预后最差。微小病变型 90%～95% 的患儿首次应用肾上腺皮质激素治疗有效果，其中 85% 可有复发，尤其是第一年最易复发。

二、中医辨证施治

（一）本证

1. 肺脾气虚

证候：全身浮肿，面目为著，小便减少，面白身重，气短乏力，纳呆便溏，自汗出，易感冒，或有上气喘息，咳嗽，舌淡胖，脉虚弱。

治法：益气健脾，宣肺利水。

主方：防己黄芪汤合五苓散加减。

常用药：防己、黄芪、白术、茯苓、猪苓、桂枝、泽泻、车前草等。

2. 脾肾阳虚

证候：全身明显水肿，按之深陷难起，腰腹下肢尤甚，面白无华，畏寒肢冷，神疲蜷卧，小便短少不利，可伴有胸水、腹水、纳少便溏，恶心呕吐，舌质淡胖或有齿印，苔白滑，脉沉细无力。

治法：温肾健脾，化气行水。

主方：偏肾阳虚者，真武汤合黄芪桂枝五物汤加减；偏脾阳虚者，实脾饮加减。

常用药：茯苓、白术、芍药、生姜、黄芪、桂枝、菟丝子、大腹皮等。

3. 肝肾阴虚

证候：浮肿或重或轻，头痛头晕，心烦躁扰，口干咽燥，手足心热或面色潮红，目睛干涩或视物不清，痤疮，失眠多汗，舌红苔少，脉弦细数。

治法：滋阴补肾，平肝潜阳。

主方：知柏地黄丸加减或杞菊地黄丸加减。

常用药：知母、生地黄、山茱萸、怀山药、牡丹皮、茯苓、泽泻、枸杞子等。

4. 气阴两虚

证候：面色无华，神疲乏力，汗出，易感冒或有浮肿，头晕耳鸣，口干咽燥或长期咽痛，咽部暗红，手足心热，舌质稍红，苔少，脉细弱。

治法：益气养阴，化湿清热。

主方：六味地黄丸加黄芪。

常用药：黄芪、炒白术、生地黄、山茱萸、怀山药、牡丹皮、茯苓、泽泻等。

（二）标证

1. 外感风邪

证候：临床表现风寒或风热的症状。

治法：外感风寒者，治以辛温宣肺祛风；外感风热者，治宜辛凉宣肺祛风。

主方：外感风寒者麻黄汤加减；外感风热者银翘散加减。

常用药：外感风寒者用麻黄、桂枝、杏仁、荆芥、蝉衣、防风、甘草等；外感风热者选用金银花、连翘、牛蒡子、桔梗、杏仁、黄芩、薄荷等。

2. 水湿

证候：全身浮肿，伴有腹胀水臌，水聚肠间，辘辘有声，或有胸闷气短，心下痞满，甚有喘咳，小便短少，脉沉。

治法：补气健脾，逐水消肿。

主方：防己黄芪汤合己椒苈黄丸加减。

常用药：防己、黄芪、白术、茯苓、椒目、葶苈子等。

3. 湿热

证候：皮肤脓疱疮、疖肿、疮疡、丹毒等，或口黏口苦，口干不欲饮，脘闷纳差等，或小便频数不爽，量少，有灼热或刺痛感，色黄赤混浊，小腹坠胀不适，或有腰痛，恶寒发热，口苦便秘，舌质红苔黄腻，脉滑数。

治法：上焦湿热——清热解毒；中焦湿热——清热解毒，化浊利湿；下焦湿热——清热利湿。

主方：上焦湿热——五味消毒饮加减；中焦湿热——甘露消毒饮加减；下焦湿热——八正散加减。

常用药：上焦湿热用蒲公英、金银花、菊花、紫花地丁、黄芩等；中焦湿热用白豆蔻、藿香、茵陈、滑石、黄芩、连翘等；下焦湿热用车前草、瞿麦、萹蓄、栀子、滑石等。

4. 血瘀

证候：面色紫暗或晦暗，眼睑下发青、发黯，皮肤不泽或肌肤甲错，或紫纹或血缕，常伴有腰痛或胁下癥瘕积聚，唇舌紫暗，舌有瘀点或瘀斑，苔少，脉弦涩等。

治法：活血化瘀。

主方：桃红四物汤加减。

常用药：桃仁、红花、生地黄、当归、川芎、赤芍等。

5. 湿浊

证候：纳呆，恶心或呕吐，身重困倦，精神萎靡，水肿加重，舌苔厚腻。

治法：利湿降浊。

主方：温胆汤加减。

常用药：陈皮、半夏、茯苓、枳壳、竹茹、藿香、车前草等。

三、中医临床路径研究

中医治疗肾病综合征尚无全国的统一方案，目前福建中医药大学附属人民医院肾内科临床路径如下，仅供临床参考。

（一）优势病种名称

中医第一诊断：水肿、尿浊。
西医第一诊断：原发性肾病综合征。

（二）诊断依据及选择治疗方案的依据

1. 诊断依据　根据《肾脏病学》（王海燕编著，人民卫生出版社，2008 年第 3 版）及中华中医药学会肾病分会制定的《原发性肾病综合征的诊断、辨证分型及疗效评定》（试行方案）（上海中医药杂志，2006 年第 40 卷第 10 期第 51-52 页）制定。

2. 西医诊断标准

（1）诊断要点：①大量蛋白尿：尿蛋白＞3.5g/24h；②低蛋白血症：小儿血清白蛋白＜25g/L；③高脂血症；④水肿。

其中大量蛋白尿和低蛋白血症为必备条件，同时必须排除继发性肾病综合征，才能诊断原发性肾病综合征（具体见排除标准）。最好能进行肾活检做出病理诊断。

（2）肾组织病理分型：①微小病变型肾病。②系膜增生性肾小球肾炎，分为 IgA 肾病及非 IgA 系膜增生性肾小球肾炎。③局灶节段性肾小球硬化。④膜性肾病。⑤系膜毛细血管性肾小球肾炎。

（3）常见并发症

1）感染：以呼吸道感染、泌尿道感染、皮肤感染为常见。

2）血栓及栓塞性并发症：①以肾静脉血栓为常见，可见腰痛、血尿等。②肢体深部静脉血栓、下腔静脉血栓、肺血管血栓或栓塞也不少见。

3）急性肾衰竭：①可见肾前性氮质血症，经扩容、利尿后可得到恢复。②少数病例可出现急性肾衰竭，发生多无明显诱因，表现为少尿甚或无尿，扩容利尿无效。

4）蛋白质及脂肪代谢紊乱：①长期低蛋白血症可导致营养不良、小儿生长发育迟缓；②免疫球蛋白减少造成机体免疫力低下，易致感染；③金属结合蛋白丢失可使微量元素缺乏；④内分泌素结合蛋白不足可诱发内分泌紊乱；⑤药物结合蛋白减少可能影响某些药物的药代动力学，影响药物疗效。

3. 中医辨证分型标准

（1）本虚证

1）肺脾气虚证

主症：面浮肢肿，面色萎黄，少气无力，易感冒，腰脊酸软。

次症：手足不温，便溏，尿频数清长或夜尿多。

舌苔：舌淡，舌边有齿痕，苔白润。

脉：脉细弱。

2）脾肾气（阳）虚证

主症：面浮肢肿明显，面色㿠白，腰酸痛或胫酸腿软、足跟痛，畏寒肢冷，神疲乏力。

次症：少气懒言，精神萎靡，腰酸身重，自汗或易感冒，纳呆或便溏。

舌苔：淡胖、或舌边有齿痕。

脉：脉沉细或沉迟无力或虚无力（弱、濡、软）。

3）肝肾阴虚证

主症：目睛干涩或视物模糊，头晕耳鸣，手足心热，口干咽燥，腰膝酸痛。

次症：心烦少寐，便结而尿短赤。

舌苔：舌红少苔或无苔。

脉：脉弦细或细数。

4）气阴两虚证

主症：面色无华，少气乏力或易感冒，面浮肢肿，午后低热、手足心热，口干咽燥或长期咽痛、咽部暗红。

次症：少气懒言，腰酸身重，自汗或易感冒，心烦少寐，便结，尿短赤。

舌苔：舌嫩或胖，舌质偏红，少苔。

脉：脉虚、细或弱或偏数。

（2）标实证

1）外感证

主症：眼睑浮肿，继则四肢及全身皆肿，发热，肢节酸楚，咳嗽，流涕。

次症：偏风热者伴咽喉红肿疼痛，恶风微汗，咳痰黏稠；偏风寒者兼恶寒无汗，咳嗽痰白。

舌苔：偏于风热者，舌质红；偏于风寒者，舌苔薄白。

脉：偏于风热者，脉浮滑数；偏于风寒者，脉浮滑或浮紧。

2）风湿证

主症：尿中泡沫增多，或伴血尿。

次症：新近加重的困乏、眩晕，逐渐加重的水肿、尿少。

舌苔：舌淡红。

脉：脉滑或弦滑。

3）水湿证

症状：全身中度以上水肿或胸腹水。

舌苔：舌苔白或白腻。

脉：脉细或细沉。

4）湿浊证

主症：面浮肢肿，纳呆，恶心或呕吐，口中黏腻，口干咽燥或肿痛，小便涩痛、尿浊、尿黄，血尿素氮、肌酐偏高。

次症：脘胀或腹胀，身重困倦，精神萎靡。

舌苔：舌淡或红，苔白腻或黄腻。

脉：脉沉滑数或脉濡数。

5）湿热证

主症：面浮肢肿，烦热口苦或口黏，口干不思饮，胸腹痞闷，纳呆。

次症：或皮肤疖肿、疮疡等，或咽喉肿痛，或尿频、色黄赤、灼热涩痛不利，或腹痛泄利，或大便反干结不通。

舌苔：舌红，舌苔黄、或腻。

脉：脉沉数或濡数或滑数。

6）血瘀证

主症：尿色红，镜检有红细胞；病久，或面色黧黑或晦暗，或腰痛固定呈刺痛，或肌肤甲错、肢体麻木；肾病理见有毛细血管袢闭塞，肾小血管、毛细血管有微血栓样物质形成，肾小球球囊粘连、瘢痕，细胞外基质积聚。

次症：血液流变学检测全血黏度、血浆黏度增高，尿纤维蛋白降解产物（FDP）含量增多。

舌苔：舌色淡，或红，或紫暗，或有瘀点、瘀斑、舌下络脉瘀紫。

脉：脉细，或细涩。

（三）纳入标准

（1）第一诊断必须符合诊断依据者可纳入。

（2）如患者同时具有其他疾病诊断时，但在住院期间不需要特殊处理也不影响第一诊断的临床路径流程实施时，也可以进入路径。

（四）排除标准

（1）继发性肾病综合征：包括系统性红斑狼疮肾炎、紫癜性肾炎、乙型肝炎病毒相关性肾炎、糖尿病肾病、遗传性肾炎、肾淀粉样变性以及感染、肿瘤、药物等引起的继发性肾病综合征。

（2）血清肌酐（Scr）≥176μmol/L 但诊断为慢性肾衰竭患者。

（五）标准化医嘱单

1. 入院后必须完成的检查　①血常规；尿常规；粪常规+潜血；②电解质、肝功能、心功能、血脂、肾功能；③24 小时尿蛋白定量；④凝血功能（或血栓前状态）；⑤免疫全套（体液免疫）、自身免疫全套（ANA 系列检查）；⑥乙肝病原学；⑦心电图；⑧胸部正位片或胸部 CT；⑨腹部 B 超，或泌尿系 B 超，或双肾及肾血管彩超。

2. 标准西医治疗方案

（1）休息：严重水肿、低蛋白血症甚至体腔积液时应卧床休息。水肿消失、一般情况好转后可适当活动，防止肢体静脉血栓形成。

（2）饮食治疗

1）凡有严重水肿及高血压者，应严格控制水和盐的摄入量，给予低盐饮食（<3g/d）。

2）优质低蛋白饮食：其中 50%～60% 必须是高生物价优质蛋白，肾功能正常者 0.8～1.0g/（kg·d），急性肾衰竭者 0.6～0.8g/（kg·d）；热量不应少于 30～35kcal/（kg·d）。

3）低脂肪摄入：宜少进食富含饱和脂肪酸（动物油脂）的饮食，多食富含不饱和脂肪酸（如植物油、鱼油）和可溶性纤维（如燕麦、米糠及豆类）的饮食，多食含钙量多的食物。

（3）对症治疗，即利尿消肿：水肿者注意每日的尿量及体重（体重减轻 1.0kg/d 左右）。如水肿伴有稀释性低钠血症、尿量较少者需严格限制水的摄入，每日水的摄入量宜为前一日的尿量+水 500ml；可给予利尿消肿药物，氢氯噻嗪 25～50mg，每日 3 次（tid），或呋塞米 20～60mg tid，螺内酯 20～40mg tid，水肿严重者可予呋塞米 40～200mg 静脉给药，或托拉塞米 10～100mg 静脉给药。

（4）抗血小板聚集及改善循环（如可能做肾穿刺活检术暂不用）：双嘧达莫 300～400mg/d 分次服用（从小量开始，逐渐加大）；或拜阿司匹林 100mg，每日 1 次（qd）；或藻酸双酯钠 0.1g tid；或胰激肽原酶 120～240U tid。

（5）主要治疗，即免疫调节治疗：

1）糖皮质激素（简称激素）：使用原则是起始足量，常用泼尼松 40～60mg/d，或 1～1.5mg/（kg·d），最大量<80mg/d，开始可分 3 次服，待蛋白尿转阴和（或）血清蛋白恢复可每日晨起一次口服。水肿严重、有肝功能损害时，可更换为等剂量的甲泼尼龙口服或静脉滴注。

2）雷公藤多苷片：可配合激素治疗，成人 15～20mg，tid，口服。儿童需在专科医师指导下慎重使用，0.5～1mg/（kg·d），口服。

（6）预防消化道出血：口服胃黏膜保护药，如硫糖铝 0.5～1.0g tid 至每日 4 次（qid），或铝碳酸镁（达喜）0.5～1.0g tid；和（或）质子泵抑制剂，如奥美拉唑 20mg qd 至每日 2 次（bid）、兰索拉唑 15mg qd～bid、雷贝拉唑 10mg qd～bid。必要时可静脉用药，如 5% 葡萄糖 100ml 加入奥美拉唑 40mg，静脉滴注，每日 1～2 次。口服激素者可服上述药物，口服雷公藤多苷片者视病情需要用药。

免疫调节药物的应用最好根据病理诊断选择使用：

（1）微小病变型肾病及轻度系膜增生性肾炎：常对激素治疗敏感，初治者可单用激素治疗。因感染、劳累而短期复发者去除诱因后不缓解可再次使用激素，疗效差或反复发作者应并用细胞毒药物。

（2）重度系膜增生性肾小球肾炎、系膜毛细血管性肾炎、局灶节段性肾小球硬化：疗效差，常较快发生肾功能不全。肾功能正常者先给予足量激素和细胞毒药物正规治疗，可加用抗凝药及血小板解聚药（疗程完成后均应及时撤药，最后保持维持量激素及血小板解聚药长期服用）。肾功能不全者，不再用激素和细胞毒药物治疗，而按慢性肾衰竭处理。

（3）膜性肾病：早期膜性肾病疗效相对较好，但单用激素无效，必需激素联合细胞毒药物（常用环磷酰胺），治疗的对象主要为有病变进展高危因素的患者，如严重持续性肾病综合征、肾功能恶化和肾小管间质较重的可逆性病变等。反之则提议可先密切观察 6 个月，控制血压和用 ACEI 降尿蛋白，病情无好转再接受联合治疗。若肾功能严重恶化，血肌酐＞354μmol/L 或肾活检示有严重间质纤维化者则不应给予上述治疗。

3. 中医治疗方案

（1）按中医辨证分型论治：分为本虚证 4 型和标实证 6 型。

1）本虚证

肺脾气虚证治以益气健脾，化湿利水，方选参苓白术散合玉屏风散加减。

脾肾气（阳）虚证治以补肾健脾，益气（温阳）利水。脾肾气虚证：六君子汤、肾气丸加减；脾肾阳虚证：实脾饮、真武汤加减。

肝肾阴虚证治以滋补肝肾，兼以利水，六味地黄丸加减。

气阴两虚证治以益气养阴，佐以活血，六味地黄丸合玉屏风散加减。

2）标实证

外感证：外感风热治以疏风清热，银翘散加减；外感风寒治以疏风散寒，荆防败毒散加减。

风湿证治以疏风祛湿，越婢加术汤加减。

水湿证治以运脾化湿，通阳利水，五皮饮合胃苓汤加减。

湿浊证治以祛湿和胃，胃苓汤加减。

湿热证治以清热利湿，四妙丸、疏凿饮子加减。

血瘀证治以活血化瘀，桃红四物汤加减。

（2）中成药治疗

1）口服中成药：根据中医辨证选择以下 1～2 种中成药。

a. 六味地黄丸 6g tid，或知柏地黄丸 6g tid，适用于肝肾阴虚或气阴两虚证。

b. 肾炎康复片 5 片 tid，适用于气阴两虚证。

c. 肾炎舒 3～5 片 tid，适用于湿热偏盛证。

d. 黄葵胶囊 5 片 tid，适用于湿热壅盛型。

e. 金水宝 3 粒 tid，或百令胶囊 4 粒 tid，适用于脾虚湿困或阳虚水泛证。

f. 活血通脉胶囊 2～4 片 tid，适用于血瘀证。

2）静脉制剂中成药：根据中医辨证选择以下 1～2 种中成药注射剂。

a. 5%葡萄糖 150ml 加入疏血通注射液 4～6ml/d，静脉滴注，每日 1 次。

b. 5%葡萄糖 100～150ml 加入丹参酮 20～40mg，静脉滴注，每日 1 次。

c. 5%葡萄糖 250ml 加入丹参川芎嗪 10ml，静脉滴注，每日 1 次。

d. 5%葡萄糖 250ml 加入注射用丹参 0.8g，静脉滴注，每日 1 次。

e. 5%葡萄糖 100～200ml 加入金纳多 10～20mg，静脉滴注，每日 1 次。

f. 5%葡萄糖 100～250ml 加入红花黄素钠 150mg，静脉滴注，每日 1 次。

g. 5%葡萄糖 150～250ml 加入灯盏细辛 20～40ml，静脉滴注，每日 1 次。

（六）选择性医嘱单

1. 选择性辅助检查

（1）肾穿刺活组织病理检查。

（2）血液流变学。

（3）血清蛋白电泳、尿本周蛋白。

（4）血清同型半胱氨酸、胱抑素。

（5）C 反应蛋白、类风湿因子、ASO。

（6）肿瘤标志物。

（7）甲肝抗体、丙肝抗体、戊肝抗体、肝纤维化指标（HA、LN、Ⅳ型胶原）。

（8）糖化血红蛋白、OGTT、胰岛素（C 肽）水平测定。

（9）性激素、甲状腺激素、垂体功能检查。

（10）尿红细胞形态检查、24 小时尿肌酐。

（11）下肢血管彩超、胸水和（或）腹水 B 超。

（12）骨痛或关节痛相应部位（如脊柱、骨盆）X 线检查。

（13）肾静脉造影。

（14）动态血压、动态心电图、心脏彩超。

（15）眼底检查。

（16）骨髓穿刺术查骨髓象。

2. 选择性药物治疗方案

（1）补充氨基酸：在优质低蛋白饮食基础上补充必需氨基酸 α-酮酸（开同）4～8 片 tid。

（2）水肿严重、血容量不足者补充血容量前不宜使用强力利尿剂，为加强利尿可输注人血白蛋白后加用呋塞米 40～200mg 静脉滴注。

（3）细胞毒药物：这类药物可用于"激素依赖型"或"激素抵抗型"的患者，协同激素治疗。若无激素禁忌，一般不作为首选或单独治疗用药。常用的有环磷酰胺（CTX）：口服 2～3mg/（kg·d），分次服用（总量 6～12g）。冲击治疗使用静脉制剂，每月冲击量 0.5～1.0g/m^2 体表面积（连续 6 次，后改为每 3 个月 1 次，一年总量≤150mg/kg）。静脉滴注用药者可在用药前后给予止吐药，如肌内注射甲氧氯普胺（胃复安）10mg。

（4）合理控制血压/或非特异性降低尿蛋白/或降低肾小球内高压力/或延缓肾功能下降：首选血管紧张素转化酶抑制剂 ACEI（如卡托普利 25mg tid，贝那普利、福辛普利钠 10mg qd～bid），或血管紧张素Ⅱ受体拮抗剂 ARB（如氯沙坦 50～100mg qd、缬沙坦 80～160mg qd、厄贝沙坦 75～300mg qd、替米沙坦 40～160mg qd），或钙通道阻滞剂 CCB（如氨氯地平、硝苯地平、非洛地平 5～10mg qd～bid），或上述药物两至三种联用。如在治疗初期 2 个月内复查血肌酐水平较基础水平升高超过 30%应停药。

除使用上述 ACEI 和（或）ARB 和（或）CCB 外，据血压情况可选择β受体阻滞剂（如美托洛尔 12.5～25mg tid、比索洛尔 2.5～5mg qd）或 α 受体阻滞剂（如哌唑嗪 1～2mg tid，特拉唑嗪 2mg qd～bid）。

（5）并发症防治

1）预防及抗感染：有明确感染灶者，根据药敏试验及时选用敏感、强效及无肾毒性的抗生素积极治疗。严重感染难控制时需不需要减激素用量，应视具体情况决定。

2）抗凝及抗纤溶：当血清白蛋白<20g/L 时，应开始预防性抗凝治疗，并辅以血小板解聚药、改善循环药（详见标准药物治疗方案）；出现血栓、栓塞时应及时予溶栓，并配合抗凝药。膜性肾病易发生血栓、栓塞并发症，更应予以积极防治。抗凝药可用 5%葡萄糖 250ml 加入肝素钠 1.25 万 U/d 静脉滴注，每日 1 次，或低分子肝素钙（钠）5000～7500U/d 皮下注射，溶栓药用 5%葡萄糖 250ml 加入尿激酶 10 万 U 静脉滴注，每日 1 次（用药期间监测凝血功能）。

3）急性肾衰竭：积极治疗原发性肾病综合征，寻找并积极治疗诱发加重因素，部分肾功能损害可能逆转。

a. 肾前性氮质血症，经扩容、利尿（详见标准药物治疗方案）后可恢复。

b. 急性肾衰竭扩容利尿无效者，病理类型多为微小病变型肾病，故应积极治疗基础病。对袢利尿剂仍有效者应积极给予（详见标准药物治疗方案）。可口服碳酸氢钠 1.0g tid 以碱化尿液并减少管型形成。

4）蛋白质、电解质及脂肪代谢紊乱：饮食治疗为主要措施（详见标准药物治疗方案）。其他措施：

a. 高脂血症：可口服他汀类降脂药，如阿托伐他汀 10mg qd～bid，辛伐他汀 10mg qd～bid 等；口服氯贝丁酯类降脂药，如苯扎贝特 0.2～0.4g qd～bid，菲诺贝特（力平脂）0.2g qd 等。

b. 低钙血症：可口服钙尔奇 D 0.6g qd～bid，当血钙浓度达 2.63mmol/L 时应及时停药。血钙明显降低而引起手足抽搐者，可给予 10%葡萄糖酸钙 10ml 稀释后缓慢静脉注射。

c. 低钾血症：可口服氯化钾缓释片 0.5～2.0g tid，或 10%氯化钾口服液 10～20ml tid；必要时可 5%葡萄糖 250ml 加入 10%氯化钾注射液 5～7.5ml 静脉滴注，并据血钾浓度决定每日补充总量。当血钾正常时应及时停药。

5）补充维生素及抗氧化治疗：如复合维生素 B 2 片 tid，维生素 C 0.1～0.2g tid，维生素 E 50～100mg tid。

6）抑制尿酸药：别嘌醇 0.1g 隔日 1 次至 tid，或苯溴马隆 50mg qd。

7）保肝药：因口服雷公藤多苷片出现轻度肝功能异常，可据病情使用保肝药，如口服还原型谷胱甘肽 0.1～0.2g tid，甘草酸二铵 1～2 粒 tid；5%葡萄糖 100～250ml 加入还原型谷胱甘肽 1.2～1.8g，静脉滴注，每日 1 次；10%葡萄糖 250ml 加入甘草酸二铵 150mg 静脉滴注，每日 1 次。

8）促白细胞药：因口服雷公藤多苷片出现白细胞轻度降低，可据病情使用促白细胞药，如口服利可君 20mg tid，肌苷片 0.2g tid，鲨肝醇 20mg tid；较严重者可予粒细胞集落刺激因子 150μg/d 皮下注射，据病情决定疗程。

9）控制感染：对于并发和（或）合并呼吸道、泌尿道、皮肤感染者，应及时使用适合的抗生素，必要时按药敏试验结果选用适合的抗生素；禁用或慎用肾毒性药物，并发急性肾衰竭者必须按肾功能情况决定给药剂量及给药间期。

10）控制血糖：因使用激素出现类固醇性糖尿病者可口服降糖药，据病情单用或联用不同种类降糖药：磺脲类（格列喹酮 15～30mg qd～tid、格列齐特 30～60mg qd～tid）、双胍类（二甲双胍 0.25～0.5g qd～tid）、膳食葡萄糖调节剂（瑞格列奈 1～2mg qd～tid、那格列奈 60～120mg qd～tid）、α-葡萄糖苷酶抑制剂（阿卡波糖 25～100mg tid）、噻唑烷二酮类（罗格列酮 4～8mg qd～bid、吡格列酮 15～30mg qd）；必要时须使用胰岛素（如诺和灵 30 或优泌林 70/30 等）。

（七）变更医嘱的流程和要求

（1）使用选择性医嘱应经副主任以上职称医生同意方可执行，紧急情况下可先电话汇报征得同意后执行，并在执行表上记录。

（2）使用标准化、选择性医嘱以外的医嘱需请示科主任或正高职称人员同意后方可执行。

（3）出现下列情况可能需延长住院时间

1）出现治疗相关的并发症需要住院期间处理者

a. 口服雷公藤多苷片和（或）泼尼松出现轻度肝功能异常，但在更换为等剂量的甲泼尼龙口服、加用保肝药及监测肝功能后可继续用药者。

b. 口服 ACEI 出现咳嗽不可耐受改用 ARB 继续治疗者。

c. 口服 ACEI 和（或）ARB 出现轻度高血钾或血肌酐（Scr）升高≤基础值的 30%，经相应处理及监测电解质、肾功能可继续治疗者。

d. 因使用激素出现类固醇性糖尿病须降糖治疗者。

2）因病情需要且经患者及家属的同意行肾穿刺活组织病理检查，出现尿血并发症内科治疗有效者。

3）入院后发现高血压并加用降压药治疗者。

4）有各系统合并症或合并感染，需要住院治疗但不影响本病治疗者。

（4）出现下列情况可能需脱离本路径

1）行肾穿刺活组织病理检查后出现尿血并发症而内科治疗无效者，须转外科手术治疗。

2）重症感染者，甚至出现严重并发症如呼吸衰竭者。

3）并发高容量性心力衰竭、急性肾衰竭，经积极利尿等药物治疗无效而须给予血液透析治疗者。

4）经积极治疗肾功能仍继续进展并开始出现相应临床表现者。

5）类固醇性糖尿病出现糖尿病酮症酸中毒和（或）高渗状态等急性并发症，需抢救和（或）加强治疗者。

（5）上述任何一种药物如出现较严重的不良反应，予以停用或更换其他药物。

（6）任何主要医嘱的更换，须请示主治以上职称医师同意方可执行。

（八）临床预期效果

1. 预期住院天数 14 天左右，如行肾穿刺活组织病理检查或有并发症、合并症将延长住院时间 1 周。

2. 疗效判断

（1）完全缓解：症状、证候与体征完全消失，连续 3 次尿常规检查示尿蛋白及尿红细胞转阴，连续 3 天查尿蛋白定量持续<0.20g/24h，肾功能恢复/保持正常，血清白蛋白恢复正常，血总胆固醇、三酰甘油基本正常。

（2）部分缓解：症状、证候与体征基本消失，或偶有症状但不明显且不影响日常工作生活；连续 3 次尿常规检查示尿蛋白减少"+～++"、尿红细胞较治疗前减少≥50%，连续 3 天查尿蛋白定量<1.0g/24h，肾功能恢复/保持正常，血清白蛋白≥30g/L，总胆固醇、三酰甘油基本正常。

（3）有效：症状、证候与体征明显好转，或虽有症状但仅轻度影响日常工作生活；连续 3 次尿常规检查示尿蛋白减少"1+"、尿红细胞较治疗前减少≥25%，连续 3 天查尿蛋白定量在 1.0～2.0g/24h，肾功能正常或持续改善，血清白蛋白、总胆固醇、三酰甘油与治疗前比较有改善。

（4）无效：未达到上述标准，临床表现与上述实验室检查均无明显改善或反而加重者。

3. 预期效果

（1）临床症状与体征好转或消失。

（2）尿蛋白检查持续阴性或明显减少，或 24 小时尿蛋白定量减少 25%以上，高倍镜下尿红细胞 0～5 个，肾功能正常。

（3）没有需要住院处理的并发症和（或）合并症。

四、西医临床路径研究

目前制定的肾病综合征临床路径标准住院流程如下。

（一）适用对象

第一诊断为肾病综合征（ICD10：N04.903）。

（二）诊断依据

根据《肾脏病学》（王海燕编著，人民卫生出版社 2008 年第 3 版）：

（1）尿蛋白定量>3.5g/24h。

（2）血清白蛋白<30g/L。

（3）高脂血症。

（4）水肿。

（5）肾活检病理检查可确诊。

（三）临床路径

标准住院日为 10～14 天。

（四）进入路径标准

（1）第一诊断必须符合 ICD10 N04.903 疾病编码。

（2）当患者同时具有其他疾病诊断，但在住院期间不需要特殊处理也不影响第一诊断的临床路径流程实施时，可以进入路径。

（五）住院后 3～7 天（指工作日）所必需的检查项目

（1）血、尿、大便常规。
（2）肝肾功能、血糖、血脂、电解质、输血九项、凝血功能。
（3）24 小时尿蛋白定量、尿红细胞位相、尿白细胞分类。
（4）B 超检查双肾大小、胸片、心电图。
（5）ANA 谱，IgG，IgA，IgM，C3，C4，血清蛋白电泳，CRP，ASO，RF，ESR。
（6）必要时检查：血气分析、ANCA、抗 GBM 抗体、超声心动图、双肾血管彩超、肺通气灌注扫描、甲状腺功能、血和尿免疫固定电泳、血和尿轻链定量。

（六）选择用药

（1）抗凝药或血小板解聚药物小分子量肝素、华法林、潘生丁类（必要时）。
（2）扩容利尿治疗（必要时）。
（3）如果需要肾穿刺，则手术日为入院第 7 日之内，完成评估。
（4）根据情况，可选择使用血清白蛋白和（或）血浆。
（5）根据情况肾穿刺术前停用抗凝药物，术后使用止血药。

（七）如果需要肾穿刺，则手术日为入院第 8 日

（1）麻醉方式：局部麻醉。
（2）术中用药：麻醉常规用药。
（3）输血：视术中情况而定。
（4）病理：冷冻切片行免疫荧光检查、石蜡切片光镜检查、电镜检查。

（八）术后用药

根据临床情况可使用抗生素，按《抗菌药物临床应用指导原则》（卫医发〔2004〕285号）执行，酌情用药时间 3～7 天。

（九）出院标准（围绕一般情况、第一诊断转归）

（1）肾穿刺伤口愈合好。
（2）肾病综合征好转但不必等待恢复到正常。
（3）没有需要住院处理的并发症和（或）合并症。

（十）有无变异及原因分析

（1）出现急性肾衰竭严重并发症，需要在住院期间处理。
（2）新出现各系统合并症，需要住院治疗。
（3）出现治疗相关的并发症，或肾穿刺并发症，需要住院期间处理。

（十一）临床疗效评价

同"中医临床路径研究"中的"疗效判断"。

第十节　常用西药的临床药理和应用

一、肾上腺皮质激素

肾上腺皮质激素是治疗肾病综合征的一线药物。尽管近年来肾病综合征的治疗取得了长足进步，各种新型免疫抑制药物的应用，相当程度地改善了肾病综合征患者的预后，但是目前仍无一种药物可以取代糖皮质激素（glucocorticoid，GC）在肾病综合征治疗上的地位。

（一）生理、药理作用

生理状态下，机体肾上腺皮质激素的分泌受下丘脑-腺垂体-肾上腺皮质轴的精确调节，而下丘脑-腺垂体-肾上腺皮质轴又受神经系统和免疫系统的调节。GC 是机体生长、发育和代谢功能的重要调节者，在器官发育上起着重要作用，并且是应激状态下调节代谢、维持内环境稳定和保护脏器功能的主要执行者，而大剂量 GC 的抗炎、抑制免疫反应的作用也在减轻机体对伤害刺激的反应强度、维持内环境稳定和保护组织器官功能上具有其他药物不可替代的作用。

（1）抗炎作用：GC 在药理剂量时能抑制感染性和非感染性炎症，减轻充血，降低毛细血管的通透性，抑制炎症细胞（淋巴细胞、粒细胞、巨噬细胞）向炎症部位移动，阻止炎症介质如激肽类、组胺、慢反应物质等发生反应，抑制吞噬细胞的功能，稳定溶酶体膜，阻止补体参与炎症反应，抑制炎症后组织损伤的修复，减少组织纤维化。

（2）免疫抑制作用：药理剂量的 GC 可影响免疫反应的多个环节，包括抑制巨噬细胞吞噬，降低单核吞噬细胞系统消除颗粒或细胞的作用，使淋巴细胞溶解，以致淋巴结、脾、胸腺中的淋巴细胞耗竭，抑制 T 细胞增生和 T 细胞依赖性免疫功能，特别能使辅助性 T 细胞明显减少。大剂量的 GC 可抑制 B 细胞增生和 B 细胞转化为浆细胞过程，抑制抗体的生成，干扰补体活化。基于以上抗炎及免疫抑制作用，可缓解过敏反应及自身免疫性疾病的症状，对抗异体器官移植的排斥反应。

（3）影响生长发育：GC 在胎儿时期可促进胎儿组织器官的发育和成熟，而儿童时期却可抑制生长、发育，引起儿童的生长迟缓。

（4）对消化系统的影响：GC 能减少胃黏膜黏液的分泌，抑制上皮细胞的更新和修复，削弱黏膜屏障作用，促进胃酸和胃酶的分泌。因而长期应用可诱发和加重消化系统的溃疡。

（5）对骨骼和肌肉的作用：GC 能增强破骨细胞的增生功能，增强骨吸收，抑制成骨细胞功能，减少骨形成。且能促进蛋白质分解和骨钙丢失，GC 还可引起骨质疏松，并引起软骨破坏。由于引起蛋白质分解和电解质紊乱，尤其是引起低钾血症，长期大剂量的 GC 可引起肌肉无力和肌肉萎缩。

（6）影响代谢作用：GC 能促进蛋白质分解，减少氨基酸向细胞内的转运，抑制蛋白质合成；能促进脂肪的分解，大剂量的 GC 可抑制脂肪合成；能促进糖异生，增加肝糖原和肌糖原的合成，减少脂肪组织、皮肤、成纤维细胞、胸腺细胞、血中白细胞等对葡萄糖的摄取。因此，GC 可增加血中糖、脂肪酸和氨基酸的浓度。GC 能促进肾小管对 Na^+ 的重吸收、增加 K^+ 和 H^+ 的排泄；减少胃肠道对 Ca^{2+} 的吸收，减少肾小管对 Ca^{2+} 的重吸收。因此，GC 可引起低血钾、水钠潴留、骨钙丢失和骨质疏松。

（7）对血液系统的影响：GC 对正常人骨髓造血功能无明显影响，但可增强肾上腺皮质功能低下患者的骨髓造血功能，大剂量 GC 可引起红细胞增多和血小板数增多。GC 可促使白细胞重新分布，大剂量外源性 GC 可在 4～6 小时内使外周血淋巴细胞、嗜酸性粒细胞、嗜碱性粒细胞和单核细胞数目减少。还可使血中中性粒细胞数目增多，但抑制其游走、吞噬功能。

（8）对心血管系统的作用：GC 可上调血管肾上腺素受体的表达，增加血管对去甲肾上腺素、血管紧张素Ⅱ等血管活性物质的反应性，增强心肌收缩力，且可引起水钠潴留，故 GC 可升高血压。此外，GC 还可减少毛细血管的通透性，改善微循环。

（9）对中枢神经系统的作用：GC 可提高神经系统对听觉、嗅觉和味觉的感受性，提高认知能力，但也可引起注意力不集中、知觉过敏，诱发癫痫发作。大剂量的 GC 可引起失眠、欣快、焦虑、忧郁及躁狂等多种精神症状。

（10）对皮肤和结缔组织的作用：GC 能抑制皮肤上皮细胞增生，长期应用可引起皮肤萎缩、菲薄，皮下组织减少，血管显露形成紫纹。能抑制成纤维细胞增生和分化，抑制胶原、透明质酸等细胞外基质的合成，减少斑痕形成和粘连，但也有延迟伤口愈合的作用。

（二）作用机制

GC 的药理作用主要是通过与细胞质内糖皮质激素受体结合，经复杂的信号转导，增加或减少靶基因的表达而完成。GC 与细胞浆中的糖皮质激素受体结合后，促使与糖皮质激素受体结合的热休克蛋白（heat shock protein，HSP）90、HSP70 及亲免疫蛋白解离，形成糖皮质激素-糖皮质激素受体复合物而进入细胞核后，与靶基因 DNA 启动子上的糖皮质激素反应元件，改变（诱导或抑制）其下游基因转录，影响 mRNA 和蛋白质的合成而产生各种生物效应。

GC 的抗炎、抗免疫作用的分子机制为：①结合于 DNA 启动子上的糖皮质激素反应元件，调控各种细胞因子的表达，并掩盖转录因子激活蛋白-1（activator protein-1，AP-1）的结合位点，减少 AP-1 的诱导作用；②与 AP-1 结合并抑制其活性；③与核因子κB（NF-κB）结合而阻碍其功能，并促进核因子抑制因子（IκB）的合成，从而抑制 NF-κB 活性。

通过上述机制 GC 可以：①下调 IL-1β、IL-2、IL-3、IL-5、IL-6、IL-8 和肿瘤坏死因子-α（TNF-α），干扰素-γ（IFN-γ），粒细胞-巨噬细胞集落刺激因子（GM-CSF），细胞间黏附分子-1（ICAM-1）以及内皮细胞白细胞黏附分子-1（ELAM-1）的表达，增加 IL-1、IL-3 及 GM-CSF 的 mRNA 降解。②促进 IL-4、IL-10 和转化生长因子-β（TGF-β）产生。③下调 IL-2 受体的表达。④上调脂皮素-1（lipocortin-1）表达，抑制磷脂酶 A_2 活性，减少花生四烯酸释放，减少白三烯、前列腺素和血小板活化因子的合成。⑤诱导血管紧张素转化酶和中性内肽酶的产生，促进缓激肽的降解。⑥诱导血管内皮素的产生，抑制组胺和缓激肽等引起的血管通透性增高。此外，还可增加血管对儿茶酚胺的敏感性，收缩血管，大剂量时可稳定溶酶体膜。因此，GC 具有明确的抗免疫、抗炎症的作用。

（三）适应证

概括地说除糖尿病肾病引起的肾病综合征外，其他原因所致的肾病综合征均可应用 GC 治疗。但是，要依据不同疾病的特点，合理地选择 GC 的治疗方案。小儿肾病综合征中，80% 为微小病变型，而 GC 对 95% 的微小病变患者具有良好疗效。因此，对小儿肾病综合征患者可先使用 GC 试验治疗 4 周，如治疗效果不理想，再行肾脏病理检查。系膜增生性肾小球肾炎完全缓解率约 50%，部分缓解率为 27.5%；局灶节段性肾小球硬化的完全缓解率仅有 19.5%，部分缓解率为 24.3%；膜性肾病的完全缓解率为 24.6%，部分缓解率为 29.3%（中山医科大学肾脏病研究所资料）。不同病理类型的肾病综合征应用 GC 治疗的方案以及是否并用免疫抑制药物也有明显差异。因此，临床上可依据肾脏病理的特点选择合理的 GC 治疗方案。

（四）使用方法和选择

1. 糖皮质激素使用方法与疗效的关系　GC 的药效强弱取决于糖皮质激素与糖皮质激素受体的结合率和持续时间。只有与糖皮质激素受体结合的糖皮质激素才能发挥药理作用，因此可与全部糖皮质激素受体结合的糖皮质激素剂量为其最大有效剂量，在此基础上追加用量并不能进一步提高疗效。

糖皮质激素结合受体浓度/游离受体浓度＝糖皮质激素浓度/解离常数。

地塞米松的解离常数为 5×10^{-9}mmol/L。由此可以计算出与 50%糖皮质激素受体结合所需的地塞米松血浆浓度为 5×10^{-9}mmol/L（0.2μg/dl）。当泼尼松 60mg/d 分 3 次饭后口服时，其血浆浓度约为 30μg/dl；换算成地塞米松为 4.5μg/dl，即 112.5×10^{-9}mmol/L。

故：糖皮质激素结合受体浓度/游离受体浓度＝$(112.5 \times 10^{-9}$mmol/L$) \div (5 \times 10^{-9}$mmol/L$)$=22.5

即：游离受体浓度＝糖皮质激素结合受体浓度/22.5

糖皮质激素受体结合率＝糖皮质激素结合受体浓度/（糖皮质激素结合受体浓度＋游离受体浓度）＝1/（1+1/22.5）=96%。

因此，泼尼松 60mg/d 分 3 次饭后口服时糖皮质激素受体结合率为 96%。同样可以换算出甲泼尼龙 1g 静脉滴注时糖皮质激素受体结合率为 99.9%。由此可见，糖皮质激素受体结合率在大剂量甲泼尼龙冲击治疗与泼尼松 60mg/d 分 3 次饭后口服比较无显著差异。但糖皮质激素的疗效尚取决于糖皮质激素与其受体的结合持续时间。甲泼尼龙 1g 静脉滴注 24 小时后血浆甲泼尼龙浓度为 40μg/dl，而泼尼松 60mg/d 晨起顿服时，午夜至第 2 天凌晨期间血浆泼尼松的浓度几乎为 0μg/d。因此甲泼尼龙 1g 静脉滴注的疗效明显强于泼尼松 60mg/d 晨起顿服。同样道理，相同剂量的泼尼松分 3 次饭后口服的平均血浆泼尼松浓度高于晨起顿服，泼尼松分 3 次饭后口服的临床疗效也强于晨起顿服的疗效，但副作用也随之增加。而隔日泼尼松顿服治疗，即使是平均日间剂量与每日顿服相同（隔日服用的剂量为每日服用的 2 倍），由于隔日服用时泼尼松的平均血浆浓度小于每日服用，因此，隔日泼尼松顿服的方法虽然可以减轻药物副作用（详见后述），但其治疗作用也减弱。

综上所述，单纯从 GC 使用方法与疗效的关系上看，大剂量甲泼尼龙冲击治疗疗效最强，GC 每日分次口服强于每日晨起顿服，GC 隔日口服疗效最差。但在疗效增强的同时，副作用和不良反应也同时增加。因此，在需要大剂量、长时间使用 GC 治疗时，应衡量 GC 治疗效果与不良反应的比值，不能片面追求疗效的强弱。

2. 治疗肾病综合征时糖皮质激素种类的选择 治疗肾病综合征时，GC 的主要治疗作用是抗炎、抗免疫作用，而 GC 的糖代谢作用、水盐作用以及对下丘脑-垂体-肾上腺皮质轴的抑制作用则是其副作用。理想的 GC 应用类型应该是抗炎、抗免疫作用较强，而 GC 的其他药理作用较弱，并与糖皮质激素受体具有良好的亲和力。综合各种 GC 的药理作用特点，除大剂量甲泼尼龙冲击疗法外，长期口服 GC 治疗肾病综合征时，以选用泼尼松龙为佳。并且，泼尼松龙自身为具有活性的激素制剂，无须肝脏转化，伴有肝脏功能不全的患者也可应用。但泼尼松龙价格较高，长期服用增加患者的经济负担。

（五）禁忌证

糖尿病肾病引起的肾病综合征为 GC 治疗的绝对禁忌证。手术、创伤和骨折后，合并药物难以控制的细菌和（或）真菌感染、活动性消化性溃疡、骨质疏松、严重高血压、糖尿病、精神性疾病、癫痫以及角膜溃疡、青光眼、白内障等眼科疾病等为 GC 相对禁忌证。对于相对禁忌证，如肾病综合征患者治疗上非常需要使用 GC，可在预先控制相对禁忌证基础上慎用 GC，使其不良反应尽可能减轻。例如，微小病变型肾病患者合并糖尿病或活动性消化性溃疡时，可在使用胰岛素控制血糖、药物控制消化性溃疡的基础上，应用 GC 治疗，并在治疗过程中密切监视血糖和消化性溃疡的变化，给予相应处理。

（六）不良反应和防治方法

如前所述，GC 药理作用广泛。除其抗炎、抗免疫作用是治疗肾病综合征的有效作用外，其他的药理作用在治疗肾病综合征时将成为副作用和不良反应。GC 的不良反应与激素使用的剂量、总量和疗程成正比。大剂量、足疗程、长时间维持的 GC 使用，在提高肾病综合征缓解率，减少复发的同时，也增加了发生不良反应的危险性。

（1）诱发和加重感染：GC 的抗炎、抗免疫作用减弱了机体对病原性微生物的防御和清除能力，而且肾病综合征患者自身的抵抗力低下，因而容易诱发感染或使体内潜在的感染灶扩散恶化。尤其是大剂量、长疗程进行首始诱导治疗阶段更易并发呼吸道、泌尿道和皮肤的细菌、真菌感染和结核感染、播散。由于 GC 的应用可部分掩盖合并感染患者的临床症状，延误诊断，因此临床上必须提高警惕。对于合并感染的患者应迅速给予强力、有效的抗生素治疗，而不能轻易骤减 GC，否则不仅可能导致已经缓解的肾病综合征复发，而且有可能引起患者肾上腺皮质功能不全，严重者合并肾上腺皮质危象而危及患者生命。给予 GC 规范治疗后疗效仍不佳者，应考虑有无隐匿性感染灶的存在。因此，在对肾病综合征患者进行首始诱导治疗前，应细致地检查排除潜在感染，必要时可使用抗生素预防治疗。

（2）代谢和内分泌紊乱：由于 GC 对代谢的影响作用，长疗程 GC 治疗后患者可出现满月脸、水牛背、皮肤菲薄、紫纹、负氮平衡、肌肉萎缩、血糖升高、糖尿、低血钾性碱中毒、水钠潴留、水肿、高血压以及多毛等症状。对于出现的库欣综合征样的体态变化可无须治疗，随着 GC 减量、停用会逐渐减轻直至消失。GC 治疗肾病综合征的早期可以引起水钠潴留，加重患者水肿，导致血压升高，此时应在限制患者饮水和食盐摄入的基础上，给予利尿剂对症治疗；而随着 GC 利尿作用出现后，患者可出现低血钾性碱中毒，此时应增加患者钾的摄入。对于 GC 引起的血糖升高和糖尿，首先应实施饮食控制；对于 GC 引起的负氮平衡，应适当增加饮食中蛋白质的摄入，但如果原有肾衰竭患者应用 GC 治疗后氮质血症进行性加重时宜迅速减量至停用 GC，改用血管紧张素抑制剂或血管紧张素受体拮抗剂治疗。

（3）诱发和加重溃疡：GC 可增加胃酸和胃酶的分泌，减少胃黏膜黏液的分泌，抑制上皮细胞的更新和修复，削弱黏膜屏障作用。故长疗程的激素可使胃、十二指肠溃疡加重，并且 GC 能掩盖溃疡的初期症状，引起突发出血、穿孔等严重合并症。因此长期服用 GC 的患者可并用胃黏膜保护药，对于原有或新出现溃疡病患者应积极进行溃疡病的治疗，而无需更改 GC 的治疗方案。

（4）骨质疏松和骨坏死：GC 能抑制成骨细胞，减少骨生成，并减少胃肠道钙的吸收，促进尿钙排泄而增加甲状旁腺激素分泌，从而增强破骨细胞活性，增加骨吸收。因此，长疗程 GC 治疗后可能会引起患者骨密度降低、骨质疏松。在服用 GC 治疗过程中并用维生素 D 和补充钙剂有一定的预防作用。大剂量的 GC 治疗可引起骨坏死，常见部位是股骨头。其原因可能与骨内血管脂肪栓子或骨质疏松引起骨质塌陷，导致血管缺血有关，具体机制尚不清楚。

（5）肌病：GC 能促进蛋白质分解，长期使用可引起肌肉萎缩、消耗，严重者影响患者的行走和呼吸肌功能，并且停用 GC 后肌病恢复较慢，甚至不能完全恢复。出现此情况时，应迅速实施 GC 的减量直至停用，改用蛋白质摄入限制、给予血管紧张素抑制剂或血管紧张素受体拮抗剂等非特异性治疗。

（6）生长迟缓：长疗程 GC 的应用可引起儿童生长发育迟缓，有报道生长激素治疗能拮抗激素对生长发育的抑制作用，但是否会加重肾脏病变尚不清楚，目前尚无应用 GC 治疗肾病综合征患儿时出现生长抑制的报道，一般认为泼尼松或泼尼松龙每日小于 10mg 对患儿的生长发育影响不大，因此儿童的首治阶段不宜过长。

（7）神经精神异常：GC 可引起神经过敏、激动、欣快、失眠等多种神经精神症状，严重者可引起幻视、幻听等精神分裂症状，对于有家族性精神病史的患者和 GC 治疗后经常失眠的患者，应给予地西泮等适当的镇静药物或中药治疗。

（8）白内障和青光眼：GC 可以抑制晶状体上皮细胞的 Na^+-K^+-ATP 酶功能，引起晶状体纤维积水和蛋白质凝聚，导致白内障。并且 GC 停药后不能使晶状体混浊完全消失，白内障仍可继续进展。因此，大剂量长疗程 GC 治疗时，应注意眼部症状的出现，并及时进行眼科检查。此外，GC 可以使眼前房角小梁网状结构的胶原束肿胀，阻碍房水回流，增加眼压，诱发、加重青光眼，并且停药后仍不能恢复。因此，有的学者建议大剂量、长疗程应用 GC 的患者应监测眼压变化。出现眼部症状的患者应尽可能减少 GC 用量以至停用，加用免疫抑制剂或进行肾病综合征的非特异性治疗。

（9）下丘脑-垂体-肾上腺皮质轴的抑制作用：大剂量、长疗程的 GC 治疗将不可避免地出现不同程度的下丘脑-垂体-肾上腺皮质轴的抑制，引起垂体前叶分泌促肾上腺皮质激素（ACTH）减少，肾上腺皮质萎缩、分泌功能减退。此时患者主要依靠外源性 GC 维持机体正常的代谢和稳态。因此，GC 的减量必须缓慢，否则不仅导致肾病综合征的复发或疾病反复，而且可引起肾上腺皮质功能不全，严重者引起肾上腺皮质危象而危及患者生命。首始治疗阶段 GC 的晨起顿服和维持治疗阶段激素的隔日晨起顿服能最大限度地减轻 GC 对下丘脑-垂体-肾上腺皮质轴的抑制作用。

二、免疫抑制剂

多数免疫抑制剂对机体免疫系统的作用缺乏特异性和选择性，既可抑制免疫病理反应，又可干扰正常免疫应答反应，既抑制体液免疫，又抑制细胞免疫。根据其作用方式可将免疫抑制剂分为：①钙神经蛋白抑制剂：如环孢素、他克莫司，可通过抑制神经钙蛋白活化，而防止形成细胞毒性 T 细胞，该活化作用是辅助性 T 细胞释放细胞因子如白细胞介素-2（IL-2）过程中的重要步骤。②抗增殖药：如硫唑嘌呤、吗替麦考酚酯、西罗莫司，可通过防止淋巴细胞分化与增殖、抑制 T 细胞对细胞因子的反应而发挥作用。③糖皮质激素类药：可影响免疫级联反应中多个环节，包括抗原识别和淋巴因子的产生。④多克隆或单克隆抗体，如抗淋巴细胞免疫球蛋白、莫罗单抗-CD3，可与 T 细胞群结合并使之耗竭。巴利昔单抗、达克珠单抗、英夫利昔单抗等则可对 IL-2、表皮生长因子（EGF）等受体产生拮抗作用。⑤传统中药及其有效成分：如雷公藤总苷等。近年来临床常采用三联疗法的方式给药，即钙神经蛋白抑制药、抗增殖药以及糖皮质激素类药三种合用，以增强疗效，并减少不良反应。

免疫抑制剂共同的不良反应有：①长期应用可降低机体的免疫力，易诱发细菌、病毒和真菌感染。②致畸胎及不育，以细胞毒类药物最为严重。妊娠期用药可致胎儿畸形，也可引起卵巢功能降低和闭经。男性可致精子缺乏或无精子症。③长期用药可增加肿瘤的发病率，尤以器官移植患者为著。此外，此类药物尚具有特殊的毒副作用，故宜采用多种药物小剂量合用，以增效减毒。

细胞毒性药物是一类通过影响细胞代谢，干扰细胞 DNA 合成、复制以及蛋白质合成，抑制淋巴细胞增殖，调节机体免疫状态的药物。细胞毒性药物的应用提高了肾病综合征治疗的缓解率，减少了复发率。

（一）环磷酰胺

环磷酰胺（cyclophosphamide，Cytoxan，CTX）为烷化剂类抗肿瘤药物，由于其较强的免疫抑制作用而应用于肾病综合征患者的治疗。

1. 药理学及作用机制 CTX 本身并无细胞毒性作用，在体内被肝脏微粒体细胞色素 P-450 代谢为 4-羟基环磷酰胺和醛磷酰胺，后者进而代谢为磷酰胺氮芥而发挥作用。4-羟基环磷酰胺和磷酰胺氮芥进入靶细胞核，烷化细胞 DNA，使其发生交叉联结，从而抑制 DNA 合成、复制，抑制细胞的分裂和增殖。CTX 可选择性地杀伤抗原敏感性小淋巴细胞，阻止其转化为淋巴母细胞，并杀伤骨髓中增殖的前淋巴细胞。CTX 对 B 淋巴细胞作用强于对 T 淋巴细胞的作用，对 Ts 细胞作用强于对 Tc 细胞的作用。CTX 能抑制 T 细胞依赖性和非 T 细胞依赖性的体液免疫反应，抑制迟发型变态反应，抑制宿主抗移植物反应和移植物抗宿主反应。CTX 的抗炎作用较弱。CTX 可由脱氢酶转变为羧磷酰胺而失活，或以丙烯醛形式排出，导致泌尿道毒性。

2. 适应证 概括地说对 GC 抵抗、依赖、无效、禁用的肾病综合征患者和 GC 治疗缓解后又反复复发的肾病综合征患者都适用 CTX 治疗。就肾脏病理类型而言，反复复发和 GC 抵抗的微小病变型肾病、伴有肾衰竭危险性的膜性肾病、激素依赖和（或）激素抵抗的系膜增生性肾小球肾炎、新月体性肾小球肾炎以及狼疮性肾炎等继发于结缔组织性疾病而引起肾损害的患者均可应用 CTX 治疗。对于局灶节段性肾小球硬化及 IgA 肾病患者，诱导治疗阶段不主张合用细胞毒性药物，而单独使用 GC 治疗；对激素依赖、抵抗及疗效不佳者，推荐使用环孢素治疗。但近年来应用 CTX 冲击治疗可明显提高 GC 抵抗性局灶节段性肾小球硬化的肾病综合征患者缓解率。

3. 使用方法 CTX 一般配合糖皮质激素使用，而不单独使用。CTX 配合糖皮质激素治疗肾病综合征，与单纯糖皮质激素治疗相比，能增加缓解率，减少复发率。CTX 治疗肾病综合征常采用：①CTX 2mg/（kg·d），分次口服 8 周，累积总剂量≤200mg/kg。有病理诊断的可参考其病理类型指导 CTX 的治疗。②CTX 剂量为 8～12mg/（kg·d）静脉冲击疗法，加入 100～200ml 生理盐水中，1～2 小时内静脉滴注。同日口服或静脉补充液体 2000～3000ml，每 2 周连用 2 天，或每月 1 次静注，共 6 次，总剂量≤200mg/kg。

4. 禁忌证 末梢血白细胞数少于 $4.0×10^9$/L 时应慎用，少于 $3.0×10^9$/L 时禁用；肝肾功能损害者禁用或慎用。对本品过敏、妊娠及哺乳期妇女禁用；青春期患者应用剂量不宜过大。

5. 不良反应及防治方法

（1）骨髓抑制：是 CTX 最常见的毒性，末梢血白细胞在用药后 10～14 天降至最低，21 天后可逐渐恢复正常；并可伴有血小板减少，但程度较轻。在应用 CTX 治疗期间应监测末梢血白细胞变化，如末梢血白细胞数少于 $3.0×10^9$/L 时应暂停使用，待末梢血白细胞数恢复至 $4.0×10^9$/L 以上后再继续应用。如引起白细胞缺乏应补充白细胞或新鲜血，给予粒细胞集落刺激因子等积极治疗。GC 可以升高末梢血中性粒细胞，一般在 CTX 使用前或同时应用 GC 治疗，能部分拮抗 CTX 的白细胞减少作用。CTX 配合中药治疗能明显减轻 CTX 对骨髓的抑制作用。

（2）恶心、呕吐等消化道症状：大剂量 CTX 冲击治疗时常常出现消化道症状，其严重程度与单次 CTX 的使用剂量有关，可给予止吐药等对症治疗。

（3）膀胱损伤：CTX 的代谢产物可引起出血性膀胱炎、膀胱纤维化及膀胱癌。为减少 CTX 及其代谢产物滞留膀胱的时间：①不要在下午 6 时后使用 CTX。②大剂量 CTX 冲击治疗时应补液 2～3L/d，以减少膀胱病变的发生。③出血性膀胱炎可给予 2-磺化巯基乙醇液防治。

（4）水中毒：CTX 可增加抗利尿激素分泌，大剂量 CTX 冲击治疗时补充大量液体有时可发生水中毒，可给予呋塞米 20mg 口服预防。

（5）脱发：CTX 2mg/（kg·d）以上剂量服用时，大部分患者会出现轻度脱发，但停药后可消失。

（6）生殖功能障碍：CTX 应用总剂量达到 200～250mg/kg 时可引起精子生成低下，但大多患者停药后精子生成能力可以恢复。因此一般 CTX 总剂量不应超过 200mg/kg，如果 CTX 应用过程中出现精子生成减少，应减少 CTX 用量或暂时停药。需要指出的是目前临床上对 CTX 引起的男性生殖功能障碍尚能给予足够的重视，但对 CTX 引起的女性生殖功能异常往往认识不足，CTX 可引起永久性的无月经和卵巢萎缩，尤其在年龄较大的患者更易出现。CTX 引起的卵巢功能障碍多数是不可逆的。

（7）致癌性：长期、大剂量应用 CTX 可增加恶性肿瘤的发生率。投药时间和 CTX 总剂量是恶性肿瘤发生的危险因素，因此，应尽可能缩短 CTX 的使用时间和减少总剂量，在维持相同治疗时间的前提下，CTX 冲击疗法的总剂量小于每日口服，可以减少恶性肿瘤的发生率。

（8）免疫抑制：CTX 可引起中、重度的免疫抑制，增加患者的感染机会，配合中医中药治疗有一定的预防作用。

（二）环孢素

环孢素是一种有效的免疫抑制剂，近十年来环孢素已经作为一种免疫抑制剂被广泛用于治疗肾病综合征等多种原发及继发性肾小球疾病。

1. 药理学及作用机制 本药主要抑制 T 细胞功能。可选择性地及可逆性地改变淋巴细胞功能，抑制淋巴细胞在抗原或分裂原刺激下的分化、增殖，抑制其分泌细胞因子如白细胞介素-2（IL-2）及干扰素（IFN）等，抑制 NK 细胞的杀伤活力。环孢素与靶细胞质受体亲环蛋白（cyclophilin，又称为神经钙蛋白，calcineurin）结合后，形成环孢素-cyclophilin 复合物，此复合物可抑制 Ca^{2+} 依赖性的丝氨酸/苏氨酸磷酸酶（该酶亦称为钙调磷酸酶或钙神经蛋白，calcineurin）活性，并抑制该酶活性，阻断了细胞质调节蛋白的去磷酸化，因而抑制 T 细胞活化及细胞因子如 IL-2 的基因表达。此外，环孢素还增加 T 细胞中转化生长因子 β（TGF-β）的表达，亦与其免疫抑制作用有关，本药亦可影响 B 淋巴细胞功能，抑制某些非 T 细胞依赖性抗原刺激的抗体反应。本药对血细胞生成和吞噬细胞功能影响较小，较少引起骨髓抑制。

环孢素减少蛋白尿的机制目前尚不完全清楚，可能有以下途径：①环孢素可以抑制激活的 T 淋巴细胞产生 IL-2 和其他淋巴因子，导致细胞毒性 T 细胞减少，免疫反应及炎症反应减弱。②环孢素可通过改变血流动力学来降低蛋白尿。③环孢素可能通过免疫及非免疫作用影响肾脏，包括减少肾小球的滤过、血管收缩及直接改变肾小球的通透性等对肾小球疾病产生影响。

口服后吸收慢而不完全，生物利用度为 20%～50%，血药浓度达峰时间为 3.5 小时，与血浆蛋白结合率为 90%。大部分从胆汁经粪便排出。主要在肝中被 CYP3A 代谢，至少有 15 种代谢物在人的胆汁、粪便、血液、尿液中分离出来。有明显的肝肠循环，经尿排出者仅 10%，0.1% 为原形药物。消除半衰期 $t_{1/2}$ 为 6～30 小时。

2. 适应证 主要用于治疗一些表现为肾病综合征的原发性肾小球疾病及继发性肾病，如膜性肾病、IgA 肾病、局灶节段性肾小球硬化、膜增殖性肾病、狼疮性肾炎等。激素敏感、激素依赖和频繁复发的肾病综合征患者对环孢素的疗效较好，而对激素抵抗的患者疗效相对较差。环孢素对激素抵抗的肾病综合征疗效比对激素敏感的疗效差，有效率为 10%～19%。环孢素联合糖皮质激素治疗比单独使用可更有效地诱导激素抵抗型肾病综合征的缓解。

3. 用法和用量 口服 3～7mg/（kg·d）或 100～150mg/（m²·d），分 2 次口服，调整剂量使血药谷浓度维持在 80～120ng/ml，疗程 1～2 年。环孢素的疗效可在开始治疗后的 1～2 个月内出现，可达到较高比例的缓解，但当治疗停止时常常复发，表现出环孢素的依赖性。

一些药物可影响环孢素的血药浓度，如红霉素、酮康唑等影响环孢素在肝脏 P450 的代谢，增加其浓度。而一些可诱导 P450 活性的药物，使环孢素代谢增强，血药浓度减低，导致免疫抑制作用减弱，如利福平、苯妥英钠、苯巴比妥等。另有一些药物如氨基糖苷类抗生素、两性霉素、非类固醇抗炎药等，虽不改变环孢素的代谢和血药浓度，但其肾毒性与环孢素有协同作用。西咪替丁在肾小管与环孢素竞争性排泄，故两种药物同时用可使血药浓度升高。西咪替丁抑制肝 P450 氧化酶系统，使环孢素代谢缓慢。

4. 不良反应及对策

（1）对心血管系统的影响：肾病综合征患者应用环孢素治疗，高血压发生率为14%，并且激素抵抗的患者比激素依赖的患者高血压发生率更高，减少剂量能使高血压得到改善，抗高血压药通常有效。使用钙拮抗剂应注意对环孢素浓度的影响。

（2）消化系统并发症：口服环孢素悬液可发生厌食、腹胀和恶心呕吐等不良反应。服用胶囊者症状可减轻。偶见急性胰腺炎。肝损害发生率在49%，肝脏对环孢素较肾脏更为敏感，肝毒性与剂量有关。肝损害主要表现为高胆红素血症、胆汁淤积、转氨酶升高和白蛋白降低。减少剂量或停药、应用护肝药物后大多数肝功能可恢复。

（3）神经系统并发症：少数可有震颤、手掌和足底烧灼、刺痛、麻木等异常感觉，也可有头痛、面红、忧郁、精神错乱和嗜睡。当合并低胆固醇血症、高血压、低镁血症、感染、出血和脑梗死或使用甲泼尼龙时，可促发癫痫、视力障碍、轻瘫、定向障碍和昏迷，停药后可缓解，但再用环孢素又可复发。

（4）肾毒性：环孢素改变肾内的血流动力学，使入球小动脉收缩，增加去神经移植肾的血管阻力。环孢素还可能改变前列环素与血栓素 A_2（TXA_2）的平衡，引起肾血管收缩，血管平滑肌内膜增生。环孢素能增强肾血管收缩，促进平滑肌细胞钙离子的内流，引起小动脉平滑肌和系膜细胞过度收缩反应。对肾小管的损害，主要在近曲小管，可引起尿酸分泌减少，碳酸氢盐重吸收减少，出现高氯血症和代谢性酸中毒。急性肾毒性在用药1周内出现，亚急性在7～30天，慢性在30天后。急性和亚急性环孢素肾损害在停用环孢素或减量后可逆转，慢性环孢素肾毒性主要表现为蛋白尿和血压升高，此时应减量或停用环孢素，同时治疗并发症。环孢素在激素抵抗的患者比激素敏感患者更易出现肾毒性。

（5）内分泌并发症：偶可引起血糖升高、糖耐量减低。其原因可能是抑制肝糖原的合成，也可能是对胰岛细胞的直接毒性作用。环孢素能增加催乳素，减少雄性激素水平。

（6）肿瘤：如接受其他免疫抑制剂一样，应用环孢素的患者肿瘤发生的机会增加，其中以淋巴瘤及皮肤癌多见。

（三）他克莫斯

1. 药理及作用机制　他克莫斯（FK506）是从放线菌 *Streptomyces tsukubaensis* 中提取的大环内酯类抗生素，其免疫抑制作用与环孢素相似，主要通过肝脏P450细胞色素系统代谢，在体内和体外抑制淋巴细胞活性的能力分别比环孢素强 10～100 倍。它可与淋巴细胞内FK506 结合蛋白-12（FKBP-12）结合，形成药物-FKBP-12 复合物，并进一步与 Ca^{2+}、钙调素、钙调磷酸酶结合，抑制后者的活性，阻断了对早期淋巴细胞基因表达必需的去磷酸化过程，进而抑制 T 细胞特异性的转录因子（NF-AT）的活化及白细胞介素类（ILs）细胞因子的合成。并可直接抑制 B 细胞的激活，抑制移植物抗宿主反应和迟发型超敏反应。

他克莫斯口服吸收不完全，生物利用度为 25%。食物可影响其吸收。服药后 1～3 小时达血药峰浓度。一般有效浓度为 5～20ng/ml。与血浆蛋白结合率为 99%。大部分在肝中被CYP3A 代谢，主要经胆汁及粪便排泄，自肾排泄的原形药物不足 1%。半衰期较长，肝移植患者中成人和儿童分别平均为 12.4 小时和 11.7 小时，肾移植成人为 15.6 小时。体内代谢主要在肝内完成，肝毒性较环孢素小，且有刺激肝细胞再生的作用。

2. 适应证　他克莫斯适应证与环孢素相似。

3. 用法与用量　他克莫斯口服剂量：$0.10 \sim 0.15 \text{mg/}(\text{kg} \cdot \text{d})$，分次口服，维持血药浓度 $5 \sim 10 \mu\text{g/L}$，疗程为 $12 \sim 24$ 个月。

4. 药物不良反应　他克莫斯的不良反应类似于环孢素，但较环孢素轻和少见。主要为肾毒性作用，口服用药多见失眠，也可见头痛、震颤、肌痛、乏力、嗜睡、视觉或听觉异常（白内障、青光眼、弱视耳鸣、耳聋）、味觉丧失等神经毒性；以及腹泻、恶心、高血压、心律失常、高血钾、高血钙、低血镁、高尿酸血症及高血糖等。可诱发肿瘤或感染。偶见皮疹等过敏反应。

5. 药物相互作用　许多药物可影响 FK506 的浓度。例如，①经肝药酶 CYP3A4 同工酶代谢并可抑制 CYP3A4 及 P-糖蛋白（P-gp）转运活性的药物，可抑制本药代谢及排泄，增加本药的血药浓度和毒性。如环孢素、可的松、溴隐亭、麦角胺、孕二烯酮、炔雌醇、红霉素、交沙霉素、氟康唑、咪康唑、咪达唑仑、尼伐地平、奥美拉唑、维拉帕米、他莫昔芬、两性霉素 B、氨基苷类抗生素、万古霉素、阿昔洛韦、环丙沙星、布洛芬、奎尼丁以及葡萄柚黄酮等。②诱导肝药酶 CYP3A4 活性的药物，可降低本药的血药浓度，降低疗效。如苯巴比妥、苯妥英、利福平、卡马西平、安乃近、异烟肼。③口服抗凝血药、口服降血糖药可与本药竞争血浆蛋白的结合，使血药浓度升高。④本药与保钾利尿药合用，可致血钾升高。

6. 其他

（1）用药过程中，应监测血压、心电图、血糖、血钾、血镁、血肌酐、尿素氮、血液学参数及肝功能、肾功能。也应进行血药浓度监测，通常于移植后最初 12 小时，全血谷浓度控制在 $5 \sim 20 \text{ng/ml}$ 范围内。

（2）本药延长环孢素的半衰期并有累加的肾毒性，故不宜与环孢素合用，患者由环孢素转换为本药时应特别注意。

（3）聚氯乙烯可吸附本药，所用输液用具应用聚乙烯制品。

（4）与强碱性药液配伍，本药可被分解。

（四）吗替麦考酚酯

吗替麦考酚酯（mycophenolate mofetil，MMF）是麦考酚酸（mycophenolic acid，MPA）的半合成酯类衍生物，在体内脱酯化形成具有药理活性的 MPA 而发挥作用。

1. 药理学及作用机制　MMF 为一前药，口服后迅速在体内水解转化为活性代谢物 MPA，通过非竞争性抑制嘌呤合成途径中次黄嘌呤核苷酸脱氢酶（IMPDH）的活性，阻断淋巴细胞内鸟嘌呤核苷酸（GMP）的合成，使 DNA 合成受阻，从而抑制 T 和 B 淋巴细胞的增殖反应，抑制 B 细胞抗体形成和细胞毒性 T 细胞的分化。对于其他细胞仅有轻度的抑制作用，与环孢素、硫唑嘌呤、环磷酰胺等相比，较少发生骨髓抑制和肝、肾损害及致癌变作用等。

MMF 口服或静脉注射后在肝中代谢为麦考酚酸而起作用。口服后 $6 \sim 12$ 小时出现 MPA 的血药浓度高峰，进食影响 MPA 吸收。97% 与血浆蛋白结合。MPA 在肝脏代谢为无活性的葡萄糖苷酸酚（MPAG），并大部分由尿液排出。少量未代谢的 MPA 亦经肾排泄。肾功能不全者 MPA 和 MPAG 的血药浓度均增加。消除半衰期为 $11 \sim 18$ 小时。

2. 适应证　MMF 的适应证与环孢素相似。

3. 用法和用量　剂量：$20 \sim 30 \text{mg/}(\text{kg} \cdot \text{d})$ 或 $800 \sim 1200 \text{mg/m}^2$，分两次口服（最大剂量 1g，每天 2 次），疗程 $12 \sim 24$ 个月。

氢氧化铝（镁）可以减少本药吸收。考来烯胺能降低本药活性代谢物（MPA）的血药浓度。阿昔洛韦、更昔洛韦、丙磺舒可与本药代谢产物（MPAG）竞争肾小管排泄，这些药物与本药合用可使两者血药浓度增加。

4. 不良反应及对策

（1）胃肠道副作用：最常见，具有剂量依赖性的特点。主要有恶心、呕吐、腹泻、软便、厌食、胃肠痉挛、腹痛，未见有明显的肝脏毒性报道。极少数患者可出现不同程度的胃肠道出血。

（2）感染：MMF 增加患者潜在感染的机会。MMF 长期与激素或细胞毒药物等其他免疫抑制剂合用，感染机会明显增加，甚至危及生命。

（3）潜在的骨髓抑制：理论上 MMF 可选择性地作用于 T 和 B 细胞，对大多数非淋巴细胞无抑制作用，因而对骨髓无抑制作用，比经典细胞毒药物，如环磷酰胺、硫唑嘌呤等更具有安全性。然而在临床上确实观察到少数长期使用大剂量 MMF 抗排斥反应的患者，出现骨髓抑制，外周血白细胞减少，严重者甚至发生粒细胞缺乏。

（4）泌尿生殖系统的毒副作用：有尿急、尿频、尿道烧灼感，排尿困难，无菌性脓尿。服用 MMF 大约 1 年后上述症状发生频率下降。此药可经乳汁分泌影响哺乳婴儿。

（5）神经系统毒副作用：疲倦乏力，头痛，耳鸣，失眠，一般较轻，无须停药。

（6）诱发肿瘤：目前尚无肯定的结论，但发现应用 MMF 的患者有肿瘤发生率增加及肺间质纤维化的发生。

5. 其他

（1）有严重慢性肾功能损害者（每分钟肾小球滤过率＜25ml/1.73m²），用量不宜超过每次 1g，每日 2 次。

（2）本药主要由尿排出，不可与抑制肾功能的药物同用。

（3）进食可降低本药的血浆峰值近 40%，故应空腹服药。

（五）咪唑立宾

1. 药理学及作用机制 本药为咪唑核苷类抗代谢药，其免疫抑制作用是通过抑制嘌呤合成途径中的次黄苷酸脱氢酶（IMPDH）和单磷酸鸟嘌呤核苷合成酶（GMP），使鸟苷酸合成减少，细胞内 RNA 和 DNA 合成减少，可阻止增殖的淋巴细胞由 G_1 期进展为 S 期，抑制抗体的产生及记忆 B 细胞和记忆辅助 T 细胞的产生，可延长移植物的存活。

本药为一前药，须在细胞内磷酸化才产生免疫抑制作用。口服后可吸收，生物利用率较低，平均 41%。服药后 3～4 小时达血药浓度峰值。一般有效浓度为 0.1～0.3μg/ml。V_d 为 0.4L/kg。以原形由肾排泄，半衰期为 2～18 小时。肾功能损害者排泄延迟。疗效与硫唑嘌呤相当，而骨髓抑制等不良反应较硫唑嘌呤小。

2. 用法和用量 口服：初剂量为每日 2～3mg/kg，维持量为每日 1～2mg/kg，分 2～3 次服用，并可根据病情适当调整。

3. 不良反应 主要有腹痛、食欲缺乏、白细胞减少、红细胞或血小板减少、皮疹、药热等不良反应。有时出现肺炎、脑膜炎、败血症、带状疱疹等感染。可出现肝、肾功能异常，个别严重者可出现急性肾衰竭。

4. 其他

（1）对本药过敏者，白细胞计数在 3×10^9/L 以下者，以及妊娠、哺乳期妇女均禁用。

（2）骨髓抑制者、术后伴有细菌或病毒感染者、有出血倾向者、肝肾功能不全者均慎用。

（六）来氟米特

1. 药理及作用机制 来氟米特为人工合成的异衍生物类抗炎及免疫抑制剂。本药口服后在肠壁和肝脏迅速转化成活性代谢产物 A771726，后者通过抑制 IL-2 受体相关的酪氨酸激酶活性，抑制 IL-2 刺激后 T 细胞中酪氨酸的磷酸化作用。抑制二氢乳清酸脱氢酶活性，阻断嘧啶核酸的生物合成，抑制 T 细胞、B 细胞及非免疫细胞的增殖。抑制 NF-κB 的活化及抑制 NF-κB 所调控的基因（如 IL-1 和 TNF）的表达，这一作用可能与本药治疗类风湿关节炎的机制有关。还能通过抑制环氧化酶-2 的活性而抑制前列腺素的合成，并可抑制肥大细胞和嗜碱性粒细胞中组胺的释放。本药口服后生物利用度达 80%，血浆蛋白结合率达 99.3%。在肠壁和肝脏内迅速转化为其主要活性代谢物 A771726。A771726 主要分布在肝、肾和皮肤组织。本药每日 20mg，连服 30 天，血药浓度方可接近稳态（Css）。而给予负荷量每日 100mg，连服 3 天，可以快速达到稳态血药浓度。A771726 在人体内的半衰期长达 15～18 小时甚至数天，主要是因为药物的肝肠循环所致。A771726 在体内进一步代谢，43% 经肾从尿排泄，48% 经胆汁从粪便排出。

2. 用法和用量 《中国国家处方集（化学药品与生物制品卷）》推荐：口服，体重<20kg 的儿童，隔日 10mg；体重为 20～40kg 者，每日 10mg；体重>40kg 者，每日 20mg。

3. 不良反应 可有畏食、恶心、呕吐、腹痛、腹泻、胃肠炎等胃肠道反应，其他尚有高血压、头昏、瘙痒、皮疹、消瘦、白细胞减少及可逆性脱发等不良反应。

（七）苯丁酸氮芥

苯丁酸氮芥（chlorambucil）是双功能的烷化剂，为细胞周期非特异性药物，小剂量可选择作用于淋巴组织，抑制淋巴细胞增生，发挥免疫抑制作用而应用于肾病综合征的治疗。

1. 药理学及作用机制 苯丁酸氮芥在体内形成不稳定的乙撑亚胺，与细胞 DNA 交叉联结，干扰 DNA 和 RNA 的功能，阻碍 mRNA 的合成；通过抑制核糖核酸还原酶而抑制脱氧嘧啶核苷和脱氧嘌呤核苷的合成；抑制嘧啶核苷、嘌呤核苷和嘌呤碱基进入细胞而发挥细胞毒性作用。本品对各个生长周期的细胞均有抑制作用，对细胞生长周期中的 M 期和 G_2 期细胞作用最强。对淋巴组织有较高的选择性抑制作用，小剂量时选择性抑制淋巴细胞，大剂量时广泛作用于各种白细胞，引起骨髓严重抑制。其免疫抑制诱导时间明显地较环磷酰胺长，但较少发生严重的骨髓抑制，且对骨髓抑制作用较缓慢，恶心、呕吐等消化道症状轻微。但发生致命性感染等严重合并症的概率高于 CTX。

本品口服后吸收完全，本品及其代谢产物 99% 与血浆蛋白结合，肝脏代谢，肾脏排泄。投药后 24 小时内本品 50% 由尿中排出。半衰期为 1.5 小时。

2. 适应证 苯丁酸氮芥的适应证与 CTX 基本相同，适用于 GC 治疗无效、抵抗、依赖和反复复发的肾病综合征患者，能提高肾病综合征患者的缓解率，减少复发，并缩短激素治疗时间和减少激素用量，从而减少激素的不良反应。其疗效与 CTX 无明显差别，但其不良反应较 CTX 为重，一般用于 CTX 的替代治疗。主要应用于膜性肾病和频繁复发的微小病变型肾病综合征患儿。

3. 用法和用量 在标准化糖皮质激素治疗的基础上加用苯丁酸氮芥，剂量 0.15mg/（kg·d），分 2 次口服，早饭前 1 小时和晚饭后 2 小时服用，连服数周，待疗效或骨髓抑制出现后减量，总量一般为 300～500mg。

4. 不良反应及对策

（1）大剂量应用可产生骨髓抑制，主要为淋巴细胞减少，对粒细胞和血小板的抑制较轻，严重者可引起粒细胞缺乏和再生障碍性贫血，一般常于用药后 6～10 天出现。因此，用药后 2 周应观察末梢血白细胞数的变化。

（2）恶心、呕吐、口腔溃疡等较为常见，严重者可有中毒性肝炎、胆汁淤积性黄疸、急性胰腺炎，但肝功能损伤停药后可以恢复。也可出现皮疹、脱发、药物热等，腹膜出血、视网膜出血、肺水肿等少见，偶见肾损伤。出现严重不良反应时应停药。

（3）长时间应用因其免疫抑制作用可诱发感染和增加恶性肿瘤的发生率。

（4）可见精子减少，累积剂量达 400mg 时曾见精子活力缺乏。

（八）雷公藤多苷

雷公藤多苷系由卫矛科雷公藤属植物提取精制而成，系极性较大的脂溶性成分混合物，其生理活性是由多种成分（二萜内酯、生物碱、三萜等）协同产生，既保留了雷公藤生药的免疫抑制作用，又去除了许多毒性成分。随着制剂的不断改进，使雷公藤疗效增加的同时，毒副作用明显减少，成为迄今为止免疫抑制作用最可靠的中药之一。

1. 药理学及作用机制 雷公藤多苷具有较强的抗炎及免疫抑制作用，能抑制 T 细胞功能，抑制延迟型变态反应，抑制 IL-1 的分泌，抑制分裂原及抗原刺激的 T 细胞分裂与繁殖。能减少抗原-抗体复合物的沉积，增强毛细血管壁负电荷，保护和修复肾小球基底膜涎蛋白，维持其电荷屏障的完整性，改善肾小球滤过膜通透性和抑制系膜增生。能多种途径抑制免疫应答，且以细胞免疫抑制为主，减轻细胞介导的肾小球肾炎免疫损伤，抑制肾小球系膜细胞增生及调控细胞因子网络，延缓肾小球硬化。

2. 适应证 雷公藤多苷被广泛应用于各种原发性和继发性肾炎的治疗，对微小病变型肾病、系膜增生性肾小球肾炎、膜增生性肾炎者总有效率明显高于其他病理类型。

3. 用法与用量 1mg/（kg·d），分 2～3 次口服，最大量每天≤60mg，控制症状后减量，疗程 3～6 个月。

4. 不良反应 主要是胃肠道反应，一般可以耐受，少数可有粒细胞减少，偶见血小板减少。育龄期女性闭经；男性精子减少，活动能力减弱，停药 3 个月后可逐渐恢复正常。动物实验亦表明，雷公藤叶提取物小剂量时对犬和大鼠均未发现毒性反应，中剂量时有一定的毒性反应，但停药后可以恢复。大剂量时，对多种器官系统可产生明显的毒性反应，停药后亦可以恢复，提示本品在治疗量范围内是安全的。

雷公藤长疗程不良反应发生率明显增加，单用双倍剂量雷公藤疗效好，但不良反应发生率高。

三、血管紧张素转换酶抑制剂和血管紧张素受体拮抗剂

血管紧张素 II（Ang II）刺激机体引起许多生理反应，以维持血压及肾脏的功能，在高血压、肾小球硬化、肾功能恶化、糖尿病及糖尿病肾病等发病机制上都起着重要的作用。血管紧张素转化酶抑制剂可部分阻断 Ang II 的形成，而血管紧张素受体拮抗剂可直接阻断 Ang III 产生生理作用的受体，对上述疾病产生显著的治疗效果。

（一）血管紧张素转换酶抑制剂

血管紧张素转换酶（ACE）是一种 Zn^{2+} 依赖性金属肽酶，与 ACE 的 Zn^{2+} 活性基团结合的配基可以是巯基、羧基和次磷酸基，目前常用的分类多是以化学结构进行分类。第一类是含巯基类，代表药为卡托普利；第二类是含羧基类，代表药为依拉普利；第三类是含磷酸基类，代表药为福辛普利。

1. 药理学及作用机制 肾素-血管紧张素系统（RAS）中，肝脏分泌入循环的血管紧张素原，被肾脏产生的肾素裂解形成 Ang I。Ang I 在肺的脉管系统被血管紧张素转换酶（ACE）转换为 Ang II，后者经循环到达各组织，通过与 Ang 受体的内在联系而发挥作用。Ang I 和 Ang II 还可以通过其他酶代谢途径产生，如 Ang I 可通过非肾素酶如 tonin 和组织蛋白酶形成，Ang II 可通过非 ACE 途径形成，如胰蛋白酶、组织蛋白酶或糜蛋白酶。

ACEI 能与 ACE 竞争性地结合，从而抑制其正常功能，使无活性的 Ang I 不能转换为有活性的 Ang II，醛固酮分泌及血管升压素分泌减少。同时缓激肽水解受阻，血管缓激肽浓度增高，继之 PGE_2、PGI_2 形成也增强。

ACEI 为 ACE 抑制剂，对多种类型高血压均有明显降压作用，并能改善充血性心力衰竭患者的心脏功能。对不同肾素分型高血压患者的降压作用以高肾素和正常肾素两型最为显著；对低肾素型在加用利尿剂后降压作用也明显。其降压机制为抑制 ACE 活性、降低 Ang II 水平、舒张小动脉等。

而 ACEI 肾脏保护的机制可能与以下几个因素有关：

（1）能有效地降低肾小球内高压。在 5/6 肾切除大鼠模型中，肾小球毛细血管高压是介导血流动力学变化的决定因素，并导致了肾小球硬化的进展。ACEI 能通过降低高血压而间接降低球内高血压，还能优先扩张血管后括约肌，使出球小动脉阻力下降，肾小球后负荷减轻，从而降低肾小球球内压力，延缓肾硬化发展。

（2）改善肾小球滤过膜选择通透性。Ang II 能改变肾小球滤过膜孔径屏障。ACEI 可以阻断 Ang II 生成，减少蛋白尿，尤其是大分子蛋白滤过。

（3）在肾脏疾病中，Ang 在肾硬化过程中担任着重要角色。ACEI 可阻断 Ang II 生成，从而防止肾硬化。

1）在 Ang II 的作用下，肾小球系膜对大分子物质的摄取及沉积作用加强。ACEI 能抑制系膜细胞对大分子的摄取和沉积，减缓局灶性肾小球硬化的进展。

2）Ang II 作为一个生长调节因子，它能刺激系膜细胞和平滑肌细胞的肥大及增生。另外，Ang II 能促进转化生长因子、血小板源性生长因子、成纤维细胞生长因子的合成，以及 IL-6、内皮素、血小板活化因子的释放，从而进一步刺激细胞增生/肥大。

3）Ang Ⅱ作用于肾小球内细胞外基质（ECM），Ang Ⅱ通过血管紧张素受体 1（AT$_1$）提高 TGF-β_1 mRNA 水平，合成活性和非活性 TGF-β_1。TGF-β_1能刺激基质蛋白（纤维连接素、胶原、层粘素）的合成，同时它是成纤维细胞的化学诱导剂，能刺激成纤维细胞的增生。Ang Ⅱ能促进纤溶酶原激活物抑制剂 PAI-1 的产生，抑制纤溶酶原激活剂（PA）活性，阻断基质蛋白酶的活化，抑制 ECM 降解。

4）Ang Ⅱ通过调节生长因子 TGF-β_1和 PDGF-β表达，使Ⅳ型胶原增加，造成间质纤维化。

5）Ang Ⅱ可使α-平滑肌肌动蛋白表达明显上调，导致纤维组织形成。

6）骨调素是一种糖蛋白，对巨噬细胞有趋化活性和黏附作用，Ang Ⅱ能刺激平滑肌细胞中的骨调素生成，促进巨噬/单核细胞的浸润。

7）内皮素-1（ET-1）能诱导静止期的系膜细胞进入 G$_1$ 期，促使细胞 DNA 的合成和细胞分化。ET-1 的合成代谢紊乱可以导致肾小球缺血、系膜增生以及基质蛋白的积聚。ACEI 可以降低 ET-1 水平，促进 NO 合成，并减少肾脏巨噬细胞浸润，从而防止肾损伤的进展。

（4）蛋白尿是导致肾小球硬化、小管间质纤维化的重要因素。ACEI 能有效抑制 Ang Ⅱ的产生和激肽的降解。缓激肽水平升高后，会刺激出球小动脉扩张，减少蛋白尿；由于 Ang Ⅱ诱导的系膜细胞收缩能调节肾小球毛细血管滤过孔的直径，而 ACEI 能阻断这种作用，因此可以减少蛋白尿。

2. 用法与用量 1 个月～12 岁 0.1～0.3mg/kg，分次口服。

3. 不良反应 ACEI 的副作用发生率较低，以干咳最为常见，也可发生血管神经性水肿。严重血容量下降、低盐及血浆肾素水平很高（利尿过度）的患者常在首次服用 ACEI 时发生血压下降，应予注意。同样，心搏出量固定的患者在严重主动脉瓣或二尖瓣狭窄时服用 ACEI 也可发生血压显著下降。在限制性心包炎、重度充血性心力衰竭、双侧肾动脉病变或孤立肾伴肾动脉狭窄、有血管杂音的老年吸烟者、原因未明的肾功能不全、服用非甾体抗炎药的肾功能不全患者要慎用本药。ACEI 一般不与保钾利尿剂合用，以免增加高钾血症的危险。

（二）血管紧张素受体拮抗剂

自 1990 年出现了第一个非肽类 AT 受体拮抗剂氯沙坦，现有的 ATⅡ受体拮抗剂都是 AT$_1$受体亚型拮抗剂（ATRA$_1$），可分为三类：①二苯四咪唑类：以氯沙坦为代表，还有坎地沙坦（candesartan）、伊贝沙坦（irbesartan）等；②非二苯四咪唑类：以伊普沙坦（eprosartan）为代表；③非杂环类：如缬沙坦（valsartan）。血管紧张素受体拮抗剂（ATRA）的共同特点是选择性阻断 AT$_1$和 AT$_1$受体亚型，药理特性也相似。化学特性有的以母体为主，如缬沙坦；有的以代谢产物为主，如氯沙坦，母体及代谢物 E-3174 都有活性，代谢物对 AT$_1$受体亲和力强于母体 10 倍，作用强 15～20 倍，清除半衰期亦较母体长。

1. 药理学及作用机制 Ang Ⅱ作为肾素-血管紧张素系统的最终产物，通过作用于靶器官上的膜受体即血管紧张素受体（AT）而产生效应。目前发现的 AT 有四种，即 AT$_1$、AT$_2$、AT$_3$和 AT$_4$，研究较多的为 AT$_1$和 AT$_2$，人类 Ang Ⅱ的主要生理学作用是通过激活 G 蛋白偶联的 AT$_1$而起作用的。目前 AT$_2$的功能尚未完全了解，现认为其可能参与平滑肌的增殖和分化、抗内皮细胞增殖、组织修复凋亡、血管扩张等作用，激活 AT$_2$可以拮抗 AT$_1$介导的血管收缩和增殖效应（通过促进凋亡）。由于 Ang Ⅱ几乎所有的生理和病理作用都是通过 AT$_1$来实现的，而 AT$_1$受体拮抗剂特异地作用于 AT$_1$受体水平，故 AT$_1$受体拮抗剂的 Ang Ⅱ阻断作用更彻底。

AT₁ 受体拮抗剂和 ACEI 均有抑制 AngⅡ的作用，降低血压及减少醛固酮分泌。在肾脏，两类药物均可降低肾内压，增加肾血浆流量（RPF）、肾小球滤过分数和滤过表面积，GFR 上升或下降。但两者仍有不同，AT₁ 受体拮抗剂因能使出、入球小动脉阻力均下降，致单个肾小球滤过率（SNGFR）增加；而 ACEI 扩张出球小动脉明显超过入球小动脉，致肾内压明显下降，SNGFR 降低。

ATRA₁ 和 ACEI 都能抑制肾间质炎症，减轻肾间质纤维化；它们均能抑制转录因子 NF-κB 家族的激活（NF-κB 调节许多涉及炎症、增生和分化的基因，各种肾脏病慢性进展时，NF-κB 活性和水平都增加）。但是 ATRA₁ 可导致 AT₂ 受体放大激活。在输尿管阻塞的大鼠肾间质纤维化模型中，若用药物阻断 AT₂ 受体会加重间质纤维化，同样，AT₂ 突变缺失的小鼠若阻塞输尿管，肾间质纤维化程度比正常小鼠严重。AT₂ 受体可促进凋亡和减少纤维化。因此，ATRA₁ 在防止瘢痕的形成和发展上比 ACEI 更为有用。

ATRA₁ 和 ACEI 均可阻滞 AngⅡ的肾小管作用，刺激利钠作用，但与 ACEI 比较，ATRA₁ 抑制近端小管钠重吸收的作用更强，而阻断远端小管钾排泌的能力更弱。

ATRA₁ 在肾脏病治疗的临床应用主要有以下几个方面：①降低尿蛋白作用：AT 受体拮抗剂与 ACE 一样都可以降低尿蛋白。在早期小规模的尿蛋白排泄方面研究发现，AT 受体拮抗剂和 ACEI 对肾小球滤过屏障的作用有些微小的差别。如与依那普利相比，氯沙坦可减少中分子量右旋糖酐的清除比例，进一步研究还发现氯沙坦需要使用更长时间才会减少蛋白尿。但最近大规模的肾病患者的研究结果更强调两者在降低尿蛋白方面的相似作用。②肾脏保护作用：ATRA₁ 对肾脏的保护作用与 ACEI 相似，能延缓慢性肾脏病变及糖尿病肾病进一步发展。

2. 不良反应　目前临床上所用的 ATRA₁ 耐受性都很好，副作用发生率与安慰剂比较无区别，它们无首剂低血压反应，也无撤药后血压反跳现象。干咳发生率与安慰剂相似，约 3%，比 ACEI 显著减少。双侧肾动脉狭窄和弥漫肾内血管狭窄患者使用会出现急性衰竭，故此类患者应慎用本药。氯沙坦可以增加尿中尿酸排泄，这与氯沙坦对近曲小管尿酸转运方面有特殊作用有关，与 AngⅡ受体拮抗作用无关，在其他 ATRA₁ 中未见此作用。

有时使用 ATRA₁ 时会出现短暂的轻度肝酶活性（特别是谷丙转氨酶）升高。替米沙坦会使血清地高辛浓度增高，合用时应注意监测地高辛浓度。

（三）ACEI 与 ATRA 的合用问题

ACEI 与 ATRA 合用的理论依据有：两者合用可阻断更多经典肾素-血管紧张素系统途径；ACEI 并不能完全抑制肾素-血管紧张素系统，ATRA 可拮抗非 ACE（如糜蛋白酶）等非经典途径产生 AngⅡ的作用；ATRA₁ 同时可刺激 AT₂ 受体作用；ACEI 与 ATRA 两者合用可以同时降低血管紧张素水平，促进血管扩张。有研究发现，临床联合应用 ACEI 和 ATRA 治疗，使用常规的临床剂量降血压作用比单独使用强。在减少尿蛋白方面目前的资料也显示联合治疗比单独治疗有效。研究发现联合氯沙坦和 ACEI 治疗在减少尿蛋白方面有加和的效果，且单独使用任何一种，且剂量加倍，都无此作用。因此，目前认为临床单独应用 ACEI 或 ATRA 不能将血压和尿蛋白控制在理想的水平时可以考虑联合应用 ACEI 和 ATRA。

四、利尿剂

水肿是肾病综合征常见的症状之一，临床常常需要用利尿剂治疗。利尿药是一类促进体内电解质（Na^+ 为主）和水分排出而增加尿量的药物，通过影响肾小球的滤过、肾小管的重吸收和分泌等功能而实现其利尿作用，但主要是影响肾小管的重吸收。利尿剂的应用原则就是要妥善地处理好原发性疾病，这样既可减少对利尿剂的需要，也可增加对利尿剂的反应，过度应用会带来不良反应，可能引起水电解质紊乱和代谢紊乱。

（一）常用利尿剂的分类

正常人每天排尿（终尿）$1\sim2L$，但每天的肾小球滤过液（原尿）可达 180L 左右。可见原尿流经肾小管全长形成终尿时，99% 的水分被重吸收，这是由于肾小管对 Na^+ 或 Cl^- 重吸收的结果。肾小球对水和电解质的影响不大，利尿药对它的影响也很小。肾小管的重吸收作用对 Na^+、Cl^- 的运转和潴留极为重要。根据肾小管对 Na^+、Cl^-、水的转运特点，将其分为近曲小管、髓袢升支髓质部位、皮质稀释段、远曲小管和集合管。利尿药的作用强度主要取决于其作用部位。一般作用于髓袢升支的药物，由于影响尿的浓缩机制，同时又影响稀释机制，因而作用强。其中作用于髓袢升支髓质部位的利尿药作用最强（如呋塞米），而作用于近曲小管、远曲小管和集合管的利尿药作用则弱。能抑制近曲小管碳酸酐酶活性的药物，如乙酰唑胺使 Na^+-H^+ 交换减少，产生弱的利尿作用。远曲小管的 Na^+-K^+ 交换主要受醛固酮限制。醛固酮对拮抗剂（如螺内酯）或直接抑制 Na^+-K^+ 交换的药物（如氨苯蝶啶），均能产生保钾排钠的利尿作用。

常用的利尿药，根据其作用部位、化学结构及作用机制分为以下四类：

（1）主要作用于髓袢升支髓质部的利尿药（袢利尿药）：呋塞米、依他尼酸、布美他尼、吡咯他尼、阿佐塞米、托拉塞、汞撒利等。它们主要作用于髓袢升支髓质部，抑制 Cl^- 的主动重吸收，随之抑制了 Na^+ 的重吸收，影响尿液浓缩过程。其利尿作用强烈，为高效能利尿药。该类药在利尿的同时，能扩张全身动脉，降低外周血管阻力，增加肾血流量而不降低肾小球滤过率。

（2）主要作用于髓袢升支皮质部的利尿药（噻嗪类利尿药）：此类药为基本结构相同的一系列衍生物，临床上最常用的为氢氯噻嗪，此外还有环戊噻嗪、苄氟噻嗪等。氯噻酮、美托拉宗、吲达帕胺在化学结构上与噻嗪类不同，但药理作用相似，一般也归为此类。它们主要作用于髓袢升支的皮质部和远曲小管的前段，抑制 Na^+、Cl^- 在该处的重吸收，从而起到排钠利尿作用。利尿作用中等，为中效能利尿药。

（3）主要作用于远曲小管的利尿药（保钾利尿药）：氨苯蝶啶、阿米洛利，主要作用于远曲小管上皮细胞，抑制 Na^+ 的重吸收，增加 Na^+、Cl^- 排泄而产生利尿作用，对钾则有潴留作用。螺内酯、依普利酮、坎利酸钾，为醛固酮拮抗剂，可在远曲小管和集合管竞争性地对抗醛固酮的作用，抑制 Na^+-K^+ 交换，增加 Na^+、Cl^- 排泄，产生保钾排钠的利尿作用。该类药利尿作用弱，为低效能利尿药。

（4）主要作用于近曲小管的利尿药（碳酸酐酶抑制剂）：如乙酰唑胺、双氯非那胺、醋甲唑胺等，主要作用于近曲小管，能阻止肾近曲小管和其他部位（如眼房）对碳酸氢钠的重吸收，而对远曲小管无作用，故利尿作用弱，目前主要用于降低眼压。

除上述四类利尿药外，尚有不属于利尿药但有利尿作用的药物，如黄嘌呤类（如氨茶碱）、渗透性利尿药等。

（二）利尿剂的选择

肾功能正常者常以噻嗪类为主，并酌情补充钾盐，必要时加用保钾利尿药，禁用于痛风患者；肾功能减退者适量选择袢利尿药如呋塞米为宜（忌用依他尼酸），因此时噻嗪类利尿效果欠佳，潴钾利尿药可能引起高钾血症，应慎用。袢利尿药是大多数心力衰竭患者的首选药。对顽固性水肿的患者，可联合使用袢利尿药、噻嗪类利尿药和潴钾利尿药，可同时阻断髓袢升支厚壁段和远端小管对钠的重吸收，有时产生明显的利尿效果，但应避免过度利尿和长期用药，防止发生不良反应。

有些肾病综合征患者的血容量原先已经是减少的，利尿剂的使用可进一步减少血容量，若使用强力的利尿疗法，有发生低血压及低血容量性休克的报道，甚至个别患者会发生急性肾衰竭。因此，若需强力的利尿治疗，必须谨慎地观察是否有血容量不足的表现，如直立性低血压、脉搏快而弱、皮肤弹性减弱、眼压下降、体重减轻、肾功能恶化等。有严重低蛋白血症患者，应在强力利尿前静脉滴注白蛋白，以提高胶体渗透压。

对于应用利尿剂时是否常规补钾问题，由于应用利尿剂时发生低钾血症并不常见，我们认为应建议患者多食含钾丰富的食物，如橙子、油菜、蘑菇、马铃薯、冬笋、肉类、桃、红枣等，既易于入口又无副作用。呋塞米并用螺内酯，亦可防止前者引起的低钾血症，如仍不能控制低钾血症，此时补钾为时未晚。

（三）不良反应及对策

利尿剂的主要不良反应为水、电解质紊乱和酸碱平衡失调，也可直接损害肾脏。因此，若剂量、用法不当或利尿过度，常可出现血容量不足、低钠血症、低钾血症和低氯血症及代谢性碱中毒，亦可因排泄氢离子减少而导致代谢性酸中毒，甚至低钙血症、低磷血症和低镁血症等。此外，各种利尿药尚有各自不同的不良反应，如听力减退、高尿酸血症、肾功能减退和渗透性肾病等。临床医师应根据患者病情，选择合适的利尿药及适当的剂量和用法。最好采用间歇疗法，避免过度利尿。

（四）利尿疗法的抗药性及对策

1. 利尿疗法抗药性的机制

（1）利尿药抵抗：是指患者给予治疗剂量的利尿剂时呈现药理反应降低及利钠作用减弱，这是利尿疗法失败的重要原因之一。水肿患者反复使用利尿剂后，其利尿效果逐渐下降，甚至出现抗药性，其主要原因有：①利尿剂应用不当：如两种同类药物并用，利尿剂剂量过大，利尿过度。对于 GFR 过低的患者不宜选用噻嗪类利尿剂，而应当选用袢利尿剂，因其在 GFR 5～10ml/min 时，仍有利尿作用，而噻嗪类在 GFR＜25～30ml/min 时利尿作用丧失，即使增加剂量也不能增强利尿效果。②肾血流灌注下降：常见于严重心力衰竭，由于心排血量过低、血压过低而致肾血流量下降。部分患者在站立位时，其肾血流量较卧位低，不利于钠水的排出，故利尿药用药期间患者宜取卧位姿势。③钠摄入过量：患者在治疗期间连续摄入了大量氯化钠或未限制氯化钠的摄入。④肾小管对钠的重吸收增加、球管失衡和肾素-血管紧张素-醛固酮系统激活。⑤电解质紊乱：利尿剂的应用常导致一些电解质离子排泄增多，导致低钾血症、低钠血症或低镁血症及低氯性碱中毒等电解质紊乱，这将导致利尿剂作用降低甚至失效。不过一旦纠正电解质紊乱，药物的利尿作用便可恢复。⑥其他因素：药物干扰。如呋塞米受生物利用度的影响，往往口服的利尿作用弱于静脉给药，持续静脉滴注强于快速静脉注射。此外，有些患者顺应性差，不按要求服药。⑦低蛋白血症。

（2）远端肾小管的功能：某些利尿剂长期服用后，由于自身的限制而逐渐降低其利尿效果，如长期应用袢利尿剂后导致利尿抵抗的一个重要病理生理机制就是远端肾小管的功能性适应，即到达远端肾小管的钠量增加时，此段对钠的重吸收也明显增加。同时也决定于药物到达尿中的总量、进入尿中的时间及尿中利尿剂药效学反应。

（3）药物的相互作用：已知噻嗪类及高效利尿剂等必须到达肾小管腔后才能发挥利尿作用。以呋塞米为例，必须到达髓袢升支粗段腔膜侧才能发挥强效利尿作用。如同时给予经肾小管分泌的药物如青霉素、丙磺舒，则可与其竞争肾小管的分泌而降低利尿效果。又如同时应用非甾体抗炎药（NSAID）时，NSAID可阻止利尿剂分泌进入肾小管的作用部位，并减少PGE的合成而降低利尿效应。

（4）疾病与年龄的因素：因疾病使小管腔内蛋白浓度增高时，利尿剂虽已到达小管腔内作用部位，但由于与蛋白的结合增多而削弱了药物的利尿效应。肾功能不全所引起的内源性有机酸增加，也可降低药物经肾小管分泌及改变患者对药物反应性。肾功能中度不全及心力衰竭患者产生利尿药抵抗，这牵涉到药物进入尿的过程发生了改变，即药代动力学的问题；反之，肾病综合征及肝硬化患者出现尿蛋白，利尿剂与尿中白蛋白结合增多，减少到达作用部位的药量，则是药效学问题。总之，药代动力学及药效学改变均可降低机体对利尿剂的反应性。

2. 利尿疗法抗药性的对策 为克服利尿剂抵抗，常可采用下列措施：①增加剂量，如选用高效利尿剂可随剂量的增加而增加利尿作用，在肾功能不全时，增加呋塞米剂量往往有效，但增加其他类别利尿剂剂量则不能增强利尿作用；②多次给予小剂量的利尿剂，即增加给药次数；③连续静脉滴注高效利尿剂；④合用作用于不同节段肾小管的利尿剂常可有效。

（五）肾脏病临床常用利尿剂

1. 高效能利尿药（袢利尿药）

（1）呋塞米

1）药理学及作用机制

a. 利尿作用：主要抑制髓袢升支髓质部对 Na^+、Cl^-的重吸收，对升支的皮质部也有作用。其结果是管腔液 Na^+、Cl^-浓度升高，而髓质间液 Na^+、Cl^-浓度降低，使渗透压梯度降低，肾小管浓缩功能下降，抗利尿激素的作用也减弱，从而导致水、Na^+、Cl^-排泄增多。由于 Na^+重吸收减少，远端小管 Na^+浓度升高，促进了 Na^+-K^+和 Na^+-H^+交换增加，K^+和 H^+排出增多。肾小管髓袢升支厚壁段的基底膜外侧存在与 Na^+-K^+-ATP 酶有关的 Na^+、Cl^-配对转运系统，呋塞米通过抑制该系统功能而减少 Na^+、Cl^-的重吸收。另外，呋塞米还可能抑制近端小管和远端小管对 Na^+、Cl^-的重吸收，促进远端小管分泌 K^+。通过抑制髓袢对 Ca^{2+}、Mg^{2+}的重吸收而增加 Ca^{2+}、Mg^{2+}的排泄。由于尿中 Cl^-、Na^+、K^+和 H^+排出增加而 HCO_3^-的排出不增加，故长期反复用药可出现低盐综合征、低钾血症和低氯血症性碱血症。本品能增加水、钠、氯、钾、钙、镁、磷酸盐等的排泄，与噻嗪类利尿药比较，它存在明显的剂量效应关系。随剂量加大，利尿效果明显增强，且药物剂量范围较大。

b. 对血流动力学的影响：呋塞米能抑制前列腺素分解酶的活性，使前列腺素 E_2 的含量升高，因而具有扩张血管的作用。扩张肾血管，降低肾血管阻力，使肾血流量尤其是肾皮质深部血流量增加。与其他利尿剂不同，袢类利尿剂在肾小管液流量增加的同时肾小球滤过率不下降，可能与流经致密斑的氯减少，从而减少或阻断了球-管平衡有关。

本品口服吸收迅速，但不完全。生物利用度为 50%～70%。口服后 30～60 分钟见效，1～2 小时血药浓度达高峰，作用维持 6～8 小时。食物可延缓药物吸收速度，但并不影响药效。慢性肾病后期、严重充血性心力衰竭伴水肿等患者，由于肠壁水肿，口服吸收率下降到 43%～46%。肌内注射为 30 分钟，作用维持 4～6 小时；静脉注射 2～5 分钟见效，作用维持 2 小时左右。吸收后的药物主要分布于细胞外液，V_d 为 0.1L/kg。血浆蛋白结合率为 95%～99%，但急性肾衰竭时结合率可减少 9%～14%。$t_{1/2}$ 为 30～70 分钟，无尿患者延长至 75～155 分钟；肝、肾功能同时损害者可达 11～20 小时；新生儿因肝肾廓清能力较差，$t_{1/2}$ 延长至 4～8 小时。88% 以原形经肾脏排泄，12% 经肝脏代谢（为葡糖醛酸结合物）由胆汁排泄。本品可透过胎盘，可经乳汁分泌。24 小时后在组织内无明显潴留。本药不被透析清除。

2）用法和用量

a. 口服：起始量按体重 2mg/kg，必要时每 4～6 小时追加 1～2mg/kg。

b. 静脉注射：起始量 1mg/kg，必要时每隔 2 小时追加 1mg/kg，一日最大剂量可达 6mg/kg。新生儿应延长用药间隔时间。

3）不良反应

a. 常见口干、口渴、心律失常、肌肉酸痛、疲乏无力、恶心、呕吐等，主要与电解质紊乱有关。还可引起低钠血症、低钾血症、低钙血症，长期用药可发生低氯性碱中毒。

b. 可引起高尿酸血症、高血糖、直立性低血压、听力障碍、视物模糊，有时可发生起立性眩晕等。

c. 极少数病例可发生胰腺炎、中性粒细胞减少、血小板减少性紫癜、皮疹、多形性红斑、肝功能障碍而出现黄疸，长期应用可致胃及十二指肠溃疡。

4）药物的相互作用

a. 本品与两性毒素、头孢菌素、氨基糖苷类等抗生素合用，肾毒性和耳毒性增加，尤其是原有肾损害时。

b. 与抗组胺药合用时耳毒性增加，易出现耳鸣、头晕、眩晕。

c. 糖皮质激素、盐皮质激素、促肾上腺皮质激素及雌激素能降低本品的利尿作用，并增加电解质紊乱，尤其是低钾血症的发生机会。

d. 本品降低抗凝药物（如肝素、链激酶、尿激酶等）和抗纤溶药物的作用，主要与利尿后血容量下降，致血中凝血因子浓度升高，以及利尿使肝血液供应改善，肝脏合成凝血因子增多有关。

e. 本品能增强降压药作用，合用时，降压药的剂量应适当减少；与多巴胺合用，利尿作用加强。

f. 非甾体类抗炎镇痛药能降低本品的利尿作用，肾损害机会也增加，此与前者抑制前列腺素合成，减少肾血流量有关。

g. 与锂盐合用肾毒性明显增加，应避免。

h. 本品引起的低钾可增强强心苷的毒性，故两者合用时应补钾。

i. 与拟交感神经药及抗惊厥药物合用，利尿作用减弱；与苯妥英钠合用，可降低本品的利尿效应达 50%。

j. 服用水合氯醛后静脉注射本品，可致出汗、面色潮红和血压升高，此与甲状腺素由结合状态转为游离状态增多，导致分解代谢加强有关。

k. 与碳酸氢钠合用，发生低氯性碱中毒机会增加。

l. 本品注射液的 pH 约为 9，故不能用葡萄糖等渗性溶液稀释，否则析出沉淀。

5）其他

a. 下列情况慎用：无尿或严重肾功能损害者，后者因需加大剂量，故用药间隔应延长，以免出现耳毒性等不良反应；严重肝功能损害者，可因本品所致电解质紊乱而诱发肝性脑病；有低钾血症倾向者，尤其是应用洋地黄类药物或有室性心律失常者；红斑狼疮，本药可加重病情或诱发活动。

b. 用药时应注意下列问题：①药物剂量应个体化，从最小有效剂量开始，然后根据利尿反应调整剂量，以减少水、电解质紊乱等不良反应。②肠道外给药宜静脉给药，不主张肌内注射。常规剂量静脉注射应超过 1～2 分钟，大剂量静脉注射时每分钟不超过 4mg。静脉用药剂量为口服剂量的 1/2 时即可达到同样疗效。③本品注射剂为加碱制成的钠盐，碱性较高，故静脉注射时宜用氯化钠注射液稀释，而不宜用葡萄糖注射液稀释。④存在低钾血症或低钾血症倾向时，应注意补钾。⑤如每日用药 1 次，应早晨服药，以免夜间排尿次数增多。⑥少尿或无尿患者应用本品最大剂量后 24 小时仍无效时应停药。⑦在治疗进展中的肾脏疾患而有血清尿素氮值增加和少尿现象发生时，应立即停止使用本品。

（2）布美他尼

1）药理学及作用机制：为呋塞米的衍生物，也是髓袢类利尿药。其作用部位、作用机制、电解质丢失情况及作用特点均与呋塞米相似，但相同剂量时其作用比呋塞米强 20～40 倍，因而临床上所用剂量仅为呋塞米的 1/40。它对近曲小管也有明显作用，还可扩张肾血管，改善肾脏血流量；但对远曲小管无作用，抑制碳酸酐酶的作用较弱，因而其 K^+ 丢失较呋塞米轻。

本品口服吸收迅速且完全，生物利用度为 80%～95%，但严重水肿病例吸收可减少。V_d 为 0.15L/kg，血浆蛋白结合率为 95% 以上。一般口服后 30～60 分钟显效，t_{max} 为 1～2 小时，作用持续 4～6 小时；静脉注射约 5 分钟开始利尿，t_{max} 为 30 分钟，持续 2～4 小时；$t_{1/2}$ 约 1.5 小时。但水肿患者伴明显水钠潴留时，各项时间均延长。本品部分在肝脏降解代谢。77%～85% 经尿排泄，其中 45% 为原形，15%～23% 由胆汁和粪便排泄。用药后 24 小时内可排出服用量的 65%，48 小时排出 80%。本品不被透析清除。

2）用法和用量：口服，0.01～0.02mg/kg，必要时 4～6 小时 1 次；肌内或静脉注射的剂量同口服。

3）不良反应：不良反应与呋塞米相似，如引起低盐综合征、低氯血症、低钾血症、高尿酸血症和高血糖等。但低钾血症的发生率较噻嗪类利尿药、呋塞米为低。长期或大量应用本品应定期检查电解质。另外肾功能不全患者大剂量使用时，可发生皮肤、黏膜及肌肉疼痛，但多数轻微，1～3 小时后自行缓解，如持续过久应停药。

4）药物相互作用：可参见呋塞米。

5）其他

a. 可增加近曲小管对钙的重吸收，使血钙升高，如同时补充排出的 Na^+，并使每小时尿量达到 $500\sim1000ml$，可使每小时有 $80mg$ 的 Ca^{2+} 排出，$4\sim8$ 小时后血清 Ca^{2+} 浓度下降3%。

b. 严重肝、肾功能不全，糖尿病，高尿酸血症，胰腺炎或有此病史者，有低钾血症倾向者慎用。

c. 可增加尿磷的排泄量，干扰尿磷的测定。

d. 注射液不宜加入酸性溶液中静脉滴注，以免引起沉淀。

（3）托拉塞米

1）药理学及作用机制：本品为一种较新的髓袢利尿药，其作用：①作用于肾小管髓袢升支粗段（髓质部和皮质部）及远曲小管，抑制 Na^+-K^+-$2Cl^-$ 协同转运体系对 Na^+、K^+ 和 Cl^- 的重吸收，使尿中钠、氯和水的排泄量增加而发挥利尿作用，但不影响肾小球滤过率。还可抑制远曲小管上皮细胞醛固酮与其受体结合，进一步增加其利尿、排钠作用，但排钾作用明显弱于其他强效髓袢利尿药。髓袢利尿药的利尿强度排序大致为：布美他尼＞托拉塞米＞吡咯他尼＞呋塞米。②扩张血管作用，可抑制前列腺素分解酶活性，增加血浆中 PGE_2、PGI_2 浓度，竞争性拮抗 TXA_2、TXB_2 的缩血管作用，因而有扩张血管作用。由于肾脏血管扩张，肾血流阻力降低，因而肾皮质深部的血流量增加，可在一定程度上预防急性肾衰竭，保护残余肾功能。③对血清 Mg^{2+}、尿酸、糖和脂质类无明显影响。④本品通过强效、迅速的利尿作用，配合充分的液体补充，不仅可以加速毒性物质和药物的排泄，而且由于其肾脏保护作用，还可减轻有毒物质对近曲小管上皮细胞的损害。

本品口服吸收迅速，t_{max} 为 $0.8\sim1.25$ 小时，剂量在 $2.5\sim200mg$，生物利用度为 $80\%\sim90\%$，高于呋塞米（$40\%\sim50\%$），血浆蛋白结合率为 $97\%\sim99\%$，V_d 为 $0.2L/kg$。本品 C_{max} 和 AUC 值与剂量成正比。在相当大的治疗剂量范围内，具有良好的量效关系，连续用药无蓄积，安全性远远高于其他同类药物，故根据适应证的不同，剂量调整范围可以从用于降压的 $2.5mg$ 到用于严重肾衰竭的 $200mg$。与食物同服，本品血药浓度达峰时间延长 30 分钟，但总生物利用度及利尿作用不变。通过双通道途径代谢，80% 经肝脏 CYP2C9 代谢，主要代谢产物是羧酸的衍生物，不具有生物活性，约 20% 以原形经尿排泄。在肾功能不全时很少产生蓄积，$t_{1/2}$ 不延长；但肝功能损害时可引起蓄积，并延长 $t_{1/2}$。健康青年人 $t_{1/2}$ 为 3.3 小时，严重肾衰竭者 $t_{1/2}$ 为 4.9 小时，肝硬化患者 $t_{1/2}$ 为 8 小时，充血性心力衰竭患者 $t_{1/2}$ 为 6.6 小时。生物半衰期较呋塞米长，通常每日只需用药 1 次即可，几乎无利尿抵抗现象。

2）用法与用量：急性或慢性肾衰竭时口服，开始 $2.5mg$，可逐渐增加至 $20mg$，均为每日 1 次。需要时可静脉注射，每次 $5\sim20mg$，每日 1 次。必要时可由初始剂量逐渐增加为每日 $100\sim200mg$。

3）不良反应：不良反应与呋塞米相似，但产生失钾程度轻，对尿酸、血糖、血脂影响小，耐受性好。可能发生的不良反应：①神经系统：头痛、头晕、虚弱、疲乏等。②消化系统：恶心、呕吐、严重口干、消化不良、食欲缺乏、便秘、腹泻、食管出血等。③内分泌代谢系统：高血糖、低血钾、高尿酸血症等。④呼吸系统：鼻炎、咳嗽、咽喉痛。⑤肌肉骨骼系统：肌肉痉挛、关节及肌肉痛。⑥泌尿生殖系统：排尿过多、肾前性氮质血症。⑦血液系统：低血容量、血栓形成。⑧过敏反应：个别患者可出现皮肤过敏，偶见瘙痒、皮疹、光敏反应。⑨快速静脉注射或口服，可见耳鸣和听力下降（通常可恢复）。

4）药物相互作用

a. 与水杨酸盐在肾小管的分泌竞争，合用时可能增加后者的毒性。

b. 与血管紧张素转换酶抑制药（ACE）合用时可引起直立性低血压。

c. 氯吡格雷可能干扰本品的代谢，其机制在于氯吡格雷高浓度时可抑制 CYP2O9 系统，而本品部分被 CPP2 代谢。

d. 与华法林合用时，本品竞争性抑制 CYPC，影响华法林的代谢，使其血药浓度升高，清除率下降，INR 升高。

e. 其余参见呋塞米。

5）其他

a. 快速静脉注射可能发生听力短时障碍，故单次注射不宜超过 10mg，注射时间不短于 2 分钟。

b. 下列情况慎用：儿童和哺乳期妇女；肝硬化脱水患者慎用，以防水、电解质平衡急剧失调而致肝性脑病。

c. 应用本品时应注意过度利尿引起的水、电解质失衡或血肌酐增高，此时须停用本品，待纠正后再用。

d. 长期大量应用本品，应定期检查电解质、血尿素氮、肌酐、尿酸、血糖、血脂。

2. 中效能利尿药（噻嗪类利尿药）

（1）氢氯噻嗪

1）药理学及作用机制

a. 利尿作用：主要作用于肾小管髓袢升支的皮质段和远曲小管的前段，抑制 Na^+、Cl^- 在该处的重吸收而起到排钠利尿作用；由于流入远曲小管和集合管的 Na^+ 增多，使 Na^+-K^+ 交换增加而增加钾的排泄。此外，对碳酸酐酶也有轻微的抑制作用（相当于乙酰唑胺的 1/250），不会由此而产生利尿作用；但长期用药，H^+ 产生减少，Na^+-K^+ 交换代偿性增强而促进钾的丢失。还可增加 Mg^{2+} 的排泄，减少钙及尿酸的排泄。由于肾小管对水、Na^+ 重吸收减少，肾小管内压力升高，以及流经远曲小管的水、Na^+ 增多，刺激致密斑通过管-球反射，使肾内肾素、血管紧张素分泌增加，引起肾小管收缩，肾血流量下降，肾小球入球和出球小动脉收缩，肾小球滤过率下降。由于肾血流量和肾小球滤过率下降，以及对髓袢升支的髓质部分无作用，不影响逆流倍增系统，因此其利尿作用远不如袢利尿药。

b. 降压作用：有温和而确切的降压作用，对立位、卧位的收缩压、舒张压均可下降，也可增强其他降压药的降压作用。其作用机制与增加 Na^+ 从尿中排泄有关，慢性肾衰竭无尿患者用此药也有一定的降压作用，因此认为还有肾外作用机制参与，可能与通过促使 Na^+ 从胃肠道排泄有关。

c. 抗利尿作用：能减少肾源性尿崩症的尿量，有时达 50%，作用机制尚不十分清楚。口服吸收迅速，但不完全，生物利用度为 65%～70%。进食能增加药物吸收量，可能与药物在小肠的滞留时间延长有关。进入体内后分布于各组织，以肾脏含量最高，肝脏次之。本药部分与血浆蛋白结合，结合率为 40%，另一部分进入红细胞内。一般口服后 2 小时产生利尿作用，约 4 小时，维持 6～12 小时。$t_{1/2}$ 约 15 小时，肾功能受损者延长。本药吸收后消除相开始阶段是血药浓度下降较快，随后血药浓度下降明显减慢，可能与后阶段药物进入红细胞内有关。主要以原形从近曲小管分泌，由尿排出。它可透过胎盘，并能从乳汁分泌。

2）用法和用量：1～2mg/（kg·d）或 60mg/m²，分 1～2 次口服，并按疗效调整剂量。小于 6 个的婴儿，剂量可达 3mg/（kg·d）。

服用应从最小有效剂量开始，以减少不良反应；每日用药 1 次时应早晨用药，以免夜间排尿次数增多；停药时应逐渐减量，突然停药可引起钠、氯及水的潴留。

3）不良反应：本品虽毒性较低，但长期应用可出现乏力、倦怠、眩晕、食欲缺乏、恶心、呕吐、腹泻及血压降低等症状，减量或调节电解质失衡后症状即可消失。有时可出现较严重反应，应加注意。

a. 低钠血症、低氯血症和低钾血症性碱中毒，尤其低钾血症是本品最常见的不良反应，为预防应采取间歇疗法，或与保钾利尿药合用，或及时补充钾盐。

b. 高血糖症：长期服用可致糖耐量降低，血糖升高，停药后可恢复。

c. 高尿酸血症：干扰尿酸自近曲小管的分泌而发生高尿酸血症，停药后可恢复。

d. 氮质血症：能降低肾小球滤过率，减少血容量，可加重氮质血症，对于肾功能严重损害者，可诱发肾衰竭。

e. 升高血氨：长期应用时，H^+ 分泌减少，尿液偏碱性。在碱性环境中，肾小管腔内的 NH_3 不能转变为 NH_4^+ 排出体外，血氨随之升高。对于肝功能严重损害者，有诱发肝性脑病的危险。

f. 长期用药可引起血清总胆固醇及三酰甘油中度升高，低密度脂蛋白和极低密度脂蛋白升高，高密度脂蛋白降低。

g. 可出现电解质失衡的早期症状如口干、嗜睡、肌痛、腱反射消失等，此时应立即停药或减量。少数可发生皮疹、瘙痒、光敏性皮炎。

4）药物相互作用

a. 引起的低血钾可增强洋地黄类药物的毒性。强心苷、胺碘酮等与本品合用时，应慎防因低钾血症引起的不良作用。

b. 糖皮质激素、促肾上腺皮质激素、雌激素、两性霉素 B，能降低本品的利尿作用，增加发生电解质紊乱的机会，尤其是低钾血症。与可激动 α 受体的拟肾上腺素类药物合用，利尿作用减弱。与 β-肾上腺素受体拮抗药合用时，可使其升高血脂、血尿酸和血糖的作用增强。

c. 能升高尿酸及血糖水平，同用抗痛风药或降血糖药时应注意调整剂量。

d. 非甾体抗炎药如吲哚美辛或交感神经节阻断药可减弱本品的利尿作用。

e. 与多巴胺合用，利尿作用加强。与降压药合用，利尿、降压作用均加强。

f. 本品可使抗凝药作用减弱，主要由于利尿后机体血浆容量下降，血中凝血因子水平升高，加上利尿使肝脏血液供应改善，合成凝血因子增多。

g. 与锂盐合用，因本品可减少肾脏对锂的清除，从而增加锂的肾毒性。

h. 本品与碳酸氢钠合用，发生低氯性碱中毒机会增加。

i. 与巴比妥类药合用，可导致直立性低血压。

j. 与维生素 D 合用，需注意并发高钙血症。

5）其他

a. 与磺胺类药物、呋塞米、布美他尼、碳酸酐酶抑制剂有交叉过敏反应。

b. 慎用于有黄疸的婴儿，因本类药可使血胆红素升高。

c. 高钙血症，低钠血症，高尿酸血症，糖尿病，严重肝、肾功能损害，红斑狼疮者均应慎用。

d. 少尿或有严重肾功能障碍者，一般在最大剂量用药后 24 小时内如无利尿作用时应停用。

e. 对诊断干扰：可致糖耐量降低，血糖、尿糖、血胆红素、血钙、血尿酸、血胆固醇、甘油三酯、低密度脂蛋白浓度升高，血镁、血钾、血钠及尿钙降低。

（2）氯噻酮

1）药理学及作用机制：氯噻酮作用与噻嗪类利尿剂相似，由于增加肾脏对氯化钠的排泄而利尿。主要作用在髓袢升支的皮质部分，但由于运输至远曲小管的钠增加，促进了钠钾交换，致使排钾增多。长期服用会引起低钾血症。本品除有利尿作用外，尚有降压作用，能增强其他降压药的降压作用。口服吸收慢且不完全，主要与红细胞内碳酸酐酶结合，而与血浆蛋白结合很少。服药后 2 小时出现利尿作用，8～12 小时达血药浓度高峰，作用维持时间为 24～72 小时。$t_{1/2}$ 为 35～50 小时。主要以原形从尿中排泄，部分在体内被代谢，由肾外途径排泄，胆道不是主要的排泄途径。

2）用法与用量：口服 2mg/kg，每天 1 次，1 周连服 3 次，并根据疗效调整剂量。

3）不良反应：偶见胃肠道反应，轻度眩晕、疲倦。有时会引起高尿酸血症，高血糖和高尿糖。可致低钾血症；偶见急性胰腺炎，重症肝病，粒细胞和血小板减少等。严重肝、肾功能不全者禁用。

4）药物相互作用和其他：参见氢氯噻嗪。

3. 低效能利尿剂

（1）螺内酯

1）药理学及作用机制：螺内酯与醛固酮有类似的化学结构，两者在远曲小管和集合管的皮质段部位起竞争作用，是在细胞质膜的盐皮质激素受体的水平上发生直接的拮抗作用，从而干扰醛固酮对上述部位钠重吸收的促进作用，阻断 Na^+-K^+ 和 Na^+-H^+ 交换，使 Na^+、Cl^- 和水排泄增多，K^+、Mg^{2+} 和 H^+ 排泄减少，故为保钾利尿药。对 Ca^{2+} 和 PO_4^{3-} 的作用不定。由于本品仅作用于远曲小管和集合管，对肾小管的其他各段无作用，故利尿作用弱，属于低效能利尿药。另外，本品对肾小管以外的醛固酮靶器官也有作用；对血液中醛固酮增高的水肿患者作用较好，反之，醛固酮浓度不高时则作用较弱。

螺内酯口服后吸收较好，微粒制剂易吸收，生物利用度在 90% 左右，血浆蛋白结合率在 90% 以上，进入体内后 80% 由肝脏迅速代谢为有活性的坎利酮。后者可透入靶细胞与血浆中的醛固酮受体结合，竞争性地抑制醛固酮的作用。口服后 1 日左右起效，2～3 日达高峰，停药后作用仍可维持 2～3 日。原形药物和代谢产物可通过胎盘，代谢产物坎利酮可通过乳汁分泌。依服药方式不同，$t_{1/2}$ 有所差异，每日服药 1～2 次时平均 19 小时（13～24 小时），每日服药 4 次时缩短为 12.5 小时（9～16 小时）。无活性代谢产物主要经肾及部分经胆汁排泄，约 10% 以原形从肾脏排泄。

2）用法与用量：开始每天 1～3mg/kg 或 30～90mg/m²，单次或分 2～4 次口服，连服 5 日后酌情调整剂量。最大剂量为每天 3～9mg/kg 或 90～270mg/m²。本品有保钾作用，与含钾药合用需谨慎。

3）不良反应

a. 常见的有：①高钾血症最为常见，尤其单用药、进食高钾饮食、与钾剂或含钾药物合用及存在肾功能损害、少尿、无尿时。即使与噻嗪类利尿药合用，高钾血症的发生率仍可达8.6%～26%，且以心律失常为首发表现，故用药期间必须密切监测血钾和心电图。②胃肠道反应，如恶心、呕吐、胃痉挛和腹泻。

b. 少见的有：①低钠血症（单独应用时少见，与其他利尿药合用时发生率增高）。②中枢神经系统表现，长期大量服用本品可发生头痛、嗜睡、精神紊乱、运动失调等。

4）药物相互作用

a. 螺内酯可与氢氯噻嗪利尿药合用，两者取长补短；本品虽然作用慢、弱，但维持时间较长，被后者作用较快、较强的特点所弥补，而后者的排钾作用被前者所抵消。故此二药合用，疗效增加，不良反应减轻。但要掌握好剂量和用法。

b. 与引起血压下降的药物合用，可增强利尿和降压作用，与此类药物同用时应注意调整剂量。

c. 治疗剂量的多巴胺可加强本品的利尿作用。

d. 与下列药物合用时，发生高钾血症的机会增加，如含钾药物、库存血（含钾 30mmol/L，如库存 10 日以上时含钾可高达 65mmol/L）、血管紧张素转换酶抑制剂、血管紧张素Ⅱ受体拮抗剂、精氨酸、他克莫司、环孢素以及其他保钾利尿剂等。

e. 甘珀酸钠、甘草类制剂具有醛固酮样作用，可降低本品的利尿作用。

f. 拟交感神经药物降低本品的降压作用。

g. 肾上腺皮质激素（尤其是具有较强盐皮质激素作用者）及促肾上腺皮质激素，能减弱本品的利尿作用而拮抗本品的潴钾作用。雌激素能引起水钠潴留，从而减弱本品的利尿作用。

h. 非甾体抗炎镇痛药，尤其是吲哚美辛，能降低本品的利尿作用，且合用时肾毒性增加。

i. 与具有肾毒性药物合用时，肾毒性增加。与锂盐合用锂排出减少，血锂浓度增高。与氯化铵合用时，易发生代谢性酸中毒。与华法林、双香豆素等抗凝血药合用，降低抗凝作用。

j. 本品能使地高辛半衰期延长，可引起中毒。

5）其他

a. 服用时应注意以下事项：①给药应个体化，从最小有效剂量开始使用，以减少电解质紊乱等不良反应。②如每日给药 1 次，应于早晨给药，以免夜间排尿次数多。③用药前应了解患者血钾浓度。④服药期间如出现高钾血症，应立即停药。⑤应于进食时或餐后服药，以减少胃肠道反应，并可能提高本品的生物利用度。⑥用药期间应注意监测血钾水平。如出现高钾血症，应立即停药。⑦在用药过程中切不可盲目使用氯化钾，以免引起钾中毒。

b. 严重心衰患者使用本品可引起严重或致死性的高钾血症，须监测使用。

c. 可引发或加重稀释性低钠血症，尤其对于合用利尿药治疗或高温气候下的水肿性患者。

d. 失代偿性肝硬化患者使用本品，即使肾功能正常，也可发生高氯性代谢性酸中毒，但可逆转。

e. 严重呕吐或接受输液的患者，出现水和电解质不平衡的风险增加。

f. 下列情况慎用：①无尿；②肾功能不全；③肝功能不全，因本品可引起电解质紊乱，诱发肝性脑病；④低钠血症；⑤酸中毒，因本品可加重酸中毒或促发高钾血症。

g. 干扰下列检验项目：①可干扰用荧光法测定血浆皮质醇的浓度，故取血前 4～7 日应停用本品或改用其他测定方法；②服药后血浆肾素浓度升高；③失钠脱水时，血尿素氮及肌酐浓度可升高，尤其是对于肾功能不全者；④可使血清钾、镁升高；⑤尿钙排出可增高，干扰有关钙代谢紊乱疾病的诊断。

（2）氨苯蝶啶

1）药理学及作用机制：氨苯蝶啶为保钾利尿药，其保钾排钠作用与螺内酯相似，但其作用机制与后者不同。它不是醛固酮拮抗剂，而是直接抑制肾脏远曲小管和集合管的 Na^+ 进入上皮细胞，进而改变跨膜电位而减少 K^+ 的分泌；Na^+ 的重吸收减少而使 Na^+、Cl^- 及水排泄增多，而 K^+ 排泄减少。作用较迅速，但较弱，属低效能利尿药，其保钾作用弱于螺内酯。

口服吸收迅速，但不完全，生物利用度约50%，血浆蛋白结合率为40%～70%，口服后2小时起效，t_{max} 为6小时，作用持续12～16小时。$t_{1/2}$ 为1.5～2小时，但无尿者 $t_{1/2}$ 显著延长，可达10小时以上。在肝脏代谢，原形和代谢物主要由肾脏排泄，少部分经胆道排出。

2）用法和用量：开始，氨苯蝶啶2～4mg/（kg·d）或120mg/m²，分2次口服，每日或隔日疗法。以后酌情调整剂量，最大剂量不超过6mg/（kg·d）或300mg/m²。

3）不良反应：①大剂量长期使用或与螺内酯合用，可出现血钾过高现象，停药后症状可逐渐消失（如症状严重可作相应处理），也可出现高尿酸血症，电解质失衡。②长期应用可使血糖升高。③可见胃肠道反应（如恶心、呕吐、胃痉挛、轻度腹泻）、低钠血症、头晕、嗜睡、软弱、口干及皮疹、光敏反应等。④偶见肝损害。⑤罕见：过敏反应，如皮疹、呼吸困难；血液系统损害，如粒细胞减少症、血小板减少性紫癜、巨幼细胞贫血（干扰叶酸代谢）；肾结石等。

4）药物相互作用

a.氨苯蝶啶可使血尿酸升高，与噻嗪类和袢利尿药合用时可进一步使血尿酸升高，故应与治疗痛风的药物合用；与氯磺丙脲合用，可导致严重低钠血症；与降糖药合用可使血糖升高，后者剂量应适当加大；与甲氨蝶呤合用，对二氢叶酸还原酶的抑制作用增加，可出现骨髓抑制；与吲哚美辛合用，可发生可逆性急性肾衰竭，应避免同时应用。

b.为避免血钾升高，应避免与其他潴钾利尿药合用。

c.其余参阅螺内酯。

5）其他

a.下列情况慎用：①肝、肾功能不全，糖尿病，低钠血症，酸中毒，高尿酸血症或有痛风史者；②肾结石或有此病史者；③酸碱不平衡；④电解质不平衡。

b.给药应个体化，从最小有效剂量开始使用，以减少电解质紊乱等不良反应。

c.用药前应了解血钾浓度。但在某些情况下血钾浓度并不能真正反映体内钾潴留，如酸中毒时钾从细胞内转移至细胞外而易出现高钾血症，酸中毒纠正后血钾浓度即可下降。

d.应于进食时或餐后服用，以减少胃肠道反应，并可能提高生物利用度。

e.服药后多数患者出现淡蓝色荧光尿。

f.对诊断的干扰：①因与奎尼丁有相同的荧光光谱，可干扰奎尼丁的血药浓度测定结果；②使下列测定值升高：血糖（尤其是糖尿病患者）、血肌酐和尿素氮（尤其是有肾功能损害时）、血浆肾素、血钾、血镁、血尿酸及尿尿酸排泄量；③使血钠下降；④尿钙排出可增高，干扰有关钙代谢紊乱疾病的诊断。

（3）阿米洛利

1）药理学及作用机制：阿米洛利的作用部位及作用机制与氨苯蝶啶相似，在肾的远曲小管及集合管皮质段抑制 Na^+ 和 Cl^- 的重吸收，增加 Na^+ 和 Cl^- 的排出而达到利尿作用；同时

抑制 Na^+-K^+ 和 Na^+-H^+ 的交换，使 K^+、H^+ 分泌减少，有保钾作用，但并非通过拮抗醛固酮而起作用。本药还使 Ca^{2+} 和 Mg^{2+} 排泄减少，其利尿作用比氨苯蝶啶强，为目前排钠保钾利尿药中作用最强者。40mg 的本品与 200mg 氨苯蝶啶的利尿作用相当。

本品吸收差，仅为 15%～20%；空腹可使吸收加快，但吸收率并不明显增加。生物利用度约为 50%。单次口服显效时间为 2 小时，t_{max} 为 3～4 小时，有效持续时间为 6～10 小时。血浆蛋白结合率很低，在体内不被代谢。$t_{1/2}$ 为 6～9 小时。约 50%经肾脏排泄，40%左右随粪便排出。

2）用法和用量：开始阿米洛利每次 2.5～5mg 口服，每日 1 次，必要时可增加剂量，但最大量每日不超过 20mg。

3）不良反应：单独使用时，高钾血症较常见，偶尔引起低钠血症，高钙血症，轻度代谢性酸中毒，胃肠道反应（如恶心、呕吐、腹痛、腹泻或便秘），头痛，头晕，过敏反应（表现为皮疹，甚至呼吸困难）。

4）药物相互作用：与含碘对比剂合用，可增加急性肾功能不全的危险，因此在给予对比剂之前应补足水分；与他克莫司合用，易发生致死性高钾血症，尤其是肾功能不全者，避免合用；与吲哚美辛合用，可发生可逆性急性肾衰竭，避免同时应用；与含钾药物或其他保钾利尿药合用，可增加高钾症的发生机会；与抗精神病药物合用，可增加发生直立性低血压的风险；与其他药物相互作用参阅螺内酯。

5）其他

a. 下列情况慎用：少尿、肾功能损害、糖尿病、代谢性或呼吸性酸中毒和低钠血症、电解质失衡和尿素氮增加。

b. 用药前应监测血钾浓度（但在某些情况下血钾浓度并不能真正反映体内钾潴量，如酸中毒时钾从细胞内转移至细胞外而易出现高钾血症，酸中毒纠正后血钾浓度即可下降）。长期应用本品的患者应定期检查钾、钠、氯浓度水平。

c. 对诊断的干扰，可使下列测定值升高：血糖（尤其是糖尿病患者）、血肌酐、尿酸和尿素氮（尤其是老年人和已有肾功能损害者）、血钾、血镁及血浆肾素浓度。血钠浓度下降。

d. 其他见螺内酯。

五、抗凝治疗

抗凝血药是通过影响凝血过程中的某些凝血因子阻止凝血过程的药物，用于防治血管内栓塞或血栓形成的疾病。根据其作用机制分为以下几类：

1. 影响凝血过程药

（1）肝素类：是最经典的肠外用抗凝药物，通过激活抗凝血酶Ⅲ（ATⅢ）而对凝血过程的多个环节均有抑制作用，其作用迅速。可分为：①普通肝素：特点为作用强而快，体内外抗凝，必须静脉给药。主要不良反应为过量致出血，可用鱼精蛋白解救，久用可致血小板减少。常用的有肝素钠、肝素钙。②低分子量肝素：因能选择性地抑制凝血因子Ⅹa，故少致出血和血小板减少。常用的有达肝素钠、依诺肝素钠、那屈肝素钙。③肝素类似物：常用的有磺达肝癸钠、舒洛地特（可口服、注射）。

（2）维生素 K 拮抗剂：代表药物如华法林，为香豆素类维生素 K 拮抗剂，通过抑制维生素 K 而间接地抑制肝脏合成，依赖于维生素 K 的凝血因子Ⅱ、Ⅶ、Ⅸ、Ⅹ，抑制血液凝固。具有价廉、有效、维持时间长的特点，口服有效。但治疗窗窄，个体差异大。

（3）枸橼酸钠：通过结合血中游离钙离子使其减少而抗凝，仅用于体外抗凝。主要不良反应为过量输入库存血可致低血钙，需补钙。

2. 促纤溶药　本类药通过直接或间接激活纤溶酶原（使之转化为纤溶酶）而发挥溶栓和抗凝作用。特点为溶解新鲜血栓效果较好，主要用于急性血栓栓塞性疾病。主要不良反应为易致出血。常用的有链激酶、尿激酶、阿替普酶（t-PA）、瑞替普酶（r-PA）、去纤酶、纤溶酶、蚓激酶。

3. 新型口服抗凝血药　是指新上市的以口服为特点、具有单靶点凝血因子抑制作用的一类药物。包括：①直接Ⅱa因子（凝血酶）抑制剂：有阿加曲班、达比加群酯等；②直接Ⅹa因子抑制剂：有阿哌沙班、利伐沙班等。优点：口服起效快，相对于华法林半衰期较短，与食物和常用药物之间相互作用很少，口服使用无须监测常规凝血指标，且剂量的个体差异小，只需固定剂量服用，方便患者。

4. 抗血小板药　本类药通过多种机制抑制血小板的黏附、聚集和释放功能，从而防止血栓形成。

（一）影响凝血过程药

1. 肝素钠　是由一类黏多糖的硫酸酯，由葡萄糖胺、葡糖醛酸和艾杜糖醛酸交替连接而成。按其分子量可分为普通肝素和低分子量肝素。普通肝素又称为传统肝素或未分组肝素，以示与低分子量肝素相区别。低分子量肝素是由肝素经酶学或化学方法解聚而成，其分子量是非均匀性的，因此其抗凝作用亦有不同。

（1）药理学及作用机制：肝素钠在体内外均有抗凝血作用，可延长凝血时间、凝血酶原时间和凝血酶时间。通过激活抗凝血酶Ⅲ（antithrombinⅢ，ATⅢ）而发挥抗凝血作用。AT Ⅲ是一种血浆 α_2 球蛋白，作为肝素钠的辅助因子，可与许多凝血因子结合，并抑制这些因子的活性，因此影响凝血过程的许多环节：①灭活凝血因子Ⅻa、Ⅺa、Ⅸa、Ⅹa、Ⅱa和Ⅷa；②结合凝血酶原（Ⅱa）；③中和组织凝血酶原（Ⅲ）。肝素钠与ATⅢ结合后，可加速ATⅢ的抗凝血作用。肝素钠在体内还有降血脂作用，因其能活化和释放脂蛋白脂酶，使乳糜微粒的甘油三酯和低密度脂蛋白水解之故。

口服无效，须注射给药。静脉注射后均匀分布于血浆，并迅即发挥最大抗凝效果，作用维持 3～4 小时。血浆蛋白结合率高约为 80%。V_d 为 0.06L/kg。在肝脏代谢，经肾排出。$t_{1/2}$ 约为 1 小时，可随剂量增加而延长。

（2）用法和用量：首剂按 50U/kg 静脉注射，以后每 4 小时 50～100U；或首剂按 50U/kg 静脉滴注，以后按每 24 小时给予 20 000U/m²，加入氯化钠注射液中缓慢滴注。

（3）不良反应

1）最常见出血，可能发生在任何部位。

2）常见寒战、发热、荨麻疹等过敏反应。

3）长期用药可致脱发和短暂的可逆性秃头症、骨质疏松和自发性骨折。

4）注射局部可见局部刺激、红斑、轻微疼痛、血肿、溃疡等。肌内注射后更严重，因此不宜肌内注射。

5）尚见短暂的血小板减少症。肝素诱发的血小板减少症（HIT）是由于肝素-血小板因子抗体复合物结合于血小板4因子受体所致，如出现HIT应立即停用肝素。可激活血小板聚集，造成小动脉栓塞，虽少见，但可致死。

（4）药物相互作用

1）肝素与下列药物合用可加重出血风险：香豆素及其衍生物、阿司匹林及非甾体消炎镇痛药、双嘧达莫、右旋糖酐、肾上腺皮质激素、促肾上腺皮质激素、组织纤溶酶原激活物、尿激酶、链激酶等。

2）肝素并用碳酸氢钠、乳酸钠等纠正酸中毒的药物可促进肝素的抗凝作用。

3）肝素与透明质酸酶混合注射，既能减轻肌内注射痛，又可促进肝素吸收。但肝素可抑制透明质酸酶活性，故两者应临时配伍使用，药物混合后不宜久置。

4）肝素可与胰岛素受体作用，从而改变胰岛素的结合和作用。

5）不能与碱性药物合用。

（5）其他

1）对本品过敏者禁用；有出血倾向及凝血功能障碍、消化性溃疡、严重肝肾功能不全、严重高血压、颅内出血、细菌性心内膜炎、活动性结核、先兆流产或产后、内脏肿瘤、外伤及手术后患者均禁用。

2）用药过量可致自发性出血，表现为黏膜出血、关节积血和伤口出血等，用药期间应测定活化部分凝血酶原时间（APT）。如APT＞90秒（＞正常对照3倍）表明用药过量，应暂停静脉滴注，1小时后再根据APT调整剂量。如发现自发性出血应立即停药。严重出血可静脉注射硫酸鱼精蛋白注射液以中和肝素钠，以注射速度不超过20mg/min或在10分钟内注射50mg为宜。通常1mg鱼精蛋白在体内能中和100U肝素钠。

3）肌内或皮下注射刺激性较大，应选用细针头作深部肌内或皮下脂肪组织内注射。

2. 肝素钙

（1）药理学及作用机制：与肝素钠相似。由于本品是以钙盐的形式在体内发挥作用，经皮下注射后，在血液循环中缓慢扩散，不会减少细胞间毛细血管的钙胶质，也不改变血管通透性，克服了肝素钠皮下注射易出血的不良反应。

（2）用法和用量：静脉注射：首次剂量按50U/kg，之后每4小时50～100U/kg，或根据凝血试验监测结果调整。静脉滴注：首次50U/kg，之后50～100U/kg，每4小时1次，或按体表面积10 000～20 000U/m^2，24小时持续滴注，亦可根据APTT或KPTT试验结果确定。

（3）不良反应：基本同肝素钠，但皮下注射局部疼痛刺激较前者轻。

（4）药物相互作用：参见肝素钠。

（5）其他

1）对本品过敏者禁用；有出血倾向及凝血功能障碍、重度血管通透性病变、急性出血、外伤或术后渗血、消化性溃疡、溃疡性结肠炎、严重肝肾功能不全者均禁用。

2）经皮下注射，可能在注射部位引起局部小血肿、固定结节，数日后可自行消失。长期用药会引起出血、骨质疏松、血小板减少等。

3）应注意在腹、腰部的皮肤上注射时将皮肤用力捏起，将针头垂直快速扎入皮肤。

4）长期、大量用药者注意骨质病变。

5）使用过量可引起出血，应定期监测凝血时间。

6）勿肌内注射。

7）用药过量可导致自发性严重出血，静脉注射硝酸鱼精蛋白解救。

8）过敏反应少见，一旦出现过敏反应，应立即停药。

3. 低分子量肝素

（1）药理学及作用机制：低分子量肝素具有明显而持久的抗血栓作用，其抗血栓形成活性强于抗凝血活性，因而在出现抗栓作用的同时出血的危险性较小，其机制在于通过与抗凝血酶Ⅲ（ATⅢ）及其复合物结合，加强对Ⅹa因子和凝血酶的抑制作用，但由于其分子链较短，抗Ⅹa活性较强而持久，对凝血酶抑制作用较弱。此外，还能促进组织型纤溶酶原激活物（t-PA）的释放，发挥纤溶作用，并能保护血管内皮，增强抗栓作用。对血小板的功能影响较小，不同制剂的抗Ⅹa活性特点及其生物利用度、$t_{1/2}$等药物代谢动力学均不相同。

（2）用法和用量

1）达肝素钠（法安明、吉派啉），体外抗Ⅹa/Ⅱa活性比值为2.2∶1。皮下注射后生物利用度约90%。静脉注射3分钟起效，$t_{1/2}$约为2小时；皮下注射后2～4小时起效，$t_{1/2}$为3～4小时。血液透析和血液过滤期间预防凝血：慢性肾衰竭无已知出血风险者可快速静脉注射30～40U/kg，继以每小时10～15U/kg静脉输注；急性肾衰竭有高度出血风险者快速静脉注射5～10U/kg，继以每小时4～5U/kg静脉滴注。

2）依诺肝素钠（克赛），体外抗Ⅹa/Ⅱa活性比值约4∶1。皮下注射后生物利用度接近100%，t_{max}为3～5小时。主要在肝脏代谢，肾脏以原形清除约10%，肾脏总清除率为40%。防止血液透析体外循环的血栓形成：100U/kg，用于透析开始时由动脉血管通路给予。

3）那屈肝素钙（那曲肝素钙、低分子量肝素钙、速碧林、立迈青、博璞青），体外抗Ⅹa/Ⅱa活性比值为4∶1。皮下注射后的生物利用度接近100%，t_{max}为3小时。经肾脏以少量代谢的形式或原形清除，$t_{1/2}$约3.5小时。用于：①治疗血栓栓塞性疾病：皮下注射，每次可根据患者的体重范围按1250U/10kg的剂量间隔12小时注射，治疗时间不应超过10天，除非禁忌，应尽早使用口服抗凝药物。②预防血栓栓塞性疾病：皮下注射。③血液透析时预防凝血：通过血管注射。透析开始时通过动脉端单次给药，体重＜50kg者每次3075U，体重在51～69kg者每次4100U，体重≥70kg者每次6150U。

（3）不良反应：详见肝素钠。

4. 华法林

（1）药理学及作用机制：为香豆素类口服抗凝血药，化学结构与维生素K相似。其抗凝血作用的机制是竞争性地拮抗维生素K的作用。维生素K环氧化物在体内必须转变为氢醌形式，方能参与凝血因子Ⅱ、Ⅶ、Ⅸ、Ⅹ的蛋白质末端谷氨酸残基的γ-羧化作用，使这些因子具有活性。本品可阻断维生素K环氧化物转变为氢醌形式，致使这些凝血因子的γ-羧化作用产生障碍，导致产生无凝血活性的Ⅱ、Ⅶ、Ⅸ、Ⅹ因子的前体，从而抑制血液凝固。此作用只发生在体内，故在体外无效。本品对已合成的上述凝血因子无对抗作用，在体内需待已合成的上述四种凝血因子耗竭后才能发挥作用，故起效缓慢，用药早期可与肝素并用。

口服易吸收，生物利用度达100%，血浆蛋白结合率为99.4%，V_d为0.11～0.2L/kg，$t_{1/2}$为40～50小时。可通过胎盘，并经乳汁分泌。经肝脏代谢成无活性的代谢产物，由尿和粪便中排泄。口服后12～24小时出现抗凝血作用，1～3日达高峰，持续2～5日。静脉注射和口服的效果相同。

（2）用法和用量：1 个月～18 岁小儿，首日 0.2mg/kg，1 日 1 次口服，最大量 10mg，从第 2 天开始改为 0.1mg/kg，1 日 1 次口服，最大量 5mg（但是如果 INR 低于 1.5，可应用 0.2mg/kg，1 日 1 次口服，最大量 10mg；如 INR 高于 3.0 可下调剂量为 0.05mg/kg，1 日 1 次口服，最大量 2.5mg；如 INR 高于 3.5 则须停药，此后根据 INR 调整剂量，一般维持量为 0.1～0.3mg/kg，1 日 1 次）。

（3）不良反应

1）主要不良反应是出血，最常见为鼻出血、齿龈出血、皮肤瘀斑、血尿、子宫出血、便血、伤口及溃疡处出血等。

2）偶有恶心呕吐、腹泻、白细胞减少、粒细胞增高、肾病、过敏反应等。

3）出现丙氨酸转氨酶、天冬氨酸转氨酶、碱性磷酸酶、胆红素升高。

（4）药物相互作用

1）增强本品抗凝作用的药物有阿司匹林、水杨酸钠、胰高血糖素、奎尼丁、吲哚美辛、保泰松、奎宁、依他尼酸、甲苯磺丁脲、甲硝唑、别嘌醇、红霉素、氯霉素、某些氨基糖苷类抗生素、头孢菌素类、苯碘达隆、西咪替丁、氯贝丁酯、右旋甲状腺素、对乙酰氨基酚等。

2）降低本品抗凝作用的药物有苯妥英钠、巴比妥类、雌激素、考来烯胺、利福平、维生素 K 类、氯噻酮、螺内酯、扑米酮、皮质激素等。

3）不能与本品合用的药物有盐酸肾上腺素、阿米卡星、维生素 B_{12}、间羟胺、盐酸氯丙嗪、盐酸万古霉素等。

4）本品与水合氯醛合用，其药效和毒性均增强，应减量慎用。维生素 K 的吸收障碍或合成下降也影响本品的抗凝作用。

（5）其他

1）用药期间应定时测定凝血酶原时间，应保持在 25～30 秒，而凝血酶原活性至少应为正常值的 25%～40%。不能用凝血时间或出血时间代替上述两个指标。无测定凝血酶原时间或凝血酶原活性条件时，切勿随便使用本品，以防过量引起低凝血酶原血症，导致出血。凝血酶原时间超过正常的 2.5 倍（正常值为 12 秒）、凝血酶原活性降至正常值的 15% 以下或出现出血时应立即停药。严重时可用维生素 K，口服（4～20mg）或缓慢静脉注射（10～20mg），用药后 6 小时凝血酶原时间可恢复至安全水平。必要时也可输入新鲜全血、血浆或凝血酶原复合物。目前有的采用“国际标准率”（international normalized rate，NR），可靠性更高。

2）以下情况须慎用：恶病质、衰弱、发热、活动性肺结核、充血性心力衰竭、重度高血压、亚急性细菌性心内膜炎等。

3）在长期应用最低维持量期间，如需进行手术，可先静脉注射 50mg 维生素 K_1，但进行中枢神经系统及眼科手术前应先停药。胃肠手术后应检查大便潜血。

（二）促纤溶药

1. 重组链激酶

（1）药理学及作用机制：注射用重组链激酶的成分为重组链激酶，重组链激酶与纤溶酶原以 1:1 分子比结合成复合物，然后把纤溶酶原激活成纤溶酶，纤溶酶催化血栓主要基质纤维蛋白水解，从而使血栓溶解，血管再通；同时重组链激酶的溶栓作用因纤维蛋白的存在而增强，因此重组链激酶能有效特异地溶解血栓或血块，能治疗以血栓形成为主要病理变化的疾病。静脉给药，进入体内后迅速分布全身，15 分钟后主要分布在肝（34%），肾（12%），胃肠（7.3%），在血浆中的浓度呈指数衰减。从血浆中的消除有快慢两个时相，$t_{1/2}$ 分别为 5～30 分钟和 83 分钟，主要从肝脏经胆道排出，仍保留生物活性。

（2）不良反应

1）发热、寒战、恶心、呕吐、肩背痛、过敏性皮疹；本品静脉滴注时可发生低血压，如血压下降应减慢滴注速度；过敏性休克罕见。轻度过敏反应不必中断治疗，重度过敏反应需立即停止静脉滴注。过敏反应可用抗组胺药物或激素处理。

2）出血：穿刺部位出血，皮肤瘀斑，胃肠道、泌尿道或呼吸道出血；重组链激酶用于急性心肌梗死溶栓治疗时，脑出血的发生率为 0.1%～0.3%。大出血时可用 6-氨基己酸止血，输新鲜血浆或全血。

3）可发生再灌注心律失常，偶见缓慢心律失常、加速性室性自搏性心率、室性早搏或心室颤动等；偶可引起溶血性贫血，黄疸及 GPT 升高；溶栓后可发生继发性栓塞，如肺栓塞、脑栓塞或胆固醇栓塞等。

（3）药物相互作用：与阿司匹林同时使用治疗急性心肌梗死具有良好的效果；同时事先使用抗凝剂或右旋糖酐，可增加出血危险。

（4）其他

1）禁用于以下情况：2 周内有出血、手术、外伤史、心肺复苏或不能实施压迫止血的血管穿刺等患者；近 2 周内有溃疡出血病史、食管静脉曲张、溃疡性结肠炎或出血性视网膜病变的患者；未控制的高血压，血压高于 180/110mmHg 以上或不能排除主动脉夹层患者；凝血功能障碍及出血性疾病患者；严重肝、肾功能障碍患者；二尖瓣狭窄合并心房颤动伴左房血栓者（溶栓后可能发生脑栓塞）、感染性心内膜炎患者/链球菌感染和亚急性心内膜炎患者；对链激酶过敏患者。

2）本品使用前用 5%葡萄糖溶液溶解，溶解液应在 4～6 小时内使用。

3）用链激酶后 5 天～12 个月内不能用重组链激酶。

4）用本品治疗血管再通后，发生再梗死，可用其他溶栓药。

2. 尿激酶

（1）药理学及作用机制：可直接使纤维蛋白溶酶原转变为纤维蛋白溶酶，因而可溶解血栓。它对新鲜血栓效果较好。静脉注射后迅速由肝脏代谢，$t_{1/2} \leqslant 20$ 分钟。

（2）不良反应

1）可引起出血。使用尿激酶剂量较大时，少数患者可能有出血现象，轻度出血如皮肤、黏膜、肉眼及显微镜下血尿、血痰或小量咳血、呕血等；严重出血可见大量咯血或消化道大出血、腹膜后出血及颅内、脊髓、纵隔内或心包出血等。

2）可见头痛、恶心、呕吐、食欲缺乏、疲倦、丙氨酸转氨酶（ALT）升高等。

3）可见皮疹、支气管痉挛等过敏反应，偶见过敏性休克。

（3）其他

1）禁用于近期（14 天内）有活动性出血、手术后、活体组织检查、心肺复苏、不能实施压迫部位的血管穿刺以及外伤史、控制不满意的高血压或不能排除主动脉夹层者、出血性脑卒中史者、对扩容和血管加压药无反应的休克、细菌性心内膜炎、二尖瓣病变并有心房颤动且高度怀疑左心腔内有血栓者、糖尿病合并视网膜病变者、出血性疾病或出血倾向、严重的肝肾功能障碍及进展性疾病、意识障碍患者、低纤维蛋白原血症及出血性素质者。

2）在使用过程中需测定凝血情况，如发现有出血倾向，应立即停药，并给予抗纤维蛋白溶酶药。严重高血压、严重肝病及出血倾向者慎用。

3）溶解后应立即应用，不得用酸性输液稀释，以免药效下降。其他请参阅链激酶。肝功能损害者 $t_{1/2}$ 延长。

（三）抗凝药的疗效评价

尽管动物实验证实肝素具有抑制系膜细胞增生、减少免疫复合物在肾小球基底膜的沉积、改善肾小球基底膜的电荷屏障，而有减少尿蛋白的作用。但在临床上，肝素和低分子肝素仍主要作为抗凝药物，作为预防、治疗肾病综合征的血栓、栓塞并发症的药物，与糖皮质激素、免疫抑制剂、抗血小板药物等联合应用。鉴于血液高凝状态在肾病综合征进展上的作用和肝素、低分子肝素可明显地改善肾病患者异常的凝血活性，抗凝治疗在防治肾病综合征患者的血栓栓塞并发症，改善肾病综合征临床症状、延缓肾功能的进展上可能具有积极的作用。

六、抗血小板药物

正常血液循环中的血小板并不黏附在血管内皮上，而当血管壁损伤时，则血小板与内皮破损所暴露的胶原纤维等接触，可导致血小板黏附、聚集和释放反应，进而形成血栓。血小板黏附在异常或损伤的内皮表面后，血小板互相聚集（第一相聚集），并释放出二磷酸腺苷（AD），它使更多的血小板发生更致密的聚集（第二相聚集），形成牢固而不能解聚的团块（血栓）。由此可见，在动脉血栓的形成过程中，血小板聚集是起始步骤或触发步骤，进而与纤维蛋白形成稳固的血栓。因此，抗血小板聚集药物在防治动脉血栓疾病上具有较重要的意义。

除 ADP 外，血小板还能释放 5-羟色胺（5-HT）、肾上腺素、组胺等物质，它们对血小板的聚集也起到重要作用。因此，能抑制血小板释放反应的药物对防止血栓形成及防止动脉粥样硬化也是有益的。有研究指出，血小板的聚集及释放过程可受前列腺素（PG）的调节。血小板内含有大量 PG 的前体花生四烯酸（AA），许多刺激物包括胶原、ADP、凝血酶、血小板激活因子（PAF）等可激活血小板的磷脂酶而使 AA 游离出来，然后 AA 在 PG 合成酶（环氧酶）的作用下生成许多不稳定的 PG 内过氧化物，其中与血小板功能关系密切的是 PGG_2 和 PGH_2，两者对血小板聚集的作用并不大，而其代谢产物血栓素 A_2（TXA_2，即在 TXA_2 合成酶的作用下由 PGG_2 和 PGH_2 所生成）具有强力的诱导血小板聚集的作用。另外，近年来也发现在血管内皮细胞含有丰富的前列环素合成酶，它能使 PGG_2 和 PGH_2 转变为前列环素（PGI_2），它是一种强有力的血小板聚集抑制剂，而且还能解除已形成的血小板聚集。

综上所述，花生四烯酸代谢和血小板聚集及抗聚集的关系为：一方面，当血小板与胶原或凝血酶等接触后，经过一系列反应生成 TXA_2，诱发血小板聚集；另一方面，黏附在血管壁上的血小板释放出来的 PGG_2 和 PGH_2 通过 PGI_2 合成酶被转变成 PGI_2，以限制或抵消 TXA_2 的作用。由此可见，人体内血小板聚集功能可能由 TXA_2 和 PGI_2 之间的平衡来调节。

（一）双嘧达莫

1. 药理学及作用机制　具有抗血栓形成及扩张冠状动脉作用。它能抑制血小板的第一和第二相聚集，高浓度时（50μg/ml）可抑制血小板的释放反应。其作用机制可能包括：①抑制血小板摄取腺苷，而腺苷是一种血小板反应抑制剂；②抑制磷酸二酯酶，使血小板内的环磷酸腺苷（cAMP）增多；③抑制血栓烷素 A_2（TXA_2）形成，TXA_2 为血小板活性的强力动剂；④增强内源性 PGI_2。抑制血小板中磷酸二酯酶活性，也可能通过增强内源性 PGI_2 而发生作用，因此它只有在人体内存在 PGI_2 时才有效；而当 PGI_2 缺乏或应用过大剂量的阿司匹林时则无效。具有抗血栓形成作用，对出血时间无影响。口服后吸收迅速，血浆蛋白结合率高（约达99%）。在肝内代谢，与葡糖醛酸结合后从胆汁排泌。$t_{1/2}$ 为 2～3 小时。

2. 用法和用量　每次 25～50mg 口服，每日 3 次。

3. 不良反应　常见不良反应有头晕、头痛、呕吐、腹泻、面部潮红、皮疹和瘙痒，罕见心绞痛、肝功能不全及出血倾向。不良反应持续或不能耐受者少见。

4. 药物相互作用　与抗凝剂、抗血小板聚集剂、溶栓剂及头孢孟多、头孢替坦、普卡霉素或丙戊酸等合用可加重低凝血酶原血症或进一步抑制血小板聚集，有引起出血的风险；与阿司匹林有协同作用；与双香豆素抗凝药同用时出血并不增多或增加；与抗凝剂、抗血小板聚集剂及溶栓剂合用时应注意出血倾向；不宜与葡萄糖以外的其他药物混合注射。

（二）噻氯匹啶

1. 药理学及作用机制　对二磷酸腺苷（ADP）诱导的血小板聚集有较强的抑制作用；对胶原、凝血酶、花生四烯酸、肾上腺素及血小板活化因子等诱导的血小板聚集亦有不同程度的抑制作用。它对血小板聚集还有一定的解聚作用，并可抑制血小板的释放反应，因而可阻止血小板聚集，减少血栓形成。此外，本品能与红细胞膜结合，降低红细胞在低渗溶液中的溶血倾向，增加红细胞的变形性和可滤性。本品也具有降低血液黏滞度、改善微循环的作用。口服后易吸收，t_{max} 为 1～2 小时，$t_{1/2}$ 为 6 小时左右。血药峰值与最大效应间有 24～48 小时的延迟，第 4～6 天达最大作用。其药效作用与血药浓度不相关，其作用时间与血小板存活半衰期（7 日）相关，故停药之后其抑制血小板聚集作用尚持续数日。在血浆中迅速清除，仅一小部分以原形药随尿排出。活性成分的 60% 转化为代谢物随粪便排泄。

2. 用法和用量　每次 0.25g 口服，每日 1～2 次，宜就餐时服用。

3. 不良反应　常见不良反应为消化道症状（如恶心、腹部不适及腹泻）及皮疹，餐后服用可减少其发生。偶可有中性粒细胞减少、血小板减少、瘀斑、齿龈出血、黏膜皮肤出血。如有发生，应立即停药，并按粒性白细胞缺乏症处理，一般 1～3 周可恢复正常。可有皮疹、胆汁淤积、轻度氨基转移酶升高。所有不良反应多出现于用药后 3 个月之内。

4. 药物相互作用　与其他血小板聚集抑制药、溶栓药及导致低凝血酶原血症或血小板减少的药物合用有加重出血的风险；能使茶碱血药浓度升高和环孢素的血药浓度降低。

5. 其他　严重肾功能损害患者导致血药浓度升高时，使用本品应密切监测肾功能，必要时减量。用药期间应定期监测血象，出现白细胞或血小板下降时应停药，并继续监测至恢复正常。

七、其他

（一）人血白蛋白

肾病综合征患者因合并严重的低蛋白血症和水肿，利尿剂利尿消肿的效果差，常需要应用白蛋白加强利尿，改善病情。但是白蛋白的正向作用很短暂，因为很快从肾脏排泄出去，因此一定要恰当地掌握白蛋白的适应证。

1. 药理学及作用机制　本品系由健康人血浆，经低温乙醇蛋白分离法或经批准的其他分离法分离纯化，并经 60℃ 10 小时加温灭活病毒后制成。含稳定剂，不含防腐剂和抗菌药。有注射液及冻干品两种剂型。本品有增加循环血容量和维持血浆渗透压的作用。白蛋白占血浆胶体渗透压 80%，主要调节血管与组织之间水分的动态平衡。由于白蛋白分子较高，透过膜的速度较慢，白蛋白的胶体渗透压与毛细血管的静力压抗衡，以此维持正常与恒定的血容量；同时在血液循环中，1g 白蛋白可保障 18ml 水，每 5g 白蛋白在维持机体胶体渗透压方面约相当于 100ml 血浆或 200ml 全血的功能，从而起到增加循环血容量和维持血浆渗透压的作用。白蛋白能结合阳离子和阴离子，可以输送不同的物质，也可以将有毒物质输送到解毒器官，具有运输和解毒作用。由于组织蛋白和血浆蛋白可以互相转化，在氮代谢障碍时，白蛋白可作为氮原为组织提供营养。

2. 用法和用量　静脉滴注，用量由医师酌定。

3. 不良反应　偶见寒战、发热、颜面潮红、皮疹、恶心、呕吐等症状和过敏反应。快速输注时，可引起血管超负荷而导致肺水肿。

4. 注意事项

（1）本品打开后，应一次用完，不得分次使用或给第二人使用。

（2）输注过程中，如发现患者有不适反应，应立即停止输注。

（3）给药说明：①本品仅供静脉滴注用，滴注时，应选用有滤网的输液器。②冻干制剂，可用 5%葡萄糖注射液或注射用水溶解，液量根据需要而定。一般根据白蛋白装量加入适量溶解液，使成 10%（g/ml）白蛋白溶液，可在 15 分钟内溶解完毕。当需要获得 20%～25%（g/ml）的高浓度白蛋白时，则溶解时间较长。③为防止大量输注本品时，导致机体组织脱水，必要时可用 5%葡萄糖注射液适当稀释后做静脉滴注。滴注速度以每分钟不超过 2ml（约 60 滴）为宜，但在开始 15 分钟内，应特别注意速度，要缓慢，逐渐加速至上述速度。④本品不宜过量使用，以免引起循环血量过大和组织脱水。⑤严重贫血、心力衰竭者应严格掌握用量。⑥本品不能与其他药物混溶使用。

5. 应用人血白蛋白的若干问题

（1）不应将作为营养品而频繁使用。因为在输入后 24～48 小时内血浆制品即全部由尿液排出体外，而且白蛋白的氨基酸组成过于简单，不能很好地补充机体所需，此外，还增加了近端肾小管重吸收的负担。动物实验证明输入过多白蛋白可引起肾小球上皮细胞损伤，即"蛋白超负荷肾病"，反而对肾脏有损害。近年来，对肾病综合征患者的研究也表明，给予血浆蛋白组对皮质激素治疗的反应明显慢于未用血浆蛋白制品组，而且所用血浆蛋白越多，蛋白尿缓解也越慢，这一现象提醒临床医生不要滥用白蛋白。在严重肾病综合征时常存在一定程度的肺间质水肿，输入血浆蛋白过多、过快，引起肺毛细血管压上升，易出现左心衰、肺水肿。此外，过多使用血浆制品也可能增加患传染性疾病的机会。

（2）肾病综合征患者有严重的全身水肿，而静脉利尿剂利尿效果差；使用利尿剂后患者出现血容量不足的表现。若静脉应用呋塞米不能起到利尿效果，可静脉滴注白蛋白，然后再用利尿剂常能起到较好的效果。

（3）严重的低蛋白血症可引起组织水肿及低血容量，导致局部循环不良，肾灌流不足及肾功能受损，患儿易感染而复发。此外，低蛋白血症可导致 B 因子合成不足而不能杀死夹膜细菌，使患者免疫功能受损引起感染而复发。由于大量蛋白质从尿中丢失，引起机体内分泌及代谢功能紊乱，白蛋白有与重金属、利尿剂及抗生素结合的功能，严重低蛋白血症使药物与白蛋白结合量减少，血液中游离的药物水平升高，改变了药物的代谢而影响药物的疗效。以往曾认为肾病患者应进高蛋白饮食以补充尿蛋白的丢失，维持或提高血清蛋白的浓度，但临床上输注的白蛋白一般于 48 小时从尿中排泄殆尽，无治疗低蛋白血症的作用。实践证明，高蛋白饮食不能改善肾病时的低蛋白血症，反而可使尿蛋白排泄增加，加重肾小球上皮细胞损伤，并使肾小球高灌注、高滤过，进而最终导致肾小球硬化。同时，肾小球将滤过的蛋白质、补体、脂肪及铁重吸收入肾间质，导致间质炎症及纤维化。还可干扰泼尼松的药代动力学，延缓对类固醇治疗的反应，导致微小病变型肾病复发率增加。以往临床医生多反复输注白蛋白以纠正肾病低蛋白血症引起的水肿和少尿，但实践证明输注后患者的平均水肿消退时间、肾病诱导缓解时间均延迟，且复发率显著高于对照组患儿。因此，临床上反复输注白蛋白或补充高蛋白饮食将影响肾病综合征的终末预后或反复，是肾病综合征患儿难治因素之一。

（二）静脉注射人免疫球蛋白

1. 药理学及作用机制　本品系采用健康人血浆分离、纯化并经灭活、去除病毒等步骤加工制备而成。直接补充免疫球蛋白。调节白细胞和上皮细胞的 Fc 受体表达及功能。干扰补体活化及细胞因子的生成，如使血浆 IL-1 水平明显降低。本药中所含的大量抗独特性抗体，能中和致病性自身抗体。影响 T 和 B 细胞的活化和功能。静脉注射后，血浆中 IgG 水平迅速达到峰值（15 分钟），$t_{1/2}$ 为 3～4 周。

治疗复发性原发性肾病综合征的机制可能是：①原发性肾病综合征患儿体内 IgG 处于较低水平，静脉注射 IVIG 后能提高体内 IgG 水平，改善免疫功能，使感染得到控制，感染控制后机体对激素敏感性提高；②静脉注射 IVIG，能提高体内低蛋白水平，有助于利尿消肿；③静脉注射的 IVIG 与肾小球免疫复合物相结合，改变其品质状态，从而促使其溶解，封闭了巨噬细胞和 B 细胞的 Fc 受体，抑制 B 细胞合成抗体，导致免疫复合物在肾小球沉积减少，促使原发病得以改善。

2. 用法和用量　每天 400～1000mg/kg，连续 3～5 日。

3. 不良反应　少数患者在输注过程中出现头痛、寒战、肌痛、恶心、发热、关节痛和血压升高；输注本药可使大多数患者血液黏滞性增加，伴有心血管或肾脏疾病的老年患者，输注者应特别注意减慢速度，保证溶液量充足，以防发生脑卒中、肺栓塞或心肌梗死；少数患者输注本药后 48～72 小时，可发生无菌性脑膜炎伴有脑脊液细胞数增多，症状可自行缓解。

4. 注意事项

（1）本药专供静脉输注用。应单独使用，不得与其他药物混合输注。输注本药时，应先慢后快，开始时每分钟 1ml（10～20 滴）；15 分钟后，可增至每分钟 2ml（20～30 滴）；30 分钟后，每分钟 3～5ml（40～50 滴）。儿童滴速酌情减慢。输注过程中若出现寒战、发热，应暂停或减缓滴注速度，并加用异丙嗪或皮质激素。本药应一次输注完毕，不得分次或给第二人使用。

（2）由于本药的原料为人血浆，故有传播血源病毒性疾病的可能。严格筛查献血员和在加工工艺中引入去除灭活病毒的步骤，可使其传播病毒性传染病的概率大为减少。

（三）利妥昔单抗

1. 药理学及作用机制　本药为一种人鼠嵌合性单克隆抗体，能特异性地与跨膜抗原 CD20 结合，CD20 位于前 B 和成熟 B 细胞的表面，而造血干细胞、前 B 细胞、正常浆细胞或其他正常组织不表达 CD20。95% 以上的 B 细胞性非霍奇金淋巴瘤瘤细胞表达 CD20。抗原抗体结合后，CD20 不会发生内在变化，或从细胞膜上脱落进入周围的环境。CD20 不以游离抗原的形式在血浆中循环，因此不可能与抗体竞争性结合。

本药与 B 细胞上的 CD20 抗原结合后，启动介导 B 细胞溶解的免疫反应。B 细胞溶解的可能机制包括：补体依赖的细胞毒作用（CDC）、抗体依赖细胞的细胞毒作用（ADCC）。第 1 次输注利妥昔单抗后，外周 B 细胞计数明显下降，低于正常水平。6 个月后开始恢复，治疗完成后 9～12 个月恢复正常。

2. 用法与用量　本药以 375mg/m^2 体表面积剂量、每周 1 次静脉输注，连续给药 4 周，其中首次和第 4 次输注后的血药浓度峰值（C_{max}）分别为 205.6μg/ml 和 464.7 μg/ml；首次和第 4 次输注后的平均血浆半衰期分别为 76.3 小时和 205.8 小时。本药在血浆中的浓度于最后 1 次输注后的 3～6 个月仍可测到。

3. 不良反应　可见发热、寒战、腹痛、恶心、呕吐、乏力、胸痛、头痛、关节或肌肉痛、皮疹、心律失常、低血压等，以及白细胞减少、血小板减少、呼吸困难、皮疹等过敏反应。

4. 其他

（1）本药给药应在具有完备应对过敏反应的复苏设备的病区内、并在有经验的医师直接监督下进行。

（2）每次滴注本药前 20～30 分钟，应预先使用止痛剂（如对乙酰氨基酚）和抗组胺药（如苯海拉明）。

（3）滴注速度：①初次滴速：推荐起始滴注速度为 50mg/h，最初 60 分钟过后，可每 30 分钟增加 50m/h，直至最大速度 400m/h。②以后的滴速：开始可为 100mg/h，每 30 分钟增加 100mg/h，直至最大速度 400mg/h。

（4）治疗期间的剂量调整：不推荐利妥昔单抗减量使用。本药与标准化疗合用时，可减少标准化疗的剂量。

（四）左旋咪唑

1. 药理学及作用机制　左旋咪唑是一种广谱驱肠虫药，同时也是一种免疫调节剂，可通过提高辅助性 T 细胞的功能以发挥免疫增强作用，增强微小病变型肾病患儿抵抗病毒和细菌感染而达到减少复发的目的。本品口服后迅速吸收，人口服单剂量 20mg/kg 后 30 分钟，血药浓度可达峰值，$t_{1/2}$ 为 4 小时。本品主要在肝脏代谢，代谢产物可自尿、粪便及呼吸道迅速排出。

2. 用法与用量　每天 1～2.5mg/kg，分 2～3 次口服。也可隔天服，或每周服 3 天停 4 天。可连续用 3～6 个月。

3. 不良反应　可引起脑炎综合征，多为迟发反应。其他不良反应有头晕、恶心、呕吐、腹痛、疲乏、味觉障碍、神志不清等，多数在数小时后自行恢复。

第十一节　中医常用的治疗方法及方剂、药物的临床应用

一、中医常用的治疗方法

（一）常用治则

1. 扶正固本，调和阴阳　小儿肾常虚，肾病综合征患儿临床表现以虚损为主，而且其病程较长，治疗上应以扶正固本为首要原则，特别是在缓解期和恢复期。"阴平阳秘，精神乃治""谨察阴阳所在而调之，以平为期"是中医学的治疗大法。肾为水火之脏，内寓元阴元阳，为一身阴阳之根本，肾之阴阳的虚损和平衡关系到五脏六腑功能的正常发挥。"热者寒之""寒者热之""壮水之主，以制阳光""益火之源，以消阴翳"等均为临床常用的调整阴阳的方法。

2. 补虚泻实，标本兼顾　小儿"肾常虚"，临床表现以肾虚为主，本虚标实，虚实夹杂。小儿先天禀赋不足，或久病体虚，导致肺脾肾三脏虚损，因虚致实，本虚标实，虚实夹杂。本虚临床主要表现为肺脾气虚、脾虚湿困、脾肾阳虚、肝肾阴虚及气阴两虚等；标实常见有外感、水湿、湿热、血瘀以及痰浊等；正气虚弱为本，邪实蕴郁为标，本虚和标实相互影响、互为因果。故临证中常常在补虚的基础上佐以泻实，做到扶正勿忘祛邪，祛邪不能伤正，补虚泻实，标实兼顾。

3. 急则治标，缓则治本　"急则治标"主要用于小儿肾病综合征治疗过程中因感染等因素而致的反复或复发的患儿，或出现合并症或并发症时，临床表现为实证为主，或虚实夹杂，影响到本虚的治疗，此时应遵循"急则治标"的原则，先祛邪以治其标，邪去再缓图其本，以祛邪不能伤正为要。"缓则治本"通常应用于小儿肾病综合征的稳定期或缓解期，临床表现以虚证为主，或虚实夹杂的患儿，治疗上以扶正固本为要，或佐以祛邪，即扶正勿忘祛邪，祛邪不能伤正。

4. 治肾为本，兼顾他脏　人体是一个有机的整体，脏腑之间，五行相配，互根相生，互相制约，相互影响。肾脏疾病可以影响他脏，他脏疾病亦会影响到肾脏。因此，小儿肾脏疾病的治疗，应以病变脏腑为主，同时兼顾其他脏腑的生理病理变化，做到整体论治，灵活运用。肾脏本病的表现主要有肾气虚、肾气不固、肾阳虚、肾阴虚、肾阴阳两虚、肾精亏虚、湿热蕴肾等；合并他脏病变临床主要表现为心肾阳虚、心肾阴虚、心肾不交、脾肾气虚、脾肾阳虚、肺肾阴虚、肝肾阴虚、肝郁肾虚等。

（二）常用治法

1. 扶正固本

（1）益气法：气虚证是小儿肾病综合征最常见的证候之一，益气法是通过补益脏气、调理气机的作用而达到改善气虚证的临床症状。气虚证的临床表现各有不同，故其治法亦多种多样。

1）益气渗湿法：用于脾胃气虚，湿浊内停之证，常用方剂如参苓白术散等，常用药物有太子参、茯苓、白术、薏苡仁、山药、扁豆、砂仁等。

2）益气利水法：用于气虚水湿之证，常用方剂如防己黄芪汤等，常用药物有防风、黄芪、白术、麻黄等。

3）益气固表法：用于气虚卫外不固之证，常用方剂如玉屏风散等，常用药物有黄芪、防风、白术、麻黄根、浮小麦等。

4）益气活血法：用于正气亏虚，血行不畅，瘀滞脉络之证，常用方剂如补阳还五汤等，常用药物有黄芪、当归、赤芍、川芎、桃仁、红花等。

（2）滋阴法：肾为水脏，阴精不足是肾脏病常见的证候之一，所谓"肾者主水，受五脏六腑之精而藏之"。滋阴法可以使得阴精恢复，阴阳平衡，从而改善阴虚的临床症状。

1）滋阴利水法：主要用于阴虚内热，水热相搏之证，常用方剂如猪苓汤等，常用药物有猪苓、茯苓、泽泻、滑石、阿胶等。

2）滋阴降火法：用于肝肾阴虚，虚火上炎之证，常用方剂如知柏地黄丸等，常用药物有知母、黄柏、地黄、怀山药、山茱萸、牡丹皮、泽泻等。

3）滋阴补肾法：用于肾阴不足之证，常用方剂如六味地黄丸、左归丸等，常用药物为熟地黄、山药、山茱萸、泽泻、茯苓、牡丹皮等。

4）滋补肝肾法：用于肝肾阴虚之证，常用方剂如大补阴丸、二至丸等，常用药物有熟地黄、龟板、知母、女贞子、墨旱莲等。

5）滋阴潜阳法：用于肝肾阴虚，肝阳上亢或虚风内动之证，常用方剂如虎潜丸、镇肝熄风汤、天麻钩藤饮等，常用药物有天麻、钩藤、石决明、栀子、龟板、芍药、麦冬、牛膝等。

（3）温阳法：是大多数慢性肾功能不全进展至肾衰竭期患者的主要治疗方法，也是缓解肾病进展的主要方法。

1）温肾利水法：用于肾阳衰微，不能化气行水而致水湿停聚之证，常用方剂如真武汤、济生肾气丸等，常用药物有茯苓、芍药、附子、白术、熟地黄、山茱萸、山药、泽泻等。

2）温肾壮阳法：用于肾阳不足之证，常用方剂如金匮肾气丸、右归丸等，常用药物有熟地黄、山药、山茱萸、茯苓、附子、肉桂等。

3）温肾填精法：用于肾阳不足，命门火衰之证，常用方剂如右归丸等，常用药物有熟地黄、附子、肉桂、山药、山茱萸、菟丝子、当归等。

4）温阳通腑法：用于脾肾阳虚，阳气不行，冷积阻于肠间之证，常用方剂如温脾汤、大黄附子汤等，常用药物有附子、当归、人参、干姜、大黄等。

5）回阳救逆法：用于阳气暴脱之危重证，常用方剂如参附汤等，药物为人参、附子等。

（4）固肾法

1）固肾涩精法：用于肾虚精关不固之证，常用方剂如金锁固精丸、水陆二仙丹等，常用药物有芡实、龙骨、牡蛎、莲须、金樱子等。

2）固肾缩尿法：用于肾元亏虚，失于统摄之证，常用方剂如缩泉丸、桑螵蛸散等，常用药物有益智仁、乌药、山药、当归、桑螵蛸等。

2. 祛邪治标　小儿肾病常表现为本虚为主，虚实夹杂之证。病初偏于邪实为主，多与风、湿、热、毒、瘀有关，而病至后期，肺、脾、肾俱虚，精微外泄，肾络瘀阻，转以虚证为主，肾虚尤著。病变早期水肿较甚（激素治疗前），临床表现为脾虚湿困证为主，多兼有标实表现，实证需明辨风热、湿热、湿毒、气滞、水停、瘀血之偏颇；病至缓解期，水邪退却，尿蛋白持续不消，病变重在脾肾两虚证，同时兼夹有风邪、湿邪和血瘀的标实证。在整个疾病过程中都可出现外感、水湿、湿浊、湿热（毒）和血瘀兼夹之标证。

（1）疏风解表法

1）疏风散寒法：用于外感风寒之证，常用方剂如三拗汤、荆防败毒散等，常用药物有麻黄、杏仁、荆芥、苏叶、防风、柴胡、羌活等。

2）疏风清热法：用于外感风热之证，常用方剂如桑菊饮、银翘散等，常用药物有金银花、连翘、薄荷、荆芥、牛蒡子、桔梗等。

3）疏风利湿法：用于外感风邪，水湿不化之证，常用方剂如越婢加术汤等，常用药物有麻黄、白术、石膏、生姜、大枣等。

（2）渗湿利水法

1）芳香化湿法：用于脾失健运、湿浊内蕴之证，常用方剂如藿香正气散等，常用药物有藿香、陈皮、苏叶、厚朴、半夏、茯苓等。

2）淡渗利湿法：用于水湿内停，膀胱气化不利之证，常用方剂如胃苓汤、五皮饮等，常用药物有白术、茯苓皮、猪苓皮、陈皮、桑白皮、泽泻、厚朴等。

3）祛风胜湿法：用于寒湿阻滞经络之证，常用方剂如独活寄生汤等，常用药物有独活、桑寄生、杜仲、牛膝、茯苓、防风、川芎、当归等。

4）温化水湿法：用于脾肾阳虚，不能化水，水气内停或脾阳不足，脾失健运之证，常用方剂如实脾饮、苓桂术甘汤等，常用药物有茯苓、桂枝、白术、甘草、附子、生姜等。

5）泻下遂水法：用于全身严重水肿，体质尚实者，常用方剂如十枣汤或舟车丸等，常用药物有芫花、大戟、甘遂、大枣、大黄等。

（3）清热解毒法

1）清热利湿法：用于湿热内蕴之证，常用方剂如甘露消毒丹、六一散等，常用药物有滑石、薏苡仁、黄芩、竹叶、甘草等。

2）清热解毒法：用于热毒壅盛之证，常用方剂如黄连解毒汤、五味消毒饮等，常用药物有黄连、黄芩、栀子、黄柏、连翘、蒲公英、金银花等。

3）清热通淋法：用于湿热下注，蓄于膀胱，水道不利之证，常用方剂如八正散、五淋散等，常用药物有车前子、滑石、栀子、木通、大黄等。

4）清心利水法：用于心经有热，移于小肠之证，常用方剂如导赤散等，常用药物有木通、生地黄、甘草、竹叶等。

5）清热凉血法：用于热入血分，迫血妄行之证，常用方剂如清营汤，犀角地黄汤等，常用药物有金银花、连翘、玄参、生地黄、水牛角、牡丹皮、芍药等。

（4）活血化瘀法

1）益气活血法：用于气虚血瘀之证，常用方剂如补阳还五汤等，常用方药有黄芪、当归、赤芍、川芎、桃仁、红花等。

2）行气活血法：用于瘀血阻滞，经脉不通，气机失调之证，常用方剂如血府逐瘀汤、桂枝茯苓丸等，常用药物有桃仁、红花、当归、生地黄、川芎、赤芍、柴胡、枳壳、桂枝、牡丹皮等。

3）凉血散瘀法：用于瘀热互结之证，常用方剂如犀角地黄汤等，常用药物有水牛角、生地黄、赤芍、牡丹皮等。

4）活血利水法：用于阳气不足，血脉瘀阻，气化失权之证。常用方剂如桃红四物汤合四苓散，常用药物有桃仁、红花、当归、川芎、生地黄、赤芍、白术、茯苓、猪苓等。

（5）通腑泄浊法

1）通腑逐水法：用于水饮停聚之证或水肿体质壮实者，常用方剂如十枣汤等，常用药物有芫花、大戟、甘遂、大枣等。

2）通腑泄浊法：用于浊毒内停，腑气不通之证，常用方剂如小承气汤、调胃承气汤等，常用药物有大黄、厚朴、枳实、槟榔等。

3）泄浊降逆法：用于正气虚惫，浊邪内生的慢性肾功能不全的患儿，脾肾功能衰败三焦气化失司，清气不升，浊气不降，精微不摄而漏出，水浊不泄而潴留。常用药物有黄连、半夏、生姜、苏叶、萆薢、蚕沙、大黄等。

二、中医常用方剂的临床应用

（一）解表剂

1. 越婢汤

（1）来源：《金匮要略》。

（2）组成：麻黄六两；石膏半斤；生姜三两；甘草二两；大枣十五枚。

（3）功效：发汗利水。

（4）小儿肾脏病临床应用

1）主治：风水水肿。症见风水恶风，一身悉肿，脉浮不渴，续自汗出，无大热。

2）临证加减：若血尿者，加白茅根、小蓟、大蓟以清热凉血止血；若发热者，加柴胡、黄芩以解肌退热；若咽痛者，加金银花、连翘、牛蒡子以解毒利咽。

3）现代应用：多用于治疗急性肾炎或慢性肾炎感受外邪有上述见症者。

（5）方解：方中重用麻黄，既能发汗解表、利水消肿，使肌表之水湿随汗而出，内停之水湿从下而去；又能开宣肺气，使肺宣降复常，以利消除水湿。生姜辛温，助麻黄宣散水湿；石膏清肺胃郁热而除烦渴；大枣、甘草补益中气，使脾土健旺，以增强消退水肿之力。诸药合用，共奏发汗利水之功。

（6）应用注意：小儿用量据病证酌情增减；水肿期患者应卧床休息，低盐饮食。

2. 麻黄连翘赤小豆汤

（1）来源：《伤寒论》。

（2）组成：麻黄去节，二两；连翘二两；杏仁去皮尖，四十个；赤小豆一升；大枣擘，十二枚；生梓白皮切，一升（桑白皮）；生姜二两；甘草炙，二两。

（3）功效：解表散邪，清热利湿。

（4）小儿肾脏病临床应用

1）主治：外感风寒，湿热内蕴证。症见发热，恶寒，无汗，或身目俱黄，小便短黄，或汗出不彻，浮肿喘满，苔薄白，脉浮。

2）临证加减：若体质虚弱者，加党参、生黄芪以益气健脾；若尿少肿甚者，加茯苓皮、大腹皮以利水消肿；若血尿明显者，加小蓟、白茅根以凉血止血。

3）现代应用：多用于治疗急慢性肾小球肾炎、肾盂肾炎、尿路感染、尿毒症、急性尿潴留及膀胱炎等，证属湿热壅积，膀胱气化失职兼有表邪者。

（5）方解：方中麻黄、杏仁、生姜辛温宣发，解表散邪；连翘、赤小豆清热利湿；桑白皮清热利水、宣达肺气，使湿热之邪从小便而解；大枣、炙甘草健脾益气，使脾土健旺，制水有所主。诸药相伍，共奏解表散邪，清热利湿之效。

（6）应用注意：服药期间宜低盐、低蛋白饮食，少活动。

（二）清热剂

1. 芍药地黄汤

（1）来源：《外台秘要》。

（2）组成：生地黄八两；芍药三两；牡丹皮二两；犀角一两（水牛角代）。

（3）功效：清热解毒，凉血散瘀。

（4）小儿肾脏病临床应用

1）主治：热入血分证。症见身热夜甚，神昏谵语，斑色紫黑，或吐血、衄血、尿血、便血，舌绛起刺，脉细数，或喜妄如狂，漱水不欲咽，大便色黑易解等。

2）临证加减：若见热迫血妄行之出血证，加小蓟、白茅根、侧柏炭以增强凉血止血之力；若蓄血见喜妄如狂者，加大黄、黄芩以清热逐瘀；若郁怒而夹肝火者，加栀子、柴胡、黄芩以清泻肝火。

3）现代应用：多用于治疗紫癜性肾炎、尿毒症及肾病患儿热伤血络而致的出血证。

（5）方解：方中犀角苦寒，入心肝血分，清热凉血，泻火解毒，使火平热降，毒解血宁，为君药。生地黄甘寒，清热凉血，养阴生津，既助君药清热凉血，又复已失之阴血，为臣药。芍药、牡丹皮清热凉血，活血散瘀，共为佐药。诸药合用，热清血宁而不动血，凉血止血又不留瘀，共奏清热解毒，凉血散瘀之功。

（6）应用注意：脾胃虚弱及阳虚失血者忌用。

2. 导赤散

（1）来源：《小儿药证直诀》。

（2）组成：生地黄、木通、生甘草梢各等分（各6g）。

（3）功效：清心利水养阴。

（4）小儿肾脏病临床应用

1）主治：心经火热证。症见心胸烦热，口渴面赤，意欲饮冷，口舌生疮；或心热移于小肠，症见小溲赤涩刺痛，舌红，脉数。

2）临证加减：若现血淋涩痛，加小蓟、白茅根、墨旱莲以凉血止血通淋；若小便淋涩明显，加滑石、萹蓄、瞿麦以利尿通淋；若心火较盛，加黄连以清心泻火。

3）现代应用：多用于治疗尿潴留、尿路结石及急性泌尿系感染属心经之热移于小肠者。

（5）方解：方中木通性通利而清降，既清心经之火，又泄小肠之热，为君药。生地黄甘寒质润，清热凉血滋阴以制心火，为臣药。两药相伍，利水通淋而不伤阴，滋阴制火而不恋邪。竹叶同煎，清心除烦，导热下行。生甘草梢一可直达茎中而止淋痛，二可防君臣药寒凉伤胃，三能调和诸药，为佐使药。诸药合用，泻火而不伐胃、利水而不伤阴、滋阴而不恋邪，共奏清心利水养阴之功。

（6）应用注意：脾胃虚弱者慎用，且不宜多服久服。

（三）泻下剂

1. 温脾汤

（1）来源：《备急千金要方》。

（2）组成：大黄五两；当归、干姜各三两；附子、人参、芒硝、甘草各二两。

（3）功效：攻下冷积，温补脾阳。

（4）小儿肾脏病临床应用

1）主治：阳虚冷积证。症见大便秘结，腹痛，脐下绞结，绕脐不止，手足欠温，苔白不渴，脉沉弦而迟。

2）临证加减：若腹痛较甚，加木香、厚朴、肉桂以温阳行气止痛；若积滞不化，加莱菔子、厚朴以消积下滞；若胃寒呕吐，加砂仁、半夏以和胃降逆止呕。

3）现代应用：多用于治疗各种原因所致的肾功能不全证属脾阳亏虚者。

（5）方解：方中附子大辛大热，温助脾阳，散寒止痛；大黄苦寒沉降，荡涤胃肠，推陈致新，同为君药。干姜温中散寒、健运脾阳，助附子祛寒温阳；芒硝泻下通便、润肠软坚，增大黄泻下攻积，俱为臣药。人参、当归补气养血，使攻下不伤正，同为药佐。甘草既助人参补脾益气，又可调和诸药，为佐使之用。诸药合用，温通、泻下与补益三法兼备，共奏攻下冷积，温补脾阳之功。

（6）应用注意：里实热结，津伤便秘者忌用。

2. 己椒苈黄丸

（1）来源：《金匮要略》。

（2）组成：防己、椒目、葶苈子、大黄各一两。

（3）功效：攻逐水饮，行气消胀。

（4）小儿肾脏病临床应用

1）主治：肠间水气证。症见肠鸣，腹胀纳呆，全身浮肿，二便不利，口干舌燥，舌苔黄腻，脉沉实微数。

2）临证加减：若口渴者，加芒硝以泄热润燥软坚。

3）现代应用：多用于治疗急性肾小球肾炎。

（5）方解：方中防己苦寒清热，利水消肿，善泄下焦湿热；椒目苦寒沉降，利水消肿；葶苈子清泄肺气之壅闭，通调水道，利水消肿，三药相配，导水饮下行，从小便而出。大黄苦寒沉降，泻热通便，使饮邪从魄门而除。以蜜为丸，味甘能缓，使其泻下而不伤正。诸药合用，前后分消，共奏攻逐水饮，行气消胀之力。

（6）应用注意：本方不宜久服，以免攻逐太过，耗伤正气。脾胃虚弱，水饮内停者应慎用。小儿用量据病证酌情增减。

（四）祛湿剂

1. 八正散

（1）来源：《太平惠民和剂局方》。

（2）组成：车前子、瞿麦、萹蓄、滑石、山栀子仁、甘草炙、木通、大黄面裹煨，去面，切，焙，各一斤。

（3）功效：清热泻火，利水通淋。

（4）小儿肾脏病临床应用

1）主治：湿热淋证。症见尿频尿急，溺时涩痛，淋沥不畅，小便浑赤，甚则癃闭不通，小腹急满，口燥咽干，舌苔黄腻，脉滑数。

2）临证加减：若热毒炽盛，加金银花、蒲公英以清热解毒；石淋涩痛者，加金钱草、海金沙以化石通淋；血淋者，加白茅根、石韦、小蓟以凉血止血；膏淋小便浑浊，加萆薢、石菖蒲以分清利浊。

3）现代应用：多用于肾盂肾炎、急性肾小球肾炎、急性肾衰竭、急性膀胱炎、尿道炎、泌尿系结石等证属膀胱湿热者。

（5）方解：方中滑石性滑利窍，味寒清热，能清膀胱湿热而通利水道；木通利尿通淋，使湿热之邪下行从小便排出，同为君药。车前子、萹蓄、瞿麦善清利膀胱湿热，共为臣药。山栀子仁清下焦湿热，清热凉血，利尿通淋；大黄荡涤邪热，并能使湿热从大便而去，合诸药可令湿热由二便分消，同为佐药。甘草调和诸药，兼能清热、缓急止痛，为佐使药。诸药合用，泻火与利湿合法、利尿与通腑并行，共奏清热泻火、利水通淋之力。

（6）应用注意：本方为苦寒通利之剂，小儿多服易损伤阳气，耗伤阴津，引起虚弱证候，如头晕、胃纳欠佳、四肢无力等，故宜于实证，若虚弱者应慎用。

2. 五淋散

（1）来源：《太平惠民和剂局方》。

（2）组成：赤茯苓六两；当归去芦、甘草生用，各五两；赤芍、山栀子各二十两。

（3）功效：清热凉血，利水通淋。

（4）小儿肾脏病临床应用

1）主治：热郁血淋。症见尿如豆汁，溺时涩痛，或溲如砂石，脐腹急痛。

2）临证加减：若出血明显者，加小蓟、大蓟、白茅根以凉血止血；石淋者，加海金沙、金钱草以化石通淋。

3）现代应用：多用于肾结石、膀胱结石、膀胱炎、尿道炎等属湿热下注，迫血妄行者。

（5）方解：方中山栀子苦寒，清下焦湿热以治湿热下注，清热凉血以治血热妄行，为君药。赤茯苓利水渗湿，赤芍清热凉血，与君药相合，重在加强清热凉血，利水通淋之力，同为臣药。当归补血可防热伤阴血，活血行滞止痛可防瘀滞，为佐药。甘草调和诸药，泻火解毒，为使药。诸药合用，清热与利湿并行，凉血与行血相兼，共奏清热凉血、利水通淋之效。

（6）应用注意：遗沥日久，属虚寒病症者，不适合应用本方，以免耗伤正气。

3. 甘露消毒丹

（1）来源：录自《医效秘传》。

（2）组成：飞滑石十五两；淡黄芩十两；绵茵陈十一两；石菖蒲六两；川贝母、木通各五两；藿香、连翘、白蔻仁、薄荷、射干各四两。

（3）功效：利湿化浊，清热解毒。

（4）小儿肾脏病临床应用

1）主治：湿温时疫之湿热并重证。症见发热倦怠，肢酸咽肿，胸闷腹胀，颐肿口渴，或身目发黄，小便短赤，或泄泻淋浊，舌苔黄腻或白腻或干黄，脉濡数或滑数。

2）临证加减：若咽颐肿痛较甚者，加板蓝根、山豆根、牛蒡子以解毒利咽散结；若热淋，小便涩痛者，加萹蓄、石韦、白茅根以清热通淋；若黄疸明显者，加大黄、栀子、金钱草以利胆退黄。

3）现代应用：多用于治疗肾病综合征、肾盂肾炎等证属湿热并重者。

（5）方解：方中滑石甘淡而寒，利水渗湿，清热解暑；茵陈苦泄下降，清利湿热，利胆退黄；黄芩苦寒，清热燥湿，泻火解毒，三药重用，正合湿热并重之病机，同为君药。藿香、白豆蔻、石菖蒲芳香化湿，醒脾和中，助君药祛湿之力，俱为臣药；木通清热利湿通淋，助君药导湿热下行从小便排出；川贝母、射干、连翘、薄荷清热解毒，透邪散结，利咽消肿，助君药解毒之力，同为佐药。诸药合用，渗利、芳化、清解并行，共奏利湿化浊，清热解毒之功。

（6）应用注意：本方清利湿热，易耗伤阴液，凡阴虚者不宜应用。小儿用量据病证酌情增减。

4. 防己黄芪汤

（1）来源：《金匮要略》。

（2）组成：防己一两；黄芪一两一分，去芦；甘草半两，炒；白术七钱半。

（3）功效：益气祛风，健脾利水。

（4）小儿肾脏病临床应用

1）主治：表虚之风水或风湿。症见汗出恶风，身重或肿，小便不利，舌淡苔白，脉浮。

2）临证加减：若肝脾不合见腹痛者，加白芍以柔肝缓急止痛；若气逆上冲见心悸者，加桂枝以平冲降逆；若肺气不宣而喘者，加少许麻黄以宣肺平喘；若风水较甚，全身浮肿较重，加茯苓、泽泻以利水退肿。

3）现代应用：多用于治疗急慢性肾小球肾炎、肾性水肿、肾盂积水等证属气虚不固，风湿郁滞者。

（5）方解：方中防己祛风利水消肿，黄芪补脾肺之气，益卫固表而止汗，两者相伍，祛风除湿而不伤正，益气固表而不恋邪，同为君药。白术甘温补虚、苦温燥湿，既助黄芪益气固表之功，又增防己祛湿行水之力，为臣药。煎时加姜、枣调和营卫，共为佐药。甘草益气和中，调和诸药，为佐使之用。诸药合用，祛邪而不伤正，固表而不留邪，共奏益气祛风，健脾利水之效。

（6）应用注意：水肿实证而兼有恶心、腹胀等症，不宜应用本方；若水湿壅盛，汗不出者，虽有脉浮恶风亦非本方所宜；小儿用量据病证酌情增减。

5. 五苓散

（1）来源：《伤寒论》。

（2）组成：猪苓十八铢，去皮；泽泻一两六铢；白术十八铢；茯苓十八铢；桂枝半两，去皮。

（3）功效：利水渗湿，温阳化气。

（4）小儿肾脏病临床应用

1）主治：外有表证，内停水湿。症见头痛发热，烦渴欲饮，或水入即吐，小便不利，舌苔白，脉浮。或水湿内停，水肿，泄泻，小便不利，以及霍乱吐泻等证。

2）临证加减：若正气不足，脾虚体弱者，加苍术、黄芪以益气健脾；若肺失宣降，上气喘急，加麻黄、葶苈子以宣降肺气；若腹中胀满，加陈皮、半夏、大腹皮以健脾行气；小便少、水肿甚者加车前草、桑白皮以宣肺利水。

3）现代应用：用于肾脏病水肿证属水湿内停证患儿。

（5）方解：方中重用泽泻为君，取其甘淡性寒，直达膀胱，利水渗湿。臣以茯苓、猪苓之淡渗，增强利水蠲饮之功；加白术健脾气而运化水湿。佐以桂枝一药两用，既能外解太阳之表，又能内助膀胱气化。五药合用使水行气化，表解脾健，而蓄水留饮诸疾自除。

（6）应用注意：本方为渗湿之品，不宜久服。

6. 五皮散

（1）来源：《华氏中藏经》。

（2）组成：生姜皮、桑白皮、陈橘皮、大腹皮、茯苓皮各等分。

（3）功效：利水消肿，理气健脾。

（4）小儿肾脏病临床应用

1）主治：水停气滞之皮水。症见一身悉肿，心腹胀满，肢体沉重，上气喘急，小便不利，苔白腻，脉沉缓。

2）临证加减：若正气不足，脾虚体弱者，加白术、黄芪以益气健脾；若肺失宣降，上气喘急，加麻黄、葶苈子以宣降肺气；若腹中胀满，加厚朴、莱菔子以消胀行气。

3）现代应用：多用于治疗肾病综合征，急、慢性肾小球肾炎等证属水停气滞者。

（5）方解：方中以茯苓皮味甘而淡，既可利水消肿，又可健脾渗湿，为君药。大腹皮行气导滞，行水消肿；陈橘皮理气和胃，醒脾燥湿，俱为臣药。桑白皮肃降肺气，通调水道而利水消肿；生姜皮散皮间水气以消肿，共为佐药。诸药合用，共奏利水消肿，理气健脾之效。

（6）应用注意：本方辛散渗利，不宜久服；服后忌食生冷、油腻之品。

7. 真武汤

（1）来源：《伤寒论》。

（2）组成：茯苓三两；芍药三两；白术二两；生姜三两；附子炮去皮，一枚，破八片。

（3）功效：温阳利水。

（4）小儿肾脏病临床应用

1）主治：脾肾阳虚，水气内停证。症见患儿小便不利，四肢沉重疼痛，甚则浮肿，下肢尤甚，腹痛下利，苔白滑，脉沉细。或太阳病，汗出不解，心下悸，头眩，身𝄞动，振振欲擗地。

2）临证加减：原书云："若咳者，加五味子、细辛、干姜；若小便利，去茯苓；若下利者，去芍药加干姜；若呕者，去附子加生姜，足前为半斤。"

3）现代应用：多用于治疗慢性肾炎、慢性肾衰竭、肾病综合征、肾结石、肾盂积水等证属阳虚水饮内停者。

（5）方解：方中附子大辛大热，下补肾阳以化气行水，中温脾阳以温运水湿，为君药。白术益气健脾，扶脾运化；茯苓利水渗湿，使湿邪从小便排出，二药俱为臣药。生姜温散水气，既助君药温阳散寒，又合臣药宣散水湿，为佐药。白芍亦为佐药，一则利小便以行水气、二则防止附子燥热伤阴、三则柔肝缓急以止腹痛。诸药合用，泻中有补，标本兼顾，共奏温肾散寒，健脾利水之功。

（6）应用注意：湿热内停之尿少身肿者忌用；小儿用量据病证酌情增减。

8. 实脾散

（1）来源：《重订严氏济生方》。

（2）组成：厚朴去皮［姜制，（炒）］、白术、木瓜（去瓤）、木香（不见火）、草果仁、大腹子、附子（炮，去皮脐）、白茯苓去皮、干姜炮，各一两；甘草炙，半两。

（3）功效：温阳健脾，行气利水。

（4）小儿肾脏病临床应用

1）主治：阳虚水肿证。症见患儿身半以下肿甚，手足不温，口中不渴，胸腹胀满，大便溏薄，舌苔白腻，脉沉弦而迟。

2）临证加减：若尿少肿甚，加泽泻、猪苓以利水渗湿；若脘腹胀甚，加陈皮、砂仁以行气消胀；若脾肺气虚见食少便溏，加黄芪、太子参以益气健脾。

3）现代应用：多用于治疗慢性肾小球肾炎、肾病综合征等证属脾肾阳虚，水停气滞者。

（5）方解：方中附子大辛大热，峻补元阳以化气行水；干姜辛热，温助脾阳而助运化以制水，二药合用，温肾暖脾，抑阴扶阳，俱为君药。茯苓、白术益气健脾、利水渗湿，使水湿从小便排出，共为臣药。木瓜化湿和胃；草果燥湿温中；厚朴、木香、大腹子行气导滞，化湿行水，令气化则湿化，气顺则胀消，共为佐药。甘草、生姜、大枣益脾和中，甘草又能调和诸药，生姜兼可温散水气，同为佐使。诸药合用，脾肾同治，行气与利水共行，共奏温阳健脾、行气利水之效。

（6）应用注意：本方温阳行气之力较强，阳水证忌用。

9. 石韦散

（1）来源：《证治汇补》。

（2）组成：石韦 12g，瞿麦 9g，冬葵子 9g，车前子 12g，滑石 15g。

（3）功效：清热利湿，通淋排石。

（4）小儿肾脏病临床应用

1）主治：石淋。症见小便艰涩疼痛，淋沥不畅，少腹拘急，尿中或夹有砂石，或排尿突然中断。

2）临证加减：方中加金钱草、海金沙、鸡内金等，则化石通淋作用更佳。

3）现代应用：肾病综合征、泌尿系结石等证属湿热蕴结下焦者。

（5）方解：方中石韦药性寒凉，清利膀胱而通淋，常用于湿热淋证；冬葵子、车前子甘寒滑利通窍，有清热利尿通淋之效；滑石质滑利窍，性寒清热，能清膀胱热结而通利水道；瞿麦苦寒泄降，能清心与小肠之火，有利尿通淋之功。诸药合用，功用相似，相得益彰，效增而力宏，使湿热去则砂石难以成聚，小便利则砂石难以停留，共奏清热利湿，通淋排石之力。

（6）应用注意：原方无用量，上述用量系参考《中医药学高级丛书·方剂学》中剂量。

（五）理血剂

1. 桃核承气汤

（1）来源：《伤寒论》。

（2）组成：桃仁去皮尖，五十个；大黄四两；桂枝二两；甘草炙，二两；芒硝二两。

（3）功效：逐瘀泻热。

（4）小儿肾脏病临床应用

1）主治：下焦蓄血证。症见少腹急结，小便自利，甚则烦躁谵语，其人如狂，至夜发热，脉沉实而涩。

2）临证加减：若上部瘀热见面红目赤、吐血、衄血等，加牛膝、牡丹皮、栀子以清热凉血、导热下行；若兼气滞者，加木香、香附、乌药等以理气止痛；若跌打损伤，瘀血停留，疼痛不已者，加当归尾、三七、赤芍等以活血化瘀止痛。

3）现代应用：多用于治疗肾病综合征、慢性肾盂肾炎、尿道综合征等证属下焦瘀热互结者。

（5）方解：方中桃仁味苦通泄，善泄血滞，化瘀力强；大黄苦寒沉降，既清瘀热，又下瘀血，二药并用，瘀热并治，俱为君药。芒硝泻热润燥软坚，协大黄泻下瘀热；桂枝通血脉、散寒凝，可助桃仁活血化瘀，又防大黄、芒硝寒凉凝血之弊，同为臣药。炙甘草调和药性，护胃安中，为佐使之用。诸药合用，瘀热同治，邪有出路，共奏逐瘀泻热之效。

（6）应用注意：体虚者慎用。

2. 小蓟饮子

（1）来源：《济生方》。

（2）组成：生地黄洗，四两；小蓟半两；滑石半两；木通半两；蒲黄半两，炒；藕节半两；淡竹叶半两；当归酒浸，半两；山栀子半两；炙甘草半两。

（3）功效：凉血止血，利水通淋。

（4）小儿肾脏病临床应用

1）主治：热结下焦之血淋、尿血。症见尿中带血，小便频数，赤涩热痛，舌红苔黄，脉数。

2）临证加减：若血量较多，加大蓟、白茅根以增强凉血止血之功；若瘀热盛，小便赤涩热痛甚者，加石韦、蒲公英、黄柏以清热利湿；若尿夹膏脂，加萆薢、石菖蒲以分清泌浊；若血淋尿道疼痛剧烈者，加琥珀、海金沙以通淋化瘀止痛。

3）现代应用：多用于肾病综合征、急性肾小球肾炎、急性泌尿系感染等表现为血尿者，证属下焦湿热。

（5）方解：方中小蓟味甘苦性凉入血分，善清血分之热而凉血止血，兼能利尿通淋，尤宜于血淋、尿血之症，为君药。生地黄清热凉血止血，养阴生津；蒲黄、藕节凉血止血，活血化瘀，可使血止而不留瘀，合而为臣。滑石、竹叶、木通清热利湿，利尿通淋；栀子清泄三焦火邪，导热下行；当归甘温之质润，既能补血活血，又有防诸药寒凉滞血之效，共为佐药。使以甘草缓急止痛，调和诸药。诸药合用，止血之中寓以化瘀，使血止而不留瘀；清利之中寓以养阴，使利水而不伤正；共成凉血止血为主，利水通淋为辅之方。

（6）应用注意：方中药物多属寒凉通利之品，不宜久服。若血淋、尿血日久正虚，非本方所宜。

3. 血府逐瘀汤

（1）来源：《医林改错》。

（2）组成：桃仁四钱；红花三钱；当归三钱；生地黄三钱；川芎一钱半；赤芍二钱；牛膝三钱；桔梗一钱半；柴胡一钱；枳壳二钱；甘草一钱。

（3）功效：活血祛瘀，行气止痛。

（4）小儿肾脏病临床应用

1）主治：胸中血瘀，血行不畅。症见胸痛、头痛日久不愈，痛如针刺而有定处，或呃逆日久不止，或饮水即呛，干呕，或内热瞀闷，或心悸怔忡，或夜不能寐，或急躁善怒，或入暮潮热，或舌质暗红，舌边有瘀斑、瘀点，脉涩或弦紧。

2）临证加减：兼气滞者，加木香、香附、乌药等以理气止痛；病久深入脉络，瘀血停留者，加当归尾、三七、赤芍等以活血化瘀止痛；血尿者，加大蓟、白茅根以凉血止血。

3）现代应用：适用于各种肾脏病证属实证的气滞血瘀患儿。

（5）方解：本方由桃红四物汤合四逆散加桔梗、牛膝而成。方中桃红四物汤活血化瘀而养血，四逆散行气活血而疏肝，桔梗开肺气，载药上行，合枳壳则升降上焦之气而宽胸，尤以牛膝通利血脉，引血下行，互相配合，使血活气行，瘀化热消而肝郁亦解，诸症自愈。

（6）应用注意：虚证、有出血倾向者慎用。

4. 桃红四物汤

（1）来源：《医宗金鉴》。

（2）组成：桃仁二钱；红花一钱半；熟地黄二钱；当归二钱；芍药二钱；川芎二钱。

（3）功效：养血、活血、祛瘀。

（4）小儿肾脏病临床应用

1）主治：妇女经期超前，量多，色紫质黏稠，或有血块，腹痛腹胀者。

2）临证加减：肾气虚者，合肾气丸以补益肾气；肾阳虚者，加菟丝子、肉桂以温补脾肾；肾阴者，加知母、牡丹皮、鳖甲等以滋补肝肾之阴。

3）现代应用：经方新用，近年被广泛应用于各种肾脏病之病久入络，瘀血阻滞的患儿。

（5）方解：方以四物汤养血活血，加桃仁、红花并入血分而逐瘀行血。瘀血行则经水得以流通，而腹痛腹胀自消。

（6）应用注意：本方为逐瘀之剂，不宜久服。

5. 桂枝茯苓丸

（1）来源：《金匮要略》。

（2）组成：桂枝、茯苓、牡丹皮、桃仁去皮尖、芍药各等分（各9g）。

（3）功效：活血化瘀，缓消癥块。

（4）小儿肾脏病临床应用

1）主治：瘀血留滞胞宫。症见妊娠胎动不安，漏下不止，血色紫暗，腹痛拒按等。

2）临证加减：小便不利者，加泽泻、车前草以利水渗湿；血尿者，加小蓟、白茅根、仙鹤草以凉血止血。

3）现代应用：经方新用，近年被广泛应用于各种肾脏病之血瘀患儿。

（5）方解：方中桂枝温通血脉；茯苓渗利下行而益心脾之气，既有助于行瘀血，亦有利于安胎元，共为君药。配伍牡丹皮、赤芍、桃仁以化瘀血，并清瘀热，共为臣药。丸以白蜜取其缓药力作用，为使药。诸药合用共奏活血化瘀，缓消癥块之功效。

（6）应用注意：有出血倾向者慎用。

（六）补益剂

1. 六味地黄丸

（1）来源：《小儿药证直诀》。

（2）组成：熟地黄八钱；山萸肉、干山药各四钱；泽泻、牡丹皮、茯苓去皮，各三钱。

（3）功效：滋阴补肾。

（4）小儿肾脏病临床应用

1）主治：肾阴虚证。症见腰膝酸软，头晕目眩，耳聋耳鸣，盗汗，或虚火上炎而致骨蒸潮热，手足心热，或舌燥咽痛，或虚火牙痛，舌红少苔，脉沉细数。

2）临证加减：若阴虚火旺者，加黄柏、知母、玄参以清热降火；若阴虚肠燥者，加火麻仁、玄参以滋阴润肠通便；若兼纳差、腹胀者，加陈皮、砂仁、白术以理气健脾。

3）现代应用：多用于治疗肾病综合征、慢性肾炎、急性肾小球肾炎恢复期、慢性肾衰竭、肾结核等证属肾阴不足者。

（5）方解：方中重用熟地黄，甘温质润，长于滋阴补肾，益精填髓，为君药。山茱萸补益肝肾，又能固精，于补益之中兼具封藏之功；山药气阴双补，脾肺肾兼治，既能补肾固精，又能补益脾肺以助后天生化之源，同为臣药。泽泻利湿泄浊，兼防君药之滋腻；茯苓渗湿健脾，协山药健脾而助运化；牡丹皮清泄相火，又制山茱萸之温涩，共为佐药。诸药相配，三补三泻，共奏滋阴补肾之功。

（6）应用注意：脾虚食少便溏者慎用。

2. 知柏地黄丸

（1）来源：《医方考》。

（2）组成：熟地黄八钱；山萸肉、干山药各四钱；泽泻、牡丹皮、茯苓去皮，各三钱；知母盐炒、黄柏盐炒，各二钱。

（3）功效：滋阴降火。

（4）小儿肾脏病临床应用

1）主治：阴虚火旺证。症见骨蒸潮热，腰膝酸痛，虚烦盗汗，头晕目眩、耳聋耳鸣，咽干口燥，舌红，脉细数。

2）临证加减：若阴虚血热者，加女贞子、墨旱莲以滋阴止血；若阴虚阳亢，头晕目眩者，加石决明、龟甲以滋阴潜阳。

3）现代应用：多用于治疗肾病综合征、慢性肾炎等证属阴虚火旺证者。

（5）方解：本方为六味地黄丸加知母、黄柏合方而成。六味地黄丸方中"三补"配伍"三泄"，然以补为主，重在滋补肾之阴精，六药相合，共成滋阴补肾之功。知母、黄柏泻相火、退骨蒸，知母兼能滋肾阴，与六味地黄丸同用，则本方滋阴降火之力益著。

（6）应用注意：阳虚内寒者不宜服用。

3. 肾气丸

（1）来源：《金匮要略》。

（2）组成：干地黄八两；薯蓣（即山药）、山茱萸各四两；泽泻、茯苓、牡丹皮各三两；桂枝、附子各一两。

（3）功效：补肾助阳。

（4）小儿肾脏病临床应用

1）主治：肾阳不足证。症见腰痛脚软，下半身常有冷感，少腹拘急，小便不利或反多，入夜尤甚，舌淡胖，脉虚弱，尺部沉细，以及水肿、痰饮、脚气、消渴等。

2）临证加减：若夜尿多者，加益智仁、芡实、金樱子以温阳固摄；若痰饮咳喘者，加干姜、半夏、细辛等以温肺化饮。

3）现代应用：常用于治疗肾病综合征、慢性肾炎、隐匿性肾炎等属肾阳不足者。

（5）方解：方中重用干地黄，滋阴补肾，益精填髓，为君药。山茱萸补益肝肾，既能益精，又能助阳，为平补阴阳之要药；山药气阴双补，脾肾双补，兼能固肾精；二药相合，助君药补肾益精之力。附子峻补元阳，益火消阴；桂枝助阳化气，温通经脉；二药相伍，补肾阳之虚，助气化之复，俱为臣药。茯苓利水渗湿、健脾益气；泽泻利湿泄浊；牡丹皮清泄相火，三药寓泻于补，使补而不滞，邪去而补药得力。诸药相合，助阳之弱以化水，滋阴之虚以生气，共奏补肾助阳之功。

（6）应用注意：肾阴不足，虚火上炎而致咽干口燥、舌红少苔者不宜使用。

4. 补中益气汤

（1）来源：《脾胃论》。

（2）组成：黄芪［病甚劳役热甚者一钱］、甘草炙，各五分；人参去芦，三分；当归酒焙干或晒干，二分；橘皮不去白，二分或三分；升麻二分或三分；柴胡二分或三分；白术三分。

（3）功效：补中益气，升阳举陷。

（4）小儿肾脏病临床应用

1）主治：小儿遗尿脾胃气虚证。症见小儿遗尿，尿量不多，次数频发，伴有饮食减少，体倦肢软，少气懒言，面色㿠白，大便稀薄，脉虚软。

2）临证加减：若兼腹痛，加白芍、甘草以缓急止痛；若兼头痛，加川芎、蔓荆子，以升阳止痛；若小便淋漓，邪在少阳，加柴胡以疏散少阳之邪；若烦热较甚，加生地黄、黄柏，以泻下焦阴火。

3）现代应用：多用于治疗肾病综合征、慢性肾盂肾炎、乳糜尿、泌尿系结石、血尿、尿道综合征及小便失禁等证属中气下陷、清阳不升者。

（5）方解：方中重用黄芪，其性甘温，入脾肺经，补中益气，固表止汗，升阳举陷，为君药。人参大补元气，炙甘草补脾和中，与君药合用，增强其补益中气之力，同为臣药。白术健脾益气，助脾运化，以资气血生化之源；当归补养营血，协黄芪、人参以补气养血；陈皮理气和胃，使诸药补而不滞，俱为佐药。升麻、柴胡升阳举陷，助黄芪、人参以升提下陷之阳气，为佐使之用。诸药合用，补气与升提并用，使气虚得补，气陷得升，共奏补中益气、升阳举陷之效。

（6）应用注意：湿热等所致膀胱失约之患儿遗尿，本方不宜。阴虚火旺及内热炽盛者忌用。下元虚惫者亦不可服用本方。

5. 十全大补汤

（1）来源：《太平惠民和剂局方》。

（2）组成：人参（6g）；肉桂去粗皮（3g）；川芎（6g）；地黄洗，酒蒸，焙（12g）；茯苓（9g）；白术焙（9g）；甘草炙（3g）；黄芪去芦（12g）；川当归洗，去芦（9g）；白芍（9g）。

（3）功效：温补气血。

（4）小儿肾脏病临床应用

1）主治：气血两虚证。症见患儿发育迟缓，饮食减少，面色萎黄，头晕目眩，脚膝无力，精神倦怠，舌淡，脉细弱。

2）临证加减：若心悸怔忡者，加酸枣仁、五味子以养心安神；若自汗不止者，加煅牡蛎、煅龙骨以敛汗固表。

3）现代应用：常用于治疗肾病综合征、肾性贫血、各种肾脏病证属气血亏虚者。

（5）方解：本方为四物汤合四君子汤加黄芪、肉桂合方而成。四物汤和四君子汤分别为补血、补气之要方，二方相合，共成益气补血之效。黄芪甘温，入脾胃经，补益后天之气，与四君子汤相配，增强本方补益之力；肉桂辛甘大热，可温运阳气以鼓舞气血生长，与补气养血诸药同用，则本方补益虚损之力益著，诸药合用，共奏大补气血之功。

（6）应用注意：本方偏于温补，阴虚内热者不宜应用。小儿用量据病证酌情增减。

（七）固涩剂

桑螵蛸散

（1）来源：《本草衍义》。

（2）组成：桑螵蛸（9g）；远志（6g）；石菖蒲（6g）；龙骨（15g）；人参（9g）；茯神（12g）；当归（9g）；龟甲酥炙（15g）。

（3）功效：调补心肾，涩精止遗。

（4）小儿肾脏病临床应用

1）主治：心肾两虚证。症见小便频数，或尿如米泔色，心神恍惚，健忘，或遗尿，舌淡苔白，脉细弱。

2）临证加减：若肾虚膀胱虚冷而见小便频数，遗尿甚者，加乌药、益智仁以温肾祛寒，缩尿止遗；若心肾失交见健忘，失眠，心悸者，加酸枣仁、五味子以养心安神。

3）现代应用：多用于治疗小儿肾病综合征、遗尿、尿频、尿道综合征等证属心肾两虚、水火不交者。

（5）方解：方中桑螵蛸味甘咸，性收敛，能补肾气、固精关、缩小便，为君药。龟甲滋阴益肾、补心定志，龙骨镇心安神、收敛固涩，桑螵蛸得龟甲则补肾益精之力增强，得龙骨则固涩止遗之功更佳，并为臣药。人参补元气以摄津液、益心气以安心神，茯神宁心神，当归补心血，同为佐药；远志、石菖蒲安神定志而交通心肾，为佐使之用。诸药相合，水火既济，心肾相交，共奏调补心肾，涩精止遗之效。

（6）应用注意：下焦湿热所致之尿频溺赤涩痛、或脾肾阳虚所致之尿频失禁者，非本方所宜。小儿用量据病证酌情增减。

三、中医常用药物的临床应用

（一）解表药

1. 麻黄

（1）来源：为麻黄科植物草麻黄 *Ephedra sinica* Stapf、中麻黄 *Ephedra intermedia* Schrenk et C.A.Mey.或木贼麻黄 *Ephedra equisetina* Bge.的干燥草质茎。

（2）性能：辛、微苦，温。归肺、膀胱经。

（3）功效：发汗解表，宣肺平喘，利水消肿。

（4）小儿肾脏病临床应用

1）水肿：本品上宣肺气、发汗解表，可使肌肤之水湿从毛窍外散，并通调水道、下输膀胱以下助利尿之力，故宜于急性肾炎综合征或各种慢性肾脏病急性发作、水肿而兼有表证者，药后不仅汗出表解，且尿量增多而水肿消退，若配生姜、白术等发汗解表、利水退肿药，疗效更佳，如《金匮要略》越婢加术汤。

2）外感风寒表证：本品善于宣肺气、开腠理、透毛窍而发汗解表，发汗力强，用治各种慢性肾脏病兼有表证，如《伤寒论》麻黄汤。

（5）应用注意：本品发汗宣肺力强，凡表虚自汗、阴虚盗汗及肺肾虚喘者均当慎用。

2. 桂枝

（1）来源：为樟科植物肉桂 *Cinnamomum cassia* Presl 的干燥嫩枝。

（2）性能：辛、甘，温。归心、肺、膀胱经。

（3）功效：发汗解肌，温通经脉，助阳化气，平冲降逆。

（4）小儿肾脏病临床应用

1）水肿：本品温肾阳、逐寒邪以助膀胱气化，而行水湿痰饮之邪，为治疗水肿的常用药。治疗肾炎水肿、尿少因膀胱气化不利者，常配伍茯苓、猪苓、泽泻等药，如《伤寒论》五苓散。

2）心悸、胸闷喘咳：本品能温助心阳，温通血脉，平冲降逆。治疗肾病因湿浊内停、水凌心肺而现心悸、胸闷、咳喘不能平卧者，常配伍白术、茯苓、甘草（苓桂术甘汤，《金匮要略》）合生脉散（《医学启源》）、葶苈大枣泻肺汤（《金匮要略》卷上），以温振心阳，化气利水。

3）外感风寒表证：本品通阳扶卫，开腠发汗之力较强，善于宣阳气于卫分，畅营血于肌表，故有助卫实表，发汗解肌，外散风寒之功。治疗肾炎伴有外感风寒者，常配伍麻黄，如《伤寒论》麻黄汤。

（5）应用注意：本品辛温助热，易伤阴动血，凡外感热病、阴虚火旺、血热妄行等证，均当忌用。

3. 荆芥

（1）来源：为唇形科植物荆芥 *Schizonepeta tenuifolia* Briq.的干燥地上部分。

（2）性能：辛，微温。归肺、肝经。

（3）功效：祛风解表，透疹消疮，止血。

（4）小儿肾脏病临床应用

1）外感表证：本品长于发表疏风，微温不烈，药性和缓，对于外感表证，无论风寒、风热或寒热不明显者，均可广泛使用。治疗各种肾病合并外感，属风寒者，常配伍防风、羌活、独活等药，如《摄生众妙方》荆防败毒散；属风热者，常与连翘、金银花、薄荷等同用，如《温病条辨》银翘散。

2）尿血：本品炒炭，其性味由辛温变为苦涩平和，长于理血止血，可治尿血、便血等多种出血证。治膀胱热盛，或心火下移，小便溺血，脉弦数濡涩者，常配伍生地黄、柴胡、阿胶等药，如《医略六书》加减黑逍遥散。

3）癃闭：本品质轻透散，上宣肺气，常配伍大黄，升清降浊，用于治疗膀胱气化功能失常的癃闭（尿潴留），如《宣明论方》倒换散。

（5）应用注意：不宜久煎。

4. 防风

（1）来源：为伞形科植物防风 *Saposhnikovia divaricata*（Turez.）Schischk.的干燥根。

（2）性能：辛、甘，微温。归膀胱、肝、脾经。

（3）功效：祛风解表，胜湿止痛，止痉。

（4）小儿肾脏病临床应用

1）外感表证：本品以辛散祛风解表为主，兼能胜湿止痛，且甘缓微温不峻烈，故肾病合并外感风寒、风湿或风热表证均可配伍使用。合并风寒表证者常配伍荆芥、羌活、独活等药，如《摄生众妙方》荆防败毒散；并外感风湿者，常配伍羌活、藁本、川芎等药，如《内外伤辨惑论》羌活胜湿汤；合并风热表证者，常与薄荷、蝉蜕等辛凉解表药同用。又因其发散作用温和，对部分慢性肾病患者因免疫功能低下常感风邪者，可配伍白术、黄芪等药，祛邪不伤正，固表不留邪，共奏祛邪扶正之功，如《丹溪心法》玉屏风散。

2）皮肤瘙痒、发斑：本品辛温发散，长于祛风止痒，且药性平和，可用治多种肾脏病伴有皮肤病，其中以风邪（风寒、风热）所致之皮肤瘙痒较为常用。治风寒者，常配伍白芷、麻黄、苍耳子等药，如《太平惠民和剂局方》消风散；治风热者，常与蝉蜕、薄荷、僵蚕等药同用；治紫癜性肾炎因风邪夹热壅盛于血分而见发斑、色红、发热烦躁者，可配伍连翘、玄参、牛蒡子等药，如《张氏医通》化斑汤。

（5）应用注意：本品药性偏温，阴血亏虚、热病动风者不宜使用。

5. 蝉蜕

（1）来源：为蝉科昆虫黑蚱 *Cryptotympana pustulata* Fabricius 若虫羽化时脱落的皮壳。

（2）性能：甘，寒。归肺、肝经。

（3）功效：疏散风热，利咽开音，透疹，明目退翳，息风止痉。

（4）小儿肾脏病临床应用

1）外感风热表证：本品长于疏散肺经风热，宣肺利咽，且《医学衷中参西录》言其能"利小便"，故对肾病外感风热尤为适宜。如张锡纯之宣解汤，以本品配伍滑石、连翘、甘草等药，治感冒久在太阳，致热蓄膀胱，小便赤涩。

2）惊风抽搐：本品甘寒，既能疏散肝经风热，又可凉肝息风止痉，故可治疗肾病伴肝风内动证。治疗小儿慢惊风，常配伍天南星、全蝎等药，如《幼科释迷》蝉蝎散。治疗小儿急惊风，常配伍栀子、僵蚕、天竺黄等药，如《幼科释迷》天竺黄散。

6. 菊花

（1）来源：为菊科植物菊 *Chrysanthemum morifolium* Ramat.的干燥头状花序。

（2）性能：辛、甘、苦，微寒。归肺、肝经。

（3）功效：疏散风热，平抑肝阳，清肝明目，清热解毒。

（4）小儿肾脏病临床应用

1）外感风热表证：本品味辛疏散，体轻达表，气清上浮，微寒清热，能疏散肺经风热，常用治疗肾病合并风热感冒，常配伍桑叶、连翘、桔梗、薄荷等药，如《温病条辨》桑菊饮。

2）肝阳上亢，头晕头痛：本品能清肝热、平肝阳，治疗肾性高血压有肝阳上亢、头痛眩晕而胀者，常与石决明、珍珠母、白芍等平肝潜阳药同用。治疗肾病日久，肝肾阴虚，虚阳上亢而致头晕目眩、视物不清者，常与枸杞子、茯苓、山茱萸、山药等药同用，如《医级》杞菊地黄丸。

（5）应用注意：疏散风热宜用黄菊花，平肝、清肝明目宜用白菊花。

7. 浮萍

（1）来源：为浮萍科植物紫萍 *Spirodela polyrrhiza*（L.）Schleid.的干燥全草。

（2）性能：辛，寒。归肺、膀胱经。

（3）功效：宣散风热，透疹止痒，利尿消肿。

（4）小儿肾脏病临床应用

1）外感风热表证：本品辛寒，轻浮升散，有宣肺发汗、疏散风热之功，治疗肾病合并风热表证，常与薄荷、金银花、连翘等药同用。

2）水肿尿少：本品上可开宣肺气而发汗透邪，下可通调水道而利尿消肿，可治疗肾炎水肿而兼表证（风水），尤其是兼外感风热，亦可用于不兼表证之水肿、小便不利。

（5）应用注意：表虚自汗者不宜使用。

（二）清热药

1. 知母

（1）来源：为百合科植物知母 *Anemarrhena asphodeloides* Bge.的干燥根茎。

（2）性能：苦、甘，寒。归肺、胃、肾经。

（3）功效：清热泻火，滋阴润燥。

（4）小儿肾脏病临床应用

1）盗汗：本品能滋肾阴、泻肾火，治疗慢性肾炎、急性肾炎恢复期、肾病综合征服用激素后所出现的盗汗、手足心热、舌红苔少、脉细数者，常与黄柏合六味地黄丸同用，如《医宗金鉴》知柏地黄丸。

2）内热消渴：本品苦甘寒质润，有滋阴润燥、生津止渴之功，治疗肾间质-小管损伤、肾病、干燥综合征等出现的口渴、尿多、舌红而干者，常与葛根、天花粉等同用，如《医学衷中参西录》玉液汤。

3）肺热咳嗽、阴虚燥咳：本品既能清肺热，又能润肺燥，治疗肾病兼见肺热咳嗽，咳痰色黄，常与栀子、瓜蒌、黄芩等同用，如《统旨方》清金化痰汤；治疗肾病兼阴虚燥咳，干咳少痰，常与贝母同用，如《急救仙方》二母散。

（5）应用注意：本品性寒质润，有滑肠作用，脾虚便溏者慎用。

2. 黄芩

（1）来源：为唇形科植物黄芩 *Scutellaria baicalensis* Georgi 的干燥根。

（2）性能：苦，寒。归肺、胆、脾、大肠、小肠经。

（3）功效：清热燥湿，泻火解毒，止血，安胎。

（4）小儿肾脏病临床应用

1）热淋涩痛：本品苦寒，能清下焦湿热，常配伍柴胡，清解少阳湿热而治热结膀胱，小便淋沥涩痛。

2）血热出血：本品苦寒，清热泻火、凉血止血，治疗血热妄行的多种出血及紫癜性肾炎、慢性肾炎、肾病综合征等而有血尿者，常配伍防风，如《医级》子芩防风散。

3）湿热痞满：本品苦寒，能清肺胃、肝胆、大肠湿热，尤善清中上焦湿热。治疗肾病湿热中阻，痞满呕吐，舌苔黄腻，常配伍半夏、黄连、干姜等药，如《伤寒论》半夏泻心汤。

（5）应用注意：本品苦寒伤胃，脾胃虚寒者慎用。

3. 黄柏

（1）来源：为芸香科植物黄皮树 *Phellodendron chinense* Schneid.或黄檗 *Phellodendron amurense* Rupr.的干燥树皮。

（2）性能：苦，寒。归肾、膀胱、大肠经。

（3）功效：清热燥湿，泻火解毒，退虚热。

（4）小儿肾脏病临床应用

1）热淋涩痛，脚气肿痛：本品长于清泻下焦湿热，治湿热下注膀胱，小便短赤热痛，常配伍萆薢、车前子、茯苓等药，如《医学心悟》萆薢分清饮；治疗肾病因湿热蕴于下焦而致脚气肿痛、痿证者，常配苍术、牛膝，如《医学心悟》三妙丸。

2）骨蒸劳热，盗汗：本品善泻下焦相火、退骨蒸，治疗慢性肾炎阴虚潮热、盗汗者，常配伍知母、生地黄、山茱萸等药，如《医宗金鉴》知柏地黄丸。

3）疮疡肿毒：本品既能清热燥湿，又能泻火解毒。内服治疗肾病因痈肿疮毒而诱发者，常与黄芩、黄连、栀子同用，如《外台秘要》黄连解毒汤；或外用与大黄共研细粉，醋调外搽，如《痈疽神验秘方》二黄散。

（5）应用注意：本品苦寒伤胃，脾胃虚寒者忌用。本品为马兜铃酸类药物，不宜长期、大剂量使用。

4. 金银花

（1）来源：为忍冬科植物忍冬 *Lonicera japonica* Thunb.的干燥花蕾或带初开的花。

（2）性能：甘，寒。归肺、心、胃经。

（3）功效：清热解毒，疏散风热。

（4）小儿肾脏病临床应用

1）疔疮肿毒、咽喉肿痛：本品清热解毒，散痈消肿力强，为治疗热毒疮痈之要药，适用于各种热毒壅盛之疔疮肿毒。治疗肾病合并皮肤疔疮肿毒，坚硬根深者，常配伍野菊花、蒲公英、紫花地丁等，如《医宗金鉴》五味消毒饮；治疗肾病温邪袭喉、咽喉肿痛者，常与马勃、连翘、射干等药同用，如《温病条辨》银翘马勃散。

2）外感风热表证：本品善于清肺经热邪，透热达表，可治疗肾病外感风热之证，常配伍薄荷、连翘、牛蒡子等药，如《温病条辨》银翘散。

（5）应用注意：脾胃虚寒及气虚疮疡脓清者忌用。

5. 连翘

（1）来源：为木犀科植物连翘 *Forsythia suspensa*（Thunb.）Vahl 的干燥果实。

（2）性能：苦，微寒。归肺、心、小肠经。

（3）功效：清热解毒，消肿散结，疏散风热。

（4）小儿肾脏病临床应用

1）疮疡肿毒：本品长于清心火、解疮毒，又能消散痈肿结聚，故有"疮家圣药"之美称。治疗肾炎伴有疮毒之症，可配伍金银花、蒲公英、紫花地丁等，如《医宗金鉴》五味消毒饮。

2）外感风热表证：本品外可疏散风热，内可清热解毒，常配伍金银花，如《温病条辨》银翘散，治疗肾病伴外感风热表证、温病初起者。

3）小便不利、水肿：本品兼有清心利尿之功，治疗湿热壅滞所致小便不利或淋沥涩痛者，配伍车前子、白茅根、竹叶等，如《杂病源流犀烛》如圣散。治疗急性肾炎或慢性肾炎急性发作期的水肿，属风湿热毒者，常配伍麻黄、赤小豆、桑白皮等，如《伤寒论》麻黄连翘赤小豆汤。

（5）应用注意：脾胃虚寒及气虚脓清者不宜用。

6. 蒲公英

（1）来源：为菊科植物蒲公英 *Taraxacum mongolicum* Hand. -Mazz.、碱地蒲公英 *Taraxacum borealisinense* Kitam.或同属数种植物的干燥全草。

（2）性能：苦、甘，寒。归肝、胃经。

（3）功效：清热解毒，消肿散结，利湿通淋。

（4）小儿肾脏病临床应用

1）疗疮肿毒：本品苦寒，善清泄热毒、消痈散结，且能清利湿热、利尿消肿，治疗内外热毒疮痈诸证。也可治疗疮毒内归、湿热内结的肾病综合征，急慢性肾炎，狼疮性肾炎，紫癜性肾炎等急性发作期，常配伍金银花、紫花地丁、野菊花等，如《医宗金鉴》五味消毒饮。

2）热淋涩痛：本品亦为"通淋妙品"（《本草备要》），清利湿热、利尿通淋作用较佳，治疗湿热引起的热淋涩痛、小便黄赤，常与金钱草、白茅根、车前子等利尿通淋等药同用。

（5）应用注意：用量过大可致缓泄。

7. 鱼腥草

（1）来源：为三白草科植物蕺菜 *Houttuynia cordata* Thunb.的新鲜全草或干燥地上部分。

（2）性能：辛，微寒。归肺经。

（3）功效：清热解毒，消痈排脓，利尿通淋。

（4）小儿肾脏病临床应用

1）痰热咳嗽：本品以清解肺热见长，又具消痈排脓之功，是治疗肺热咳嗽、肺痈吐脓之要药。也可治疗肾病合并肺热咳嗽痰黄者，常与黄芩、浙贝母、知母等同用。

2）热淋涩痛：本品善清膀胱湿热，有清热除湿、利水通淋之功。治疗小便淋沥涩痛，可配伍海金沙、白茅根、车前子等。

（5）应用注意：虚寒证及阴性疮疡忌服。

8. 半边莲

（1）来源：为桔梗科植物半边莲 *Lobelia chinensis* Lour.的干燥全草。

（2）性能：辛，平。归心、小肠、肺经。

（3）功效：清热解毒，利水消肿。

（4）小儿肾脏病临床应用：本品有利水消肿之功，治疗鼓胀水肿、小便不利。水湿停蓄，大腹水肿，常配伍金钱草、大黄、枳实等；治湿热黄疸，小便不利，常配伍茵陈、栀子、泽泻等。

（5）应用注意：虚证水肿忌用。

9. 白花蛇舌草

（1）来源：为茜草科植物白花蛇舌草 *Oldenlandia diffusa*（willd.）Roxb.的全草。

（2）性能：微苦、甘，寒。归胃、大肠、小肠经。

（3）功效：清热解毒，利湿通淋。

（4）小儿肾脏病临床应用

1）热淋小便不利、水肿：本品有清热利湿通淋之功，治疗热淋小便不利、水肿者。治小便淋沥涩痛，常配车前子、白茅根、石韦等药。

2）痈肿疮毒，咽喉肿痛：本品苦寒，有较强的清热解毒作用，治疗热毒所致诸证。治疗各种肾炎伴发咽喉肿痛者，常与玄参、黄芩、板蓝根等同用；伴皮肤痤疮疖肿或乙肝相关性肾炎，可与紫花地丁、蒲公英、金银花等药同用。

（5）应用注意：阴疽及脾胃虚寒者忌用。

10. 生地黄

（1）来源：为玄参科植物地黄 *Rehmannia glutinosa* Libosch.的新鲜或干燥块根。

（2）性能：甘、苦，寒。归心、肝、肾经。

（3）功效：清热凉血，养阴生津。

（4）小儿肾脏病临床应用

1）阴虚内热，消渴：本品既善养阴清热，又能生津止渴，是治阴虚津亏燥热证的常用药。治疗各种肾病阴虚有热者，与知母、麦冬、牡丹皮等合用，如《古今医统》黄膏；治疗糖尿病肾病口干渴明显者，与山药、黄芪、葛根等合用，如《医学衷中参西录》滋膵饮。

2）血热出血：本品善清营血分之热，有凉血止血之效。治疗肾炎因湿热蕴于下焦，热伤血络之尿血症者，常与地榆、小蓟、大蓟等合用，如《石室秘录》两地丹；治疗风热入营血分之尿血症者，常与金银花、连翘、丹参等药合用，如《温病条辨》清营汤。

3）小便遗沥涩痛：本品既善养阴，又能清心以泻小肠火，治心经热盛，移热小肠，小便遗沥涩痛，常与竹叶、生甘草、通草等药同用，如《小儿药证直诀》导赤散。

（5）应用注意：脾虚湿滞，腹满便溏者不宜使用。

11. 赤芍

（1）来源：为毛茛科植物赤芍 *Paeonia lactiflora* Pall.或川赤芍 *Paeonia veitchii* Lynch 的干燥根。

（2）性能：苦，微寒。归肝经。

（3）功效：清热凉血，化瘀止痛。

（4）小儿肾脏病临床应用

1）血热出血：本品善于清泻血分郁热而凉血止血散瘀，治疗各种肾病血分瘀热证见发热、尿血鲜红者，常配伍生地黄、白茅根、大小蓟等清热凉血药。治湿热淋证，小便淋漓涩痛，常配伍车前子、虎杖、滑石等清利湿热药。

2）瘀滞疼痛：本品具有活血化瘀止痛之效，治疗肾脏病兼见肝郁血滞之胁痛，常与牡丹皮、柴胡等同用，如《博济方》赤芍药散；治疗跌打损伤，瘀肿疼痛，常配伍虎杖，如《圣济总录》虎杖散。

（5）应用注意：反藜芦。

12. 牡丹皮

（1）来源：为毛茛科植物牡丹 *Paeonia suffruticosa* Andr.的干燥根皮。

（2）性能：苦，辛，微寒。归心、肝、肾经。

（3）功效：清热凉血，活血祛瘀。

（4）小儿肾脏病临床应用

1）血热出血：本品既能清血分热邪，又能除血中瘀滞，有止血不留瘀、活血不妄行之特性，可治疗各种肾病血分瘀热证者，常配伍生地黄、赤芍、大小蓟等清热凉血药。

2）瘀滞疼痛：本品具有活血祛瘀之效，治疗肾脏病兼见瘀滞肿痛，常与桂枝、川芎、桃仁等同用，如《金匮要略》桂枝茯苓丸。

（5）应用注意：血虚有寒者不宜用。

（三）化湿药

1. 广藿香

（1）来源：为唇形科植物广藿香 *Pogostemon cablin*（Blanco）Benth 的地上部分。

（2）性能：辛，微温。归脾、胃、肺经。

（3）功效：芳香化浊，和中止呕，发表解暑。

（4）小儿肾脏病临床应用

1）湿浊中阻，脘腹痞闷：本品为芳香化湿要药，可治疗各型肾炎、肾小管性酸中毒、肾病综合征等出现湿浊中阻，脘腹痞闷，恶心欲呕等症，常配伍苍术、厚朴等药，如《太平惠民和剂局方》不换金正气散。

2）呕吐：本品既能化湿醒脾，又能和中止呕，治疗湿阻中焦所致呕吐。慢性肾衰竭、尿毒症因湿浊郁毒壅滞中焦而致恶心呕吐，偏寒湿者可配伍半夏、茯苓、生姜等药，如《金匮要略》小半夏加茯苓汤，偏湿热者可配伍茵陈、黄芩、滑石等药，如《温热经纬》甘露消毒丹。

2. 苍术

（1）来源：为菊科多年生草本植物茅苍术 *Atractylodes lancea*（Thunb.）DC.或北苍术

Atractylodes chinensis（DC.）Koidz.的干燥根茎。

（2）性能：辛、苦，温。归脾、胃、肝经。

（3）功效：燥湿健脾，祛风散寒，明目。

（4）小儿肾脏病临床应用

1）湿浊中阻，脘腹痞闷：本品为燥湿健脾要药，可治疗肾病患者湿阻中焦、脾失健运所致脘腹痞闷、呕恶食少、舌苔白腻等症，常配伍厚朴、陈皮等药，如《太平惠民和剂局方》平胃散。

2）水肿：本品既能外祛风湿，又能内化湿浊，可治疗肾病之水湿壅盛而面浮肢肿，偏寒湿者与茯苓、猪苓等利水渗湿药配伍，如《证治准绳》胃苓汤；偏湿热者同黄芩、黄柏等清热燥湿药配伍。

（5）应用注意：阴虚内热、多汗者忌用。

（四）利水渗湿药

1. 茯苓

（1）来源：为多孔菌科真菌茯苓 *Poria cocos*（Schw.）Wolf 的干燥菌核。

（2）性能：甘、淡，平。归心、脾、肾经。

（3）功效：利水渗湿，健脾宁心。

（4）小儿肾脏病临床应用

1）水肿、小便不利：本品甘能健脾、淡能渗湿，既能祛邪、又能扶正，利水而不伤正，实为利水消肿之要药，凡水湿为患之证皆可用之。如治疗水湿内停所致水肿、小便不利，可配伍白术、猪苓、桂枝等药，如《伤寒论》五苓散；治疗水热互结，阴虚小便不利、水肿，可配伍猪苓、阿胶、滑石等药，如《伤寒论》猪苓汤；治疗脾肾阳虚水肿，配伍附子、白术、生姜等，如《伤寒论》真武汤。

2）脾虚食少、便溏泄泻：本品能健脾补中，促进脾胃运化功能，可治疗肾病患者伴倦怠乏力、食少便溏，常与人参、白术、甘草同用，如《太平惠民和剂局方》四君子汤；脾虚湿盛泄泻，常配山药、扁豆、白术等，如《太平惠民和剂局方》参苓白术散。

3）心悸，失眠：本品补益心脾而安神，可治疗肾病患者心脾两虚之心悸怔忡、失眠多梦，常与黄芪、白术、当归等药同用，如《济生方》归脾汤。

（5）应用注意：本品性泄利，故阴虚而无湿热、气虚下陷者慎服。

2. 薏苡仁

（1）来源：为禾本科植物薏苡 *Coix lacryma-jobi* L.var.*ma-yuen*（Roman.）Stapf 的干燥成熟种仁。

（2）性能：甘、淡，凉。归脾、胃、肺经。

（3）功效：利水渗湿，健脾止泻，除痹，排脓，解毒散结。

（4）小儿肾脏病临床应用

1）水肿，小便不利：本品既利水消肿，又健脾补中，可治疗各类肾病兼脾虚湿困之水肿、小便不利，常配伍白术、茯苓、黄芪等。

2）脾虚泄泻：本品渗除脾湿、健脾止泻，可治疗肾病伴脾虚湿盛之泄泻，常配伍人参、茯苓、白术等药，如《太平惠民和剂局方》参苓白术散。

（5）应用注意：本品性泄利，故阴虚而无湿热、气虚下陷者慎服。

3. 猪苓

（1）来源：为多孔菌科真菌猪苓 *Polyporus umbellatus*（Pers.）Fries 的干燥菌核。

（2）性能：甘、淡，平。归肾、膀胱经。

（3）功效：利水渗湿。

（4）小儿肾脏病临床应用：本品甘淡渗泄，功专通水道、利小便、祛水湿，利水渗湿作用较强，可治疗肾炎、肾病等因水湿停滞所致各种水肿。治疗水湿内停所致之水肿、小便不利，可配白术、茯苓等药，如《明医指掌》四苓散；治疗肠胃寒湿、濡泻无度，可配黄柏、肉豆蔻等药，如《圣济总录》猪苓丸。治疗阴虚有热之小便不利、淋浊，可与茯苓、阿胶、滑石等药同用，如《伤寒论》猪苓汤。

（5）应用注意：本品性泄利，故阴虚而无湿热、气虚下陷者慎服。

4. 玉米须

（1）来源：为禾本科植物玉蜀黍 *Zea mays* L.的干燥花柱和柱头。

（2）性能：甘，平。归肝、肾经。

（3）功效：利尿消肿，利湿退黄。

（4）小儿肾脏病临床应用：本品甘淡渗利，有通利小便、消退水肿之功，治疗肾炎水肿、小便不利，可用大剂量本品煎服。治疗脾虚水肿，可与茯苓、白术等药同用；治疗膀胱湿热之小便短赤涩痛，可单味大量煎服，或配车前草、珍珠草等利尿通淋药。

（5）应用注意：本品性泄利，故阴虚而无湿热、气虚下陷者慎服。

5. 车前子

（1）来源：为车前科植物车前 *Plantago asiatica* L.或平车前 *Plantago depressa* Willd.的干燥成熟种子。

（2）性能：甘，寒。归肝、肾、肺、小肠经。

（3）功效：清热利尿通淋，渗湿止泻，明目，祛痰。

（4）小儿肾脏病临床应用：本品具有良好的清利湿热、利尿通淋之效，善于通窍而利水道，治疗肾病水湿停滞水肿、小便不利，常配猪苓、茯苓等药；治疗病久肾虚，腰重脚肿，常同熟地黄、山茱萸、牛膝等配伍，如《济生方》济生肾气丸；治疗湿热下注，蕴结膀胱所致小便淋漓涩痛者，可与滑石、瞿麦等药配伍，如《太平惠民和剂局方》八正散。

（5）应用注意：车前子布包不宜过紧，以免煎煮膨胀，影响药效成分溶出。

6. 滑石

（1）来源：为硅酸盐类矿物滑石族滑石，主含水硅酸镁［$Mg_3 \cdot (Si_4O_{10}) \cdot (OH)_2$］。

（2）性能：甘、淡，寒。归膀胱、肺、胃经。

（3）功效：利尿通淋，清热解暑，外用祛湿敛疮。

（4）小儿肾脏病临床应用

1）热淋，石淋，尿热涩痛：本品甘淡而寒，性滑利窍，能清利膀胱湿热，有利尿通淋之功，治疗肾病患者因湿热蕴结膀胱引起小便不利、热淋或尿闭等症，可配车前子、瞿麦、栀子等药，如《太平惠民和剂局方》八正散；治疗石淋，常配海金沙、金钱草等利尿通淋药。

2）暑湿，湿温。本品能利水湿、解暑热，是治疗暑湿、湿温之常用药。治疗肾病患者伴暑热外感或暑湿内困，常配甘草，如《伤寒标本》六一散；治疗暑温夹湿及湿温初起之头痛恶寒、身重胸闷等，可与白蔻仁、薏苡仁、苦杏仁等药同用，如《温病条辨》三仁汤。

（5）应用注意：脾虚、热病伤津者慎用。

7. 石韦

（1）来源：为水龙骨科植物庐山石韦 *Pyrrosia sheareri*（Bak.）Ching、石韦 *Pyrrosialingua*（Thunb.）Farwell 或有柄石韦 *Pyrrosia petiolosa*（Christ）Ching 的干燥叶。

（2）性能：甘、苦，微寒。归肺、膀胱经。

（3）功效：利尿通淋，清肺止咳，凉血止血。

（4）小儿肾脏病临床应用：本品能清利膀胱，具有良好的利尿通淋之功，并可止血，为治疗淋证的常用药。治疗血淋及急慢性肾炎等有水肿、血尿者，常与当归、芍药、蒲黄等配伍，如《千金方》石韦散；治疗热淋及泌尿系感染，《太平圣惠方》用本品与滑石为末服；治疗石淋及泌尿系结石，常和滑石为末，用米饮或蜜冲服，如《古今录验》石韦散。

（5）应用注意：阴虚及无湿热者忌服。

（五）温里药

附子

（1）来源：为毛茛科植物乌头 *Aconitum carmichaelii* Debx.子根的加工品。

（2）性能：辛、甘，大热。有毒。归心、肾、脾经。

（3）功效：回阳救逆，补火助阳，散寒止痛。

（4）小儿肾脏病临床应用

1）肾阳虚衰，夜尿频多，虚寒吐泻，脘腹冷痛，阴寒水肿：本品辛甘大热，有峻补元阳、益火消阴之功，能上助心阳以通脉、中温脾阳以健运、下补肾阳以益火，故肾、脾、心诸脏阳气衰弱者均可选用。治疗慢性肾炎、肾病综合征、慢性肾衰竭患者肾阳虚衰而见腰膝酸痛、形寒肢冷、夜尿频多等，常与熟地黄、山茱萸等药同用，如《景岳全书》右归丸；治疗脾肾阳虚、寒湿内盛所致脘腹冷痛、大便溏泻等，常与白术、党参、干姜等同用，如《太平惠民和剂局方》附子理中汤；治脾肾阳虚，水气内停所致肢体浮肿、小便不利者，常配茯苓、白术等药物，如《伤寒论》真武汤。

2）亡阳虚脱，肢冷脉微：本品既能助心阳以通脉、补肾阳以益火，又能温里散寒，以利阳气恢复，为"回阳救逆第一品药"。治疗肾衰竭患者因心阳衰微出现的大汗淋漓、手足厥冷、脉微欲绝者，常配人参，如《正体类要》参附汤。

（5）应用注意：阴虚阳亢者忌用。反半夏、瓜蒌、贝母、白蔹、白及。生品外用，内服须炮制。若内服过量，或炮制、煎煮方法不当，可引起中毒。

（六）理气药

1. 陈皮

（1）来源：为芸香科植物橘 *Citrus reticulata* Blanco 及其栽培变种的干燥成熟果皮。

（2）性能：辛、苦，温。归脾、肺经。

（3）功效：理气健脾，燥湿化痰。

（4）小儿肾脏病临床应用

1）脾胃气滞，脘腹胀满，食少吐泻：本品长于行脾胃之气，调中快膈，凡肾病兼见脾胃气滞之证者均可选用。治疗肾病兼脾胃气滞而见脘胀食少、恶心呕吐等，常与人参、竹茹、甘草等配伍，如《金匮要略》橘皮竹茹汤；治疗寒湿阻滞脾胃，常配厚朴、苍术等，如《太平惠民和剂局方》平胃散；治疗脾虚气滞，纳差、食后腹胀，常配人参、茯苓、白术等药，如《小儿药证直诀》异功散。

2）湿浊中阻，脘闷纳呆：本品既能燥湿化浊，又能理气宽胸，可治疗肾病兼夹湿浊中阻或痰湿壅滞而见脘闷纳呆、便溏、苔厚腻等，常与茯苓、半夏等配伍，如《太平惠民和剂局方》二陈汤。

（5）应用注意：性偏温燥、走散，故气虚证，阴虚燥咳、吐血及舌赤少津、内有实热者慎服。

2. 枳实

（1）来源：为芸香科植物酸橙 *Citrus aurantium* L.及其栽培变种或甜橙 *Citrus sinensis*(L.) Osbeck 的干燥幼果。

（2）性能：苦、辛、酸，微寒。归脾、胃经。

（3）功效：破气消积，化痰散痞。

（4）小儿肾脏病临床应用：本品既能破气除痞，又能消积导滞，可治疗肾病患者脾胃虚弱，运化无力，食后脘腹痞满作胀，常与白术同用，如《内外伤辨惑论》枳术丸；治疗食积气滞，脘腹胀满或胀痛，可同山楂、麦芽、神曲等药配伍，如《医学正传》曲麦枳术丸；治疗心下痞满，食欲不振，常与半夏曲、白术、茯苓等配伍，如《兰室秘藏》枳实消痞丸。

（5）应用注意：炒用缓和峻烈之性。

3. 木香

（1）来源：为菊科植物木香 *Aucklandia lappa* Decne.的干燥根。

（2）性能：辛、苦，温。归脾、胃、大肠、胆、三焦经。

（3）功效：行气止痛，健脾消食。

（4）小儿肾脏病临床应用：本品善于通行脾胃气滞，有良好的行气止痛之功，又具健脾消食之效，尤宜治疗食积气滞。治疗肾病患者脾虚气滞，脘腹胀满、食少便溏，常同白术、党参、陈皮等配伍，如《时方歌括》香砂六君子汤；治疗肾病患者脾胃气滞，脘腹胀痛，可同藿香、砂仁等配伍，如《张氏医通》木香调气散；治疗脾虚食少，食积气滞，可与枳实、砂仁、白术等同用，如《摄生秘剖》香砂枳术丸。

（5）应用注意：脏腑燥热，阴虚津亏者忌服。

4. 大腹皮

（1）来源：为棕榈科植物槟榔 *Areca catechu* L.的干燥果皮。

（2）性能：辛，微温。归脾、胃、大肠、小肠经。

（3）功效：行气宽中，利水消肿。

（4）小儿肾脏病临床应用：本品既能宣肺以通利水道，又能行气以消除胀满，治疗水肿，小便不利，常与茯苓皮、五加皮、陈皮等配伍，如《麻科活人全书》五皮饮。

（七）止血药

1. 小蓟

（1）来源：为菊科植物刺儿菜 *Cirsium setosum*（Willd.）MB.的干燥地上部分。全国大部分地区均产。

（2）性能：甘、苦，凉。归心、肝经。

（3）功效：凉血止血，散瘀解毒消痈。

（4）小儿肾脏病临床应用：本品善清血分之热而凉血止血，又能利尿通淋，善治尿血、血淋。治疗各种肾脏病之血尿，常与生地黄、淡竹叶、栀子等同用，如《济生方》小蓟饮子。

（5）应用注意：炒炭后寒凉之性减弱，而止血作用增强。

2. 白茅根

（1）来源：为禾本科植物白茅 *Imperata cylindrica* Beauv.var.*major*（Nees）C.E.Hubb.的根茎。

（2）性能：甘，寒。归肺、胃、膀胱经。

（3）功效：凉血止血，清热利尿，清肺胃热。

（4）小儿肾脏病临床应用

1）血热尿血、血淋：本品能清血分之热而达凉血止血之功，并入膀胱经，又能清热利尿，对下焦血热之尿血、血淋尤宜。治疗肾病见有小便出血，可单用本品煎服；或与黄芩、赤芍、血余炭等同用，如《圣惠方》白茅根汤。

2）水肿、小便不利：本品能清热利尿而达利水消肿之功，治疗急性肾炎湿热壅阻而见水肿、小便不利等，可单用本品煎服（《医学衷中参西录》）。

（5）应用注意：多生用，止血亦可炒炭用。

3. 茜草

（1）来源：为茜草科植物茜草 *Rubia cordifolia* L.的干燥根及根茎。

（2）性能：苦，寒。归肝经。

（3）功效：凉血祛瘀，止血，通经。

（4）小儿肾脏病临床应用：本品既能凉血止血，又能祛瘀通经，常用于血热妄行之各种出血证，尤宜兼瘀者。可单用，多入复方。常用于治疗肾系病证之血尿，尤其是 IgA 肾病、紫癜性肾炎等，常与小蓟、白茅根等药同用。

（5）应用注意：止血炒炭用，活血通经生用或酒炒用。

4. 蒲黄

（1）来源：为香蒲科植物水烛香蒲 *Typha angustifolia* L.、东方香蒲 *Typha orientalis* Presl 或同属植物的干燥花粉。

（2）性能：甘，平。归肝、心包经。

（3）功效：止血，化瘀，通淋。

（4）小儿肾脏病临床应用

1）出血证：本品长于收敛止血，又能活血化瘀，有止血而不留瘀之弊，对出血证无论属寒属热、有无瘀滞，均可选用，对出血夹瘀者尤宜。临床治疗肾系病证中的血尿等出血证，常与茜草、小蓟等药同用。

2）血淋涩痛。本品既能利尿通淋，又能化瘀止血，可治疗血淋涩痛，常配伍生地黄、冬葵子，如《证治准绳》蒲黄散。

（5）应用注意：止血多炒用，化瘀、利尿多生用。

5. 仙鹤草

（1）来源：为蔷薇科植物龙芽草 *Agrimonia pilosa* Ledeb.的干燥地上部分。

（2）性能：苦、涩，平。归心、肝经。

（3）功效：收敛止血，止痢，截疟，解毒，补虚。

（4）小儿肾脏病临床应用：本品味涩能收，有较好的收敛止血之功，出血证无论寒热虚实皆可广泛应用。常用治疗多种肾病引起的血尿及衄血等多种出血证。血热妄行者，可配生地黄、牡丹皮等清热凉血药；虚寒性出血可配伍艾叶、炮姜等温经止血药。

（5）应用注意：止血可炒炭用。

（八）活血化瘀药

1. 川芎

（1）来源：为伞形科植物川芎 *Ligusticum chuanxiong* Hort.的干燥根茎。

（2）性能：辛，温。归肝、胆、心包经。

（3）功效：活血行气，祛风止痛。

（4）小儿肾脏病临床应用：本品既能温通血脉、活血化瘀，又能行气通滞，为"血中气药"，并有"旁通络脉"，祛风通络止痛之功，常用于治疗肾病综合征、慢性肾炎、慢性肾衰竭、蛋白尿持续难消，面色晦暗，舌暗或有瘀斑点等血瘀气滞者。

（5）应用注意：本品辛温升散，凡阴虚火旺、舌红口干，多汗及出血性疾病，不宜应用。

2. 丹参

（1）来源：为唇形科植物丹参 *Salvia miltiorrhiza* Bge.的干燥根及根茎。

（2）性能：苦，微寒。归心、肝经。

（3）功效：活血调经，祛瘀止痛，凉血消痈，除烦安神。

（4）小儿肾脏病临床应用

1）瘀血阻滞，瘀斑色暗：本品功擅活血化瘀，祛瘀生新，祛瘀而不伤正，为治血瘀证的要药。可治疗肾病综合征、慢性肾炎、慢性肾衰竭早中期患者而蛋白尿顽固不消，面色晦暗，舌暗或有瘀斑点的瘀血阻滞证，与桃仁、赤芍等药同用。

2）心悸失眠：本品既有活血凉血、清心除烦之功，又有养血安神之效，可治疗慢性肾衰竭，浊毒入营血，内扰心神，烦躁不寐，与玄参、生地黄等同用，如《温病条辨》清营汤；治疗慢性肾炎，心血不足之心悸失眠，与五味子、酸枣仁、柏子仁等同用，如《校注妇人良方》天王补心丹。

（5）应用注意：活血化瘀宜酒炙用。反藜芦。

3. 红花

（1）来源：为菊科植物红花 *Carthamus tinctorius* L.的筒状花冠。

（2）性能：辛，温。归心、肝经。

（3）功效：活血祛瘀，通经止痛。

（4）小儿肾脏病临床应用：本品长于活血化瘀，是治疗血瘀证之常用品，可治疗肾病综合征、慢性肾炎兼有瘀血者，与桃仁相须为用；也可治疗瘀热郁滞之斑疹色暗，与牛蒡子、当归、紫草等同用，如《麻科活人书》当归红花饮。

（5）应用注意：有出血倾向者慎用。

4. 桃仁

（1）来源：为蔷薇科植物桃 *Prunus persica*（L.）Batsch 或山桃 *Prunus davidiana*（Carr.）Franch.的干燥成熟种子。

（2）性能：苦、甘，平；有小毒。归心、肝、大肠经。

（3）功效：活血祛瘀，润肠通便，止咳平喘。

（4）小儿肾脏病临床应用：本品善于散血行滞，活血化瘀，凡血瘀证无论寒热虚实皆可用之。治疗肾病综合征、急性肾衰竭、慢性肾盂肾炎兼见瘀血，蛋白尿顽固难消、舌暗或有瘀斑点者，伴入暮潮热、口干、舌苔少者，与生地黄、赤芍、当归等同用，如《医林改错》血府逐瘀汤；伴形寒肢冷、小便不利，与茯苓、桂枝、牡丹皮等同用，如桂枝茯苓丸（《金匮要略》）；伴瘀热互结，大便不通，与大黄、桂枝等同用，如《伤寒论》桃核承气汤。

（5）应用注意：便溏者慎用。本品有毒，不可过量。

5. 益母草

（1）来源：为唇形科植物益母草 *Leonurus japonicus* Houtt.的新鲜或干燥地上部分。

（2）性能：辛、苦，微寒。归心包、肝、膀胱经。

（3）功效：活血调经，利水消肿，清热解毒。

（4）小儿肾脏病临床应用：本品长于活血化瘀调经，又能利尿消肿，尤宜用于水瘀互结之水肿。治疗肾炎水肿水瘀互结者，常配伍白茅根、泽兰等药物；治疗血热及瘀滞之血淋、尿血，可与车前子、石韦等同用。

（5）应用注意：无瘀滞及阴虚血少者忌用。

6. 牛膝

（1）来源：为苋科植物牛膝（怀牛膝）*Achyranthes bidentata* Bl.和川牛膝（甜牛膝）*Cyathula officinalis* Kuan 的干燥根。

（2）性能：苦、甘、酸，平。归肝、肾经。

（3）功效：逐瘀通经，补益肝肾，强筋健骨，利水通淋，引火（血）下行。

（4）小儿肾脏病临床应用

1）腰膝酸痛、筋骨无力：本品性善下行，补肝肾、强筋骨，善治肝肾不足之证。治疗肝肾亏虚之腰膝酸软，配杜仲、补骨脂、续断等药，如《扶寿精方》续断丸；治湿热成痿，足膝痿软，与苍术、黄柏同用，如《医学正传》三妙丸。

2）淋证、水肿、小便不利：本品有利尿通淋之功，是下焦水湿潴留病症之常用药。治疗水肿、小便不利，与地黄、车前子同用，如《济生方》加味肾气丸；治疗血淋、热淋、砂淋，与瞿麦、滑石、车前等配伍，如《世医得效方》牛膝汤。

3）齿痛口疮，头痛眩晕。本品有引血（热）下行之功，可治气火上逆、火热上攻之证。肾炎患者常见口舌生疮、牙龈肿痛，因肾阴亏虚、虚火上炎，可与知母、生地黄等同用，如《景岳全书》玉女煎；治疗慢性肾炎阴虚阳亢、头痛眩晕，与生牡蛎、白芍、生地黄等同用，如《医学衷中参西录》镇肝熄风汤。

（5）应用注意：本品为动血之品，性专下行，孕妇月经过多者忌服；中气下陷，脾虚泄泻，下元不固，多梦遗精者慎用。

（九）补益药

1. 人参

（1）来源：为五加科植物人参 *Panax ginseng* C.A. Mey.的干燥根和根茎。

（2）性能：甘、微苦，微温。归脾、肺、心、肾经。

（3）功效：大补元气，补脾益肺，生津止渴，安神益智。

（4）小儿肾脏病临床应用

1）体虚欲脱，肢冷脉微：本品味甘能补，有大补元气、复脉固脱之功，适用于大病、久病或大汗、大吐、大泻、大失血所致元气虚极欲脱、气短神疲、脉微欲绝的重危证候，单用本品浓煎即可奏效（《景岳全书》独参汤）。治疗尿毒症末期出现气息微弱、汗出不止、脉微欲绝时，可用本品大剂量浓煎频服；伴四肢逆冷、汗出等亡阳征象者，常与附子同用，如《正体类要》参附汤。

2）脾肺气虚，食少倦怠，气短喘促：本品长于补脾肺之气，又有益肾气、助肾阳之功，凡肾系病证见有脾气亏虚、肺气亏虚、肺肾两虚、气血两虚等证者均可应用。治疗倦怠乏力、食少便溏等脾气虚弱诸症，与茯苓、白术、甘草同用，如《太平惠民和剂局方》四君子汤；治疗脾气虚衰，气虚不能生血而致气血两虚者，与熟地黄、当归等药同用，如《正体类要》八珍汤；治疗短气喘促，声低懒言等肺气虚弱诸症，与黄芪、五味子等同用，如《千金方》补肺汤；治疗肾不纳气的短气虚喘或肺肾两虚的喘促日久，与蛤蚧、胡桃仁等同用，如《卫生宝鉴》人参蛤蚧散、《济生方》人参胡桃汤。

3）气虚外感：本品还常与解表药配伍，有扶正祛邪之功，可治疗肾病兼有气虚外感者，与柴胡、羌活、茯苓等同用，如《太平惠民和剂局方》人参败毒散。

（5）应用注意：挽救虚脱可用 15～30g，宜文火另煎分次兑服。不宜与藜芦、五灵脂同用。

2. 党参

（1）来源：为桔梗科植物党参 *Codonopsis pilosula*（Franch.）Nannf.、素花党参 *Codonopsis pilosula* Nannf. var. *modesta*（Nannf.）L.T.She 或川党参 *Codonopsis tangshen* Oliv.的干燥根。

（2）性能：甘，平。归脾、肺经。

（3）功效：健脾益肺，养血生津。

（4）小儿肾脏病临床应用：本品有补脾益肺之效，功似人参而力弱，可代替人参用于治疗肾系病证而有脾气亏虚、肺气亏虚及气血两虚等证。治疗中气不足之体虚倦怠、食少便溏等症，可配白术、茯苓等药物；治疗肺气亏虚之咳嗽气短，声低懒言等症，常与黄芪、蛤蚧等配伍；治疗气虚不能生血而见面色苍白或萎黄、头晕、乏力等症，常与当归、黄芪、熟地黄等同用。

（5）应用注意：不宜与藜芦同用。

3. 太子参

（1）来源：为石竹科植物异叶假繁缕 *Pseeudostellaria heterophylla*（Miq.）Pax ex pax et Hoffm.的干燥块根。

（2）性能：甘、微苦，平。归脾、肺经。

（3）功效：益气健脾，生津润肺。

（4）小儿肾脏病临床应用

1）脾虚体倦，肺燥干咳：本品有补脾肺之气，功似人参而力弱，治疗脾气虚弱，胃阴不足的食少倦怠，口干舌燥等，可配益脾气、养胃阴之石斛、山药等药；治疗肺阴不足的燥咳痰少，气短等，可与补肺气、养肺阴之麦冬、南沙参配伍。

2）病后虚弱，气阴不足，自汗口渴：本品性略偏寒凉，属补气药中之清补品，能养阴生津，适宜小儿热病之后，气阴两亏，倦怠自汗，口干口渴等。因其作用平和，临床常用病后调补之药，可与黄芪、麦冬、五味子等同用。

4. 黄芪

（1）来源：为豆科植物蒙古黄芪 *Astragalus membranaceus*（Fisch.）Bge. var. *mongholicus*（Bge.）Hsiao 或膜荚黄芪 *Astragalus membranaceus*（Fisch.）Bge.的干燥根。

（2）性能：甘，微温。归脾、肺经。

（3）功效：补气升阳，固表止汗，利水消肿，生津养血，行滞通痹，托毒生肌。

（4）小儿肾脏病临床应用

1）脾肺气虚，食少倦怠，咳喘气短：本品为补益脾气之要药，可治疗肾病伴有倦怠乏力，食少便溏等脾气虚弱诸症，可配人参、白术等补气健脾药；治疗肾病综合征、慢性肾炎患者尿蛋白迁延不愈，证属脾虚升清无权者可重用本品，并与人参、升麻等药同用，如《脾胃论》补中益气汤；治疗气短喘促，声低懒言等肺气虚弱诸症，与人参、五味子等同用，如《永类钤方》补肺汤。

2）水肿，小便不利：本品既能启上源以通调水道，又能补脾气以运化水湿，标本兼治，实为气虚水肿之要药。治疗慢性肾炎、肾病综合征的脾虚水湿失运，浮肿、小便不利者，常配白术、防己等，如《金匮要略》防己黄芪汤。

3）表虚自汗：本品能补脾肺之气，益卫固表以止汗，治疗慢性肾脏疾病而见卫气不固，表虚自汗易于感冒者，与防风、白术等药同用，如《丹溪心法》玉屏风散；治疗脾肺气虚所致卫气不固，表虚自汗者，常配伍麻黄根、牡蛎等药，如《太平惠民和剂局方》牡蛎散。

4）血虚萎黄，气血两虚：本品具养血之效，补气又利生血，为补气生血常用之品。治疗慢性肾衰竭而见气血两虚证及肾性贫血者，与当归配伍，如《兰室秘藏》当归补血汤。

（5）应用注意：蜜炙可增强其益气补中作用。

5. 白术

（1）来源：为菊科植物白术 *Atractylodes macrocephala* Koidz.的干燥根茎。

（2）性能：甘，苦，温。归脾、胃经。

（3）功效：健脾益气，燥湿利水，止汗，安胎。

（4）小儿肾脏病临床应用

1）脾虚食少，倦怠乏力：本品以益气健脾为主，兼能燥湿利水，前人誉之为"补气健脾第一要药"。治疗肾病而见脾虚食少，倦怠乏力等症者，与人参、茯苓等同用，如《太平惠民和剂局方》四君子汤。

2）脾虚湿停，痰饮水肿：本品苦温燥湿利水，甘温健脾助运，对肾病脾虚湿滞证有标本兼顾之效。肾病患者因脾虚或肾病及脾，制水无权出现痰饮水肿、小便不利，常用本品，如治疗脾虚中阳不振，痰饮内停者，可配伍茯苓、桂枝等药，如《金匮要略》苓桂术甘汤；治疗脾虚水肿，与茯苓、猪苓等药配伍，如《伤寒论》五苓散。

3）表虚自汗：本品既能益气健脾，又能固表止汗，可治疗肾脏病伴脾虚气弱，卫外不固，表虚自汗而易于感冒者，与黄芪、防风等药同用，如《丹溪心法》玉屏风散。

（5）应用注意：炒用可增强补气健脾止泻作用。

6. 山药

（1）来源：为薯蓣科植物薯蓣 *Dioscorea opposite* Thunb.的干燥根茎。

（2）性能：甘，平。归脾、肺、肾经。

（3）功效：补脾养胃，生津益肺，补肾涩精。

（4）小儿肾脏病临床应用：本品既能补脾、肺、肾之气，又能滋脾、肺、肾之阴，略兼收涩之性，可治疗肾脏病而见脾肺肾气虚、气阴两虚证。治疗肾病伴有脾胃虚弱，食少便溏，倦怠乏力等症者，与人参、茯苓等同用，如《太平惠民和剂局方》参苓白术散；治疗肺虚久咳或虚喘，常配脾肺双补之太子参、南沙参等药；治疗肾气虚，腰膝酸软，遗尿或夜尿频多，与地黄、山茱萸、茯苓等药同用，如《金匮要略》肾气丸；治疗肾阴虚，形体消瘦，腰膝酸软等症，与熟地黄、茯苓、牡丹皮等同用，如《小儿药证直诀》六味地黄丸。

（5）应用注意：麸炒山药功擅补脾健胃。

7. 甘草

（1）来源：为豆科植物甘草 *Glycyrrhiza uralensis* Fisch.、胀果甘草 *Glycyrrhiza inflata* Bat.或光果甘草 *Glycyrrhiza glabra* L.的干燥根和根茎。

（2）性能：甘，平。归心、肺、脾、胃经。

（3）功效：补脾益气，祛痰止咳，缓急止痛，清热解毒，调和诸药。

（4）小儿肾脏病临床应用

1）脾虚食少，倦怠乏力；心气不足，心悸气短；咳嗽痰多：本品味甘能补，入脾经，能补脾益气；入心经，能补益心气，益气复脉；入肺经，能润肺止咳，兼能祛痰平喘，凡肾脏病过程中出现心、肺、脾气虚之证，可随证配伍治之。治疗肾病患者脾胃虚弱，食少便溏，体倦乏力等症，常配人参、茯苓、白术，如《太平惠民和剂局方》四君子汤；治疗寒热虚实多种咳喘，有痰无痰，均可随证配之；治疗心气不足之脉结代、心动悸，与阿胶、地黄、人参等同用，如《伤寒论》炙甘草汤。

2）热毒疮疡，咽喉肿痛：本品生用性微寒，长于清热解毒，可用治肾脏病夹有热毒之证。治疗热毒疮疡，与金银花、当归、玄参同用，如《验方新编》四妙勇安汤；治疗热毒咽喉肿痛，常配伍桔梗，如《千金翼方》桔梗汤。

（5）应用注意：不宜与海藻、京大戟、红大戟、甘遂、芫花同用。本品有助湿壅气之弊，湿盛胀满、水肿者不宜用。大剂量久服可导致水钠潴留，引起浮肿。

8. 淫羊藿

（1）来源：为小檗科植物淫羊藿 *Epimedium brevicornu* Maxim.、箭叶淫羊藿 *Epimedium sagittatum*（Sieb. et Zucc.）Maxim.、柔毛淫羊藿 *Epimedium Pubescens* Maxim.或朝鲜淫羊藿 *Epimedium koreanum* Maxim.的干燥叶。

（2）性能：辛、甘，温。归肝、肾经。

（3）功效：补肾阳，强筋骨，祛风湿。

（4）小儿肾脏病临床应用：本品长于补肾阳，强筋骨，可治疗肾脏病因激素应用过量而致肾阳虚衰，筋骨痿软、神疲乏力、畏寒等，与熟地黄、杜仲、枸杞子等配伍，如《景岳全书》赞育丹。

（5）应用注意：阴虚火旺者不宜服。

9. 杜仲

（1）来源：为杜仲科植物杜仲 *Eucommia ulmoides* Oliv.的干燥树皮。

（2）性能：甘，温。归肝、肾经。

（3）功效：补肝肾，强筋骨，安胎。

（4）小儿肾脏病临床应用：本品长于补肝肾、强筋骨，对肾虚腰痛能达标本兼治之效。治疗肾脏病日久不愈，肝肾亏虚，腰膝酸痛，筋骨无力，与补骨脂、胡桃肉等同用，如《太平惠民和剂局方》青娥丸；治疗风湿腰痛冷重，与独活、桑寄生、细辛等同用，如独活寄生汤（《千金方》）；治疗外伤腰痛，与川芎、桂心、丹参等同用，如杜仲散（《太平圣惠方》）；治疗妇女经期腰痛，与当归、川芎、芍药等配伍；治疗肾虚精微不固之蛋白尿，与菟丝子、山茱萸等同用，如《鲍氏验方》十补丸。

（5）应用注意：炒用破坏其胶质有利于有效成分煎出，故比生用效果好。本品为温补之品，阴虚火旺者慎用。

10. 菟丝子

（1）来源：为旋花科植物南方菟丝子 *Cuscuta australis* R.Br.或菟丝子 *Cuscuta chinensis* Lam.的干燥成熟种子。

（2）性能：辛、甘，平。归肝、肾、脾经。

（3）功效：补肝益肾，固精缩尿，安胎，明目，止泻；外用消风祛斑。

（4）小儿肾脏病临床应用：本品味辛能润、甘能补，药性平和，补而不峻、温而不燥，为平补阴阳之品，可治疗各种肾病见有肾元亏虚，精微外泄等证。治疗慢性肾脏病之肝肾亏虚，腰膝酸软，目昏耳鸣，与枸杞子、熟地黄、车前子等同用，如《太平惠民和剂局方》驻景丸。治疗慢性肾病蛋白尿不消，偏肾虚者，可与枸杞子、车前子、覆盆子等同用，如《丹溪心法》五子衍宗丸；小便白浊、尿有余沥者，可配伍茯苓、石莲子，如《太平惠民和剂局方》茯苓丸。

（5）应用注意：本品为平补之药，但偏补阳，阴虚火旺，大便燥结、小便短赤者不宜服。

11. 冬虫夏草

（1）来源：为麦角菌科真菌冬虫夏草菌 *Cordyceps sinensis*（Berk.）Sacc.寄生在蝙蝠蛾科昆虫幼虫上的子座和幼虫尸体的干燥复合体。

（2）性能：甘，平。归肺、肾经。

（3）功效：补肾益肺，止血化痰。

（4）小儿肾脏病临床应用：本品为平补肾精之佳品，治疗各种肾脏病见有肾阳不足，精血亏虚之腰膝酸痛，可单用泡酒服，或与杜仲、淫羊藿等药同用。

（5）应用注意：有表邪者不宜用。

12. 当归

（1）来源：为伞形科植物当归 *Angelica sinensis*（Oliv.）Diels 的干燥根。

（2）性能：甘、辛，温。归肝、心、脾经。

（3）功效：补血活血，调经止痛，润肠通便。

（4）小儿肾脏病临床应用

1）血虚萎黄，眩晕心悸：本品为补血要药，治疗慢性肾衰竭、肾病综合征、慢性肾炎等多种肾病伴有贫血而见面色萎黄、眩晕心悸、唇爪无华等血虚症，与熟地黄、白芍、川芎同用，如《太平惠民和剂局方》四物汤。气血两虚，可与人参、黄芪同用，如《温疫论》人参养荣汤。

2）肠燥便秘：本品甘温质润，能补血以润肠通便，可治疗上述病症兼见肠燥便秘者，常配伍肉苁蓉、牛膝、升麻等药，如《景岳全书》济川煎。

（5）应用注意：本品味甘滑肠，故湿盛中满、大便泄泻者忌服。

13. 白芍

（1）来源：为毛茛科植物芍药 *Paeonia lactiflora* Pall.的干燥根。

（2）性能：苦、酸，微寒。归肝、脾经。

（3）功效：养血调经，敛阴止汗，柔肝止痛，平抑肝阳。

（4）小儿肾脏病临床应用

1）血虚萎黄，眩晕心悸：本品有补血养血之功，治疗肾脏病者见有面色萎黄、眩晕心悸、唇爪无华等症，与当归、熟地黄等配伍，如《太平惠民和剂局方》四物汤。

2）胸胁、脘腹、四肢挛急疼痛：本品味酸，入肝经，能柔肝敛阴而止痛，可治疗肾脏病阴虚肝旺之证。治血虚肝郁，胁肋疼痛，与柴胡、当归等药同用，如《太平惠民和剂局方》逍遥散；治疗脾虚肝旺，腹痛泄泻，常配防风、白术等药，如《景岳全书》痛泻要方；治疗阴血虚，筋脉失养，手足挛急作痛，与甘草配伍，如《伤寒论》芍药甘草汤。

（5）应用注意：阳衰虚寒之证不宜用。不宜与藜芦同用。

14. 阿胶

（1）来源：为马科动物驴 *Equus asinus* L.的干燥皮或鲜皮经煎煮、浓缩制成的固体胶。

（2）性能：甘，平。归肺、肝、肾经。

（3）功效：补血滋阴，润燥，止血。

（4）小儿肾脏病临床应用

1）血虚萎黄，眩晕心悸：本品味甘质润，为血肉有情之品，为补血要药。治疗慢性肾衰竭、慢性肾炎和肾病综合征伴有贫血而见血虚萎黄、眩晕心悸、唇爪无华等血虚诸症，与当归、芍药等药同用，如《杂病源流犀烛》阿胶四物汤。

2）热病伤阴，心烦不眠：本品能滋养肺肝肾之阴，阴液亏虚诸证常用。治疗慢性肾炎患者因肾阴亏虚、水火失济而致心烦不眠，与黄连、白芍、鸡子黄等配伍，如《伤寒论》黄连阿胶汤。

3）尿血，血淋：本品味甘质黏，长于止血。治疗肾阴亏虚，湿热下注的热淋、血淋，与茯苓、滑石等同用，如《伤寒论》猪苓汤；治疗心移热于膀胱，迫血妄行而致患尿血、脉数、舌赤者，与生地黄、当归、麦冬等配伍，如《医学心悟》阿胶散。

（5）应用注意：本品黏腻，有碍消化，故脾胃虚弱者慎用。

15. 制首乌

（1）来源：为蓼科植物何首乌 *Polygonum multiforum* Thunb.的干燥块根。

（2）性能：苦、甘、涩，微温。归肝、心、肾经。

（3）功效：补肝肾，益精血，化浊降脂。

（4）小儿肾脏病临床应用：本品长于补肝肾、益精血、强筋骨，为滋补良药。治疗肾病综合征、慢性肾炎而见血虚萎黄、眩晕心悸者，与当归、菟丝子、枸杞子等药配伍，如《积善堂方》七宝美髯丹；治疗慢性肾脏病患者，久病肝肾亏虚，腰膝酸软，眩晕耳鸣，头晕目花，与杜仲、黑芝麻等同用，如《世补斋医书》延寿丹。

（5）应用注意：制首乌补益力强，湿痰较重者不宜用；生首乌滑肠，大便溏泄不宜用。

16. 枸杞子

（1）来源：为茄科植物宁夏枸杞 *Lycium barbarum* L.的干燥成熟果实。

（2）性能：甘，平。归肝、肾经。

（3）功效：滋补肝肾，益精明目。

（4）小儿肾脏病临床应用：本品能平补肝肾精血，可治疗肾系病证，如慢性肾炎、慢性肾衰竭、肾病综合征等，见有肝肾阴虚，腰膝酸痛，眩晕耳鸣，目昏不明等症，可单用熬膏服，如《寿世保元》枸杞膏；伴有肝肾阴虚或精亏血虚之两目干涩者，常配伍菊花、熟地黄、山茱萸等药，如《医级》杞菊地黄丸。

17. 墨旱莲

（1）来源：为菊科植物鳢肠 *Eclipta prostrata* L.的干燥地上部分。

（2）性能：甘、酸，寒。归肾、肝经。

（3）功效：滋补肝肾，凉血止血。

（4）小儿肾脏病临床应用

1）肝肾阴虚，眩晕耳鸣，腰膝酸软：本品能补益肝肾之阴，治疗肾脏病而见肝肾阴虚，眩晕耳鸣，腰膝酸软等症，可单用本品熬膏，如《医灯续焰》旱莲膏；或同女贞子配伍，如《医方集解》二至丸。

2）阴虚血热之尿血、衄血：本品既能补肝肾之阴，又可凉血止血，治疗慢性肾衰竭、慢性肾炎因阴虚血热而致尿血、衄血等出血症，与车前草同用，如《沈氏尊生》二草丹。

（5）应用注意：脾胃虚寒、大便泄泻者忌用。

18. 女贞子

（1）来源：为木犀科植物女贞 *Ligustrum lucidum* Ait.的干燥成熟果实。

（2）性能：甘、苦，凉。归肝、肾经。

（3）功效：滋补肝肾，明目乌发。

（4）小儿肾脏病临床应用：本品味甘能补，善补益肝肾之阴，治疗肾脏病伴有肝肾阴虚，眩晕耳鸣，腰膝酸软，目暗不明等症，可配伍墨旱莲，如《医方集解》二至丸。

（5）应用注意：脾胃虚寒泄泻者忌服。

19. 鳖甲

（1）来源：为鳖科动物鳖 *Trionyx sinensis* Wiegmann 的背甲。

（2）性能：咸，微寒。归肝、肾经。

（3）功效：滋阴潜阳，退热除蒸，软坚散结。

（4）小儿肾脏病临床应用：本品为血肉有情之品，除能滋养肝肾之阴外，又兼能退热除蒸、潜阳息风，治疗阴虚发热有标本兼顾之功。治疗狼疮性肾炎、慢性肾炎等因邪伏阴分，阴液耗伤，夜热早凉，热退无汗者，与青蒿、牡丹皮、生地黄等同用，如《温病条辨》青蒿鳖甲汤；治疗慢性肾衰见有阴虚风动，手足瘛疭者，与麦冬、阿胶、生地黄等同用，如《温病条辨》大定风珠。

（5）应用注意：脾胃虚寒，食少便溏者忌服。

（十）收涩药

1. 五味子

（1）来源：为木兰科植物五味子 *Schisandra chinensis*（Turcz.）Baill. 或华中五味子 *Schisandra sphenanthera* Rehd. et Wils.的干燥成熟果实。

（2）性能：酸、甘、温。归肺、心、肾经。

（3）功效：收敛固涩，益气生津，补肾宁心。

（4）小儿肾脏病临床应用

1）遗尿尿频：本品味酸收敛、甘补益，入肾经，能补肾止遗，为治疗肾虚遗尿、尿频之常用药。治疗肾病综合征、慢性肾炎等因肾虚固涩无权而见蛋白尿经久不愈、夜尿频数等症，可配伍覆盆子、菟丝子、枸杞子等药物，如《医学入门》五子衍宗丸。

2）久咳虚喘：本品既能上敛肺气，又可下滋肾阴，为治疗久咳虚喘之要药。治疗肾系病证见有肺肾不足之喘咳，可配伍山药、山茱萸等药，如《医宗己任编》都气丸。

3）心悸失眠：本品既能补益心肾，又能宁心安神。治疗慢性肾炎，心肾阴血亏虚，心神失养，或心肾不交之虚烦心悸、失眠多梦，可配伍麦冬、酸枣仁、生地黄等药，如《摄生秘剖》天王补心丹。

（5）应用注意：凡表邪未解，内有实热，咳嗽初起，麻疹初期，均不宜用。

2. 山茱萸

（1）来源：为山茱萸科植物山茱萸 *Cornus officinalis* Sieb.et Zucc.的干燥成熟果肉。

（2）性能：酸、涩，微温。归肝、肾经。

（3）功效：补益肝肾，收敛固涩。

（4）小儿肾脏病临床应用

1）肝肾阴虚，眩晕耳鸣，腰膝酸痛：本品微温不燥，补而不峻，入肝肾经，能补肾气、益肾精，为平补阴阳之要药。治疗肾系病证见有肝肾阴虚，头晕目眩、腰酸耳鸣者，与熟地黄、茯苓、山药同用，如《小儿药证直诀》六味地黄丸；肾阳不足，腰膝冷痛，小便不利等症，常配伍附子等药，如《金匮要略》肾气丸。

2）遗尿尿频：本品既可补益肝肾，又可收敛固涩，补益之中兼具封藏之效，治疗慢性肾炎、肾病综合征因肾虚膀胱失约之遗尿、尿频者，常同桑螵蛸、金樱子、覆盆子等配伍。

（5）应用注意：素有湿热而致小便淋涩者，不宜应用。

3. 金樱子

（1）来源：为蔷薇科植物金樱子 *Rosa laevigata* Michx.的干燥成熟果实。

（2）性能：酸、甘、涩，平。归肾、膀胱、大肠经。

（3）功效：固精缩尿，固崩止带，涩肠止泻。

（4）小儿肾脏病临床应用：本品有固精缩尿之效，治疗肾病综合征、慢性肾炎因肾虚膀胱失约而致遗尿尿频、尿蛋白经久不愈等症，可配伍芡实，相须为用，如《仁存堂经验方》水陆二仙丹。

（5）应用注意：有实火、实邪者不宜应用。

4. 芡实

（1）来源：为睡莲科植物芡 *Euryale ferox* Salisb.的干燥成熟种仁。

（2）性能：甘、涩，平。归脾、肾经。

（3）功效：益肾固精，补脾止泻，除湿止带。

（4）小儿肾脏病临床应用：本品味甘能补、涩能收，归肾经，长于益肾固精。治疗肾病综合征、慢性肾炎因肾虚膀胱失约而致遗尿尿频、尿蛋白经久不愈等症，可配伍金樱子，相须为用，如《仁存堂经验方》水陆二仙丹。

第二章　儿童原发性肾病综合征

第一节　肾小球疾病的分类

肾小球毛细血管形态和（或）功能性的损伤称为肾小球疾病，临床上具备以下特点：①肾小球对蛋白质及细胞通透性改变：肾小球性蛋白尿（以白蛋白为主）伴（或无）管型尿和（或）肾小球源性血尿；②肾脏对水、电解质、酸碱平衡及血压调节能力障碍：肾外表现为高血压及水肿；③肾小球滤过功能损害先于并重于肾小管功能障碍。

肾小球疾病不是单一的疾病，而是由多种病因和多种发病机制引起的，病理类型各异，临床表现又常有重叠的一组疾病，对其进行分类是必要的，但也是十分困难的。如果疾病起始于肾小球或病因不清者则称为原发性肾小球疾病；如果肾小球疾病是全身系统性疾病的一部分则称为继发性肾小球病。但也有一些肾小球疾病是很难分清的，如抗基底膜抗体可以引起原发性Ⅰ型急进性肾小球肾炎，也可引起肺出血-肾炎综合征；膜性肾病可以是原发的也可以继发于乙型肝炎病毒感染、药物、肿瘤等多种原因。呈家族遗传发病者称为遗传性肾小球疾病，如奥尔波特综合征。

对于疾病的分类一般有几种原则：①按临床表现分型；②按功能改变分型；③按病变的解剖部位分型；④按病理类型分型；⑤按发病机制分型；⑥按病因分型；⑦中医辨证分型。后两者必须建立在对疾病本质深刻认识的基础上，目前在临床中难以达到；病理分型必须依赖于肾脏病理学检查，部分基层医院尚未开展肾活检穿刺病理学检查。因此，临床及功能分型仍然是我们开展肾小球疾病临床治疗工作所必须坚持的，也是各级医院的肾脏病临床工作所必需的诊断手段。本节重点介绍临床分型。

一、肾小球疾病的临床分型

中华医学会儿科分会肾脏病学组于 2000 年 11 月珠海会议制定关于小儿肾小球疾病的临床分类方法。

1. 原发性肾小球疾病（primary glomerular diseases）

（1）肾小球肾炎（glomerulonephritis）

1）急性肾小球肾炎（acute glomerulonephritis，AGN）：急性起病，多有前驱感染，以血尿为主，伴有不同程度的蛋白尿，可有水肿、高血压或肾功能不全，病程多在 1 年内。可分为：①急性链球菌感染后肾小球肾炎（acute poststreptococcal glomerulonephritis，APSGN）：有链球菌感染的血清学证据，起病 6～8 周内有血补体低下。②非链球菌感染后肾小球肾炎（non-poststreptococcal glomerulonephritis）。

2）急进性肾小球肾炎（rapidly progressive glomerulonephritis，RPGN）：起病急，有尿

改变（血尿、蛋白尿、管型尿）、高血压、水肿，并常有持续性少尿或无尿，进行性肾功能减退。若缺乏积极有效的治疗措施，预后严重。

3）迁延性肾小球肾炎（persistent glomerulonephritis）：包括两类：①有明确急性肾炎病史，血尿和（或）蛋白尿迁延达 1 年以上，不伴肾功能不全或高血压；②无明确急性肾炎病史，但持续性血尿和蛋白尿超过半年，不伴肾功能不全或高血压。

4）慢性肾小球肾炎（chronic glomerulonephritis）：病程超过 1 年，或隐匿起病，有不同程度的肾功能不全或肾性高血压的肾小球肾炎。

目前国际上将病程超过 3 个月的肾脏结构或功能异常均定义为慢性肾脏病（chronic kidney disease，CKD）。因此，迁延性肾小球肾炎和慢性肾小球肾炎的定义已趋少用。

（2）原发性肾病综合征（nephrotic syndrome，NS）：大量蛋白尿（尿蛋白+++～++++，1 周内 3 次；24 小时尿蛋白定量≥50mg/kg）；血清白蛋白低于 25g/L；血浆胆固醇高于 5.7mmol/L；不同程度的水肿。以上四项中以大量蛋白尿和低蛋白血症为必要条件，并除外其他继发性因素。

1）依临床表现分为两型：

a. 单纯型肾病（simple type NS）：仅具有以上典型临床表现。

b. 肾炎型肾病（nephrotic type NS）：除具有以上典型临床表现外，还具有以下四项之一或多项者属于肾炎型 NS：①2 周内分别 3 次以上离心尿检查 RBC＞10 个/HPF，并证实为肾小球源性血尿者；②反复或持续高血压（学龄儿童≥130/90mmHg，学龄前儿童≥120/80mmHg，1mmHg=0.133kpa）并排除糖皮质激素等原因所致；③肾功能不全，并排除由于血容量不足等所致；④持续低补体血症。

2）按糖皮质激素反应分为：

a. 激素敏感型（steroid-responsive NS）：以泼尼松足量治疗≤4 周尿蛋白转阴。

b. 激素耐药型肾病（steroid-resistant NS）：以泼尼松足量治疗＞4 周尿蛋白仍呈阳性。

c. 激素依赖型肾病（steroid-dependent NS）：对激素敏感，但连续 2 次减量或停药 2 周内复发。

d. 肾病复发与频复发（relapse and frequently relapse）：复发（relapse）是指连续 3 天，尿蛋白由阴性转为+++或++++，或 24 小时尿蛋白定量≥50mg/kg 或尿蛋白/肌酐（mg/mg）≥2.0；频复发（frequently relapse，FR）是指肾病病程中半年内复发≥2 次，或 1 年内≥3 次。

（3）孤立性血尿或蛋白尿（isolated hematuria or proteinuria）

1）孤立性血尿（isolated hematuria）：指肾小球源性血尿，分为持续性（persistent）和复发性（recurrent）。

2）孤立性蛋白尿（isolated proteinuria）：分为体位性（thostatic）和非体位性（non-thostatic）。

2. 继发性肾小球疾病（secondary glomerular diseases）

（1）紫癜性肾炎（purpura nephritis）。

（2）狼疮性肾炎（lupus nephritis）。

（3）乙型肝炎病毒相关性肾炎（HBV-associated glomerulonephritis）。

（4）ANCA 相关性小血管炎（ANCA-associated systemic vasculitis）。

（5）其他，如毒物、药物中毒，或其他全身性疾患所致的肾炎及相关性肾炎。

3. 遗传性肾小球疾病（hereditary glomerular disease）

（1）先天性肾病综合征（congenital nephrotic syndrome）：指出生后 3～6 个月内发病，临床表现符合肾病综合征，可除外继发所致者（如 TORCH 或先天性梅毒感染所致等），分为：①芬兰型；②法国型（弥漫性系膜硬化，DMS）。

（2）遗传性进行性肾炎（hereditary progressive nephritis），即奥尔波特综合征。

（3）家族性再发性血尿（familiar recurrent hematuria）。

（4）其他，如甲-膑综合征等。

所有肾小球疾病均应同时进行肾功能诊断，目前基本统一应用 2002 年美国肾脏病基金会（NKF）组织撰写的 KDOQI 指南中的慢性肾脏病（CKD）的分期。

二、肾小球疾病的病理分类

原发性肾小球疾病病理分型参照联合国世界卫生组织（WHO）1982 年的分类：

（1）微小病变和轻微病变。

（2）局灶-节段性病变

1）局灶-节段性增生性肾炎。

2）局灶-节段性坏死性肾炎。

3）局灶-节段性肾小球硬化。

（3）弥漫性肾小球肾炎

1）非增生性病变：膜性肾小球肾炎（膜性肾炎）。

2）增生性肾小球肾炎：①系膜增生性肾小球肾炎（非 IgA 性）；②毛细血管内增生性肾小球肾炎（内皮系膜增生性肾炎）；③系膜毛细血管性肾小球肾炎（膜增生性肾炎Ⅰ、Ⅲ型）；④致密沉积物病（膜增生性肾炎Ⅱ型）；⑤新月体性肾小球肾炎（毛细血管外增生性肾炎）。

3）硬化性肾小球肾炎。

（4）IgA 肾病。

（5）未分类的其他肾小球肾炎。

附一：慢性肾脏病的分期

1 期：肾损伤，GFR 正常或升高，GFR ≥ 90ml/（min·1.73m^2）。

2 期：肾损伤，GFR 轻度降低，GFR 60～89ml/（min·1.73m^2）。

3 期：GFR 中度降低，GFR 30～59ml/（min·1.73m^2）。

4 期：GFR 严重降低，GFR 15～29ml/（min·1.73m^2）。

5 期：肾衰竭，GFR ＜ 15ml/（min·1.73m^2）或透析。

附二：临床分类与病理分类的相关性

临床分类和病理分类之间有一定的相关性：一个具体的临床分类可有多种的病理改变，但常以某种或几种病理类型最常见；而某一种病理改变又有不同的临床表现，以其中某种或几种临床类型最常见。如图 2-1 所示。

此外，不同的病因和发病机制可致相似的病理改变，如多种感染原均可通过免疫机制引起毛细血管内增生性肾炎；而同一病因和发病机制又可表现为不同的病理改变。另外，在疾病进展过程中，临床表现改变的同时，可以伴随相应的病理类型的改变或重叠。因此，临床工作中应密切结合临床和病理所见，深入分析，加强随访，尽可能做出准确的诊断，利于临床选择正确的治疗方法。

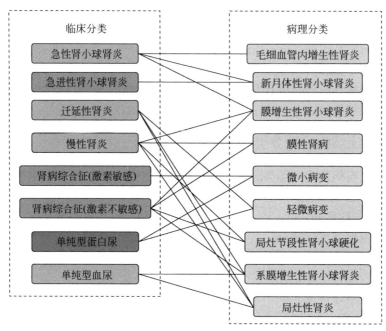

图 2-1　临床分类与病理分类的相关性

第二节　微小病变型肾病

微小病变型肾病（minimal change nephrotic syndrome，MCNS）是儿童肾病综合征中最常见的病理类型，占 70%～90%。其形态学特点是光镜下肾小球基本正常，或无明显改变，故称微小病变；电镜显示肾小球脏层上皮细胞足突融合或消失，故又称足突病。临床上除具备肾病综合征四大特点（大量蛋白尿、低蛋白血症、高脂血症、水肿）外，一般无明显血尿、持续性高血压、氮质血症、低补体血症。儿童患儿男性多于女性，约为 2 : 1。

一、病因及发病机制

（一）病因

微小病变型肾病的病因目前尚未明确，可能与下列因素有关：

（1）原发性微小病变肾病。

（2）家族微小病变肾病：仅有极少数的家族聚集性病例的相关报道，尚未明确致病基因。

（3）继发性微小病变肾病。

（4）药物相关性：非甾体类消炎药、抗生素（青霉素、氨苄西林、利福平、头孢克肟）、干扰素、甲巯咪唑等。

（5）感染相关性：人类免疫缺陷病毒（HIV）、梅毒、寄生虫（如血吸虫）感染等。

（6）肿瘤相关性：霍奇金病、非霍奇金淋巴瘤、实体肿瘤、嗜酸细胞性淋巴肉芽肿（Kimura 病）。

（7）过敏相关性：食物、花粉、尘土过敏等。

（8）其他，非甾体类消炎药引起者常导致微小病变型肾病与急性间质性肾炎并存，因而，可同时表现出肾病综合征、急性肾衰竭、无菌性白细胞尿及全身过敏表现。

（二）发病机制

微小病变型肾病的发病机制仍未明确。多数学者认为是 T 细胞功能异常导致的，目前有资料表明与下列因素有关。

1. 免疫系统异常 微小病变型肾病活动期患儿可观察到 Th1 细胞下调和 Th2 细胞上调，Th1/Th2 比值下降，这种失衡可能进一步造成 T 细胞免疫反应异常、免疫球蛋白产生异常以及产生某些致病因子使患儿发病；而缓解期，Th1 细胞及 Th2 细胞逐渐趋于恢复正常。调节性 T 细胞（regulatory T cell，Treg）是 T 细胞的独特子集，其在维持免疫稳态及对自身抗原的免疫耐受中起到关键作用。近年来，有研究发现 Treg 在微小病变型肾病发病机制中起到重要作用，如微小病变型肾病患儿活动期 Treg 数目减少，蛋白尿减少时 Treg 数目升高，Th17 与 Treg 存在密切相关性，Th17/Treg 比例失调在微小病变型肾病发生发展中起到非常重要的作用，我们在临床研究中亦得到证实。

核因子 NF-κB 的激活非常重要，它可以启动 T 细胞的多种淋巴因子基因进行转录，产生免疫效应。已观察到在微小病变型肾病发病时，患儿外周血淋巴细胞中 NF-κB 活性增高，缓解时恢复正常，复发时再次升高。激素可使其抑制剂 I-κBα 上调（NF-κB 与 I-κBα 结合在一起处于非激活状态，与后者分离即使 NF-κB 激活）、环孢素可使灭活 I-κBα 的蛋白酶体（proteasome）活性下降，从而使 NF-κB 保持非活性状态而起到治疗作用。

在体液免疫方面，微小病变型肾病患儿体内存在体液免疫功能紊乱，低 IgG 血症是一个重要特征，一方面与肾病活动期肾小球通透性增加，导致 IgG 从尿中丢失有关，另一方面，肾病活动期抑制性 T 细胞活性增加，B 细胞活化和增殖能力下降，IgM 向 IgG 的转化阻滞，最后体内致病因素与 IgG 发生特异性免疫反应，导致 IgG 大量消耗。

2. 细胞因子 细胞因子和微小病变型肾病患儿的蛋白尿之间存在密切关系。单核/巨噬细胞因子，如 IL-1、IL-12 和 TNF-α 增加在微小病变型肾病患儿的发病和复发中起到非常重要的作用，研究显示 IL-1、IL-12 和 TNF-α 与蛋白尿呈正相关。IL-2、IL-4、IL-6、IL-8、IL-10、IL-18、IL-13 和 IFN-γ 等亦可能与微小病变型肾病发病机制有关。其中，部分患儿血中 IL-2 及可溶性 IL-2 受体升高，后者在环孢素治疗有效的患儿中下降，在复发的患儿中升高。在动物实验中，注射 IL-2 可以导致肾小球基底膜负电荷减少、足突消失及蛋白尿。在患者的肾活检组织中，仅发现 IL-2 受体 mRNA 表达，未见 IL-2 表达，说明致病作用可能来自循环中的 IL-2。

3. 肾小球基底膜电荷屏障改变和广泛足突消失 在全身致病因素作用下，肾小球基底膜的负电荷减少，电荷屏障功能下降，目前大多数学者认为该病肾病水平蛋白尿（高选择性白蛋白尿）的形成与此有关。足细胞也发生结构性变化，不但出现广泛足突消失这一病理现象，而且，有研究者发现足突用于附着在肾小球基底膜上的蛋白——dystroglycan，在发病时明显减少，微小病变型肾病缓解后恢复。另外，微小病变型肾病患儿残留的足突间的裂隙膜明显减少。多项研究表明裂孔隔膜组成分子如 nephrin、podocin 均与微小病变型肾病的发生有关，足细胞其他相关分子（如 CD2AP、TRPC6、ACTN4、WT1、NEPH1），若发生异常亦可引起大量蛋白尿。近年来，越来越多研究发现足细胞 CD80 与微小病变型肾病发病机制存在着密切关系，CD80 也称为 B7-1，是 T 细胞共刺激分子，参与 T 细胞应答的激活和终止。研究表明，CD80 在足细胞中高表达可引起足细胞骨架蛋白重排，导致肾小球滤过屏障通透性增高，出现肾病水平蛋白尿。

此外，最近有人通过体外淋巴细胞培养发现微小病变型肾病患者血中存在着肾小球通透因子（GPF）的物质，具有 TNF 样活性，近似于淋巴毒因子，实验中将细胞培养上清液注射给大鼠，发现它能够导致大鼠肾小球上皮细胞足突融合，并产生大量蛋白尿，故推测 GPF 是导致 MCD 发病的因子之一。有人通过分子遗传学研究，发现微小病变型肾病的发病与 HLA 有关，激素敏感患者的 HLA-A12、B8、DRs、DR7、DRWs52 出现的频率明显增高。流行病学调查还发现，黑色人种中肾病综合征表现重，且对激素治疗效果较差，考虑微小病变型肾病可能与人种及环境因素有关。

二、病理表现

1. 光镜　肾小球正常或仅轻微的系膜增生，肾小球毛细血管基底膜正常，有时伴有系膜细胞和系膜基质的极轻度的节段性增生，肾小管上皮细胞可出现颗粒变性、滴状变性、空泡变性和脂肪变性。病程较长者常表现出轻重不等的系膜细胞和系膜基质的增生，甚至出现个别的肾小球硬化、灶状肾小管萎缩及灶状肾间质纤维化。伴有特发性急性肾衰竭时，可见近端肾小管上皮细胞刷状缘脱落，导致肾小管上皮细胞扁平，管腔扩大。肾间质常见水肿。由于大量蛋白尿，于肾小管管腔内可见多数蛋白管型。

2. 电镜　可见肾小球脏层上皮细胞肿胀，胞质内可见空泡及吸收性蛋白滴沉积，其足突广泛融合变平及假绒毛变性。足细胞的基底膜侧微丝增多。毛细血管基底膜无明显病变，由于大量蛋白质的滤过，致密层与疏松层的界线模糊。肾小球内无电子致密物。肾小管上皮细胞内质网扩张，溶酶体和吸收空泡增多，并可见脂肪滴。肾间质水肿。

3. 免疫荧光　肾小球无免疫球蛋白和补体沉积。有时在系膜区和肾小球血管极处可见少量的 IgM 沉积，并有 IgE 沉积的报告。

三、临床表现

（一）临床症状

微小病变型肾病常突然起病，表现为肾病综合征，水肿一般较明显，甚至出现胸水、腹水。极少出现血尿，血尿明显者应警惕肾静脉血栓或同时存在其他导致血尿的疾病。血压大多正常。常见并发症有感染、电解质紊乱、血栓、栓塞、营养不良及急性肾衰竭。大多数患儿肾功能正常，较少患儿可表现为较严重的急性肾衰竭，其中，部分是由于有效血容量不足肾灌注不良而引起的肾前性急性肾衰竭，不能找到急性肾衰竭病因者称为微小病变型肾病合并特发性急性肾衰竭。这一类患儿的临床特点是：年龄较大，尿蛋白量大，多大于 10g/d，血白蛋白＜20g/L，平均在肾病综合征发病后 4 周出现急性肾衰竭，大多数患儿肾功能可恢复，但所需时间较长，平均约为 7 周，因受大量蛋白尿的影响，常表现为近端肾小管重吸收功能下降。

（二）实验室检查

大量蛋白尿是本症最突出的特点，尿蛋白定性检查多为+++或++++，24 小时尿蛋白定量≥50mg/kg。尿蛋白中以白蛋白为主，多呈高选择性蛋白尿。可见蜡样管型和脂滴，少数患儿可见镜下血尿，但肉眼血尿不常见。

明显的低蛋白血症是本症继大量蛋白尿后的又一特点。本症血浆免疫球蛋白浓度改变，IgG 和 IgA 降低，IgM 增高，部分患儿血浆 IgE 增高。血浆中其他大分子蛋白如纤维蛋白原和β-脂蛋白浓度在肾病复发期增高，而一些小分子蛋白因从尿中丢失而降低，如甲状腺素结合蛋白、转铁蛋白、25-羟维生素 D_3、补体替代途径因子 B 及抗凝血酶-III 等。

明显的高脂血症，总胆固醇增高，极低密度脂蛋白、低密度脂蛋白增高，高密度脂蛋白多正常或减少。

此外，血细胞比容升高，特别是伴有低血容量和血浓缩的患儿升高更明显。低钠血症较常见，部分患儿是由于高脂血症出现的假性低钠血症，部分是继发于低血容量的水潴留和抗利尿激素释放增多所致。大约 1/3 的患儿可有血肌酐浓度增高。

四、诊断与鉴别诊断

临床上根据肾病综合征四大特点，且血尿、高血压、氮质血症不明显、血补体正常、皮质激素治疗有良好效应者即可拟诊微小病变型肾病，确诊则需肾脏活检。

肾脏活检病理所见已如前述，常需要与下列疾病相鉴别：

1. 肾小球轻微病变　是指一组临床表现为隐匿性肾炎、病变较轻的肾小球疾病，甚至一些泌尿系统肿瘤等导致的非肾小球源性血尿病例在未明确诊断以前，也列入本病。此外，对于一些缺乏免疫病理学检查和电镜检查而只有光镜材料的病例，包括微小病变型肾小球病、轻度系膜增生性肾小球肾炎、I 期膜性肾病以及众多的继发性病变轻微的肾小球病，这时诊断的肾小球轻微病变只是一个尚未终结的病理诊断。

2. 系膜增生性肾小球肾炎　表现为肾病综合征的患儿与微小病变型肾病的临床特点非常相似，部分患儿可有血尿，光镜下可见弥漫性系膜细胞及基质增生，免疫荧光常见 IgG、IgM、C3 等沉积，电镜下可见电子致密物在系膜区沉积，以此可与微小病变型肾病鉴别。若仅有轻度系膜增生而无免疫荧光及电镜异常，应纳入微小病变型肾病的诊断。若免疫荧光显示（1+）以下的 IgM 微弱阳性，电镜下未见电子致密物，也应纳入微小病变型肾病的诊断；若同时电镜下也见到电子致密物，则应纳入系膜增生性肾小球肾炎的诊断，因其预后及治疗反应比微小病变型肾病为差。

3. 局灶节段性肾小球硬化　临床表现以大量蛋白尿或以肾病综合征为特征，病理检查以局灶和节段分布的硬化性病变为特点。

4. 膜性肾病　早期的膜性肾病光镜下可以表现为肾小球大致正常，与微小病变型肾病接近，但免疫荧光可见 IgG 沿毛细血管壁颗粒样沉积以及电镜下可见电子致密物在上皮下沉积，可以鉴别。

五、治疗与预后

（一）治疗（详见第一章第九节）

1. 初始治疗方法 诱导缓解阶段，足量泼尼松 1.5～2mg/（kg·d）（按身高的标准体重），最大剂量 60mg，分次口服，尿蛋白阴转后巩固 2 周，一般足量不少于 4 周，最长 8 周。巩固维持阶段，以原足量两天量的 2/3 量，隔日晨起顿服 4 周，如尿蛋白持续阴性，然后每 2～4 周减量 2.5～5mg；至 0.5～1mg/kg 时维持 3 个月，以后每 2 周减量 2.5～5mg 至停药。

疗程：疗程 6 个月者为中疗程，多适用于初治患者。疗程 9 个月者为长疗程，多适用于复发者。

2. 频繁复发者

（1）激素的使用

1）拖尾疗法：同上诱导缓解后泼尼松每 4 周减量 0.25mg/kg，给予能维持缓解的最小有效激素量（0.5～0.25mg/kg），隔日口服，连用 9～18 个月。

2）在感染时增加激素维持量：患儿在隔日口服泼尼松 0.5mg/kg 时出现上呼吸道感染时改隔日口服激素治疗为同剂量每日口服，连用 7 天。

3）更换激素种类：如地夫可特、曲安西龙、甲泼尼龙更换等剂量的泼尼松或泼尼松龙。

4）冲击治疗：甲泼尼龙（MP）冲击剂量为 15～30mg/（kg·次）（最大量≤1g），置于 5% 葡萄糖注射液 100ml 中静脉滴注，维持 1～2 小时，连用 3 天为 1 个疗程，间隔 1 周可重复使用，一般应用 1～3 个疗程。冲击后继续口服泼尼松。建议 MP 冲击治疗时进行心电监护。下列情况慎用 MP 治疗：伴活动性感染，高血压，有胃肠道溃疡或活动性出血者。

（2）免疫抑制剂治疗

1）环磷酰胺（CTX）：作为首选免疫抑制剂，剂量为 8～12mg/（kg·d）静脉冲击疗法，每 2 周连用 2 天，总剂量≤200mg/kg，或每月 1 次静注，500mg/（m^2·次），共 6 次。

2）环孢素（CsA）：剂量为 3～7mg/（kg·d）或 100～150mg/（m^2·d），调整剂量使血药谷浓度维持在 80～120ng/ml，疗程 1～2 年。应对连续长时间使用 CsA 的患儿进行有规律监测，包括对使用 2 年以上的患儿进行肾活检明确有无肾毒性的组织学证据，如果患儿血肌酐水平较基础值增高 30%，即应减少 CsA 的用量或停药。

3）霉酚酸酯（MMF）：剂量为 20～30mg/（kg·d）或 800～1200mg/m^2，分两次口服（最大剂量 1g，每天 2 次），疗程 12～24 个月。

4）他克莫司（FK506）：剂量为 0.10～0.15mg/（kg·d），维持血药浓度 5～10μg/L，疗程 12～24 个月。

5）利妥昔单布（rituximab，RTX）：剂量为 375mg/（m^2·次），每周 1 次，用 1～4 次。对上述治疗无反应、副作用严重的 SDNS 患儿，RTX 能有效地诱导完全缓解，减少复发次数，能完全清除 CD19 细胞 6 个月或更长，与其他免疫抑制剂合用有更好的疗效。

6）重视辅助治疗

a. 免疫调节剂左旋咪唑：一般作为激素辅助治疗，适用于常伴感染的 FRNS 和 SDNS。剂量：2.5mg/kg，隔日服用 12～24 个月。

b. 抗凝治疗：低蛋白血症、高脂血症及长期使用激素后易合并高凝状态，甚或形成血栓，可使用肝素钠或低分子肝素钠抗凝，双嘧达莫抗血小板聚集，血栓形成时可联合使用华法林。

c.血管紧张素转化酶抑制剂（ACEI）和（或）血管紧张素受体拮抗剂（ARB）是重要的辅助治疗药物，不仅可控制高血压，而且可降低蛋白尿和维持肾功能，有助于延缓终末期肾脏疾病的进展。

（二）预后

约90%患儿经激素治疗可使肾病综合征缓解，但易于复发。

第三节 局灶节段性肾小球硬化

局灶节段性肾小球硬化（focal segmental glomerulosclerosis，FSGS）1957年首先由Rich描述。局灶是指病变累及部分肾小球（＜50%），节段是指病变肾小球的某一部分，是一种常见的原发性肾小球疾病，也是小儿时期严重的慢性进行性肾小球疾病和终末期肾脏病（ESRD）的主要原因。据1995年北美儿肾移植合作组（NAPRTCS）报告在透析患儿中本病占15%，仅次于肾发育不全性疾病（15.7%），占我国小儿肾脏病活检病理诊断的7%。本病病理改变主要发生在深部髓旁皮质，呈局部肾小球节段性硬化或透明变性，故在肾穿标本中容易漏诊。

一、病因及发病机制

（一）病因

局灶节段性肾小球硬化的原发性病因尚未清楚，其病因分类如下：

1.原发性局灶节段性肾小球硬化 尚未找到发病原因者。

2.家族/遗传性局灶节段性肾小球硬化 如podocin基因突变，常染色体隐性遗传；α-actinin 4基因突变，常染色体显性遗传；TRPC6（transient receptor potential cation channel-6）基因突变，常染色体显性遗传，WT-1基因突变。

3.继发性局灶节段性肾小球硬化

（1）病毒相关性：如人免疫缺陷病毒（HIV），短小病毒B19（Parvovirus B19）等。

（2）药物相关性：如干扰素、帕米磷酸盐等。

（3）肾组织减少：如孤立肾、一侧肾发育不良、反流性肾病等。

（4）肾缺血、缺氧：如高血压肾损害、缺血性肾病（肾动脉狭窄）、胆固醇栓塞、发绀型先天性心脏病、镰状红细胞性贫血等。

（5）其他：如肥胖相关性肾病。

（二）发病机制

局灶节段性肾小球硬化的发病机制目前尚未清楚，可能与下列因素有关：

（1）免疫反应机制：有作者在研究中发现肾小球节段硬化区有IgM、C3、C1q、C4、C9、备解素、纤维蛋白及循环免疫复合物沉积。有人提出免疫反应可能通过原位免疫复合物形成引起。还有人认为局灶节段性肾小球硬化可能由微小病变和系膜增殖病变演变而来。

（2）肾小球高滤过：已有研究证明给动物或患者摄入大量蛋白质或氨基酸后，可以增加肾小球的血流灌注及滤过率，持久超滤可加重肾小球负荷，使肾小球内皮细胞从基底膜上剥离，而且血浆中的巨分子物质进入系膜区进一步损伤肾小球基底膜，出现大量蛋白质，并引起肾小球呈局灶节段性硬化，甚至呈全球性硬化。

（3）脂质代谢异常：由于某些肾脏病的高脂血症，肾小球滤过脂蛋白增加。因为系膜细胞上具有氧化 LDL 的受体而能摄取氧化 LDL，而氧化 LDL 是一种致血管硬化毒性最强的脂蛋白。而且 LDL 又能促进系膜细胞增殖。脂蛋白也可沉积于肾小管及间质，进一步使肾脏硬化。脂质能引起毛细血管内皮细胞损伤，导致肾小球毛细血管腔内凝血而促使肾小球硬化。

（4）凝血机制障碍：许多肾小球疾病都可出现高凝状态，损害毛细血管壁，暴露肾小球基底膜，促使血小板聚集，释放血管活性物质及阳离子蛋白，中和肾小球多阴离子，造成肾小球系膜功能障碍而致肾小球硬化。

（5）某些细胞因子的异常增高：由于免疫复合物等刺激巨噬细胞、系膜细胞、单核细胞，大量产生白细胞介素 1（IL-1）、肿瘤坏死因子（TNF-α）等细胞因子，激活肾小球系膜细胞蛋白激酶，系膜细胞的生长调节异常，系膜基质过量增加，引起系膜扩张，系膜细胞大量产生前列腺素 E 和胶原酶，组织破坏而导致肾小球硬化。

二、病理表现

（1）光镜：多数肾小球病变轻微或基本正常，病变肾小球一般不超过 50%，而且受累的肾小球最先出现于深部肾皮质或皮质交界处。病变肾小球呈局灶性和节段性分布，一般累及 1～3 个血管襻，病变可发生于肾小球任何节段，但最常见于血管极附近。在病变的肾小球节段里，系膜基质增多，毛细血管塌陷、基底膜皱缩，并与肾小囊粘连，随着病情进展，受累肾小球节段可见嗜伊红玻璃样蛋白沉积，但无细胞增殖反应，可有泡沫细胞形成。肾小球尿极的毛细血管襻出现较多的泡沫细胞，肾小球上皮细胞易见空泡变性。近端肾小管上皮细胞常呈现扁平状改变。

（2）电镜：肾小球上皮细胞呈现广泛的足突融合，病变的肾小球可见系膜基质增多，硬化的节段可见毛细血管腔萎陷，大块的细颗粒状电子致密物沉积于硬化区毛细血管基底膜内侧。有时可见泡沫细胞、基底膜断片及胶原纤维。病变节段与肾小囊粘连。

（3）免疫荧光：IgM 和 C3 是本病主要沉积的免疫球蛋白和补体，呈粗颗粒状和团块状的局灶节段性沉积，与光镜下所见的节段性玻璃样变性一致，而多数肾小球均为阴性或是极轻度的阳性表现，这种分布特点具有特殊诊断意义。

三、临床表现

（一）临床症状

本病可发生在任何年龄，男女发病之比约为 12∶1。起病可有上呼吸道感染症状。以急性肾炎综合征起病者常有血尿，伴有蛋白尿，其中 10%～20%可有肉眼血尿，约 22%患者有高血压。以肾病综合征起病者常有大量蛋白尿伴有镜下血尿，蛋白尿的选择性差，少数患儿病初即有氮质血症，晚期则出现高血压和不可逆肾衰竭。

（二）实验室检查

血尿呈肾小球源性。蛋白尿呈非选择性。血生化检查符合急性肾炎综合征或肾病综合征。血清补体正常，尿 FDP 和血浆纤维蛋白原多增高。

四、诊断与鉴别诊断

本症确诊有赖于肾活检，但由于节段硬化的肾小球呈局灶分布，且病初仅见于近髓肾单位，故易于漏诊。有些作者一方面强调在肾穿刺标本中见到一个节段硬化的肾小球即可诊断，另一方面强调肾活检取材中应有足够数量的肾小球，以避免漏诊。依概率计算肾活检标本含 10 个肾小球可能出现 35% 的漏检率，20 个肾小球则漏检率减至 12%。此外肾活检材料中虽未发现节段硬化的肾小球，但有下述改变时也应考虑本症存在的可能性：①肾小球肥大；②病理似微小病变但检查可见局灶的肾小管萎缩病变，且足突融合不完全者。

临床上常用于对肾小球疾病病情监测及估计预后的一些指标，在本症应用时要注意以下几点：①蛋白尿的程度与肾小球硬化有时并不一定呈平行变化。局灶节段性肾小球硬化时蛋白尿并非全由已硬化肾小球毛细管袢漏出，故随着硬化小球的增多，蛋白尿并不一定加重，相反还可能减少。②血肌酐、肌酐清除率的测定。本病中常伴不同程度的肾小管间质改变，肾小管完整性破坏，故肌酐有可能由之反流入血，而影响其测定值。③药物应用的影响：如血管紧张素转换酶抑制剂类药物能有效降低肾小球毛细血管压而影响肾小球滤过率下降，此种下降并不意味着组织学之恶化。上述功能检测与形态改变的不一致与本症的特点有关，即病灶呈局灶节段性分布；在硬化肾小球功能丧失的同时，有健存肾单位的代偿；本症常伴有肾小管及间质的病变。

经活检确诊局灶节段性硬化者应结合临床区别是否属全身或肾已知病因的继发性局灶节段性肾小球硬化，抑或属原发的局灶节段性肾小球硬化，以利于进一步的治疗。

五、治疗与预后

（一）治疗

本病目前尚无特效治疗方案，治疗注重个体化原则。治疗原则见第一章第八节肾病综合征概论，治疗目的是降低蛋白尿，防止其合并症发生，延缓向 ESRD 的进展。

1. 免疫治疗

（1）常规激素：8 周治疗其缓解率仅 0%～50%（平均 20%），部分缓解率 10%～60%。有的作者认为在确定激素耐药前宜给以三次甲基泼尼松冲击治疗。单独应用环磷酰胺类药物，对激素耐药的本症患儿也很少奏效。虽然一般认为与激素合用可能增加缓解率，但尚缺乏足够病例报告证实。鉴于此类药物对男孩性腺的毒性作用，故一般环磷酰胺每日<3mg/kg，疗程<90 天（总累积量<250mg/kg）；苯丁酸氮芥每日 0.2mg/kg，6 周，累积量应<8mg/kg。近年来有人给予静脉激素及环磷酰胺治疗，如 Mendoza 等对激素耐药者治疗方案如下：甲泼尼龙静脉冲击，第 1～2 周，30mg/kg，每周 3 次；第 3～10 周全量每周 1 次；第 11～18 周每 2 周 1 次，第 19～50 周每 4 周 1 次，第 51～82 周每 8 周 1 次。口服泼尼松的用法第 1～2 周不用，第 3～8 周隔日 2mg/kg 顿服，以后渐减量。上述方法不满意时加细胞毒药物，具体

加用指征：①经 2 周 6 次冲击蛋白尿无显著改善；②2 周虽完全或部分效应，但其后尿蛋白再次增高；③尿蛋白/肌酐在 10 周后≥2。给予环磷酰胺 2.0～2.5mg/g（或苯丁酸氮芥 0.18～0.22ng）8～10 周。该作者报告停药后 6%仍持续缓解，9%轻度蛋白尿，6%中度蛋白尿，19%肾病未缓解。此方法副作用有轻度白内障、中度生长障碍、轻度血压高及可逆性血白细胞降低。

（2）环孢素：1985 年后本药用于激素耐药的患者，一般认为小儿患者疗效优于成年人，对激素耐药者仍可有 30%缓解，但停药后可能复发。1995 年美国和加拿大多中心合作研究报告：本药与口服激素合用在成年人中 70%局灶节段性肾小球硬化达到完全或部分缓解。用法：一般每日 5～6mg/kg，分 2 次服用，6 个月后逐渐减量，有效者用药 1 年；可辅助用少量激素 30mg/m² 隔日顿服。

（3）他克莫司：免疫抑制药 FK506，已有用于成人激素耐药的局灶节段性肾小球硬化的报告，但也有停药后复发的现象。

2. 血管紧张素转移酶抑制剂（ACE） 对蛋白尿和肾小球滤过功能的影响已有多篇报道。对于成人或儿童中原发局灶节段性肾小球硬化之效果尚缺乏双盲对照研究。但一般认为它不能使蛋白尿完全缓解，对急性进展者效果也差。血管紧张素 II 受体拮抗剂在动物实验中能减轻硬化，但在人类中是否减缓疾病进展情况不详。

3. 降脂治疗 动物实验证明高血脂能加速肾小球硬化的进展。已有报告高脂血症的成人给予降脂药 1～2 年（洛伐他汀 lovastatin，普力伐他汀 pravastatin）比对照组能较好地维持血肌酐及肾小球滤过率。至于小儿中是否能用以防止由微小病变向局灶节段性肾小球硬化之转变或防止其最终发展至慢性肾衰竭尚少报道。

4. 抗凝剂 小儿肾病时栓塞合并症发生率为 3%～5%，尤其在起病时伴有血小板计数升高、积聚加强和纤维蛋白原水平升高者。动物实验曾报道每日给予肝素能显著地减弱硬化的发展，但人体研究认为肝素之有益作用是由于其抗增生作用而不完全是抗凝作用。潘生丁在一些激素耐药病例中有一定的减轻蛋白尿的作用。

（二）预后

本症预后较差。有报告 5 年和 10 年时分别有 25%～30%和 30%～40%进入肾衰竭。在小儿行透析或肾移植者中 10%～20%是由本病所致，其余患儿中约半数仍呈重度蛋白尿。下列情况提示预后差。

（1）临床表现为肾病者（有报告单纯蛋白尿患者 10 年后有 91%仍保持肾功能，而肾病者仅 41%保持肾功能），血肌酐增高，曾发生急性肾衰竭者预后差。此外激素效应也提示其预后变化，5～10 年时激素效应者中 3%～5%进入肾衰竭，激素耐药者 23%进入肾衰竭。

（2）病理形态学萎陷型最差（常迅速进入肾衰竭），伴有肾间质纤维化者预后差。

（3）其他伴随情况，种族遗传背景的影响，如非洲及西班牙儿童 3 年时 50%，6 年时 95%进入 ESRD，而高加索人 10～17 年 50%未进入肾衰竭。有家族史者预后差，成人逊于儿童，HV 感染及海洛因（可卡因）嗜毒者预后差。

本症移植后复发率达 4%～31%，在恶性型者可达 50%，复发可发生于移植后几小时、几周内，但也可在数年后发生。复发高危者见于：①原病理上除局灶节段性肾小球硬化外有系膜增生者；②起病年龄：小儿较成人高，小儿 25%复发，12%因之移植失败；③自起病发展至 ESRD 的间隔时间小于 3 年者 65%；④亲属活体肾移植者；⑤移植后应用硫唑嘌呤者较应用环孢素者差。一般移植后复发多数仅表现为中度蛋白尿，肾功能一般稳定，但约 20%复发后而不得不行第二次甚至第三次移植。第二次移植后复发率较首次移植复发率更高，有报告甚至达 80%，但也有并不复发者；故第一次复发不能视为行第二次移植之禁忌证。有报告血浆置换能减少和治疗复发时的蛋白尿，此可能与移去患者体内的通透因子有关。

第四节　系膜增生性肾小球肾炎

系膜增生性肾小球肾炎（mesangial proliferative glomerulonephritis，MsPGN）是病理形态学诊断，以弥漫性肾小球系膜细胞增生及不同程度系膜基质增多为主要病理特征。1977 年系膜增生性肾小球肾炎被世界卫生组织（WHO）正式分类为原发性肾小球疾病的一个病理类型。1995 年在小儿 2315 例肾活检中本病理类型占 36.4%。依免疫病理所见可分为 IgA 肾病（系膜区以 IgA 沉积为主）及非 IgA 肾病两大类，本节仅介绍原发性非 IgA 系膜增生性肾小球肾炎（non-IgA MsPGN）。

一、病因及发病机制

本病由多种病因所致，可分为原发性与继发性两类，原发性系膜增生性肾小球肾炎的病因尚未明确，一般认为与免疫介导性炎症有关，涉及免疫反应及炎症反应。

（1）免疫反应：绝大多数非 IgA 系膜增生性肾小球肾炎患儿的肾小球系膜区均有颗粒状免疫球蛋白和补体成分沉积，可能为循环免疫复合物或原位免疫复合物沉积和补体的活化，即免疫复合物致病。循环中多价抗原与其高亲和力抗体结合，形成难溶性的较大分子免疫复合物而沉积在系膜区，当系膜功能低下或受到抑制时，沉积的免疫复合物不易被清除，能激活补体导致炎症反应；或抗原先种植于肾小球系膜，再与其抗体结合，原位形成的免疫复合物也能激活补体致病。另外，细胞介导免疫也能在非 IgA 系膜增生性肾小球肾炎的发病中发挥作用。

（2）炎症反应：免疫反应为启动因素，它将激活炎症反应。肾小球系膜细胞在特定条件下能发挥炎症细胞作用，它被激活后将发生表型转变，出现增生、转分化、释放炎症介质及分泌细胞外基质等。系膜细胞能释放许多炎症介质，包括转化生长因子-β、血小板源生长因子、成纤维细胞生长因子、白细胞介素-1、白细胞介素-6、肿瘤坏死因子-α、血小板活化因子、血栓素 A_2、内皮素-1、单核细胞趋化蛋白-1、白细胞介素-8、细胞间黏附分子-1、血管细胞黏附分子-1、活性氧及酶等。这些炎症介质能通过自分泌及旁分泌而导致肾小球炎症。

二、病理表现

（1）光镜：弥漫性肾小球系膜细胞增生伴基质增多为本病特征性改变，早期以系膜细胞增生为主，后期系膜基质增多，全部肾小球的受累程度一致。Masson 染色有时可于系膜区及副系膜区见到稀疏的嗜复红沉积物。当系膜高度增生时，有时可见节段性系膜插入现象（系膜细胞及基质长入基底膜与内皮间，嗜银染色可见双轨征）。部分肾小球还可见球囊粘连。肾小球系膜病变较轻时，肾间质及肾小管基本正常；肾小球系膜病变严重时，肾间质即可出现炎症细胞浸润及纤维化，伴肾小管萎缩。肾血管一般正常。

根据系膜增生程度将此型肾炎分为轻、中、重度，常用的划分标准：①轻度：系膜区轻度增宽，毛细血管腔未受挤压，保持开放。②中度：系膜区中度宽度，毛细血管腔已受挤压，呈轻、中度狭窄（狭窄程度<50%毛细血管腔）。③重度：系膜区重度增宽，毛细血管腔严重受压，呈重度狭窄（狭窄程度>50%毛细血管腔）或闭塞。重度系膜增生性肾小球肾炎常合并肾小球局灶节段性硬化。系膜增生的严重程度与肾病综合征治疗的疗效密切相关。

（2）电镜：可见系膜细胞增生及基质增多，重症病例尚可见节段性系膜插入。肾小球基底膜正常。1/4～1/2 病例可在系膜区乃至内皮下见到少量稀疏的电子致密物，该电子致密物一般与免疫荧光检查见到的免疫沉积物分布一致。

（3）免疫荧光：系膜区常见免疫球蛋白和 C3 的颗粒状或团块状沉积。对以 IgA 为显著沉积者则归属为 IgA 肾病；以 IgG 为主的免疫球蛋白及 C3 沉积，这在我国最常见，占非 IgA 系膜增生性肾小球肾炎的 57%～60%；以 IgM 为主的免疫球蛋白及 C3 沉积，称为 IgM 肾病；以补体 C1q 沉积为主，常伴较弱的 C3 及免疫球蛋白（IgG、IgM 或 IgA），称为 C1q 肾病；仅 C3 沉积，称为 C3 肾小球病。

三、临床表现

根据 1995 年我国儿童原发性肾病综合征 846 例病理类型的分析，系膜增生性肾小球肾炎占 264 例（31.1%）。本病可隐匿起病，也可于发病前有前驱感染史，尤以呼吸道感染为多见，还有少部分患者发病于运动、受寒、疫苗注射后。可表现为无症状蛋白尿（和）或血尿、肾炎综合征及肾病综合征（大量蛋白尿、低蛋白血症、高脂血症、水肿）。本病血尿发生率较高，70%～90%病例有血尿，常为镜下血尿。15%～30%病例有反复发作的肉眼血尿。蛋白尿常呈非选择性，25%～57%病例呈现肾病综合征。20%～40%病例出现高血压，10%～25%病例出现肾功能减退，高血压及肾功能减退往往出现于重度系膜增生病理类型中。

四、诊断与鉴别诊断

本病常见于青少年。隐袭起病或急性发作（后者常有前驱感染）。临床可表现为无症状血尿或（和）蛋白尿、肾炎综合征及肾病综合征等，血尿发生率较高。血清 IgA 及 C3 正常。本症为病理形态学诊断，以弥漫性肾小球系膜细胞增生伴不同程度系膜基质增多为本病特点，并需要免疫荧光检查除外 IgA 肾病才能诊断。因此，对病理表现为系膜增生性改变者从临床上应首先除外全身性疾患时的肾脏改变，如紫癜性肾炎、狼疮性肾炎、急性链球菌感染后肾小球肾炎的消散期等情况。

（1）紫癜性肾炎：本病光镜表现与非 IgA 系膜增生性肾小球肾炎相似，但紫癜性肾炎临床上有过敏性紫癜的表现，血清 IgA 可出现增高，肾组织免疫病理检查能见 IgA 伴 C3 在系膜区沉积，这些表现均与非 IgA 系膜增生性肾小球肾炎不同。

（2）狼疮性肾炎：本病的 II 型表现为系膜增生型，光镜表现与非 IgA 系膜增生性肾小球肾炎相似。但是狼疮性肾炎常伴有多系统侵犯，抗核抗体等多种自身抗体阳性，活动期血清 IgG 增高，C3 下降。肾组织光镜检查除系膜增生外，病变有多样性及不典型性特点，免疫病理检查呈"满堂亮"现象。

（3）急性链球菌感染后肾小球肾炎的消散期：其病理与本病相似（免疫病理常见 IgG、C3 沉积或单纯 C3 沉积），且可持续 2～3 年，应与本病相鉴别。本病有典型急性肾炎病史者（感染后 1～3 周急性发病，呈典型急性肾炎综合征，血清 C3 下降但 6～8 周恢复正常），可依靠病史鉴别，病史不清、鉴别困难时应对患儿进行追踪观察，以资鉴别，二者转归不同。

五、治疗与预后

（一）治疗

应根据不同临床-病理表现类型来制定不同的治疗方案，简述如下：

（1）无症状血尿或（和）蛋白尿：这类患者病理检查常为轻度非 IgA 系膜增生性肾小球肾炎。应注意避免感冒、过度劳累及应用肾毒性药物，定期复查以观察病情变化，可采用中医药辨证施治的方法治疗。至于轻中度蛋白尿（尿蛋白+～++）是否应用血管紧张素转换酶抑制剂（angiotensin converting enzyme inhibitor，ACEI）或血管紧张素受体阻滞剂（angiotensin receptor blocker，ARB）治疗，目前认识尚未统一。

（2）肾病综合征：这类患儿肾脏病理也可表现为轻、中或重度非 IgA 系膜增生性肾小球肾炎，重度时还常继发局灶节段性肾小球硬化（focal segmental glomerulosclerosis，FSGS）。应根据病理轻重不同采用不同的治疗方案。表现为轻度非 IgA 系膜增生性肾小球肾炎者，治疗方案可与微小病变型肾病相同，初次治疗可单用糖皮质激素，反复发作时应联合应用免疫抑制剂。而表现为中或重度非 IgA 系膜增生性肾小球肾炎者，初次治疗就应联合应用糖皮质激素及免疫抑制剂，继发局灶节段性肾小球硬化者还应参考原发性局灶节段性肾小球硬化治疗（参阅本章第四节）。当然，除激素及免疫抑制剂外，还应积极对症处理，包括利尿消肿，结合 ACEI 和（或）ARB 以减少尿蛋白排泄等。

（二）预后

影响预后的因素有：重度蛋白尿、血肌酐增高、血压高、肾组织中肾小球有硬化改变者、重度系膜细胞增生及基质增多者、激素耐药者预后均为较差。

第五节　毛细血管内增生性肾小球肾炎

毛细血管内增生性肾小球肾炎（endocapillary proliferative glomerulonephritis，ECPGN）是由多种病因所致感染后免疫反应引起的弥漫性肾小球炎性病变，以肾小球毛细血管内皮细胞和系膜细胞增生肿胀伴多形核白细胞浸润为病理特征。可见肾小球基底膜上皮下"驼峰"样免疫复合物沉积。临床常以急性起病，主要表现为水肿、少尿、血尿、高血压为特点的原发性肾小球疾病，常称为急性肾炎或急性弥漫性增生性肾小球肾炎，或称急性感染后肾小球肾炎。我国 2315 例肾脏病患儿肾活检病理检查中毛细血管内增生性肾小球肾炎占 4.5%，而占急性链球菌感染后肾炎的 51.5%。

一、病因和发病机制

感染是本病的常见病因，儿童最常见的是上呼吸道感染和皮肤感染。最常见的病原菌是A组β溶血性链球菌，其次是草绿色链球菌、肺炎链球菌、金黄色葡萄球菌、表皮葡萄球菌、棒状杆菌属、丙酸菌属、非典型分枝杆菌属、支原体属、布鲁杆菌属、脑膜炎双球菌、钩端螺旋体属等。常见病毒有水痘、风疹、巨细胞病毒和EB病毒等。寄生物有弓形虫属、毛线虫属、立克次体属等。

本病的发病机制目前尚不清楚。常见的急性链球菌感染后肾小球肾炎（acute poststreptococcal glomerulonephritis，APS-GN），多数学者认为与A组β溶血性链球菌感染所致的抗体免疫反应有关。其依据为：①肾炎发生在链球菌感染之后；②没有链球菌直接侵犯肾脏的证据；③自链球菌感染至肾炎发病有一间歇期，此期相当于抗体生成所需时间；④肾炎患者血清中可检出对链球菌及其产物的抗体；⑤血中补体成分下降；⑥在肾小球上有IgG、IgM和补体成分的沉积。

研究认为，本病主要由致肾炎的链球菌菌株刺激机体产生相应抗体，形成抗原抗体复合物沉积于肾小球，并激活补体，引起一系列免疫损伤和炎症，使肾小球毛细血管腔变窄甚至闭塞，肾小球的血流量减少，肾小球滤过率降低，体内水钠潴留，导致细胞外容量扩张，临床表现出少尿、水肿、高血压、循环充血和心力衰竭等症状。而且，免疫损伤导致肾小球基底膜断裂，血浆蛋白和红细胞、白细胞通过肾小球毛细血管壁渗出到肾小球囊内，临床表现为血尿、蛋白尿和管型尿。由于免疫反应激活补体产生过敏毒素，全身血管通透性增加，血浆蛋白渗出到间质组织中，间质蛋白质含量较高，故水肿多呈非凹陷性。由于链球菌抗原与肾小球基膜糖蛋白之间具有交叉抗原性，故近年来也有学者认为少数病例可能属抗肾抗体肾炎。

二、病理表现

（1）光镜：急性期肾小球病变呈弥漫性分布，系毛细血管内皮细胞增殖，内皮细胞胞质明显肿胀，中性粒细胞和单核细胞大量浸润，系膜细胞明显增殖，系膜基质增多，致使肾小球体积增大，部分毛细血管腔狭窄，相对缺血，甚至毛细血管腔闭塞、塌陷。有的病例可见球囊上皮细胞增生有局灶或节段性新月体形成，过碘酸希夫（PAS）染色和PASM染色见基膜不厚，Masson染色下偶见上皮下红色的免疫复合物呈"驼峰"状沉着。肾小管病变不明显，仅见局灶性小管上皮细胞变性和单核细胞浸润，有时小管萎缩，肾间质轻度水肿和白细胞浸润。肾血管一般不受累。急性链球菌感染后肾小球肾炎急性期增殖和渗出性病变一般在1～2个月内开始恢复，大多数患者系膜和基质增多逐渐消散，白细胞渗出明显减少，甚至严重增殖性改变患者的病变也可以恢复，但所需的时间不等，少数病例可以持续数年。

（2）电镜：可见肾小球系膜细胞和（或）内皮细胞增殖，系膜细胞增殖较明显，内皮细胞胞质肿胀致使内皮孔消失，毛细血管腔和系膜区可见中性粒细胞和单核细胞浸润，内皮下、系膜区或基膜内可见少量小的电子致密沉积物，基膜有局部裂隙或中断，邻近上皮下沉积物的上皮细胞足突融合。典型病例在基膜上皮侧出现均匀的电子致密的"驼峰"，其底部直接与基膜外疏松相接触，上面覆盖一层肿胀的脏层上皮细胞。"驼峰"一般在6～8周后消失，偶尔可持续 3～5 个月。

（3）免疫荧光：急性期可见弥漫一致性纤细或粗颗粒状的 IgG、C3 和备解素沉着，它们主要分布在外周毛细血管袢和系膜区，偶尔可见 IgM 沉积，纤维蛋白原/纤维蛋白常沉着于系膜区，有时也见于上皮新月体内和球囊腔内。恢复期伴随组织学改变，沉积物逐渐消散。

根据免疫沉积的分布又可分为：①星天型，免疫球蛋白及 C3 呈弥漫性、不规则分布于毛细血管袢及系膜，多见于疾病早期；②系膜型，免疫沉积物主要分布于系膜尤其是基蒂部，多见于病情较轻者或疾病恢复期，可持续数月、数年；③花环型，免疫沉积物不规则地分布于毛细血管壁上及扩张的系膜区，导致分叶状的改变，常见于临床具有显著蛋白尿和多量上皮下沉积物者，其后常呈慢性肾损伤的表现。

三、临床表现

（一）临床症状

本病常在前驱感染后 1～3 周起病，临床表现轻重不一，轻者仅额面部水肿或镜下血尿，重者可在短期内出现循环充血、高血压脑病或急性肾功能不全而危及生命。起病初期可有低热、头晕、恶心、呕吐、食欲减退等症状，体检可在咽部、颈部淋巴结、皮肤等处发现前驱感染未彻底治愈的残迹。

（1）水肿：是常见的症状和患者就诊的主诉之一，但多不严重，先见于颜面部，尤以眼睑为著，逐渐波及全身，为非凹陷性水肿。水肿时可伴有尿量减少，极少数人甚至可发展至无尿。

（2）血尿：常为本病的首发症状，镜下血尿几乎每例都有，30%～50%患儿有肉眼血尿，部分患者可伴有蛋白尿。

（3）高血压：30%～80%的患儿有高血压，血压常为 120～150/80～110mmHg。高血压脑病可引起脑血管痉挛，导致缺血、缺氧、脑血管渗透性增高而致脑水肿。常发生在疾病早期，血压突然上升超过 150～160/100～110mmHg 以上，年长儿会主诉剧烈头痛、呕吐、复视或一过性失明，严重者突然出现惊厥、昏迷。高血压控制后上述症状可迅速消失。

（4）严重循环充血：常发生在起病后第 1 周内，由于水钠潴留，血浆容量增加而出现循环充血，临床表现为呼吸急促和肺部出现湿啰音时，严重者可出现呼吸困难，端坐呼吸，颈静脉怒张，频咳，咯粉红色泡沫痰，两肺布满湿啰音。心脏扩大，甚至出现奔马律，肝大而硬，水肿加剧。少数可突然发生，病情急剧恶化，如不及时抢救，可于数小时内死亡。

（5）急性肾衰竭：常发生于疾病初期，由于肾小球内皮和系膜细胞增殖，肾小球毛细血管腔变窄甚至阻塞，肾小球血流量减少，滤过率降低所致，临床表现为尿少、尿闭等症状，可出现暂时性氮质血症、电解质紊乱和代谢性酸中毒。一般持续 3～5 天，不超过 10 天，可迅速好转。若持续数周仍不恢复者，则预后严重。

（二）实验室检查

尿蛋白可在 1+～3+，且与血尿的程度相平行，尿镜检可见多少不等的红细胞，可有透明、颗粒或红细胞管型，疾病早期可见较多的白细胞和上皮细胞。血白细胞一般轻度升高或正常，血沉加快。咽炎者抗链球菌溶血素 O（ASO）往往增加，10～14 天开始升高，3～5 周达高峰，3～6 个月恢复正常；急性链球菌感染后肾小球肾炎者抗双磷酸吡啶核苷酸酶（ADPNase）滴度升高；皮肤感染的患者 ASO 升高不明显，抗脱氧核糖核酸酶（ADNase-B）的阳性率高于 ASO，可达 92%。脱皮后急性链球菌感染后肾小球肾炎者抗透明质酸酶（AHase）滴度升高。80%～90% 患儿血清 C3 下降，至第 8 周 94% 血 C3 已恢复正常。血浆尿素氮和肌酐一般正常，明显少尿时可升高。肾小管功能正常。持续少尿、无尿者，血肌酐升高，内生肌酐清除率降低，尿浓缩功能受损。

四、诊断与鉴别诊断

（一）诊断

根据有前驱感染史，临床表现以血尿、蛋白尿、水肿及高血压等为特点，急性期血清 ASO 滴度升高，C3 浓度降低，肾活检呈毛细血管内增殖性改变可诊断本病。

（二）鉴别诊断

组织学上必须与下列疾病相鉴别：

（1）膜增生性肾炎：临床上也可以急性起病，伴血尿、蛋白尿和高血压，但病理上表现为：①光镜下肾小球呈明显分叶状改变。细胞数明显增多，毛细血管壁增厚，PASM 染色见肾小球毛细血管祥呈双轨状特征。②电镜观察见内皮下有广泛的免疫复合物沉积，系膜插入致基膜分层。③间质病变较急性链球菌感染后肾小球肾炎严重。

（2）局灶增生性肾炎：急性链球菌感染后肾小球肾炎恢复期可出现这种形态学改变，但是本病病变呈局灶、节段性分布，可以存在正常的肾小球。

五、治疗与预后

（一）治疗

急性链球菌感染后肾小球肾炎为自限性疾病，无特异治疗，主要治疗原则为对症处理，清除残留感染病灶，防治水钠潴留，控制循环血容量，从而达到减轻症状、预防急性期并发症，保护肾脏功能，促进病肾组织学及功能上的修复。

（二）预后

本病预后良好，儿童最终痊愈者达 90%～95%。一般病程在 6 个月以上时症状不会再出现反复，偶有因感染另一型致肾炎株链球菌而第三次患病者。预后判断：①光镜下检查白细胞浸润和系膜增殖的程度与预后无关，有广泛新月体形成者预后不佳，发展为慢性肾衰竭或疾病持续存在。②病初有无尿者或少尿持续时间长者预后差。肾病综合征或肾功能损害严重者预后不良。③儿童预后较成人好，流行性发病者较散发者预后好，链球菌感染后肾炎较非链球菌感染后肾炎好，无肾脏病病史者预后也较有肾脏病病史者好。

第六节　系膜毛细血管性肾小球肾炎

系膜毛细血管性肾小球肾炎（mesangial capillary glomerulonephritis，MCGN）是一个临床病理形态学诊断名称，原称为膜增生性肾小球肾炎（membranoproliferative glomerulonephritis，MPGN）Ⅰ型和Ⅲ型，是小儿肾病综合征的常见病理表现之一。肾脏病理以内皮细胞下免疫复合物沉积，伴系膜细胞和基质插入为特征，或同时具有膜性肾病和膜增生性肾炎的特点。本病发病率国外文献报告悬殊，从 5%～39% 不等。临床表现为病程长、治疗难、预后差，并常常有持续性低补体血症为特点。

一、病因和发病机制

系膜毛细血管性肾小球肾炎多数病因不明，可为继发性，多继发于亚急性细菌性心内膜炎、疟疾、慢性乙型肝炎、急性风湿病、结节性多动脉炎、过敏性紫癜、系统性红斑狼疮、淋巴瘤等。部分病例可有前驱感染，与上呼吸道链球菌感染、猩红热和支原体感染有关。部分病例可能与性连锁遗传有关。

本病发病机制尚不明确，由于血中补体 C3、C1q、C4 降低并伴有免疫复合物的增多及球蛋白血症，肾小球内有免疫球蛋白及补体沉积，有人认为系膜毛细血管性肾小球肾炎患儿存在免疫缺损状态，易于罹患感染和形成免疫复合物。

（1）补体异常改变：补体 C3 明显降低，部分患者同时伴有 C1q 及 C4 的降低，提示旁路途径及经典途径均被激活而导致血中补体的降低。部分患者血中存在补体激活物（致肾炎因子或 C3 肾炎因子），C3 肾炎因子与 C3 转化酶结合，阻止一些正常抑制因子（如 H 因子），从而加速 C3 的分解，使血 C3 下降。

（2）感染因素：病毒、细菌、寄生虫感染及一些免疫复合物疾病与本病发生有关。

（3）遗传因素：有报告显示先天性补体缺陷者易患本病。

二、病理

（1）光镜：肾小球弥漫性肿大，系膜细胞增生，肾小球呈分叶状改变，早期也有部分内皮细胞和中性粒细胞浸润。HE 染色毛细血管壁呈不规则增厚，PAS 和 PASM 染色可见系膜细胞胞质在基质间内皮下延伸，插入毛细血管袢呈现基膜双轨结构。基膜上可见"驼峰"及"钉突"。系膜增生常呈节段性。毛细血管壁增厚形似膜性肾病。毛细血管腔闭塞、塌陷，有时可见新月体。晚期常有小管萎缩、间质纤维化及单核细胞浸润。

（2）电镜：内皮下沉积物，外周毛细血管系膜插入，不同程度的系膜增生和（或）硬化，及内皮细胞下新形成的基膜。上皮下可见很多嗜锇性沉积物，部分病例可见颗粒状的膜内嗜锇性沉积物，基膜破裂及不规则增厚，沉积物可插入基膜内，有的基膜可出现分层和网状结构。晚期系膜基质增加，毛细血管腔狭窄、阻塞，内皮细胞常肿大，上皮细胞肥大，足突消失，膜内、系膜区及上皮细胞下可见沉积物。

（3）免疫荧光：肾小球外周毛细血管有弥漫性的粗颗粒状 C3 沉积物，也可有 IgG、IgM、IgA 和纤维蛋白原沉积。有的病例可见备解素沉积。系膜区也可见到上述沉积物。

三、临床表现

（一）临床症状

本病起病隐匿，半数患者有前驱上呼吸道感染史。临床表现多样化，往往表现为急性肾炎综合征或肾病综合征，少数也可以慢性肾炎综合征或急进性肾炎综合征形式发病，20%～30%的患者可以无症状蛋白尿和镜下血尿的形式发病，但单纯肉眼血尿则少见。临床上还可表现为贫血、乏力、气短及面色苍白，不能用肾功能损害程度来解释，贫血症状是由于激活的补体黏附于红细胞所致。80%～90%患者可有高血压，40%～60%抗链球菌抗体滴度是增高的。继发于其他疾病者尚有原发病的临床表现。晚期患者高血压和肾功能不全平行出现，可迅速发展为终末期肾衰竭。

（二）实验室检查

（1）蛋白尿常呈低选择性，圆盘电泳示混合性蛋白尿。
（2）血清补体 C3 下降可持续数月至数年。但 C3 正常不能排除此病，C1q 和 C4 可正常。
（3）C3NeF 常呈阳性。
（4）尿素氮和肌酐增加。

四、诊断与鉴别诊断

（一）诊断

根据肾脏活检病理检查结果即可诊断。

（二）鉴别诊断

（1）弥漫性系膜增生性肾炎：中、重度系膜增生性肾炎虽然系膜细胞和系膜基质可高度增生，但仅有局灶节段性插入现象，无肾小球基膜的改变，免疫病理学及电镜检查可资鉴别。
（2）膜性肾病：本病以肾小球基膜上皮细胞下弥漫的免疫复合物沉积伴基膜弥漫增厚为特点，而无细胞增生现象。膜增生性肾小球肾炎的基膜虽有不同程度增厚，上皮下可见免疫复合物沉积，但系膜的显著增生而缺乏膜性肾病基膜的典型改变可资鉴别。

五、治疗与预后

（一）治疗

本病目前尚无特效的治疗方案。

（1）可参照激素耐药型肾病综合征的诊治方案，选用大剂量甲泼尼龙冲击疗法和（或）环磷酰胺冲击疗法，也可选用其他免疫抑制剂如：环孢素，或他克莫司，或吗替麦考酚酯；或联合应用。雷公藤多苷可单独应用，或与糖皮质激素联合使用。
（2）小剂量长期或大剂量隔天糖皮质激素治疗对小儿患者可显示一定疗效，疗程至少1.5～3 年，有长达 15 年治疗的临床报道。

（二）预后

本病预后不良，以下因素提示预后不良：①疾病发作后始终无缓解者；②有肾病综合征者；③肉眼血尿者；④病初即有肾衰竭者；⑤病理检查伴新月体形成者。MPCN 随访 6～11 年，有 50%的患者进入 ESRD，20 年有 90%的进入 ESRD。5 年死亡率为 20%，10 年死亡率为 50%。

第七节　致密沉积物病

致密沉积物病（dense deposit disease，DDD）是病理形态学诊断，原属于膜增生性肾小球肾炎Ⅱ型，占所有膜增生性肾小球肾炎的 15%～35%。以肾小球基膜内均一带状的电子致密物沉积为病理特点。主要发生在 5～20 岁的儿童和青年，平均年龄为（15±11）岁。男女发病率大致相同。

一、病因和发病机制

本病病因及发病机制目前尚不明确。有报道 50%的患者有上呼吸道感染的前驱症状，其中 21%～45%的患者 ASO 滴度升高，认为可能与 A 组链球菌感染、猩红热和肺炎支原体感染有关。部分患者伴有脂肪营养不良，而致密沉积物有脂质成分存在，有人认为本病与脂质代谢异常有关。部分病例可能与性连锁遗传有关。

致密沉积物含有硫酸肝素多糖、层粘连蛋白、Ⅳ型胶原成分，可能与血液循环中某种物质沉积于基膜上，诱导足细胞产生异常糖蛋白，导致基膜内糖蛋白或血清蛋白变性和聚集的结果。尽管致密沉积物病形态学上与膜增生性肾小球肾炎有相似之处，但在发病机制上却有着本质的差异。致密沉积物病多与免疫复合物无关，而是由于体内存在补体活化调节异常。C3、C5b-9 补体复合物（TCC）沉积可能与补体调节蛋白缺陷有关。多数患者表现为持续性低补体血症，且体内存在着 C3 肾炎因子，认为 C3 肾炎因子使 C3 从旁路途径不断进行活化，导致患者的持续低补体状态，进而造成对感染的易感性，促进和引起糖蛋白或血清蛋白形成异常聚集。C3 肾炎因子（C3NeF）正常时，体内补体 C3 转换酶（C3bBb）含量很低，并受 I 因子和 H 因子调节，补体 C3 裂解产物维持在较低水平，避免补体过度激活。C3NeF 为 C3bBb 的自身抗体，与 C3bBb 或 IgG-C3b-C3bBb 复合物结合，后者半衰期可延长近 10 倍，增强 C3bBb 的作用，补体旁路持续激活，C3 不断降解为 C3a 和 C3b，血清 C3 水平明显降低。补体系统激活会最终形成膜攻击复合物，导致肾脏损伤。肾小球固有细胞也能产生补体成分，C3NeF 可直接作用于肾小球引起局部补体活化而损伤肾脏。H 因子是补体旁路途径中主要的 C3 活性调节因子，是 C3b 裂解酶 I 因子（C3b 灭活因子）的辅助因子，可促进 I 因子灭活 C3b，并可竞争性抑制 B 因子与 C3b 结合，还可使 C3b 从 C3bBb 中解离，从而加速 C3bBb 的灭活，防止 C3 的持续活化。若 H 因子功能失调，导致补体代谢途径中 C3b 蓄积而产生更多的 C3bBb，形成放大环路，出现不可抑制的补体旁路途径活化。除 H 因子基因突变外，C3NeF 能与 H 因子结合，大量消耗 H 因子，H 因子灭活 C3b 的作用减弱或消失，C3b 形成过多，补体旁路途径过度活化。H 因子缺乏还可引起凝血因子激活，血小板聚集而形成微血栓。

无论是体内存在 C3NeF，还是 H 因子功能失调，两者单独或协同作用，都导致 C3bBb 失去调控，旁路补体途径被持续激活而损伤肾脏。

二、病理表现

（1）光镜：肾小球普遍受累，致密物在基膜中沉积，基膜增厚，呈折光性，PAS 阳性，嗜银染，PAS 和 PASM 呈棕色，甲苯胺蓝染色呈蓝色，不与银发生反应，银染病变基膜呈极强黑色，无双轨改变。毛细血管和肾球囊粘连，偶见肾小球硬化，部分病灶有新月体形成。近曲小管基膜可见致密物沉积，灶性小管萎缩，慢性炎症浸润。新近病理资料分析显示，仅有约 25% 的病例呈膜增生性肾小球肾炎样改变，其他可见肾小球系膜细胞明显增生及基膜增厚，或呈明显的毛细血管内增生性肾炎、新月体性肾小球肾炎。还可观察到中性粒细胞浸润、局灶节段性肾小球毛细血管祥死等病变。根据形态学特点可分为：①膜增生型，与 I 型膜增生性肾小球肾炎相似，毛细血管壁增厚，毛细血管内增生，肾小球分叶状，可见双轨征；②单纯性系膜细胞增生型，可见局灶节段性或弥漫性系膜细胞增生；③新月体型，新月体形成＞50%，以细胞性新月体为主，无新月体肾小球多呈膜增生性肾小球肾炎或系膜增生型改变；④轻微病变型，肾小球形态大致正常，无明显改变，仅电镜下可见致密沉积物沉积；⑤膜型，毛细血管壁呈弥漫性增厚；⑥局灶节段性坏死型，肾小球毛细血管祥局灶节段性纤维素样坏死；⑦弥漫性增生及渗出型，毛细血管内增生，中性粒细胞浸润。

（2）电镜：基膜致密层中可见均质浓密的电子致密物，形如缎带状。小管基膜和肾球囊也可见到这种形态变化。系膜增生，可并有上皮细胞肿胀、足突融合等变化。

（3）免疫荧光：多数病例仅有 C3 呈强阳性，呈不连续线性或稀疏的结节状弥漫分布于毛细血管祥和系膜中。C3 在肾小囊或肾小管基膜侧多呈节段性阳性。免疫球蛋白或其他补体呈阴性。C3 在致密物两侧沉积，使毛细血管呈双层荧光影（双轨状），而沉积物中央并无 C3 沉积。在系膜内 C3 沉积在致密物周边呈环状改变，称系膜环。

三、临床表现

（一）临床症状

（1）肾病综合征是致密沉积物病最常见的临床综合征，占 42%～65%。

（2）16%～38% 的患者以急性肾炎综合征起病，以反复肉眼血尿为主，可见蛋白尿和镜下血尿。有时可见无菌性脓尿。

（3）在疾病初期或发展过程中可见高血压，起初多为一过性，尔后逐渐发展成为持续性高血压。少数患儿血清肌酐明显升高，可表现为快速进展性肾衰竭。

（4）约 10% 患儿可见脉络膜小疣，这些淡黄色沉积物分布于视网膜的 Bruch 膜内，随着病程的延长，出现视敏度下降，视力减退。视网膜出现盘状结节分离，脉络膜新血管形成，有些伴萎缩性改变。

（5）20%～25% 的患儿合并脂质代谢障碍，因补体介导及体内高脂素水平而导致脂肪组织破坏，可出现部分脂肪营养不良症。

（二）实验室检查

（1）80%患儿血清补体 C3 持续性降低。血清中早期的补体 C1q、C4、C5 及终末的补体成分水平多数正常，而 H 因子和 P 因子水平降低。绝大多数患者 C3 肾炎因子阳性。

（2）部分患儿起病初期即可出现血肌酐和尿素氮升高及低钙、高磷等，血清肌酐升高的发生率为 18.2%。

（3）尿液检查可有蛋白尿、镜下血尿。尿红细胞呈多种形态，可伴红细胞管型。

四、诊断与鉴别诊断

本病临床表现缺乏特异性，对于以急性肾炎综合征、反复肉眼血尿伴有持续性低补体血症的患儿，应高度怀疑本病，确诊必须依靠肾组织病理学检查，仅靠光镜检查可能出现漏诊，必须依靠电镜检查才能确诊。

部分系统性红斑狼疮、多发性骨髓瘤、肾淀粉样变患儿可出现肾基膜内电子致密物沉积，注意根据各自临床及实验室特点进行鉴别。Thioflavin T 荧光染色有利本病与肾淀粉样变的鉴别。

五、治疗与预后

（一）治疗

（1）糖皮质激素：有报道采用甲泼尼龙冲击、长期隔天泼尼松（疗程至少 1.5～3 年）治疗可使肾基膜致密物减少，系膜增生减轻。

（2）免疫抑制剂：激素治疗无效时免疫抑制剂可与糖皮质激素联合应用，常用药物如环磷酰胺、氮芥、6-硫鸟嘌呤、雷公藤多苷等。

（3）抗凝治疗：口服或注射舒洛地尔治疗致密沉积物病伴快速进展性肾衰竭，可减少膜内致密物，减慢肾衰竭进展。舒洛地尔具有类肝素作用，为高效乙酰肝素酶抑制剂，可特异性降低患者体内乙酰肝素酶。舒洛地尔还具有干扰白细胞黏合及 CAG 替代作用，并可激活循环中和血管壁的纤溶系统而具有抗血栓作用。

（4）H 因子基因突变患者，可采用血浆输注或血浆置换疗法，补充 H 因子，纠正补体缺陷。

（5）应用 CD20 单克隆抗体利妥昔单抗可能对 C3NeF 阳性、无 H 因子基因突变和 C3 过度消耗者有一定的治疗效果。

（6）应用抗 C5 单克隆抗体 culizumab（又称 soliris）来拮抗 C5a 介导的肾脏损伤，可能给致密沉积物病的治疗带来新的希望。

（7）非特异治疗包括控制高血压、延缓疾病进展和减少蛋白尿。应用 ACEI 或 ARB 治疗高血压，他汀类药物治疗高脂血症，可延缓疾病进展，纠正内皮细胞功能异常，降低动脉粥样硬化风险。

（8）部分进入终末期肾病患儿肾移植后可出现高复发现象。

（二）预后

本病预后不良，约半数致密沉积物病患者在诊断后 10 年内进展至尿毒症。5 年死亡率为 17%～28%，10 年死亡率为 42%～62%。出现重度蛋白尿、肉眼血尿、尿红细胞、白细胞增加显示病变进展，伴新月体者易出现肾功能恶化。但也有研究发现临床及实验室资料与预后无相关性，肾脏病理与预后有关。儿童致密沉积物病的进展与病理改变较为吻合，病理改变轻重程度，可作为判断疾病预后的指标，如系膜区出现沉积物、系膜细胞增生及毛细血管腔闭塞、肾小球呈明显分叶状改变、肾小球硬化及新月体形成等病理变化提示预后不良。尿毒症致密沉积物病患者肾移植术后 1～3 年内几乎全部复发，移植肾 5 年存活率约为 50%。

第八节　新月体性肾小球肾炎

新月体性肾小球肾炎（crescentic glomerulonephritis，CrGN）是病理组织学诊断，在病理上又称为"毛细血管外增生性肾小球肾炎（extracapillaryproliferative glomerulonephritis）"。病理表现为大部肾小球壁层上皮细胞增生，形成广泛的新月体，毛细血管袢内伴有不同程度的细胞增生和血管袢坏死。临床起病凶险，可见蛋白尿、血尿，迅速发展为少尿或无尿，数周或数月内出现肾衰竭，甚至死亡。所以，本病是临床急进性肾小球肾炎的特征性病理改变。

一、病因和发病机制

新月体性肾小球肾炎分为特发性和继发性两种。特发性迄今病因不明确。继发性常见于系统性红斑狼疮、过敏性紫癜、肺出血-肾炎综合征、结节性多动脉炎和韦格纳肉芽肿等。有研究证实挥发性碳氢化合物，如油漆、脱脂溶剂、头发喷雾剂等是其致病因素之一。也有人提出 A 组链球菌是一个重要病因。根据病因可分为 5 型：I 型为抗基底膜型，患者血液有 CBM 抗体；II 型为免疫复合物介导型，病变肾小球内有免疫复合物沉积；III 型为血管炎型，患者血液有抗中性白细胞胞质抗体（ANCA）；IV 型为抗基底膜和血管炎混合型，患者血内 ANCA 和抗 GBM 抗体均为阳性；V 型为特发型，所有抗体均为阴性。

在新月体形成中肾小球毛细血管袢坏死和基底膜断裂或肾鲍曼囊壁断裂，是新月体形成的重要始动环节。先通过免疫和非免疫因素引起反应，激活补体系统，经过白细胞趋化，过敏毒素和细胞膜的溶解作用，导致肾小球基膜损伤，促使血小板在破损局部聚集，引起凝血，使纤维蛋白/纤维蛋白原在鲍曼囊中沉积，刺激球囊壁层上皮细胞增生，形成新月体。脏层和壁层上皮细胞均可演变为新月体内现存的各种细胞。有人提出巨噬细胞、单核细胞和成纤维细胞参与新月体的形成，并提出单核细胞为新月体的主要结构之一。初形成的新月体中有纤维蛋白原，随着新月体的老化将形成纤维化。

二、病理表现

新月体性肾小球肾炎可见肾脏增大，表面光滑，呈苍白色。

（1）光镜：可将新月体分为三型：①细胞性新月体，由椭圆形细胞组成，也有少数白细胞、红细胞和纤维素；②纤维上皮性新月体，随病程延长细胞变成扁平，形如成纤维细胞，嗜银纤维逐渐伸入上皮样细胞之间，并与成纤维细胞一起形成腺样瘤状结构；③纤维样新月体，纤维组织增多占据新月体的极大部分。以上三种类型可见于同一个肾标本中。根据新月体的大小和占据肾小球囊的范围又将新月体分为两种：①全球性新月体，即呈环状环绕整个肾小球；②节段性新月体，即部分毛细血管袢被新月体所覆盖。光镜下也可见肾小管的细胞增生和基膜坏死，间质水肿，细胞浸润和纤维化。个别患者有血管内膜增生和坏死。

（2）电镜：近期形成的新月体中主要由肿胀的壁层上皮细胞组成，亮细胞和暗细胞两种老化的新月体中可见胶原纤维和基膜样物质，基膜有不规则增厚和足突细胞灶性融合，以致毛细血管断裂。

（3）免疫荧光：表现为：①沿毛细血管分布的颗粒状 IgG 和 C3 沉积物，常见于链球菌感染后的新月体性肾炎；②沿毛细血管分布的线状 IgG 和 IgM 沉积物，以肺出血-肾炎综合征后新月体性肾炎多见；③无明显沉积物，仅偶见免疫球蛋白或 C3 轻微的聚积。根据免疫发病机制又可分为：①Ⅰ型为抗肾小球基膜抗体型，血中抗肾抗体阳性，肾小球基膜有 IgG 呈线样沉积；②Ⅱ型为免疫复合物型，肾小球基膜和（或）系膜区有 IgG、C3 呈颗粒样沉积；③Ⅲ型为非免疫介导或细胞介导型，肾小球内无免疫球蛋白沉积或仅有补体沉积。

三、临床表现

（一）临床症状

（1）起病有急进性和隐匿性两种，以急进性为常见。
（2）部分患儿有前驱流行性感冒病史，如发热、乏力、肌痛、关节疼痛等。
（3）60%以上病例具有急性肾炎综合征的特征，如水肿、少尿、血尿等。血尿中30%病例为肉眼血尿。
（4）少尿病例可于数天内发展为肾衰竭。
（5）部分隐匿起病者，病情由轻到重，出现明显水肿、血尿和大量蛋白尿，肾功能恶化。
（6）50%患者在病初有咯血及两肺浸润性改变。其病情较肺出血-肾炎综合征为轻且不危及生命。

（二）实验室检查

（1）尿常规检查可见血尿，红细胞管型，个别病例有较多白细胞。蛋白尿通常为中等量或每天大于 3.5g，呈非选择性。
（2）血尿素氮、肌酐增高，随病情进展而进行性升高。
（3）血清 C3 降低见于链球菌感染后新月体性肾炎。
（4）血清及尿液 FDP 升高，升高程度与肾小球损害的严重性相关。血浆纤维蛋白原升高。
（5）Ⅰ型患者免疫学检查异常主要有抗 GBM 抗体阳性；Ⅱ型患者的血循环免疫复合物及冷球蛋白可呈阳性，并可伴有血清 C3 降低；Ⅲ型患者 ANCA 阳性。
（6）B 型超声等影像学检查常显示双肾增大。

四、诊断与鉴别诊断

（一）诊断

新月体性肾炎的诊断有赖于肾脏活检病理检查，凡新月体累及的肾小球数＞50%即可确诊。确诊必须结合临床、光镜、电镜和免疫荧光做出全面分析。

（二）鉴别诊断

1. 引起少尿性急性肾衰竭的非肾小球病

（1）急性肾小管坏死：常有明确的肾缺血（如休克、脱水）或肾毒性药物（如肾毒性抗生素）或肾小管堵塞（如血管内溶血）等诱因，临床上以肾小管损害为主（如尿钠增加、低比重尿及低渗透压尿），一般无急性肾炎综合征表现。

（2）急性过敏性间质性肾炎：常有明确的用药史及部分患者有药物过敏反应（低热、皮疹等）、血和尿嗜酸性粒细胞增加等可资鉴别，必要时依靠肾脏活检确诊。

（3）梗阻性肾病：患者常突发或急骤出现无尿，但无急性肾炎综合征表现，B超、膀胱镜检查或逆行尿路造影可证实尿路梗阻的存在。

2. 引起急进性肾炎综合征的其他肾小球疾病

（1）继发于肺出血-肾炎综合征（Good-pasture 综合征）、系统性红斑狼疮肾炎、紫癜性肾炎均可引起新月体性肾小球肾炎，依据系统受累的临床表现和实验室特异检查可资鉴别。

（2）原发性肾小球病，有的病理改变并无新月体形成，但病变较重和（或）持续，临床上可呈现急进性肾炎综合征，如重症毛细血管内增生性肾小球肾炎或重症系膜毛细血管性肾小球肾炎等，临床鉴别较为困难，需做肾脏活检协助诊断。

五、治疗与预后

（一）治疗

继发性新月体性肾炎因病因不同而无统一的治疗方案。特发性者治疗方案为：

（1）甲泼尼龙静脉冲击疗法：按 30mg/（kg·d），加入到 5%葡萄糖液 150～250ml 中静脉滴注，1～2 小时内滴完。每日或隔日 1 次，3 次为 1 个疗程。继以泼尼松 2mg/（kg·d）顿服。2～3 周后逐渐减量。一般 2 周左右显效，如 1 个月内无效宜停用激素。

（2）细胞毒药物治疗：可采用激素和环磷酰胺联合静脉冲击治疗Ⅱ型、Ⅲ型新月体肾炎。亦可选用其他免疫抑制剂，如吗替麦考酚酯、硫唑嘌呤、来氟米特等。

（3）严重肾衰竭者需采用替代治疗，凡急性肾衰竭已达透析指征者应及时透析。对甲泼尼龙静脉冲击治疗无效的晚期病例或肾功能已无法逆转者，则有赖于长期维持透析。血浆置换疗法通常每日或隔日 1 次，每次置换血浆 2～4L，直到血清抗体（如抗 GBM 抗体、ANCA）或免疫复合物转阴、病情好转，一般需置换 6～10 次。该疗法需配合糖皮质激素及细胞毒药物（环磷酰胺）治疗，以防止在机体大量丢失免疫球蛋白后有害抗体大量合成而造成"反跳"。该疗法适用于各型患者，但主要适用于Ⅰ型；对于 Good-pasture 综合征和原发性小血管炎所致急进性肾炎（Ⅲ型）伴有威胁生命的肺出血作用较为肯定、迅速，应首选。

（4）抗凝治疗：在实验性新月体肾炎模型中出现肾小球损伤之前进行预防性抗凝治疗，可减少新月体数量，减轻肾衰竭程度。

（5）大剂量丙种球蛋白静脉滴注：当合并感染等因素不能进行上述强化治疗时，可应用丙种球蛋白 400mg/（kg·d），静脉滴注，5 次为 1 个疗程，必要时可应用数个疗程。

（6）肾移植：应在病情静止 6 个月（Ⅰ型、Ⅲ型患者血中抗 GBM 抗体、ANCA 需转阴）后进行。

（二）预后

绝大多数患者预后差。有报道从发病或肾活检起 5 年生存率仅为 25%，其余均死于尿毒症。预后不良的因素有：①特发性新月体性肾炎；②新月体累及肾小球数＞80%者死亡率为 90%～100%，新月体占 50%～80%者可有部分治愈或改善，新月体呈环状者比节段性新月体者预后差；③具有抗肾小球基膜抗体者；④免疫荧光检查呈线状免疫沉积物者；⑤有毛细血管袢坏死者；⑥伴有慢性肾小管、间质病变者；⑦病初即出现少尿、无尿或血肌酐＞442μmol/L（5mg/dl）或肾小球滤过率＜30ml/（min·1.23m^2）者。

第九节　膜　性　肾　病

膜性肾病（membranous glomerulopathy 或 membranous nephropathy，MN）是一组具有特征性组织学改变（即肾小球基膜弥漫性加厚，上皮下沉积物，而无炎症及增生改变）的慢性肾小球疾病。Bell 首先在 1938 年一组 25 例肾病尸解病例（其中 2 例小儿）报告中强调了肾小球基膜（GBM）的弥漫性加厚。1957 年 Jones T 首先以 PASM 染色观察到其特征性的变化（即 GBM 增厚、钉突及钉突间嗜银染色阴性的"小滴"）。1959 年 Movat 和 Mcgregor 进行了电镜检查。本病以成人为多见，儿童以继发性为多见，其发病率为 5%～8%，男女之比为 3：2。本病具有病程反复、慢性迁延的特点，临床多以大量蛋白尿或肾病综合征为特征，是导致成人终末期肾脏病的主要原因之一。

一、病因及发病机制

膜性肾病按其病因可分为原发性和继发性两大类，儿童以继发性膜性肾病为主。Pollak 报告在小儿肾病中只占 6%，成人中则占 19%。在 1995 年我国搜集的 2315 例小儿肾活检材料中膜性肾病 206 例，原发者仅 54 例（其余乙型肝炎病毒相关性肾炎 144 例，狼疮性肾炎 8 例）。究其病因，急慢性传染病的流行是个重要因素。外源性抗原常见有乙肝病毒抗原、血吸虫、血缘虫、疟原虫、汞、金、青霉胺等。内源性抗原常见有 DNA、肾小管上皮细胞、癌胚抗原、其他肿瘤抗原、甲状腺球蛋白等。发生于全身性疾病者，常见于肾静脉血栓、糖尿病、类风湿关节炎、干燥综合征、硬皮病、结核病、甲状腺炎、范可尼综合征、吉兰-巴雷（Guillain-Barre）综合征、肾移植等。

原发性膜性肾病的确切发病机制至今尚不清楚，根据免疫荧光和超微结构改变，膜性肾病是一种免疫介导的疾病，其发病可通过多种途径致病：①循环免疫复合物在肾小球上皮下沉积，且循环免疫复合物的特点是量少且小；此外，免疫复合物的种类亲和力及所带电荷对本病的发生也起着重要作用。②原位免疫复合物形成，即循环中的抗原物质可通过非免疫机制首先与肾小球毛细血管壁结合。这样"种植"的抗原与循环中的相应抗体在肾小球形成原位免疫复合物而造成肾小球损伤。有人认为这是膜性肾病的主要发病机制。③免疫遗传素质的作用，本病患者 HLA-DR3、B10、Bfl 出现的频率较高。膜性肾病免疫遗传的关键是对一种或多种抗原在基因上的反应性障碍，在适当的环境条件下这种免疫紊乱导致上皮下免疫复合物的沉积；也有人认为膜性肾病患者单核吞噬细胞系统存在免疫遗传障碍，以致不能清除循环免疫复合物。④膜攻击复合物（C5b～9）介导。本病虽为炎症免疫性疾病，但动物实验证明其发病过程仅依赖补体，而不依赖于白细胞。近年研究表明膜攻击复合物可以刺激肾小球上皮细胞产生细胞外基质成分（胶原IV）而使 GBM 增厚。C5b～9 也可诱发肾小球系膜细胞产生活性氧，诱导肾小球上皮细胞产生 PGE_2 和血栓素，诱导连接 GBM 与上皮细胞的整联蛋白（integrin）功能改变，使 GBM 出现缺陷。

遗传因素对原发膜性肾病的发生也可能起一定作用，成人中报告本病常发生于 HLADRW3 和 DQA1 者。换言之人类的原发性膜性肾病可能是一种自家免疫性疾病，在有遗传倾向的个体中由尚未完全阐明的内源或外源事件引起。

二、病理表现

膜性肾病的病理形态特点是肾小球毛细血管壁呈弥漫、均匀的一般性增厚，毛细血管管腔开放无狭窄，一般不伴细胞增生。光镜染色可见基膜上皮侧出现许多与基膜垂直的钉状突起。电镜下可见上皮细胞下有电子致密物沉积。免疫荧光检查可见均匀颗粒状免疫沉积物沿肾小球毛细血管祥分布。

一般将膜性肾病病理分为四期：

第Ⅰ期（早期上皮细胞下沉积期）：光镜下 GBM 无明显增厚现象，有时可见 GBM 呈广泛的空泡变性。Masson 染色可见上皮细胞下有细颗粒状嗜复红蛋白沉积。电镜下见肾小球基底膜上皮侧有散在的电子致密物沉积。

第Ⅱ期（钉突形成期）：光镜下 GBM 呈显著的弥漫性增厚，GBM 外侧嗜银染色见清晰的"钉突"。Masson 染色可见 GBM 外侧、钉突之间有多数排列有序的嗜复红蛋白沉积。电镜下基膜上皮侧大量团块状致密物沉积，其间有"钉突"。

第Ⅲ期（基底膜内沉积期）：光镜下毛细血管壁明显增厚，管腔闭塞，系膜基质略增多。电镜下"钉突"顶部相互融合，形成双层梯状结构，其间的致密物部分溶解。

第Ⅳ期（硬化期）：光学显微镜下可见肾小球萎陷及纤维化。电子显微镜下见基膜双层融合而呈不规则增厚，致密物吸收，有块状透亮区形成，使基膜呈链条状改变。

三、临床表现

原发性膜性肾病可发生于任何年龄，包括婴儿。大约 60% 的病例发生在男孩。患儿可呈典型的肾病综合征表现，或仅表现为无症状性蛋白尿。肉眼血尿罕见，但镜下血尿很常见。偶有报告为单纯性镜下血尿而没有蛋白尿或肾病综合征表现者，高血压的发生不常见（22%），肾衰竭少见（27%）。但有作者报告膜性肾病伴肾小球新月体形成者可迅速发展为急性肾衰竭。表现为水肿的肾病综合征者具有低蛋白血症，血清白蛋白浓度降低，高脂血症，大量蛋白尿，随机尿的蛋白/肌酐比值＞3.5。绝大多数患儿血清补体 CH50、C3 和 C4 浓度正常。

四、诊断及鉴别诊断

（一）诊断

原发性膜性肾病的临床诊断主要根据：①慢性肾病的临床特征；②实验室检查已排除继发性肾病；③对皮质激素治疗反应不敏感者可提示为原发性膜性肾病。但确诊需靠肾穿刺标本的组织病理学诊断。

（二）鉴别诊断

（1）微小病变型肾病和肾小球轻微病变在光镜下与 1 期膜性肾病不易区别，沿肾小球毛细血管壁的颗粒状 IgG、C3 沉积，GBM 上皮细胞下的多数电子致密物沉积是膜性肾病的特点。

（2）膜增生性肾炎（MPGN）虽然也有 GBM 的增厚，但具有系膜细胞和系膜基质的显著增生，可使肾小球呈分叶状，膜性肾炎没有细胞增生反应。

（3）膜性狼疮性肾炎虽然与原发性膜性肾病相似，但狼疮性肾炎的免疫病理学呈现多种免疫球蛋白和补体在系膜区与 GBM 共同沉积现象，电子显微镜下巨块状电子致密物多部位（上皮下、内皮下及系膜区）沉积是膜性狼疮肾炎的特点。

（4）乙型肝炎病毒（HBV）相关膜性肾炎与原发性膜性肾病在肾病理特征上有所不同，多呈不典型膜性肾病病理改变，光学显微镜下以程度不等的 GBM 增厚，可见"钉突"形成，多伴有局灶或弥漫的系膜增生，并有部分系膜插入；电镜下 GBM 上有大量电子致密物沉积，分布于上皮下或致密层本身；内皮下和系膜区可见有少量电子致密物；免疫组化检查可见 IgG、IgM、IgA，除沉积于上皮下外，常伴有内皮下和系膜区沉积；HBV 抗原（HBeAg、HBsAg、HB-cAg）呈颗粒状沿肾小球毛细血管祥沉积是其特征。

五、治疗与预后

（一）治疗

（1）目前，对于治疗小儿原发性膜性肾病仍然尚无定论，部分病例常能自然缓解，儿童自然缓解率高于成人。

（2）对于以无症状性蛋白尿表现和无高血压、无肾衰竭或无肾病综合征表现者可以追踪观察和不使用糖皮质激素或其他免疫抑制剂治疗。

（3）对于肾病综合征表现者，《改善全球肾脏病预后组织（IDIGO）临床实践指南》指出：对儿童特发性 MN（IMN）建议遵循成人治疗 IMN 的方案。

1）推荐初始治疗采用糖皮质激素和环磷酰胺（CTX）治疗。第 1 个月甲泼尼龙冲击治疗 3 天，继之口服甲泼尼龙 0.5mg/（kg·d）27 天。第 2 个月口服 CTX 30 天。3～6 个月重复 1～2 个月的治疗方案。至少坚持初始治疗方案 6 个月，再予评价病情是否达到缓解。

2）对符合初始治疗标准，但不愿意接受激素和 CTX 周期性治疗方案或存在禁忌证的患者，推荐 CsA 或 FK506 治疗至少 6 个月。CsA：3.5～5.0mg/（kg·d），分 2 次口服，间隔

12 小时，同时联合泼尼松 0.15mg/（kg·d）治疗 6 个月。或 FK506: 0.05～0.075mg/（kg·d），分 2 次口服，间隔 12 小时，无需泼尼松，治疗 6～12 个月。建议 CsA 或 FK506 均从小剂量开始，逐渐增加，以减少急性肾毒性作用。

3）不推荐单独使用糖皮质激素和不建议单独使用吗替麦考酚酯（MMF）作为 IMN 的初始治疗。

4）对儿童 IMN，建议糖皮质激素/CTX 交替方案最多仅用 1 个疗程。

（二）预后

小儿原发性膜性肾病预后较成人好。半数以上病例在诊断后 1 年内病情可缓解，少数病例常能自然缓解。预后与起病时病情的轻重及有无肾病综合征表现有关。肾病综合征持续存在预后较差，有持续性高血压者提示预后较差。肾组织病理学检查有助于判断预后。Ⅰ期自发缓解者多。Ⅰ、Ⅱ期患儿 15 年内存活率可达 85%，而Ⅱ、Ⅳ期患儿 15 年内存活率仅有 14%。有人认为本病肾小球细胞增殖者预后较无增殖者差，壁层上皮细胞结构异常和具有新月体的患者临床缓解率极低，其中大多数患者疾病持续或发展为肾衰竭。

第十节　IgA 肾病

IgA 肾病（IgA nephropathy，IgAN）是一组由多种病因引起的具有相同免疫病理学特征的慢性肾小球疾病，是以 IgA 或 IgA 为主的免疫球蛋白弥漫沉积于肾小球系膜区及毛细血管祥为特征而引起的一系列临床症状及病理改变，是临床中最常见的系膜增生性肾小球肾炎。1968 年首次由法国人 Berger 和 Hinglais 报道，故也称之为 Berger 病。IgA 肾病分为原发和继发，只有排除了其他继发性 IgA 肾病后，才能确诊原发性 IgA 肾病，本节重点介绍原发性 IgA 肾病。原发性 IgA 肾病是世界范围内最常见的原发性肾小球疾病，在我国占原发性肾小球疾病的 35%～55%。IgA 肾病多呈慢性进行性发展，每 10 年有 5%～25%的患者进入终末期肾脏病（ESRD），为慢性肾衰竭的主要原因之一，是我国慢性维持性血液透析的首位原发病。原发性 IgA 肾病多见于年长儿和青年，男女比例约为 2：1，起病前多有上呼吸道感染等诱因。临床表现类型多样，以发作性肉眼血尿和持续性镜下血尿最为常见，可伴有不同程度的蛋白尿；部分患儿表现为肾病综合征、急性肾炎综合征，甚至急进性肾炎综合征，可合并高血压及肾功能减退。由于 IgA 肾病具有多样的临床表现、复杂的病理改变和不同的预后，越来越多的学者认为 IgA 肾病不是单一的疾病，而是一个综合征。

IgA 肾病多归属于中医学的"血尿""水肿""腰痛""肾风""虚劳"等范畴。例如，《素问·气厥论》曰"胞移热于膀胱，则癃溺血"，《金匮要略》云"热在下焦者，则尿血"。

一、病因及发病机制

（一）中医病因病机

IgA 肾病的发生，多因人体御邪能力不足时外感风热之邪，或因饮食不节、思虑劳倦过度而损伤脾肾肝诸脏。因此，外感风热、饮食劳倦为发病的主要原因，而禀赋不足、体虚感邪则是发病的内在条件。

IgA 肾病的主要病变脏腑在脾肾，常见临床证候是气阴两虚，主要病理产物为湿热血瘀，常见诱发因素为风热外袭。IgA 肾病的基本病机就在于这几方面之间的相互联系、相互作用，导致本病的不同表现和不同阶段。因此，临证时只要抓住这几个方面的关系，就掌握了 IgA 肾病的基本病机，便可执简驭繁，纲举目张，有效地指导临床辨证用药。

（1）IgA 肾病之本——脾肾气虚：素体脾肾不足，后天失养，加之外邪、饮食、劳倦所伤，脾肾受损，导致脾肾气虚，是本病的基本病机，脾肾是本病的主要病变脏腑。临证时以脾肾气虚证候最为常见，日久亦可出现脾肾阳虚、肝肾阴虚等变证。脾肾的盛衰系本病预后转归、良恶逆顺的关键所在。

（2）IgA 肾病之因——风热外袭：素体肺气不足，卫外不固，易感外邪，六淫之中，风热毒邪最为多见，外邪入里，与湿互结，形成湿热，湿热伤肾，发为本病。风热外感是本病起病、复发、加重的最主要原因。

（3）IgA 肾病所伤——气阴两虚：素体肺、脾、肾气虚，感受风热毒邪，入里化热伤阴，而成气阴不足之证，也是本病的基本病机。气阴两虚也是临证时的常见证候，迁延日久也可阴损及阳，出现阴阳俱虚之候。

（4）IgA 肾病之标——湿热瘀阻：外感邪热，内伤饮食，入里生热；脾肾不足，运化失职，水湿内停，湿热互结。或素体气虚，血行无力；或久病入络，久病必瘀；或湿热阻滞，经脉不利，均可导致血行不畅，瘀血内阻。形成湿、热、瘀互结之势是本病最主要的病理产物，同时湿热瘀阻又是本病发展、变化、转归的致病因素（二次病因），它可以进一步耗阴伤气，损伤脾肾，形成脾肾不足、气阴两虚、湿热瘀阻的本虚标实、正虚邪实的恶性循环。即正愈虚，邪愈盛；邪愈盛，正愈伤，致使反复发作，缠绵难愈，预后不良。此乃本病发展、变化、加重的基本病机。

IgA 肾病病位主要在脾肾，与肺肝密切相关；病理性质总属本虚标实、虚实错杂：本虚多为脾虚、肾虚、气阴两虚，标实多为风热、湿热、瘀血，阴虚常兼湿热，气虚可伴血瘀。急性发作期一般多为风热犯肺，或湿热壅盛，致络伤血溢，以邪实为主，病位在肺脾，与肾相关。慢性持续阶段一般多因脾肾气虚，或肝肾阴虚，或气阴亏虚，或因虚致瘀，以致阴络损伤，以正虚为主，或虚中夹实，病位在脾肾肝。病延日久或反复发作，正虚邪盛互为因果，使病机变化错综难辨，病情呈缓慢进展过程，病机转为五脏俱损，脏腑气化不利，阴阳气血俱虚。

总之，IgA 肾病的中医核心病机为正虚邪实；中医辨证的流程为：首辨分期（急性发作期、慢性持续期），再辨主证、次证；先辨正虚，再辨邪实。

（二）西医发病机制

关于原发性 IgA 肾病的病因和发病机制目前仍未阐明，大量动物实验和临床观察均证明 IgA 肾病系 IgA 免疫复合物介导的肾小球肾炎，有多种机制参与其发病。研究证实，系膜区 IgA 沉积物主要以多聚 IgA1 为主，多聚 IgA1 在肾小球系膜区沉积，触发炎症反应，引起 IgA 肾病的发生和发展。目前认为，IgA1 分子的糖基化异常可造成 IgA1 易于自身聚集或被 IgG 或 IgA 识别形成免疫复合物，这一过程可能是 IgA 肾病发病的始动因素，而遗传因素可能参与或调节上述发病或进展的各个环节。IgA1 分子合成、释放及其在外周血中的持续存在，与系膜细胞的结合及沉积，以及触发的炎症反应这三个环节是 IgA 肾病"特异"的致病过程。

1. 免疫功能异常 IgA 肾病是免疫复合物引起的肾小球疾病，其核心是 IgA 在肾小球系膜区的沉积，并导致肾小球系膜细胞的增殖和系膜基质增多。从抗原穿越黏膜引起抗原抗体反应，到 IgA-IC 的系膜沉积，有多种机制单独或同时参与了 IgA 肾病的发生。IgA 免疫复合物的形成有以下几个原因：

（1）黏膜免疫缺陷：IgA 肾病患者血中升高的 IgA 成分主要是 pIgA1，而 mIgA1 和 IgA2 多数正常。这种致病的 pIgA1 在血中升高以及容易在肾小球系膜区沉积，可能与 IgA 分子的结构异常有关。IgA1 的结构异常，尤其是 IgA1 铰链区的 O-糖基化异常可能在 IgA 沉积到肾小球系膜中起着重要的作用。IgA 结构异常使其转变成自身抗原，诱导抗体产生，形成抗原-抗体复合物，沉积在肾小球系膜上。但这个假说存在许多不能解释的现象：①30%～50% IgA 肾病患者血清 IgA 升高，且升高的 IgA 主要是骨髓产生的 IgA1，并非黏膜分泌的 IgA2；②沉积在肾小球中的 IgA 已公认为聚合 IgA1（pIgA1），不含分泌片段；③血清中很少检测到含 IgA2 的循环免疫复合物。

（2）免疫清除功能受损：尽管系膜区 IgA 的沉积是 IgA 肾病的标志，但并不是所有 IgA 沉积均与肾小球肾炎的进展有关。系膜可以清除一定量的 IgA，IgA 在系膜区的积累是由于其沉积的速率超过了被清除的速率。IgA 清除的主要途径是通过受体介导的内吞作用及 IgA 沉积物的代谢。系膜细胞有受体介导的内吞、清除 IgA 的能力。但具体是什么受体以及如何清除，其细节还不很清楚。有研究报道 IgA 肾病患者红细胞表面的 CR_1 减少，所以 IgA-IC 不易被红细胞结合，肝脏对 IgA 的清除障碍。

（3）肾脏系膜功能缺陷：肾小球系膜具有摄取、处理和运转大分子物质的作用，在系膜细胞表面存在着一种特殊的 IgA 受体，通过与其受体结合 IgA 能直接沉积于系膜细胞表面，导致系膜细胞损伤和激活，同时系膜细胞能吸收和降解 IgA，成为 IgA 肾病病理改变的基础。IgA 肾病系免疫复合物介导的肾小球肾炎，有多种机制参与其发病过程。系膜沉积的 IgA 是否引起 IgA 肾病取决于以下几个因素，它们的相互作用决定是否诱发 IgA 肾病和严重程度、进展速度及预后：①体内合成、释放与系膜有亲和力的 pIgA1 的能力及 pIgA1 在循环中持续的时间；②系膜对异物沉积的易感性；③系膜接触沉积物后触发炎症反应的能力；④肾脏对局部炎症性损害的反应，是对其进一步放大还是自限其作用，不致小球硬化、小管萎缩及间质纤维化等。系膜尤其是系膜细胞对沉积在系膜区 IgA 反应能力的强弱是导致 IgA 肾病发病的关键。若排除体质因素，IgA 沉积可能为良性过程，很少触发肾炎。然而，如有遗传因素，血液循环 IgA 更易在系膜区沉积，而系膜对 IgA 的反应性随之会引发一些临床综合征，但病情较为隐匿。如触发因素持续存在，会致病情持续进展而进入终末期肾脏疾病（ESRD）。

（4）IgA 糖基化与 IgA 肾病：IgA 肾病患者血清中 IgA1 铰链区糖基化的改变一方面降低肝细胞表面脱涎酸糖蛋白受体（ASGP-R）与 IgA1 结合力，减少肝脏对血清中 IgA1 清除，导致血清中 IgA1 浓度升高；另一方面促进单体 IgA1 聚合为大分子多聚 IgA1，加强 IgA1 与肾小球系膜细胞、细胞外基质的结合，从而引起炎症反应。

（5）补体：在 IgA 肾病中，IgA 的沉积并不是典型抗原-抗体反应的结果，可能是通过旁路途径激活补体，使补体活化形成包括膜攻击复合物在内的各种活化产物，在 IgA 肾病肾小球炎症损伤和血尿发生过程中起着重要作用。虽然补体级联反应并不在 IgA 肾病的进展中起重要作用，但局部的补体激活可影响肾小球损伤的程度。

IgA 免疫复合物在肾脏不断沉积损伤肾小球，并通过旁路途径使补体活化，白细胞聚集，炎症细胞激活或肾小球固有细胞活化，释放炎症因子、细胞因子致肾小球损伤加重。

2. 细胞因子及炎症介质对肾小球的损害 IgA 肾病的一个重要组织病理学特征是炎症细胞如多形核白细胞和巨噬细胞在间质和肾小球区的浸润，而巨噬细胞是细胞新月体的重要成分，同时巨噬细胞又易产生各种细胞因子，在 MCP-1 的诱导下细胞因子活化和巨噬细胞浸润，活化的细胞因子又以自分泌或旁分泌的形式作用于肾小球固有细胞，使系膜增殖和合成过量的细胞外基质，也是引起肾小球损伤的机制之一。研究证实，许多细胞因子及炎症介质（如 IL-1、IL-6、TNF-α、TGF-β、PDGF、ICAM-Ⅰ、VLA-5 等）在本病的肾小球系膜增生、炎症细胞聚集、肾小球硬化和间质纤维化过程中起着重要的作用。

3. IgA Fc 受体与 IgA 肾病 免疫球蛋白 Fc 受体（FcR）广泛分布在免疫细胞和其他组织细胞表面，通过介导免疫球蛋白和效应细胞发挥免疫效应，包括各种局部免疫、炎症和过敏反应。目前已经明确的 IgA FcR 受体有四种：即 $FcaR_1$（CD_{89}）、脱涎酸糖蛋白受体（ASGP-R）、多聚免疫球蛋白受体（也称分泌片段，pIgR）和甘露糖受体（MR）。IgA 肾病时，IgA1 可能与可溶性 CD_{89} 形成复合物沉积在肾小球系膜区，引发系膜细胞炎症反应。ASGP-R 是体内清除 IgA1 的一条重要途径，沉积于肾小球的 IgA 很可能是通过系膜细胞的 ASGP-R 途径被清除的，这一途径影响着 IgA 的沉积数量。pIgR 可与多聚 IgA 或 IgM 分子上"J"链结合，介导多聚免疫球蛋白，尤其是多聚 IgA 的跨上皮细胞转动和分泌，发挥 IgA 在黏膜屏障中局部清除病原体和毒素的作用。MR 可以通过内吞作用发挥清除多种致病微生物和有害糖蛋白的作用。IgA1 是通过 Fc 段与肾小球系膜细胞上具有受体性质的 Fc 结合蛋白或 Fc 受体直接作用，发挥受体-配体结合效应而产生病理生理作用。

4. 遗传因素 IgA 肾病的发病及其肾衰竭进程均与遗传因素有关，虽然大多数 IgA 肾病为散发，但多年观察发现有家族聚集性发病的现象。美国报道有家族史者占 3%～20%。在我国某医院报道有 8.7% 的 IgA 肾病患者呈家族聚集性发病。家族性 IgA 肾病患者一般病情较重，多数肾脏生存率较差，特别提示其发病机制和临床表现受遗传因素影响。2000 年意大利和美国对 30 个家系 150 人进行全基因组范围的定位筛查，发现其中 60% 与第 6 号染色体长臂（6q22～23）的致病基因位点连锁命名为 IgAN1 有关，表现为常染色体显性遗传的方式。北京大学第一医院和中山大学附属第一医院的研究证实，Uteroglobin G38A 基因多态性与 IgA 肾病的进展有关。Hsu 及陈香美等研究认为 IgA 肾病与 HLA BW35、HLA BW5、HLA DR4 等有关；并发现 IgA 肾病的进展及预后与血管紧张素转化酶基因多态性有关。新近发现定位在 HgA 位点的等位基因与 IgA 肾病病情进展密切相关，等位 B 基因频率在伴有肾衰竭患者中明显增高，在病情恶化中起明显作用，而 A 等位基因对稳定病情有显著意义。遗传性 IgA 肾病动物模型的成功制作提示遗传因素在本病发病中的作用。

5. 肾小球血流动力学异常 根据在本病时常有球旁器增生和小动脉的损害来看，局部血流动力学因素可能也起一定作用。系膜细胞有血管紧张素Ⅱ受体，血管紧张素Ⅱ可使系膜细胞收缩、肾小球毛细血管表面积和滤过减少，且可增加系膜对大分子物质的摄取。此外，肾小球内凝血系统激活所致的血流动力学改变可加剧肾小球损伤。故有学者提出，肾小球血流动力学异常对本病的发病有与免疫机制同样重要的作用。

二、病理

IgA 肾病的病理损害多样化，既有肾小球固有细胞的改变，也有基底膜、内皮细胞及肾小管间质的病变，同时还可见到各种炎性细胞浸润。

（1）光镜：肾小球病理变化多种多样，肾小球与肾小球之间病变程度不一是其特点，肾小球周围常出现灶性炎性细胞浸润，肾小球系膜细胞及基质增生是 IgA 肾病的最基本病变。可有肾小管萎缩、炎性细胞浸润及斑片状纤维化。

（2）电镜：可见不同程度的系膜细胞及基质增生，伴有团块状电子致密沉积物。常见到上皮下沉积和肾小球基底膜（GBM）的溶解，GBM 塌陷、分裂或虫蚀样改变，GBM 变薄，部分可呈弥漫性足突融合。系膜区电子致密物沉积是 IgA 肾病最主要的征象。

（3）免疫荧光：在肾小球系膜区和（或）肾小球毛细血管袢出现单纯 IgA 或以 IgA 为主的免疫球蛋白弥漫性沉积，可伴有 IgG、IgM 沉积。在肾小球系膜区可见到 C3 及备解素的沉积，但经典途径的补体成分（C1q、C4）沉积很少出现。

IgA 肾病的免疫病理分型为：①单纯 IgA 沉积型，其组织学变化和临床表现都普遍较轻，主要表现为孤立性血尿；②IgA＋IgG 沉积型；③IgA＋IgM 沉积型；④IgA＋IgG＋IgM 沉积型，其组织学改变较重，常伴有广泛的肾小球硬化及明显的肾小管间质损害，肾功能不全的发生率也较高。②型和③型的组织学损害程度和临床表现介于①型和④型之间。

三、临床表现

IgA 肾病的临床表现多种多样，缺乏特征性，不同病例临床进程及预后差异很大。参照《小儿原发性肾小球疾病临床分类标准》（2000 年珠海会议修订稿）的诊断标准，根据临床表现分为 7 型：孤立性血尿型（55.61%）、孤立性蛋白尿型（1.91%）、血尿和蛋白尿型（20.78%）、急性肾炎型（10.14%）、肾病综合征型（20.77%）、急进性肾炎型（1.25%）和慢性肾炎型（1%）。

四、诊断与鉴别诊断

（一）诊断标准

IgA 肾病是免疫病理诊断名称，其免疫荧光特征为肾小球系膜区和（或）毛细血管袢有以 IgA 为主的免疫球蛋白沉积，并排除过敏性紫癜、系统性红斑狼疮、慢性肝病等疾病所致 IgA 在肾组织中沉积者。

（二）临床分型

国际上没有明确的临床分型建议。鉴于本症临床表现的多样性，为便于临床实践中结合临床特点进行治疗和随访，参照中华医学会儿科学分会肾脏病学组 2010 年修订的原发性 IgA 肾病诊断治疗指南，建议将其分为以下 7 种类型：①孤立性血尿型（包括复发性肉眼血尿型和孤立性镜下血尿型）；②孤立性蛋白尿型（24 小时尿蛋白定量＜50mg/kg）；③血尿和蛋白尿型（24 小时尿蛋白定量＜50mg/kg）；④急性肾炎型；⑤肾病综合征型；⑥急进性肾炎型；⑦慢性肾炎型。

（三）病理分型

目前国际上有多种版本的IgA肾病病理分级的标准：1982年Lee等倡导的五型分级，1997年Haas提出病理学分级以及1997年WHO公布的病理分级标准，其中以1982年Lee分级系统采用最为普遍。1982年Lee分级标准具有着重肾小球急性损伤程度、有利于选择治疗方法的特点。

Ⅰ级：绝大多数肾小球正常，偶见轻度系膜增宽（节段）伴/不伴细胞增殖。

Ⅱ级：半数以下肾小球局灶节段性系膜增殖或硬化，罕见小的新月体。

Ⅲ级：轻至中度弥漫性系膜细胞增殖和系膜基质增宽，偶见小新月体和球囊粘连。

Ⅳ级：重度弥漫性系膜细胞增殖和基质硬化，部分或全部肾小球硬化，可见新月体（＜45%）。

Ⅴ级：病变性质类似Ⅳ级，但更严重，＞45%肾小球伴新月体形成。

（四）鉴别诊断

（1）急性链球菌感染后肾小球肾炎：一般有链球菌感染的前驱病史，经1～3周的无症状间歇期急性起病，主要表现为水肿、血尿和高血压。有ASO及抗DNA酶B增高，血清C3降低后4～8周可恢复正常，无反复发作的病史。

（2）家族性良性血尿：多有家族史，以持续性镜下血尿为主，少数伴有间歇性发作。肾活检免疫荧光检查阴性，电镜见基底膜弥漫变薄。

五、治疗

（一）中医治疗

1. 治疗原则　根据"虚则补之""实则泻之"和"急则治标""缓则治本"的原则，初起或急性发作者，表现为实证或标实为主者，治疗上以祛邪治标为原则，可采用宣肺、清热、利湿等治法，并根据病情配合凉血止血、活血止血之法；病久或处于恢复期者，因反复或持续出现血尿，易致阴阳气血俱虚、摄纳无权，更致尿血经久不愈，治疗上以扶正兼祛邪为原则，可采用益气养阴、滋补肝肾、健脾固肾等治法，并根据病情配合益气养血、收敛止血、温阳摄血之法，可适当加入固涩收敛之药以增强止血效果。

2. 分型论治

（1）急性发作期

1）外感风热

证候：发热或微恶风寒，咳嗽，头痛，咽喉肿痛，小便红赤或镜下血尿，泡沫尿，舌红或舌边尖红，苔薄黄，脉浮数。

治法：疏风清热，凉血止血。

主方：银翘散加减。

常用药物：金银花、连翘、竹叶、牛蒡子、薄荷、淡豆豉、芦根、桔梗、白茅根、蒲黄、大蓟、甘草。

2）下焦湿热

证候：小便短赤或镜下血尿，小便频数灼热，口干、口苦，脘腹胀闷，大便腥臭稀溏。舌红，苔黄腻，脉滑数。

治法：清热利湿，凉血止血。

主方：小蓟饮子加减。

常用药物：生地黄、小蓟、滑石、生蒲黄、藕节、栀子、淡竹叶、甘草、苍术、白术、萹蓄、车前子、大蓟、白茅根。

（2）慢性持续期

1）肺脾气虚

证候：镜下血尿或伴见蛋白尿，面色苍白或萎黄，神疲懒言，纳少、腹胀，颜面或肢体水肿，易感冒，口淡不渴，自汗，大便溏薄。舌淡红，质胖大边有齿痕，苔薄白，脉细弱。

治法：健脾益气，活血止血。

主方：人参五味子汤合玉屏风散。

常用药物：党参、白术、茯苓、北五味子、杭麦冬、炙甘草、防风、黄芪、当归、桃仁、红花、牡丹皮。

2）气阴两虚

证候：镜下血尿或伴见蛋白尿，气短乏力，盗汗、自汗，腰膝酸软，手足心热，口干、神疲。舌淡或淡红，质胖大边有齿痕，少苔偏干，脉沉细或细数而无力。

治法：益气养阴，摄血止血。

主方：参芪地黄汤加减。

常用药物：太子参、黄芪、生地黄、茯苓、山茱萸、泽泻、牡丹皮、大蓟、仙鹤草、山药、白茅根等。

3）肝肾阴虚

证候：镜下血尿或伴见蛋白尿，目睛干涩或视物模糊，耳鸣、腰痛，头目眩晕，潮热盗汗，五心烦热，口干、口苦，失眠多梦。舌红，苔薄黄而干或少苔偏干，脉细数或细弦数。

治法：滋阴清热，凉血止血。

主方：知柏地黄丸合二至丸加减。

常用药：知母、黄柏、牡丹皮、山茱萸、茯苓、泽泻、生地黄、白茅根、小蓟、女贞子、蒲黄炭、地骨皮、墨旱莲等。

4）脾肾阳虚

证候：镜下血尿或伴见蛋白尿，面色㿠白或黧黑，神疲乏力，畏寒肢冷，肢体水肿，口淡不渴、或喜热饮，纳少，腹胀，小便清长或尿少，大便溏薄。舌淡，质胖边有齿痕，苔薄白，脉沉弱或沉细。

治法：温脾补肾，凉血止血。

主方：肾气丸加减。

常用药物：熟地黄、山药、山茱萸、茯苓、牡丹皮、泽泻、桂枝、制附子、牛膝、车前子。

（二）西医治疗

目前，原发性 IgA 肾病发病机制尚未完全清楚，尚无特异性治疗。由于 IgA 肾病的预后主要与大量蛋白尿、高血压、肾功能受损、肾小球硬化、间质纤维化以及肾小球动脉硬化有关，因此 IgA 肾病的治疗应根据这些指标的有无及轻重程度而区别对待，重点在于减少蛋白尿、控制血压、延缓 IgA 肾病的进展，临床多采用多药联合（即"鸡尾酒式治疗"）、低毒性、长疗程（一般 1～2 年以上）的治疗原则。常用的治疗方法包括：类固醇激素、免疫抑制剂、血管紧张素转换酶抑制剂（ACEI）、血管紧张素受体拮抗剂（ARB）、抗凝、抗血小板聚集及促纤溶药、鱼油、中药的应用以及扁桃体摘除术等，旨在抑制异常的免疫反应、清除免疫复合物、修复肾脏损伤、延缓慢性进展。

1. 以血尿为主要表现的原发性 IgA 肾病的治疗

（1）持续性镜下血尿：目前多数观点认为孤立性镜下血尿、肾脏病理Ⅰ级或Ⅱ级的无需特殊治疗，但要定期随访，如随访中出现病情变化（如合并蛋白尿、持续性肉眼血尿、高血压等）应重新评价。有作者认为对这些患者行扁桃体摘除、加上 ACEI 或 ARB 以及抗凝促纤溶治疗，有利于患者完全缓解。

（2）肉眼血尿：对与扁桃体感染密切相关的反复发作性肉眼血尿，可酌情行扁桃体摘除术，对临床持续 2～4 周以上肉眼血尿者，建议试用甲泼尼龙（MP）冲击治疗 1～2 个疗程。

2. 合并蛋白尿时原发性 IgA 肾病的治疗

（1）轻度蛋白尿：指 24 小时蛋白尿定量 <25mg/kg，以及肾脏病理Ⅰ级、Ⅱ级，可以考虑应用 ACEI 药物治疗。

（2）中度蛋白尿：指 24 小时尿蛋白定量 25～50mg/kg，或肾脏病理仅显示中度以下系膜增生，建议应用 ACEI 类药物降低尿蛋白，也可以联合应用 ACEI 和 ARB 以增加降低蛋白尿的疗效。

（3）肾病综合征型或伴肾病水平蛋白尿：指 24 小时尿蛋白定量 >50mg/kg 体重，或肾脏病理显示中度以上系膜增生，在应用 ACEI 和（或）ARB 基础上，采用长程激素联合免疫抑制剂治疗。关于免疫抑制剂的应用问题，首选环磷酰胺（CTX），也可以采用多种药物联合治疗：即硫唑嘌呤（AZA）或联合糖皮质激素、肝素、华法林、双嘧达莫，其疗效显著优于单独应用糖皮质激素的疗效。激素为泼尼松口服 4 周后可改为隔日给药并逐渐减量，总疗程 1～2 年。但是，有学者认为除了组织学表现改变很小的 IgA 肾病患者，不推荐将肾上腺皮质激素用于肾病综合征表现的 IgA 肾病的治疗。

3. 伴新月体形成的原发性 IgA 肾病的治疗　当新月体肾炎或肾脏病理中新月体形成累及肾小球数 >25%～30% 时，可以考虑首选大剂量甲泼尼龙冲击治疗，并每月予以 CTX 冲击治疗共 6 个月；也可试用 CTX（冲击治疗或每日口服 1.5mg/kg）联合小剂量泼尼松龙（0.8mg/kg）治疗。

4. 对于血管炎表现者　首选麦考酚酸酯，可以联合甲泼尼龙冲击疗法或泼尼松口服治疗。

5. 以高血压表现的 IgA 肾病患者　排除肾动脉狭窄和严重肾衰竭后，首选 ACEI 和（或）ARB，力求将血压降至 125/75mmHg。如果降压效果不好，需加用长效的钙离子拮抗剂、利尿剂和β-受体阻滞剂、α-受体阻滞剂，从而延缓肾衰竭进展。

6. 对于 IgA 肾病合并肾衰竭的患者　宜首先明确肾衰竭的原因，针对原因进行治疗。合并恶性高血压的，积极控制血压；细胞增殖明显的，使用免疫抑制剂。对 Lee 氏分级Ⅲ级以上、有明显细胞增殖和纤维蛋白沉积的中重度 IgA 肾病患者，给予 ACEI 联合尿激酶治疗，可取得减少蛋白尿、延缓肾功能恶化的良好效果。

7. IgA 肾病治疗中常用的有关激素、免疫抑制剂和 ACEI/ARB 的治疗原则推荐

（1）对于低危组患者，即尿蛋白＜1g/d、肾功能正常时，ACEI/ARB 可以作为 IgA 肾病的首选治疗；当 ACEI 不能控制尿蛋白或出现肾功能进展时，则考虑加用激素或细胞毒药物，但是目前尚缺乏足够的证据证明激素治疗可使患者获得额外的好处。

（2）相对高危组患者，即尿蛋白定量 1～3.5g/d、肾功能正常、病理分级轻到中度的患者，接受 6 个月激素治疗能减少尿蛋白和保护肾功能；而 ACEI 类药物也可以起到同样的作用，目前也缺乏足够的证据证明激素治疗优于 ACEI 类药物；对于肾病综合征、病理类型轻的患者首选激素治疗，其临床缓解率较高。

（3）进展性 IgA 肾病、病理以活动性病变为主、血肌酐＜250μmol/L 的患者激素联合细胞毒药物能明显防止终末肾衰竭的发生；而进展性 IgA 肾病、病理以慢性病变为主，接受细胞毒药物和（或）激素治疗可延缓肾功能进展的速度，但是治疗的毒副作用应予以足够的重视。

（4）对于血管炎和新月体性 IgA 肾病，激素联合细胞毒药物可改善病理、稳定肾功能。

六、预后判断

目前包括我国在内的一些地区，IgA 肾病是导致终末期肾病（ESRD）的主要原因。据统计，仅约 4% 的 IgA 肾病患者可以完全自发缓解；多数患者病程呈缓慢进展性，约 33% 的患者几年后可临床缓解，40% 的患者出现肾功能异常，且其中的 50% 在 10～20 年后发展为慢性肾衰竭；部分患者预后恶劣，短期内肾功能急剧恶化，在确诊后不久即进展到终末期肾病。

IgA 肾病的病程与肾功能损害的进展速度差异较大，预后与临床表现及病理改变相关。无症状尿检异常型患者一般预后较好，肾功能可望较长期地维持在正常范围；肾病综合征型／大量蛋白尿型患者如蛋白尿长期得不到控制，预后较差，常进展至慢性肾衰竭；急进性肾炎综合征型患者预后差，多数患者肾功能不能恢复；突发性肉眼血尿的发作有可能预示急性肾衰竭的开始，但反复肉眼血尿的发作对病程的进展和预后并无明显意义。此外，40 岁以上起病的男性患者预后较差，高尿酸血症与肾脏病理分级程度、肾功能损害等预后因素密切相关。

提示预后较好的因素有：①临床特点：反复发作性血尿、少量或无蛋白尿，儿童患者；②组织学特点：病理显示肾小球、肾小管无病变。

提示预后不良的因素有：①临床特点：初次发病或肾活检时已有肾功能不全（血肌酐≥133μmol/L）、持续性蛋白尿＞1.0g/24h（蛋白尿是本病进展的独立危险因素）、高血压（难以控制的持续的中重度高血压）而无肉眼血尿发作史、持续性镜下血尿伴蛋白尿、持续性透明管型；②组织学特点：病理改变示肾小球硬化、球囊粘连及节段硬化、肾小管萎缩、间质炎症细胞浸润（尤其巨噬细胞及 T 细胞的浸润）、间质纤维化、肾小球毛细血管壁增厚、新月体形成。

关于 IgA 肾病进展的危险因素，学术界意见比较一致的是肾小球硬化、肾间质纤维化、高血压、大量蛋白尿和肾功能损害。Emancipator 将公认的影响 IgA 肾病预后的临床和病理指标归纳为以下几点：①大量蛋白尿；②高血压；③肾功能受损；④肉眼血尿；⑤球性肾小球硬化；⑥肾间质纤维化程度；⑦肾小球动脉硬化；⑧肾小管萎缩；⑨间质炎性细胞浸润；⑩球囊粘连；⑪新月体形成；⑫毛细血管袢 IgA 沉积；⑬合并 IgM 沉积；⑭老年人。

另外，影响 IgA 肾病预后可逆和不可逆也是相对的。影响 IgA 肾病预后的因素很多，除了临床和病理指标以外，还有遗传和治疗因素。因此，推测和判断 IgA 肾病预后时需要综合考虑。

第十一节　IgM 肾 病

IgM 肾病（IgM nephropathy，IgMN）系指以 IgM 或 IgM 为主的免疫球蛋白呈弥漫颗粒状沉积于肾小球系膜区为特征的原发性系膜增殖性肾小球肾炎。肾小球系膜区 IgM 沉积首次于 1974 年由 Van de Putte 等描述。1978 年 Bhasin 等描述了 11 例系膜增殖性肾小球肾炎在系膜区均有 IgM 沉积，认为系膜区 IgM 沉积是系膜增殖性肾炎的重要特征。同年 Cohen 等亦报道了 12 例系膜区有 IgM 和（或）C3 弥漫颗粒状沉积的系膜增殖性肾小球肾炎，并根据这种特殊的免疫病理改变将其正式命名为系膜 IgM 肾病。目前认为 IgM 肾病作为一独立疾病仍有争议。

IgM 肾病的发病率，根据肾活检资料统计为 2%～11%，可发生于各个年龄，以儿童及青年多见；男性患者居多，男女比例 1∶1～2∶1。IgM 肾病为免疫病理学诊断，临床表现多样，但以肾病综合征为主要表现，少数仅表现为蛋白尿、单纯性血尿或蛋白尿合并血尿。50%的患儿对肾上腺皮质激素治疗敏感，但易频繁复发和激素依赖。

一、病因及发病机制

IgM 肾病的病因及发病机制目前尚不明确，多种因素参与其发生和发展。目前认为 IgM 肾病可能是以 IgM 为主的免疫球蛋白与抗原形成免疫复合物，沉积在肾小球系膜区所导致的免疫复合物性肾小球肾炎。多数学者认为，IgM 肾病患者可能存在 T 细胞功能异常及系膜细胞免疫清除功能失调，抑制性 T 细胞功能受到抑制，影响 IgM 向 IgG 转换，导致血 IgM 升高、IgG 降低，进而导致 IgM 或者 IgM 复合物在肾小球系膜区沉积，引起局部炎症反应。并且研究发现，血 IgM 水平升高可以激活抑制性 T 细胞，导致其分泌的细胞因子增多，进而引起毛细血管通透性升高并直接损害肾组织。

另外，在少数 IgM 肾病家系研究中发现了免疫遗传学背景，提示遗传因素可能在本病发病中也起到一定的作用。

二、病理表现

1. 光镜　肾小球显示可以基本正常，也可以有轻度的系膜增生及基质扩张，严重的系膜增生比较少见，部分有轻度的小管间质病变。病变较重者可伴有不同程度的局灶节段性肾小球硬化、包曼囊粘连或新月体形成，肾小管萎缩、间质纤维化和炎症细胞的浸润。

2. 电镜　20%～70% IgM 肾病可见肾小球系膜区有电子致密物沉积，与免疫荧光不符，可能与小的电子致密物不易被发现有关。多数患者的上皮细胞胞质呈空泡样变性，足突有不同程度的消失、融合和微绒毛化。

3. 免疫荧光　IgM 呈弥漫颗粒状沉积于肾小球系膜区，10%～20%的患者同时伴有 IgA

及 IgG 沉积，其中 IgA 及 IgG 免疫荧光强度均弱于 IgM。系膜区同时伴 C3 沉积比例为 8%～92%，多数报道为 30%～50%（高于无 IgM 沉积的系膜增殖性肾炎）。C1q 及 C4 沉积亦较常见，为 13%～20%，有报道高达 57%。

三、临床表现

（一）临床症状

IgM 肾病多数以肾病综合征起病（约占 60%），少数表现为蛋白尿（约占 20%）、蛋白尿合并血尿（约占 10%）或单纯血尿（大约 10%）。早期的研究认为，绝大多数 IgM 肾病临床表现为肾病综合征；随后的研究发现，有相当部分患者可以表现为孤立性蛋白尿和（或）血尿。有研究对 IgM 肾病随访 5～15 年后发现，高血压比例可上升至 50%～56%。IgM 肾病活检时肾功能不全发生率为 2%～6%。

（二）实验室检查

（1）循环免疫复合物（CIC）水平：Cohen 等报道，7 例 IgM 肾病患者中 5 例检测出 CIC，检出率为 70%。而 Helin 等用 3 种检测方法，在 26 例 IgM 肾病患者中 10 例检测出 CIC，检出率为 40%。提示系膜区免疫复合物可能系 CIC 沉积所致。

（2）血 IgM 水平：血 IgM 升高，IgG、IgA 降低。

（3）血 C3 水平：部分 IgM 肾病患者血 C3 水平显著升高，并且在非肾病综合征型 IgM 肾病中可以作为肾脏病变进展的独立危险因素。

四、诊断与鉴别诊断

IgM 肾病的诊断以免疫荧光为主，以肾小球系膜区仅有 IgM 沉积或以 IgM 为主的免疫球蛋白弥漫性颗粒状沉积为主要特点，IgM 是唯一或最主要的免疫球蛋白。

诊断标准：

（1）IgM 荧光强度≥1+，由于该病的诊断存在争议，因此也有文献报道只要 IgM 荧光阳性即可诊断为 IgM 肾病。

（2）如同时伴有其他免疫球蛋白或补体沉积，要求其荧光强度必须小于 IgM。

（3）除外其他伴有 IgM 沉积的肾小球疾病，如新月体性肾小球肾炎、急性链球菌感染后肾小球肾炎等。

（4）除外其他系统性疾病，如系统性红斑狼疮、ANCA 相关性血管炎、类风湿关节炎、糖尿病、紫癜性肾炎、副蛋白血症、奥尔波特综合征等。

（5）除外表现为 MCD 或 FSGS 的其他病理类型者。

五、治疗与预后

（一）治疗

IgM 肾病是以免疫病理组织学定义的，是一个免疫病理诊断，但由于其病因和发病机制尚未明确，暂无特定的治疗药物。

（1）临床表现为肾病综合征型时，治疗可参考原发性肾病综合征的治疗。25%～55%的患儿对肾上腺皮质激素治疗敏感，但易频繁复发和激素依赖。

（2）表现为单纯性蛋白尿、血尿及蛋白尿合并血尿者，可选用血管紧张素转换酶抑制剂（ACEI）和血管紧张素受体拮抗剂（ARB）治疗，部分病例可用激素治疗，但多数出现激素依赖或耐药。

（二）预后

经研究发现，IgM 肾病患者中 7%～39%发展为肾功能不全，6%～36%进展为终末期肾病（ESRD）。因此，对 IgM 肾病患者延长随访时间非常必要。IgM 肾病发展为 FSGS 的概率目前尚不确定，其预后不一定是良好的。高血压、蛋白尿、持续性血尿、血清高水平 C3、血 IgG/C3 降低、严重的系膜增殖、肾小球球性硬化以及肾小管间质纤维化都是 IgM 肾病患者预后不良的独立危险因素。

第十二节　C3 肾小球病

C3 肾小球病（C3 glomerulopathy，C3G）是 2010 年由 Fakhouri 等提出的肾小球疾病新分型，是以病理学特征命名的原发性肾小球炎症性疾病，即肾脏病理免疫荧光下见明显的 C3 沉积，很少或无免疫球蛋白沉积，而不论电子致密物的沉积部位如何，包括 C3 肾小球肾炎（C3 glomerulonephritis，C3GN）、致密物沉积病（dense deposit disease，DDD）、家族性Ⅲ型膜增生性肾小球肾炎（membranous proliferative glomerulonephritis，MPGN）、单纯补体 C3 沉积的 Ⅰ 型 MPGN 及补体 H 因子相关蛋白 5（CFHR5）肾病。2013 年国际上制定了 C3 肾小球病的专家共识，新分类将 C3 肾小球病分为致密物沉积病和 C3 肾小球肾炎。

Medjeral-Thomas NR 等回顾分析英国和爱尔兰 1992～2012 年 NHS 资料库，发现 80 例符合 C3 肾小球病诊断，其中 21 例为致密物沉积病，59 例为 C3 肾小球肾炎，占肾活检病例数的 1.34%，推算经肾穿刺证实 C3 肾小球病人群发病率为 1/100 万人年。目前亚洲地区 C3 肾小球病报道较少，国内只有北京报道了 3 例儿童患者，南京和北京分别报道了 54 例和 12 例成年人 C3 肾小球病，其他均为个案报道。法国 100 例 C3 肾小球病队列研究和塞浦路斯肾病队列研究发现，男女比例差异无统计学意义。

一、病因及发病机制

本病的病因及发病机制尚未完全清楚，但根据其肾脏病理免疫荧光下见肾小球毛细血管袢和（或）系膜区有明显的 C3 沉积，而几无免疫球蛋白及 C1q、C4 这些补体经典途径及甘露聚糖结合凝集素途径激活成分的沉积，且临床观察发现在 C3 肾小球病患者中存在多种血浆补体成分的异常，提示补体系统过度活化尤其是补体旁路过度活化在本病中发挥重要的作用。

目前研究均证实，补体旁路的活化蛋白（如 B 因子）和（或）调节蛋白（如 H、I 因子）先天性或获得性缺陷，或 C3 肾炎因子（C3NeF）产生，导致补体旁路途径过度激活而致病。其中 C3 经旁路途径过度激活是 C3G 发病的关键环节，C3 持续低水平水解成 C3H20，C3H20

结合 B 因子并在 D 因子的作用下生成 C3H20Bb；C3H20Bb 分解 C3 生成 C3a 和 C3b，C3b 可再结合 B 因子并在 D 因子作用下生成 C3bBb（旁路 C3 转化酶），继续分解更多的 C3，由此形成一个正反馈。C3bBb 再结合 1 个 C3b 形成 C3bBbC3b（C5 转化酶），降解 C5 形成 C5a 和 C5b，此后开始补体活化的共同通路。C5a 是一种强致炎因子，具有趋化炎性细胞、增加血管通透性、活化内皮细胞及促进氧自由基释放等作用。C5b 结合 C6、C7 形成 C5b-7，插入细胞膜，结合 C8、poly-C9，最终形成膜攻击复合物（membrane attack complex，MAC），可溶性 MAC 可以通过激活 Caspase 途径导致细胞凋亡，并能促进跨内皮细胞的白细胞迁移，发挥补体的溶细胞作用和调理作用，以抵御外来致病微生物入侵和清除破损组织或细胞。补体 H 因子和 I 因子是旁路活化的主要调节分子，H 因子主要通过与 C3b 结合后抑制旁路途径 C3 转化酶形成、促其衰变及作为 I 因子的辅助因子降解 C3b 成 iC3b。补体旁路激活后主要通过 C3 沉积、C5a 和 MAC 来发挥作用。

二、病理表现

（1）光镜：可表现多样化，如系膜细胞增生、毛细血管内增生及毛细血管内壁重塑（MPGN）；少数可见新月体，极少数可见肾小球正常或轻微病变。

（2）电镜：典型的致密物沉积病在肾小球基底膜致密层呈均质飘带状或腊肠状的嗜铖电子致密物的沉积，有时系膜、肾小囊、肾小管基底膜甚至内皮下区域也可见。C3 肾小球肾炎是以内皮下/上皮下沉积和（或）系膜区见电子致密物沉积为特征，而无基底膜的沉积。

（3）免疫荧光：C3 肾小球病可见肾小球毛细血管袢和（或）系膜区有明显的 C3 沉积，免疫荧光强度较其他免疫分子沉积强度≥++，而免疫球蛋白阴性或很少量沉积。C5b-9 作为补体终末激活的产物也可被检测到。少量免疫球蛋白主要局限于硬化部位或以小滴状聚集在足突。

三、临床表现

（一）临床症状

C3 肾小球病是以病理表现为主要诊断依据，其临床表现缺乏特征性，不同亚型临床表现及预后差异较大。C3 肾小球病临床上常表现为蛋白尿、血尿、高血压、肾功能损害及持续性低补体血症，预后较差。100%患者有蛋白尿，20%～40%呈现大量蛋白尿，60%～90%有血尿，10%～20%有肉眼血尿，40%～60%有高血压，25%～75%出现肾功能不全。可呈现肾病综合征或肾炎综合征。40%～80%血清补体 C3 下降，无补体 C4 下降。致密物沉积病患者通常年龄较小，易出现低补体 C3 血症和形成新月体，预后不一。而 C3 肾小球肾炎患者通常年龄较大，有严重的小动脉、肾小球硬化以及肾间质纤维化。C3 肾小球病总体进展快速，年龄≥16 岁、致密物沉积病、新月体形成和肾功能损害是终末期肾脏病（ESRD）的高危因素。

（二）实验室检查

1. 补体血清学检测

（1）补体旁路途径异常激活：补体 C3 水平下降、C4 表达正常、B 因子水平降低。

（2）C3 分解产物如 C3d 升高。

（3）可溶性 C5b-9 和 C5a 的升高。

（4）C3NeF 阳性，抗 B 因子抗体阳性，抗 H 因子抗体阳性。这三者使机体对补体旁路途径活化的抑制能力下降，导致补体旁路途径异常激活而引起 C3 肾小球病。

2. 补体相关基因检测 H 因子相关基因包括 CFHR1、CFHR2、CFHR3、CFHR4 和 CFHR5。其中 CFHR5 基因的内在重复序列发生在家族性 C3 肾小球病的 CFHR5 肾病。CFHR3 杂合基因的重排发生在家族性 C3 肾小球病的系膜毛细血管性肾小球肾炎Ⅲ型中。CFHR2-CFHR5 杂合基因的重排发生在家族性致密物沉积病，以及 CFHR1 基因的内在重复序列发生在致密物沉积病及非 Cyprus 家族的 CF-HR5 肾病。

四、诊断和鉴别诊断

根据 Matthew C.Pickering 等发表在 2013 年 *International Society of Nephrology* 的专家共识：

（1）肾脏免疫荧光检查可见明显的 C3c 沉积，C3c 的沉积较其他免疫分子沉积强度≥++。

（2）临床可以表现为血尿和（或）蛋白尿或肾炎综合征或肾病综合征，肾功能正常或下降。

（3）临床除外其他可以引起 C3 沉积为主的疾病。其中免疫荧光所见为其特征性表现，也是诊断所必需的。

（4）如果有条件可进行补体评估，以检出补体替代途径的异常。替代途径的初始评估包括血清补体水平 C3、C4 和血清膜攻击复合物在白细胞膜的表达及测定，以及补体调节蛋白 H 因子、I 因子、MCP 及 B 因子等的分析，进一步可以进行补体因子突变与等位基因变异体的基因分析及抗补体调节蛋白自身抗体的检测，包括 C3 肾炎因子、H 因子抗体水平，以及编码补体蛋白等的基因分析。

C3 肾小球肾炎免疫荧光仅见 C3 沉积，而免疫球蛋白和 C1q 阴性；电镜下见内皮下和（或）系膜区电子致密物沉积，而无基底膜的沉积。C3 肾小球病诊断时需排除急性链球菌感染肾小球肾炎，病理检查显示仅有 C3 而无免疫球蛋白沉积并不罕见，因而诊断疾病时需关注患者的临床病程和血清学检查结果。若不遵循典型 IgA 型感染后相关性肾小球肾炎的进程（低血清 C3 水平在 8～12 周内恢复），应重新考虑 C3 肾小球病。

五、治疗

目前对 C3 肾小球病治疗方式的研究主要局限于病例研究和队列研究等，缺少随机对照试验研究。相关治疗方法多结合发病机制并基于既往经验，包括一般治疗和特异治疗。一般治疗的原则类似于其他肾小球疾病，包括控制血压、使用肾素-血管紧张素转换酶抑制剂和控制脂代谢紊乱等。特异治疗主要从补体旁路调节异常的发病机制出发，包括免疫抑制治疗、抗补体治疗、肾脏移植等。

（1）免疫抑制治疗：KDIGO 临床指南建议特发性系膜毛细血管性肾小球肾炎伴肾病综合征、肾功能逐步下降的成人和儿童患者可口服环磷酰胺或霉酚酸酯（MMF）联合小剂量每日或隔日皮质类固醇治疗，初始治疗小于 6 个月。关于 MMF 或利妥昔单抗的疗效目前仍有争议，已有研究发现 MMF 或利妥昔单抗可降低 C3NeF，但没有改善肾小球病变及功能。总体而言，免疫抑制治疗效果并不乐观。

（2）抗补体治疗：随着对 C3 肾小球病与补体旁路途径调节异常之间关系的认识日益深

入，抗 C5 治疗成为了 C3 肾小球病又一重要治疗手段。抗 C5 治疗虽然尚未获得批准应用于 C3 肾小球病，但临床已经开始使用。依库株单抗是一种直接作用于补体蛋白 C5 的单克隆抗体，研究显示其已在 3 个病例报告中被证实有效。而在另一个依库株单抗治疗 C3 肾小球病的试验中，3 名致密物沉积病患者（其中 1 例为肾移植）和 3 名 C3 肾小球肾炎患者（其中 2 例为肾移植），每隔 1 周使用依库株单抗。开始试验时所有患者都有蛋白尿＞1g/d 和（或）急性肾损伤，其中 1 例有 CFH 和 CD46 突变，3 例有 C3NeF 阳性。治疗 1 年后，两组有显著的血清肌酐下降，1 例致密物沉积病患者蛋白尿明显减少，1 例 C3 肾小球肾炎患者组织学改善。依库株单抗并非对所有的患者有效，sC5b-9 是否升高是判断治疗反应的一个重要标准。

（3）肾脏移植：对肾移植后 C3 肾小球病复发风险的研究来自小样本临床数据库。在一项研究中，致密物沉积病的复发率为 11/18（约 61%），且与系膜毛细血管性肾小球肾炎Ⅰ型或Ⅲ型的肾移植相比，致密物沉积病更易复发。在最近的研究中，C3 肾小球肾炎的复发率（6/10，即 60%）和致密物沉积病（6/11，约 54.5）相近。部分患者肾移植后会出现血栓性微血管病。

第十三节　C1q 肾 病

C1q 肾病（C1g nephropathy，C1qN）是免疫病理诊断，即主要指系膜区有显著 C1q 沉积的一种少见免疫复合物介导的肾小球疾病。1982 年 Jones 曾做初步描述，1985 年 Jennette 和 Hipp 做了详尽描述，并命名为 C1q 肾病。临床主要表现为各种程度的蛋白尿，可有水肿、血尿、高血压或肾功能不全，对激素和免疫抑制剂治疗常常不敏感。

一、病因及发病机制

目前本病的病因及发病机制尚不清楚。但免疫组化和电镜检查提示本病与原位或循环免疫复合物有关。免疫复合物中 Cq 可能是：与免疫复合物中 IgM 的 Fc 区结合，或是与抗 C1q 抗体的 Fab 区结合，或与复合物中的抗原相结合。沉积的 C1q 可直接破坏基底膜而产生大量蛋白尿，同时激活的补体可能使肾小球通透性增加，并通过其免疫黏附作用而吸引中性粒细胞、淋巴细胞在肾间质的浸润，使肾小球、肾小管进一步受损。

二、病理表现

（1）光镜：肾小球可无明显改变，或表现为微小病变（MCD）、局灶性系膜区细胞增多或局灶节段性硬化，儿童以 MCD 最为常见。

（2）电镜：93% 病例于系膜区有免疫复合物型的电子致密物，16% 可以有少量小的内皮下沉积，22% 有少许上皮下沉积。

（3）免疫荧光：系膜区 C1q 有显著（≥++）沉着，可弥漫性分布，也可单独存在或节段性分布，可同时伴程度不一的 C3、C4、IgA、IgG 或 IgM 的沉积。

三、临床表现

本病主要发生于年长儿和青年人。据卡罗林那大学 400 例非移植肾活检材料中，在每日尿蛋白超过 3g 的患者中，诊为本症者为 2.5%。男性多于女性（1.8∶1），黑种人较白种人多见（4.7：1）。主要表现为不同程度的蛋白尿，40%的患儿以肾病综合征起病，部分患儿仅表现为不同程度的无症状性蛋白尿，50%以上可出现血尿，以镜下血尿为主，45%有水肿，40%有高血压，检验中抗核抗体阴性，不伴有低补体血症。

四、诊断与鉴别诊断

本症依上述免疫病理所见而确诊。

鉴别诊断包括：①微小病变虽光镜下可相近，但免疫荧光检查可以区别二者。②局灶节段性硬化：虽硬化处可见攫取的 C1q，但与本症中 Cq 的系膜区免疫沉积不同。③与系膜增生性狼疮肾炎（Ⅱ型）鉴别：狼疮肾一般有内皮的小管网状包涵体，且血清学检查有抗核抗体及补体 C3 的下降。④Ⅰ型膜增生性肾炎：光镜、电镜检查及补体测定可资鉴别。此外，还应与乙肝病毒相关性肾炎、IgA 肾病和原发性局灶节段性硬化相鉴别。

五、治疗

本症无特异治疗，其治疗原则与其他肾小球疾病相同。表现为肾病综合征者对糖皮质激素和免疫抑制剂治疗多不敏感。

第十四节　中医辨证论治的临床思维

小儿肾病综合征多属于中医"水肿"的范畴，多数表现为阴水，与肺、脾、肾三脏病变关系最为密切。其病机为"本虚标实""虚实夹杂"。临床上常采取辨病与辨证相结合的中西医结合临床思维方式，辨中医证，诊西医病，病证结合，相辅相成。

一、中医治疗原则

《黄帝内经》最早提出治疗水肿的"开鬼门，洁净府，去宛陈莝"三大治疗原则。在临证中治疗肾病应紧扣"本虚标实"的病机，以扶正固本为主，即益气健脾补肾、调理阴阳，并同时配合宣肺、利水、清热、化湿、活血化瘀、降浊等祛邪之法以治其标。具体运用时重点解决主要矛盾，根据不同阶段的主要病理特点选择上述诸法的单用或合用。若感受风邪、水气、湿毒、湿热诸邪，症见表、热、实证者，先祛邪以急则治其标；在外邪或实症减缓或消失后，当扶正祛邪、标本兼治或继以补虚扶正。

二、中医辨证思路与方法

小儿肾病综合征的中医辨证思路常采取辨病与辨证相结合的方法，在辨病的基础上进行辨证论治。首先要明确标本虚实之主次，本证以正虚为主，有肺脾气虚、脾虚湿困、脾肾阳虚、肝肾阴虚及气阴两虚之不同；标证以邪实为患，有外感、水湿、湿热、血瘀及湿浊之差异。病变早期水肿较甚，以标实为主，需辨风热、湿热、湿毒、气滞、水停、血瘀之偏颇；疾病后期水邪退却，尿蛋白持续不消，病变重在脾肾两虚，临证要明辨气虚、血虚、阳虚、阴虚之不同。在肾病不同阶段，临床表现为标本虚实主次不一，或重在正虚，或重在标实，或虚实并重。

（一）按临床症状辨证

（1）辨阴水与阳水：阴水属虚，由内伤而起，病在脾肾，一般起病较缓，病程较长，水肿以下肢为重，按之凹陷难复；阳水属实，多由外感所致，风胜者重在肺，湿胜者重在脾，一般起病较急，病程较短，水肿部位以面部为著，按之凹陷易复。阳水日久或屡经反复，渐致正气虚弱，可转为阴水；阴水复感外邪，可致水肿突然加剧，而转为阳水标实或本虚标实。

（2）辨浮肿部位：一般来说，眼睑及颜面浮肿较甚者多属于风，病在肺，兼有肺系的症状；下肢浮肿较甚者，病在脾，兼有脾湿症状；腰腹以下肿甚者，兼有怕冷，大便溏薄，病在脾肾，阳虚水泛所致。

（3）辨小便量：观察患儿小便量的多少是判断水肿进退的重要指征之一，一般来说，尿量愈少，浮肿愈甚，变证易出现；尿量增多，浮肿即逐渐消退，而病情开始缓解。

（4）辨病之危重：重症水肿除尿少外可见腹大，胸满喘咳，心悸等，是水气凌心犯肺的重症。若见尿闭，恶心呕吐，神疲气乏，嗜睡，口有尿味，大便溏薄等为脾肾衰竭之危候。

（5）辨常证与变证：凡仅见水肿，尿少，精神食欲尚可者为常证；水肿见有尿少，腹大，胸满喘咳，心悸等为水气凌心犯肺的变证；见有神昏谵语，抽风痉厥，呼吸急促者为邪陷心包，内闭厥阴的险证；见有尿闭，恶心呕吐，口有秽气，便溏，衄血者为脾肾败绝的变证。

（二）按水肿程度分期辨证

（1）水肿期：多见于疾病的初期或后期，病变早期水肿较甚（激素治疗前），临床表现以脾虚湿困证为主，多以标实表现为主，标实证需明辨风邪、湿邪、血瘀、气滞、水停之偏颇，分别治以疏风、利湿、行气、活血；病变后期水肿甚者，临床常以脾肾阳虚证为主，治宜健脾益肾，利水消肿。

（2）水肿消退期：常见于疾病的中后期，临床表现以肾虚为主，临证应辨别气血阴阳之不同，主要以肝肾阴虚证、脾肾气虚证、脾肾阳虚证为主。在激素治疗的诱导期常表现为肝肾阴虚证，治宜补益肝肾、滋阴清火；在激素治疗的撤减期多表现为脾肾气虚证或脾肾阳虚证，治宜健脾益肾或温补脾肾。

（三）按激素用量分期辨证

（1）激素诱导期：大剂量激素治疗期间临床常表现为肝肾阴虚证、阴虚火旺证，治宜补益肝肾、滋阴降火为主。

（2）激素撤减期：激素减至中等剂量以下时，患者常表现为食欲下降或食后饱胀等脾肾气虚证，治宜健脾益肾为主。

（3）激素停药期：在激素减至维持量以下或停药时，患者阳虚症状逐渐明显，表现为脾肾气虚证或脾肾阳虚证的症候，治宜健脾益肾或温补脾肾。

（四）按尿蛋白分期辨证

（1）大量蛋白尿期：临床以邪盛正虚的水肿期或复发期为多见，治宜祛邪扶正，祛邪重在疏风、清热、利湿、活血，扶正重在健脾益肾，临证根据病情灵活选用。

（2）少量蛋白尿缠绵期：多见于激素抗药或激素依赖的患者，治疗重在益肾运脾，佐以活血化瘀，兼夹外邪时，要积极主动地祛邪以扶正。

（3）尿蛋白转阴期：常见于缓解期和恢复期患者，治疗重在益肾活血，临证配合他法灵活施治。

（五）按水肿与激素用量相结合的分期辨证

（1）有水肿的激素诱导初期：采用祛邪以改善症状的方法，适用于水肿严重阶段，此时需足量激素以诱导缓解，而患儿风热湿毒等实邪正盛，加之大量激素治疗，常常阻碍气机，导致水湿难消、水肿加重，故应大剂中药先祛邪以减轻症状，意在调整内环境，为激素最大限度地发挥治疗作用创造条件，从而提高机体对激素的正效应。常用治法如利水消肿、祛风宣肺、清热解毒、活血化瘀等。

（2）水肿消退的激素诱导期：激素足量治疗后期，多数患儿尿多肿消，尿蛋白减少或转阴，但实邪未尽，常见咽红、苔腻、纳差等症，治疗宜在祛邪的基础上佐以益气健脾之品。对激素部分敏感或激素抗药的患儿，尿蛋白阴转缓慢，伴有乏力懒言，纳差，舌淡等阳虚症状，治宜温补肾阳，以提高激素的敏感性。激素足量应用后期，临床多表现为面红口干、兴奋多语、头晕或痛、烦热盗汗、血压高、满月脸等阴虚火旺症状，治当滋补肝肾，泻火纠偏，以减轻激素的副作用，使机体恢复阴阳平衡。

（3）无水肿的激素撤减期：激素维持量及将要停药期间，多数患儿病情稳定，临床少有症状，部分患儿因大量外源性激素对下丘脑-垂体-肾上腺皮质轴的长期反馈性抑制，致使肾上腺皮质处于抑制性萎缩状态，皮质醇分泌减少甚至停止，一旦激素减少或停用，极易引起肾病复发，临床常见面色苍白、乏力怕冷、纳差舌淡、少气懒言、易感外邪等脾肾气虚或脾肾阳虚之证，治当扶正为主，重在补益脾肾，佐以祛邪，以防邪侵病复。

三、临床辨证施治

（一）本证

（1）肺脾气虚证：治宜健脾益气，宣肺利水，方选防己黄芪汤合五苓散加减。常用药物：汉防己、黄芪、白术、茯苓、猪苓、泽泻、车前子、桂枝等。浮肿明显加五皮饮以利水行气；伴上气喘息、咳嗽者加麻黄、杏仁、桔梗宣肺止咳；常自汗出易感冒者重用黄芪，加防风、牡蛎以益气固表。

（2）脾虚湿困证：治宜健脾益气，渗湿利水，方选防己茯苓汤合参苓白术散加减。常用药物：汉防己、黄芪、人参、茯苓、白术、桂枝、薏苡仁等。水肿明显，尿量少者加生姜皮、大腹皮、车前子化湿利水；若腹胀胸闷者加厚朴、槟榔燥湿理气；脘闷纳呆者加枳壳、木香、陈皮理气消积。

（3）脾肾阳虚证：治宜温肾健脾，通阳利水，偏肾阳虚者用真武汤加减。常用药物：制附子、干姜、黄芪、茯苓、白术、桂枝等。偏脾阳虚者，实脾饮加减。常用药物：制附子、干姜、黄芪、白术、草果、厚朴等。形寒肢冷者加菟丝子、淫羊藿等以增温肾之力；水湿重者加五苓散以通阳利水。

（4）肝肾阴虚证：治宜滋补肝肾，养阴清热，方选知柏地黄丸加减。常用药物：熟地黄、山药、山茱萸、牡丹皮、茯苓、泽泻、知母、黄柏等。肝阴虚突出者，加用沙参、沙苑子、菊花、夏枯草养肝平肝；肾阴虚突出者，加枸杞子、五味子、天冬滋阴补肾。

（5）气阴两虚证：治宜益气养阴，方选参芪地黄丸加味。常用药物：太子参、黄芪、生地黄、山茱萸、山药、茯苓、泽泻、牡丹皮、麦冬等。气虚突出者重用黄芪，加白术增强益气健脾之功；阴虚偏重者加玄参、怀牛膝、枸杞子以养阴；阴阳两虚者，加益气温肾之品，如淫羊藿、肉苁蓉、菟丝子、巴戟天等阴阳双补。

（二）标证

（1）外感风邪证：外感风寒者治以疏风散寒，宣肺利水，方选麻黄汤加减。常用药物：麻黄、桂枝、杏仁、防风、甘草等；外感风热者治以疏风清热，宣肺利水，方选银翘散加减。常用药物：金银花、连翘、牛蒡子、薄荷、荆芥、蝉蜕、桔梗等。无论风寒、风热，伴有水肿者，均可加五苓散以宣肺利水；伴乳蛾肿痛者，可加板蓝根、山豆根、冬凌草清热利咽。若风邪闭肺者，属于风寒闭肺证用小青龙汤或射干麻黄汤加减以散寒宣肺；属于风热闭肺证用麻杏石甘汤加减以清热宣肺。

（2）水湿内停证：治宜益气健脾，利水消肿，方选五皮饮加减。常用药物：大腹皮、生姜皮、桑白皮、陈皮、茯苓皮、车前子。脘腹胀满者加厚朴、莱菔子、槟榔行气消胀；胸闷气短，喘咳者加麻黄、杏仁、苏子宣肺降气。

（3）湿热证：治宜清热利湿。上焦湿热者应用五味消毒饮加减，常用药物：金银花、菊花、蒲公英、紫花地丁、天葵子、黄芩、黄连、半枝莲。中焦湿热者选用甘露消毒丹加减，常用药物：黄芩、茵陈、滑石、藿香、厚朴、白蔻仁、薏苡仁、车前子、猪苓。下焦湿热者选用八正散加减，常用药物：通草、车前子、萹蓄、滑石、栀子、大黄、连翘、黄柏、金钱草、半枝莲。

（4）瘀血阻滞证：治宜活血化瘀，方选桃红四物汤加减。常用药物：桃仁、红花、当归、生地黄、丹参、赤芍、川芎、党参、黄芪、益母草、泽兰。尿血者选加仙鹤草、蒲黄炭、墨旱莲、茜草、参三七凉血止血；瘀血重者加水蛭、三棱、莪术破血逐瘀。

（5）湿浊停聚证：治宜和胃降浊，化湿行水，方选温胆汤加减。常用药物：半夏、陈皮、茯苓、生姜、姜竹茹、枳实、石菖蒲。若呕吐频繁者，加代赭石、旋覆花降逆止呕；若舌苔黄腻、口苦口臭之湿浊化热者，可选加黄连、黄芩、大黄解毒燥湿泄浊；若湿邪偏重、舌苔白腻者，选加苍术、厚朴、生薏苡仁燥湿平胃。

（三）分证论治新说

（1）脾肾气虚证：全身水肿，倦怠乏力，尿少色淡，脘腹胀满，大便溏薄，纳差，面色萎黄，易感冒，多汗，面色灰暗，舌淡胖有齿痕，苔薄白或腻，脉沉细或弱。治宜健脾益肾，通阳利水，方选金匮肾气丸加减。常用药物：熟地黄、山药、山茱萸、牡丹皮、茯苓、泽泻、桂枝、菟丝子、淫羊藿等。

（2）肾虚血瘀证：全身水肿，倦怠乏力，尿少色淡，腰膝酸冷，面色灰暗，舌淡紫暗，或有瘀点瘀斑，苔薄白，脉沉细。治宜益肾活血，方选六味地黄丸合桃红四物汤加减。常用药物：生地黄、山药、山茱萸、牡丹皮、茯苓、泽泻、桃仁、红花、当归、赤芍、川芎、黄芪等。

（3）肝失条达证：全身浮肿，胸胁胀闷窜痛，烦躁太息，口苦咽干，目涩，舌红紫苔黄，脉弦紧。治宜疏肝行气，利水消肿，方选柴胡疏肝散加减。常用药物：柴胡、陈皮、川芎、枳壳、白芍、香附、车前草、泽泻、大腹皮、茯苓皮、甘草等。

（4）肝脾不和证：全身浮肿，情志抑郁或烦躁易怒，胸胁胀闷窜痛，纳少腹胀，便溏不爽，倦怠乏力。治宜疏肝健脾，方选逍遥散加减。常用药物：柴胡、当归、白芍、白术、茯苓皮、车前草、太子参、甘草等。

第十五节　中医的其他疗法

一、中成药

1. 肾炎康复片　每次 2～5 片，每日 2～3 次，口服。本品益气养阴，清利湿热，常用于肾病综合征气阴两虚、湿热内蕴证。

2. 肾炎舒片　每次 2～6 片，每日 2～3 次，口服。本品清利湿热，利水消肿，用于肾病综合征湿热内盛，水湿停聚，轻度浮肿者。

3. 雷公藤多苷片　每次 1～2 片，每日 2～3 次，口服。本品适用于湿热壅盛型，但应用本品时应注意观察患者血常规、肝功能等实验室指标。

4. 金水宝胶囊　每次 1～3 粒，每日 2～3 次，口服。本品为冬虫夏草菌株制剂，有补益肺肾之功效，用于肺肾气（阴）虚证。

5. 保肾康　每次 2～4 片，每日 2～3 次，口服。本品由川芎提取物组成，有活血化瘀之功。

6. 六味地黄丸　每次 6～9g，每日 2～3 次，口服，适用于肾气虚和肾阴虚证。

7. 知柏地黄丸　每次 6～9g，每日 2～3 次，口服，适用于阴虚火旺证。

二、中药注射剂

随着中药制剂技术的发展，中药注射剂在临床上的应用也越来越广泛。一些中药注射剂的辨证使用为临床治疗肾病综合征提供了新的方法。目前中药注射剂在肾病综合征的临床治疗中主要包括调节免疫、益气养阴和活血化瘀 3 个方面。

1. 调节免疫　调节免疫的中药针剂常用的有黄芪注射液和香菇多糖注射液。黄芪注射液主要用于气虚证患者，特别是激素治疗后免疫力低下，症见神疲乏力，易患感冒，少气懒言，舌淡，苔少，脉细弱者；香菇多糖注射液也有提高免疫力，减少外感之功。

2. 益气养阴　益气养阴中药针剂常用的有生脉注射液或参麦注射液，两者均可用于糖皮质激素诱导治疗患者出现的气阴两虚证。

3. 活血化瘀　活血化瘀的中药针剂很多，常见的有丹参注射液、丹参酮注射液、红花素注射液、灯盏细辛注射液、疏血通注射液等。由于血瘀证是肾病综合征患者的中医常见证型，甚至一些学者认为血瘀证贯穿于该病的始终，所以活血化瘀的治疗在本病治疗中占有重要地位。除了中药汤剂的辨证论治外，中药针剂的活血化瘀治疗也可选用，而且临床也证实其疗效好于常规的中药口服。

三、单方验方

1. 水蛭粉 水蛭研细粉装胶囊,每次 1g,每日 3 次,口服。适用于肾病综合征水肿兼瘀血阻滞者。

2. 玉米须汤饮 干玉米须 60g 或鲜玉米须 100g,清水洗净,然后加水 500ml,煎至 250ml,早晚分服。同时服用氯化钾缓释片每次 1g,每日 3 次。适用于肾病综合征水肿尿少患者。

3. 消蛋白方 丹参 30g,石韦、益母草、黄芪各 15g,对于长期蛋白尿不消者,重用石韦及黄芪,水煎服,每日 1 剂。适用于肾病综合征肾虚湿热兼瘀血者。

4. 归地汤 当归 6g,地黄 15g,黄芪 60g,山药 30g,玉米须 30g,龟甲 30g。治疗肾病综合征蛋白尿者。

5. 消水肿方 益母草、玉米须各 30g,金钱草、萹蓄、车前草各 15g。每日 1 剂,水煎服。适用于肾病综合征水肿兼湿热内蕴者。

6. 黑豆山药丸 黑大豆 250g,怀山药、苍术、茯苓各 60g。共研细末,水泛为丸,每次服 6~9g,每日 2~3 次。适用于肾病综合征脾肾两虚者。

四、外治疗法

(1)消水膏:大活田螺 1 个,生大蒜 1 片,鲜车前草 1 根。将田螺去壳,用大蒜瓣和鲜车前草共捣烂成膏状,取适量敷入脐孔中,外加纱布覆盖,胶布固定。待小便增多,水肿消失时,即去掉药膏。用于轻度水肿者。

(2)逐水散:甘遂、大戟、芫花各等量,共碾成极细末。每次 1~3g,置脐内,外加纱布覆盖,胶布固定。每日换药 1 次,10 次为 1 个疗程。用于治疗水肿。

五、针灸疗法

针灸作为临床治疗肾病综合征方法之一,可以发挥一定的作用,但是临床报道较少,目前用于肾病综合征的针灸治疗主要有针刺、艾灸和中药穴位注射 3 个方面,但在临床应用时三者常常联合使用。

1. 针刺法 对于水肿、尿少患者,针刺照海、肾俞、膀胱俞可以明显增加尿量;也有临床研究报道电针针刺下关、中脘、水分、关元、肾俞、膀胱俞,每周两次,可增加肾小球滤过率;耳针附件、神门、膀胱、心点,皮内针固定,可增加肾血浆流量。临床研究证明,针刺照海、列缺以及阴跷脉、任脉的主穴后可减少尿蛋白的排出。

2. 艾灸 对于肾病综合征激素治疗后免疫力低下患者,艾灸关元、气海、足三里、脾俞等穴,可增强机体的免疫功能,减少感冒。对于水肿脾肾阳虚患者,可灸大椎、命门、关元、阴陵泉、三焦俞、膀胱俞,有温阳利水之功。

3. 穴位注射 对于肾病综合征水肿患者,采用黄芪注射液足三里注射,有助于利尿消肿,增强免疫力;对于气虚血瘀患者,采用当归注射液血海穴注射,可活血化瘀,减少患者血尿。

由于肾病综合征患者在严重水肿期皮肤水肿明显,做针灸治疗时一方面要注意做好皮肤的消毒,以免出现皮肤感染;另一方面,艾灸时注意保护皮肤,以皮肤潮红为度,以免皮肤损伤后伤口难以愈合。

六、饮食疗法

（1）饮食要求：①水、盐摄入：对严重水肿和高血压患儿，可短期实行严格限制水、盐的摄入，以减慢水肿增长的速度，切勿长期忌盐，长期忌盐不但可降低食欲，还可引起低钠血症的危险，且易在应激状态下发生急性肾上腺危象。活动期病例供盐 1～2g/d。②蛋白质摄入 1.5～2g/（kg·d），以高生物价的动物蛋白为宜。③在应用糖皮质激素过程中每日应给予维生素 D 400U 及适量钙剂。

（2）食疗方药

1）黄芪炖母鸡：炙黄芪 120g，嫩母鸡 1 只（约 1000g）。将鸡去毛及内脏，纳黄芪于鸡腹中，文火炖烂，放食盐少许，分次食肉喝汤。用于肺脾气虚证。

2）黄芪杏仁鲤鱼汤：生黄芪 60g，桑白皮 15g，杏仁 15g，生姜 3 片，鲤鱼 1 尾（约 250g）。将鲤鱼去鳞及内脏同上药一起煎煮至熟，去药渣食鱼喝汤。用于脾虚湿困证。

3）黄芪山药粥：炙黄芪 60g，山药、茯苓各 20g，莲子、芡实各 10g。共煮为粥，送服五子衍宗丸。用于脾肾两虚证。

4）鲫鱼冬瓜汤：鲫鱼 120g，冬瓜皮 60～120g。先将鲫鱼去鳞，剖去肠脏，与冬瓜皮同煎，炖汤不放盐，喝汤吃鲫鱼。用于肾病各种水肿及蛋白尿。

第三章 儿童继发性肾病综合征

第一节 紫癜性肾炎

过敏性紫癜又称亨-舒综合征（Henoch-Schonlein purpura，HSP），也称为免疫球蛋白（immunoglobulin，Ig）A 血管炎，是由 IgA 沉积于血管壁引起的血管炎，主要累及器官为皮肤、关节、胃肠道、肾脏，临床表现为非血小板减少的皮肤可触性紫癜，常伴胃肠道症状、关节痛、血尿、蛋白尿、肾功能不全等，是一种以皮肤紫癜、出血性胃肠炎、关节炎及肾脏损害为特征的综合征，伴肾脏损害者称为紫癜性肾炎（Henoch-Schonlein purpura nephritis，HSPN），是儿科常见的继发性肾小球疾病之一。2012 年国际教堂山共识会议（Chapel Hill Consensus Conference，CHCC2012）正式将过敏性紫癜命名修订为 IgA 血管炎，累及肾脏的 IgA 血管炎称为 IgA 血管炎相关性肾炎（IgAVN）。国内仍沿用最广泛的名称为过敏性紫癜（HSP）和紫癜性肾炎（HSPN）。过敏性紫癜发生肾脏损害的报告率差别较大，文献报道为 20%～100%。Brogan 和 Dillon 依据临床表现，诊断 HSPN 发生率为 40%～50%。肾脏受累 90%发生在过敏性紫癜急性起病后 8 周，而 97%发生在 6 个月内。男女儿童均可发病，男女之比约 1.6∶1，90%以上患儿年龄在 5～13 岁。紫癜性肾炎患病率有逐年升高的趋势，大多数患儿预后较好，仅有少数患儿可迁延进展为慢性肾衰竭或终末期肾病，慢性肾衰竭或终末期肾病的发生率国内外报道不一。国外学者随访 5～20 年，报道肾衰竭或终末期肾病的发生率为 16%～21%。

古代医籍中虽无本病记载，但关于血证的许多记载与本病相关，可归属于中医学的"血证""紫癜""紫癜风""葡萄疫""肌衄""紫斑"等范畴。早在《灵枢·百病始生》中就有关于血证病机及证候的相关论述，如"阳络伤则血外溢，血外溢则衄血；阴络伤则血内溢，血内溢则后血"。《外科正宗·葡萄疫》曰："葡萄疫，其患多生小儿，感受四时不正之气，郁于皮肤不散，结成大小青紫斑点，色若葡萄，发在遍体头面。乃为腑证，自无表里。邪毒传胃，牙根出血，久则虚人，斑渐方退。"《医宗金鉴》云："此证多因婴儿感受疬疫之气，郁于皮肤，凝结而成。大、小青紫斑点色状，如葡萄，发于遍身，惟以腿胫居多。"《医林改错·通窍活血汤所治之症目》说："白癜风，血瘀于皮里。"认为紫癜风发病与血瘀有关。

一、病因及发病机制

（一）中医病因病机

本病中医病因病机主要可归结为热、虚、瘀、毒四个方面。

（1）血热妄行：风热邪毒，自口鼻而入，郁蒸肌肤，与气血相搏，灼伤络脉，脉络失和，血不循经，渗于脉外，溢于肌肤，积于皮下，形成紫癜；内伤胃肠血络，则便血、呕血；内渗膀胱而致血尿、蛋白尿。或反复发作，病久阴血耗损，阴虚生热，虚火灼伤脉络，病程迁延，血尿、蛋白尿时发时止。

（2）脾肾气虚：小儿禀赋不足，或疾病反复发作而致脏腑虚损。脾气虚弱，血液失摄，溢于脉外，形成紫癜、尿血；脾不敛精，肾不固精，精微外泄，发为尿浊（蛋白尿）。

（3）瘀血阻络：热毒内蕴，迫血妄行，损伤脉络，血溢脉外日久成瘀，热瘀互结；或热毒壅盛，煎炼其血，血黏而浓，滞于脉中，热瘀互结；或病情久延，阴虚血少脉涩，或气虚失职、摄血无权，以致血滞脉中或溢于脉外，形成瘀血之征。故瘀血贯穿于紫癜性肾炎的整个疾病过程。

（4）湿毒内伏：湿热邪毒，浸淫腠理，郁于肌肤，阻滞四肢经络，关节痹阻，肿痛，屈伸不利。邪伤脾肾，脾失健运，升清降浊无权，肾乏气化，分清泌浊失司，湿邪内生，湿蕴化热，热毒相搏，侵入血分，迫血妄行，外溢肌肤，内迫胃肠及肾络，则见皮肤紫癜、腹痛及血尿、蛋白尿。

（二）西医发病机制

1. 病因 导致本病发生的因素较多，但直接致病因素尚难确定，可能涉及的病因有：

（1）感染：细菌和病毒感染是引起本病最常见的原因。细菌感染尤以 A 组β溶血性链球菌所致的上呼吸道感染最为多见，幽门螺杆菌（HP）、金黄色葡萄球菌等感染也是过敏性紫癜发病的原因之一；病毒感染最常见为微小病毒 B19、风疹病毒、水痘病毒、腺病毒、流感病毒感染等。此外其他病原体包括肺炎支原体、寄生虫感染也是本病的发病原因。

（2）食物：主要有鱼、虾、蟹、蛋、牛奶等过敏。

（3）药物：常见的如青霉素、链霉素、各种磺胺类、解热镇痛以及镇静剂等。

（4）遗传因素：过敏性紫癜存在着遗传好发倾向，不同种族人群的发病率也不同，白种人的发病率明显高于黑种人。近年来遗传学专家研究的相关基因涉及 HLA 基因、家族性地中海基因、血管紧张素转换酶基因（ACE 基因）、甘露糖结合凝集素基因、血管内皮生长因子基因、PAX2 基因、TIM-1 基因等，以及黏附分子 P-selectin 表达增强及基因多态性、P-selectin 基因启动子 2123 多态性可能与过敏性紫癜发病有关。

（5）其他：如植物花粉、昆虫咬伤、疫苗接种、寒冷等因素也可诱发本病。

2. 发病机制 上述各种因素对特异性体质具有致敏作用，导致 B 细胞克隆活化，产生大量抗体，B 细胞多克隆活化为本病特征，患儿 T 细胞和单核细胞 CD40 配体（CD40L）过度表达，促进 B 细胞分泌大量 IgA 和 IgE。30%～50%患儿血清 IgA 浓度升高，急性期外周血 IgA^+ B 细胞数、IgA 类免疫复合物或冷球蛋白均增高。IgA、补体 C3 和纤维蛋白沉积于肾小球系膜、皮肤和肠道毛细血管，引起一系列的自身炎症反应和组织损伤。尤其是 IgA1 糖基化异常及 IgA1 分子清除障碍在 HSP 的肾脏损害中发挥关键作用。血清半乳糖缺乏 IgA1（galactose-deficient，Gd- IgA1）水平增高、大分子的 IgA1-IgG 循环免疫复合物沉积于肾脏可能是导致紫癜性肾炎的重要发病机制。

二、病理表现

紫癜性肾炎的病理特征是以肾小球系膜增生、系膜区 IgA 沉积以及上皮细胞新月体形成为主，可见到各种类型的肾脏损害。

（1）光镜：肾小球系膜细胞增生病变，可伴有内皮细胞和上皮细胞增生，新月体形成，系膜区炎性细胞浸润、肾小球纤维化，还可见到局灶性肾小球坏死甚至硬化。间质可出现肾小管萎缩、间质炎性细胞浸润、间质纤维化等改变。

（2）电镜：系膜区有不同程度增生，系膜区和内皮下有电子致密物沉积。

（3）免疫荧光：系膜区和肾小球毛细血管祥有 IgA、IgG、C 备解素和纤维蛋白原呈颗粒状沉积。

1975 年国际儿童肾脏病研究中心（ISKDC）按照肾组织病理检查将其分为六级：

Ⅰ级：轻微肾小球异常。

Ⅱ级：单纯系膜增生。

Ⅲ级：系膜增生伴＜50%新月体形成。

Ⅳ级：系膜增生伴 50%～75%肾小球新月体形成。

Ⅴ级：系膜增生伴＞75%新月体形成。

Ⅵ级：膜增生性肾小球肾炎。

其中Ⅱ～Ⅴ级又根据系膜病变的范围程度分为：①局灶性；②弥漫性。

目前国内外多应用统一的肾小球病理分级标准，但为了更准确地、全面地评价病情，评估疗效及预后，建议联合肾小管间质病变分级标准进行分级。

肾小管间质病理分级：

（－）级：间质基本正常。

（＋）级：轻度小管变形扩张。

（＋＋）级：间质纤维化、小管萎缩＜20%，散在炎性细胞浸润。

（＋＋＋）级：间质纤维化、小管萎缩占 20%～50%，散在和（或）弥漫性炎症细胞浸润。

（＋＋＋＋）级：间质纤维化、小管萎缩＞50%，散在和（或）弥漫性炎症细胞浸润。

三、临床表现

（一）临床症状

1. 肾脏症状　紫癜性肾炎主要表现为血尿、蛋白尿，也可出现高血压、水肿、氮质血症，甚至急性肾衰竭。肾脏症状可出现于紫癜性肾炎的整个过程，但多发生在过敏性紫癜后 2～4 周内，个别可发生在过敏性紫癜后 1 年。目前对肾脏受损的认识，较一致认为即使尿常规正常，肾组织学已有改变。

临床分型为：①孤立性血尿型；②孤立性蛋白尿型；③血尿和蛋白尿型；④急性肾炎型；⑤肾病综合征型；⑥急进性肾炎型；⑦慢性肾炎型。

2. 肾外症状　典型的皮肤紫癜、胃肠道表现及关节症状为紫癜性肾炎肾外的三大主要症状，其他如神经系统、生殖系统、呼吸循环系统也可受累，甚至发生严重的并发症。

（1）皮疹：所有患者都伴有皮疹。典型的皮疹具有诊断意义，出血性和对称性分布是本病皮疹的特征。皮疹初起时为红色斑点状，压之可以消失，以后逐渐变为紫红色出血性皮疹，触摸稍隆起皮表。皮疹常对称性分布于双下肢，以踝、膝关节周围为多见，也可见于臀部及上肢，躯干少见。重者融合成片，皮疹中心可有水疱坏死。皮疹消退时可转变为黄棕色。大多数病例皮疹可有 1～2 次至多 3 次反复，个别可连续发作达数月甚至数年。后者常并发严重肾炎，预后欠佳。

（2）关节症状：大约 80% 的患儿伴有关节炎，25% 的患儿是以关节炎为首发症状。常表现为膝、踝、肘、腕等大关节的肿胀、疼痛和活动受限，原因可能是关节内的病理改变和关节周围的软组织肿胀。关节症状的轻重与活动有关，常在卧床休息后减轻，恢复正常后可不留关节畸形。

（3）胃肠道症状：因为肠壁的无菌性毛细血管、小血管炎症、渗出和水肿，刺激肠管，使肠管发生痉挛，有 50%～75% 患儿伴有胃肠道症状，主要表现为腹痛、呕吐和便血。最常见的是腹痛，多数无腹胀，腹部柔软，可有轻度压痛；其次为胃肠道出血，表现为黑便或隐血阳性。以上表现约半数患者可在感冒后反复出现。14%～33% 的患儿在典型的皮疹出现前已有腹部症状，易误诊为外科急腹症甚至行不必要的剖腹探查。

（4）其他表现及严重并发症

1）神经系统：轻者可无任何临床症状，或仅有头晕、轻微头痛，严重者出现抽搐、昏迷，甚至呼吸衰竭、偏瘫等，有报道可出现共济失调、周围神经病等。脑电图检查约半数可有异常脑电波，多数以慢波为主，提示紫癜性肾炎患儿存在脑血管病变。考虑原因：一是脑血管炎症，脑组织缺血、缺氧，造成一过性脑功能紊乱所致；二是脑点状出血。

2）生殖系统：睾丸炎发生率为 10%，须与精索扭转鉴别，^{99m}TC 同位素检查可避免不必要的外科手术。

3）心脏：心前区不适或心律失常，发生率为 40%～50%，多见于疾病早期，表现为窦性心律失常，异位心律失常及 ST-T 段改变，心肌酶学大致正常，心脏 B 超冠脉无明显受累，在综合治疗后可恢复正常，提示心脏损害为一过性，可能机制为速发型变态反应致心肌水肿出血。

4）急性胰腺炎：为少见的并发症，发生率为 5%～7%，主要表现为皮疹，剧烈腹痛，腹胀，恶心呕吐，血尿淀粉酶升高，腹部 B 超可发现胰腺弥漫性肿大回声减低，如伴肠穿孔坏死可有腹水。

5）肠套叠：为紫癜性肾炎的少见但较严重的并发症，发生率为 1%～5%，与特发性肠套叠常发生于回结肠不同，它常见于回肠（90%）和空肠（7%），因气钡灌肠常不能到达小肠，且有引起肠穿孔的危险，腹部 B 超为可疑患者的首选检查项目。

6）肺出血：为儿童紫癜性肾炎少见的并发症，但病死率可高达 75%。临床表现为乏力、胸痛、咳嗽、咯血、呼吸困难，胸片显示间质和肺泡间质浸润，呈羽毛状或网状结节阴影，可伴有胸腔积液。支气管纤维镜下支气管活检或胸腔镜活检可确诊。

7）肝损害：占 5.2%～7.3%。发病隐匿，消化道症状轻微，可有肝大、肝区叩痛、恶心、转氨酶增高，但多数缺乏黄疸、肝区疼痛等表现，可发生于疾病的任何时期。多数患儿预后良好，个别可发展成为肝硬化。注意排除其他疾病，如肝炎、肝豆状核变性等。其他可有淋巴结肿大、脾大，个别报告尚有肌肉内出血、类风湿结节等。

（二）实验室检查

（1）血常规白细胞正常或轻度增高，中性或嗜酸性细胞比例增多。

（2）尿常规可有血尿、蛋白尿、管型尿。

（3）凝血功能检查正常，可与血液病而致的紫癜相鉴别。

（4）急性期毛细血管脆性实验阳性。

（5）血沉增快，血清 IgA 和冷球蛋白含量增加。但血清 IgA 增高对本病诊断无特异性，因为在 IgA 肾病和狼疮性肾炎同样可有 IgA 增高，而血清 IgA 正常也不能排除本病。

（6）血清 C3、C1q、备解素多正常。

（7）肾功能多正常，严重病例可有肌酐清除率降低和尿素氮、血肌酐增高。

（8）表现为肾病综合征者，有血清清蛋白降低和胆固醇增高。

（9）皮肤活检无论在皮疹部或非皮疹部位，免疫荧光检查均可见毛细血管壁有 IgA 沉积。此点也有助于和除 IgA 肾病外的其他肾炎鉴别。

（10）肾穿刺活组织检查有助于本病的诊断，也有助于明确病变严重度和评估预后。肾活检指征：对于无禁忌证的患儿，尤其是以蛋白尿为首发或主要表现的患儿（临床表现为肾病综合征、急性肾炎、急进性肾炎者），应尽可能早期行肾活检，根据病理分级选择治疗方案。

四、诊断与鉴别诊断

（一）诊断标准

在过敏性紫癜病程 6 个月内，出现血尿和（或）蛋白尿。

（1）血尿：肉眼血尿或 1 周内 3 次镜下血尿红细胞≥3 个/高倍视野（HP）。

（2）蛋白尿：①1 周内 3 次尿常规定性检查示尿蛋白阳性；②24 小时尿蛋白定量＞150mg 或尿蛋白/肌酐（mg/mg）＞0.2；③1 周内 3 次尿微量白蛋白高于正常值。满足以上 3 项中任意一项。

极少部分患儿在过敏性紫癜急性病程 6 个月后，再次出现紫癜复发，同时首次出现血尿和（或）蛋白尿者，此类患儿建议进行肾活检，如伴有 IgA 系膜区沉积为主的系膜增生性肾小球肾炎，仍可诊断为紫癜性肾炎。

（二）鉴别诊断

（1）原发性 IgA 肾病：本病虽然临床上与 IgA 肾病不同，但肾脏病理学检查却十分相似，均表现为不同程度的系膜增生，免疫荧光以系膜区的 IgA 免疫复合物沉积为主，关键的鉴别点在于有无皮肤紫癜。最近有报道两者仅有的区别为紫癜性肾炎在肾组织上常存在单核细胞和 T 细胞，而 IgA 肾病却无此类细胞。

（2）狼疮性肾炎：后者应首先满足临床诊断标准，其肾脏病理可见多种免疫球蛋白和补体成分沉积而表现为典型的满堂亮现象。两者皮疹无论在形态和分布上均有显著差别，皮肤活检也不同，后者可见狼疮带而紫癜性肾炎可见 IgA 沿小血管壁沉积。

五、治疗

（一）中医治疗

1.治疗原则　本病的主要病因病机为热、虚、瘀、湿，治疗上早期以疏风清热、解毒祛湿、凉血止血等法为主，后期以益气养阴、滋肾健脾、止血化瘀为要，而益肾活血法贯穿于治疗始终。

2.分型论治

（1）风热伤络

证候：紫癜见于下半身，以下肢和臀部为多，呈对称性，颜色鲜红，呈丘疹或红斑，大小形态不一，可融合成片，或有痒感，伴发热，微恶风寒，咳嗽，咽红，或见关节痛，腹痛，便血，尿血，舌质红，苔薄黄，脉浮数。

治法：祛风清热，凉血安络。

主方：麻黄连翘赤小豆汤加减或银翘散加减。

常用药：麻黄、连翘、赤小豆、赤芍、牡丹皮、仙鹤草、白茅根等。

（2）血热妄行

证候：起病急骤，壮热面赤，咽干，心烦，渴喜冷饮，皮肤瘀斑瘀点密集或成片，伴鼻衄、齿衄，大便干燥，小便黄赤，舌质红绛，苔黄燥，脉弦数。

治法：清热解毒，凉血化斑。

主方：犀角地黄汤合清瘟败毒散加减。

常用药：水牛角、生地黄、赤芍、牡丹皮、生石膏、黄芩、栀子、玄参等。

（3）湿热痹阻

证候：皮肤紫癜多见于关节周围，尤以膝踝关节为主，关节肿胀灼痛，影响肢体活动，偶见腹痛、尿血，舌质红，苔黄腻，脉滑数或弦数。

治法：清热利湿，化瘀通络。

主方：四妙丸加味。

常用药：黄柏、苍术、薏苡仁、怀牛膝、仙鹤草、白茅根等。

（4）胃肠积热

证候：瘀斑遍布，下肢多见，腹痛阵作，口臭纳呆，腹胀便秘，或伴齿龈出血，便血，舌红，苔黄，脉滑数。

治法：泻火解毒，清胃化斑。

主方：葛根黄芩黄连汤合小承气汤加味。

常用药：葛根、黄芩、黄连、大黄、枳实等。

（5）阴虚火旺

证候：起病缓慢，时发时隐，或紫癜已退，仍有腰背酸软，五心烦热，潮热盗汗，口干咽燥，头晕耳鸣，尿血，便血，舌质红，少苔，脉细数。

治法：滋阴降火，凉血止血。

主方：大补阴丸加减。

常用药：黄柏、知母、生地黄、龟板、牡丹皮、玄参等。

（6）气不摄血

证候：紫癜色淡红，或反复发作，形体消瘦，面色不华，体倦乏力，食欲不振，自汗，小便短少，便溏，或伴痛，甚或全身或下肢浮肿，舌质淡，苔薄白，脉细弱或沉弱。

治法：健脾益气，和营摄血。

主方：归脾汤加减。

常用药：当归、白术、茯苓、黄芪、太子参、木香、神曲等。

（7）气滞血瘀

证候：病情反复发作，斑疹紫暗，腹痛绵绵，神疲倦怠，面色萎黄，纳少，舌淡边尖有瘀点瘀斑，苔薄白，脉细弱。

治法：理气活血，化瘀消斑。

主方：血府逐瘀汤加减。

常用药：桃仁、红花、当归、生地黄、川芎、赤芍、三七、琥珀等。

（二）西医治疗

紫癜性肾炎患儿的临床表现与肾脏病理损伤程度不完全一致，后者能更准确地反映病变程度。没有条件获得病理诊断时，可根据其临床分型选择相应的治疗方案。

（1）孤立性血尿或病理Ⅰ级：镜下血尿目前未见疗效确切方案的文献报道，可结合中医药进行辨证施治，同时应密切监测患儿病情变化。

（2）孤立性微量蛋白尿或合并镜下血尿或病理Ⅱa级：国外研究报道较少，KDIGO指南建议对于持续蛋白尿＞0.5～1g/(d·1.73m^2)的紫癜性肾炎患儿，使用血管紧张素转换酶抑制剂（ACEI）或血管紧张素受体拮抗剂（ARB）治疗。

（3）非肾病水平蛋白尿或病理Ⅱb、Ⅲa级：KDIGO指南建议对于持续蛋白尿＞1g/(d·1.73m^2)、已应用ACEI或ARB治疗、GFR＞50ml/(min·1.73m^2)的患儿，给予糖皮质激素治疗6个月。目前国内外均有少数病例报道使用激素或联合免疫抑制剂治疗。但对该类患儿积极治疗的远期疗效仍有待于大规模多中心随机对照研究及长期随访。

（4）肾病水平蛋白尿、肾病综合征、急性肾炎综合征或病理Ⅲb、Ⅳ级：KDIGO指南建议对于表现为肾病综合征和（或）肾功能持续恶化的新月体性紫癜性肾炎的患儿应用激素联合环磷酰胺治疗。该组患儿临床症状及病理损伤均较重，均常规使用糖皮质激素治疗，且多倾向于激素联合免疫抑制剂治疗，其中疗效相对肯定的是糖皮质激素联合环磷酰胺治疗。若临床症状较重、肾脏病理呈弥漫性病变或伴有＞50%新月体形成者，除口服糖皮质激素外，可加用甲泼尼龙冲击治疗，15～30mg/(kg·d)，每日最大量不超过1.0g，每天或隔天冲击，3次为1个疗程。此外有研究显示，激素联合其他免疫抑制剂如环孢素、吗替麦考酚酯、硫唑嘌呤等亦有明显疗效。

（5）急进性肾炎或病理Ⅴ级、Ⅵ级：这类患儿临床症状严重，病情进展较快，治疗方案和前一级相类似，现多采用三至四联疗法，常用方案为：甲泼尼龙冲击治疗1～2个疗程后口服泼尼松＋环磷酰胺（或其他免疫抑制剂）＋肝素＋双嘧达莫。亦有甲泼尼龙联合尿激酶冲击治疗＋口服泼尼松＋环磷酰胺＋肝素＋双嘧达莫治疗的文献报道。

六、调护与预后

（1）注意寻找引起本病的各种原因，去除过敏原。

（2）清除慢性感染灶，积极治疗上呼吸道感染。

第二节 狼疮性肾炎

系统性红斑狼疮（systemic lupus erythematosus，SLE）是一种累及多系统、多器官的具有多种自身免疫抗体的自身免疫性疾病。血清中出现多种自身抗体和多系统受累是系统性红斑狼疮的两个主要临床特征。系统性红斑狼疮累及肾脏时，即为狼疮性肾炎（Lupus nephritis，LN）。儿童系统性红斑狼疮的发病率国外报道为（0.36～0.60）/10 万人，亚洲地区日本每年患病率为 0.47/10 万。我国台湾地区的调查显示 16 岁以下儿童系统性红斑狼疮患病率为 6.3（5.7～7.0）/10 万人。儿童系统性红斑狼疮占总系统性红斑狼疮病例数的 10%～20%，占儿童风湿病的 15%～25%。初发年龄为 14～20 岁，以 12～14 岁居多，低于 5 岁起病的罕见，15%～20%的系统性红斑狼疮起病于儿童期或青春期这一特殊的生长发育阶段。男女发病比例在各年龄组内各不相同，在学龄前儿童系统性红斑狼疮（＜6 岁）中，男女比例相等（1∶1），在学龄期儿童和青春期前后为 1∶（4～5），在青春期后为 1∶（9～10）。与成年期发病的患者相比，儿童更易出现肾脏、血液及神经系统受累。儿童的狼疮性肾炎发生率高于成人，是我国儿童常见的继发性肾小球疾病之一。系统性红斑狼疮起病早期可有 60%～80%肾脏受累，2 年内有 90%出现肾脏损害。如果结合免疫病理检查，系统性红斑狼疮患儿几乎 100%有不同程度的肾脏受累。狼疮性肾炎临床表现类型多样，以肾病综合征最为常见，其次为急性肾炎综合征、慢性肾炎及终末期肾病。肾脏病变程度直接影响系统性红斑狼疮的预后。

狼疮性肾炎是现代医学病名，其临床表现与中医文献中的"日晒疮""温毒发斑""血风疮""面游风""蝶疮流注""红蝴蝶""尿浊""尿血"等病证有相似之处。中华人民共和国中医药行业标准《中医病证诊断疗效标准》中将"红蝴蝶疮"定义为一种面部常发生状似蝴蝶形之红斑，并可伴有关节疼痛、脏腑损伤等全身病变的系统性疾病，与系统性红斑狼疮相类似，并分为系统性红蝴蝶疮和盘状红蝴蝶疮，对中医病名的统一起到规范的作用。

一、病因及发病机制

（一）中医病因病机

本病内因多为禀赋不足、七情内伤、饮食起居不节、劳倦过度以及病后耗伤阴血等，导致五脏阴精受损；外因为服食毒热之品（如药物）、感受六淫邪气或热毒侵袭如烈日暴晒等扰动机体，而致阴阳失调。

急性发作期以热毒炽盛为主，表现为阳热燔灼，邪毒内扰之象，火热毒邪郁于脏腑经络，遍及肾、肝、心、肺、脑、皮肤、肌肉、脾胃、关节等全身各个部位和脏腑经络，而致气血运行不畅，经脉运行受阻；邪热伤津，耗液伤阴，则可导致阴虚火旺；阴虚火旺，热毒炽盛，一为虚火，一为实热，两者同气相求，肆虐不已，戕害脏腑，损伤气血。

随着病情的迁延和病程的推移，可渐致气血亏虚，从而显现出正虚邪实、虚实夹杂的复杂病机。若邪热耗气灼津，阴液亏耗，正气损伤，则可呈现气阴两虚之征象。后期则常因久病不愈，阴损及阳，致阳气衰微或阴阳两虚。瘀血是伴随本病而产生的病理产物，如初期热毒炽盛损伤血脉，致血溢脉外而为瘀血，后期则常因阴虚、气阴两虚或阴阳两虚而致瘀血，瘀血亦可作为继发性致病因素而进一步加重病情。

总之，肾虚阴亏为发病的内在基础，热毒为致病的重要诱因，湿热与瘀血是基本病理，在病程的演变中又能变生出水湿、湿浊或溺毒等病理因素，并可阴损及阳而致气阴两虚、脾肾气（阳）虚等证候。

（二）西医发病机制

系统性红斑狼疮的病因仍不明确，可能与病毒感染、遗传因素、种族和环境等有关，其发病机制与免疫功能异常和遗传因素有关。狼疮性肾炎的发病机制目前尚不清楚，遗传或后天易感因素可能是与肾脏病的发病相关。自身抗体在狼疮性肾炎的发生、发展过程中占有非常重要的地位，是免疫复合物介导性炎症，免疫复合物形成与沉积是引起系统性红斑狼疮肾脏损害的主要机制。核小体在系统性红斑狼疮的发病机制中发挥核心作用。有许多证据证明细胞凋亡增加和凋亡细胞的清除受损有利于抗 DNA 抗体及免疫复合物形成。狼疮性肾炎是一种免疫复合物（immune complex，IC）性肾炎，循环中抗 dsDNA 等抗体与相应抗原结合形成免疫复合物后，沉积于肾小球；或者循环中抗 dsDNA 抗体与 dsDNA 相结合后，介导核小体（nucleosome）通过电荷吸引种植于肾小球，或循环中抗 dsDNA 抗体与肾小球内在抗原发生交叉反应形成原位免疫复合物。自身抗体与肾小球基底膜成分有交叉反应性。狼疮肾炎动物模型证实，a-actinin 就是自身抗体交叉反应的靶点。a-actinin 是肌动蛋白结合蛋白，主要在足细胞、单核细胞、毛细血管和大血管上表达。家族性局灶节段硬化性肾小球肾炎存在编码 a-actinin-4 的基因突变。无论是循环的免疫复合物沉积于肾小球或原位形成的免疫复合物，两者均能激活补体，引起炎性细胞浸润、凝血因子活化及炎症介质释放，导致肾脏损伤。

此外，细胞凋亡对维持肾小球内环境的稳定起着重要作用，狼疮性肾炎除了整体水平上的淋巴细胞凋亡异常外，肾小球局部也存在着细胞凋亡调节的紊乱。多发性凋亡小体是系统性红斑狼疮肾小球受累的关键因素，C1q 具有清除凋亡细胞的作用。当遗传性补体缺乏时，系统性红斑狼疮发生发展。另外，FCγR、IL-17 也在系统性红斑狼疮肾脏受损中起作用。

遗传因素在狼疮发病中起重要作用，同卵双生的儿童患系统性红斑狼疮风险较异卵双生者高 10 倍，其兄弟姐妹患病风险较健康人群高 8～20 倍。近年来报道发现早发型狼疮（5岁之前起病）患儿的比例为 3.9%～5.0%，这类患儿与单基因突变关系密切，推动了对狼疮机制的进一步认识。已知系统性红斑狼疮的单基因突变可包括以下 4 类：①补体因子；②参与核酸内源性代谢的酶［细胞外脱氧核糖核酸酶（DNase）］；③直接参与干扰素（IFN）Ⅰ型途径的蛋白；④参与调节 B 和 T 细胞自我耐受的因子。已发现的基因有 TREX1、DNASE1L3、SAMHD1、RNASEH2ABC、ADAR1、IFIH1、ISG15、ACP5、TMEM173、PRKCD、RAG2等，目前已描述了 100 多个多基因、多因子系统性红斑狼疮易感位点和 30 多个引起单基因型系统性红斑狼疮和系统性红斑狼疮样表型的基因，基因分析评估单基因狼疮（全外显子组或全基因组测序）对于提高对遗传基础的认识，增加新药靶标和生物标志物开发的选择非常重要，单基因狼疮的发现为未来探讨狼疮的发病机制及靶向治疗提供新的思路。

二、病理表现

（一）病理分类标准

（1）肾小球的损害：狼疮性肾炎的病理分型几经修订，2003 年国际肾脏病学会和肾脏病理学会（ISN/RPS）制订了新的分型版本。狼疮性肾炎的病理分型标准着重肾小球的病理损害，但应注意到其往往合并有肾小管间质及血管病变，甚至是与肾小球病变程度不对应的严重病变。

Ⅰ型：轻微系膜性狼疮性肾炎。光镜下肾小球正常，但免疫荧光和（或）电镜显示系膜区的免疫复合物沉积。

Ⅱ型：系膜增生性狼疮性肾炎。光镜下可见单纯系膜细胞不同程度的增生或伴有系膜基质增多，以及系膜区免疫复合物积；免疫荧光和电镜下可有少量上皮下或内皮下免疫复合物沉积。

Ⅲ型：局灶性狼疮性肾炎。分活动性或非活动性病变，呈局灶性（受累肾小球＜50%）节段性或球性的肾小球毛细血管内增生、膜增生和中重度系膜增生或伴有新月体形成，典型的局灶性的内皮下免疫复合物积，伴或不伴有系膜病变。

Ⅲ（A）：活动性病变：局灶增生性狼疮性肾炎。

Ⅲ（A/C）：活动性和慢性病变：局灶增生和硬化性狼疮性肾炎。

Ⅲ（C）：慢性非活动性病变伴有肾小球硬化：局灶硬化性狼疮性肾炎。应注明活动性和硬化性病变的肾小球的比例。

Ⅳ型：弥漫性狼疮性肾炎。活动性或非活动性病变。呈弥漫性（受累肾小球≥50%）节段性或球性的肾小球毛细血管内增生、膜增生和中重度系膜增生，或呈新月体性肾小球肾炎，典型的弥漫性内皮下免疫复合物积，伴或不伴有系膜病变。又分两种亚型：Ⅳ-S 狼疮性肾炎：即超过 50%肾小球的节段性病变；Ⅳ-G 狼疮性肾炎：即超过 50%肾小球的球性病变。若出现弥漫性"白金耳样"病变时，即使轻度或无细胞增生的狼疮性肾炎，也归入Ⅳ型弥漫性狼疮性肾炎。应注明活动性和硬化性病变的肾小球比例。

Ⅳ-S（A）：活动性病变：弥漫性节段性增生性狼疮性肾炎。

Ⅳ-G（A）：活动性病变：弥漫性球性增生性狼疮性肾炎。

Ⅳ-S（A/C）：活动性和慢性病变：弥漫性节段性增生和硬化性狼疮性肾炎。

Ⅳ-G（A-C）：活动性和慢性病变：弥漫性球性增生和硬化性狼疮性肾炎。

Ⅳ-S（C）：慢性非活动性病变伴有硬化：弥漫性节段性硬化性狼疮性肾炎。

Ⅳ-G（C）：慢性非活动性病变伴有硬化：弥漫性球性硬化性狼疮性肾炎。

Ⅴ型：膜性狼疮性肾炎。肾小球基底膜弥漫增厚，可见弥漫性或节段性上皮下免疫复合物沉积，伴或不伴系膜病变。Ⅴ型膜性狼疮性肾炎可合并Ⅲ型或Ⅳ型病变，这时应做出复合性诊断。如Ⅴ型＋Ⅲ型、Ⅴ型＋Ⅳ型等。并可进展为Ⅵ型严重硬化性狼疮性肾炎。

Ⅵ型：严重硬化性狼疮性肾炎。超过 90%的肾小球呈现球性硬化，不再有活动性病变。

（2）肾小管损害：肾小管损害的病理表现包括肾小管上皮细胞核固缩、肾小管细胞坏死、肾小管细胞扁平、肾小管腔内有巨噬细胞或上皮细胞、肾小管萎缩、肾间质炎症和肾间质纤维化，在进行病理诊断时应注明肾小管萎缩、肾间质细胞浸润和纤维化的程度及比例。

肾小管间质损害型：此型为孤立的肾小管间质改变，以肾小管损伤为主要表现，肾小球病变轻微，肾小球病变与肾小管间质病变不平行。

（3）血管损伤表现：包括狼疮性血管病变、血栓性微血管病、坏死性血管炎和微动脉纤维化。①狼疮性血管病变：表现为免疫复合物（玻璃样血栓、透明血栓）沉积在微动脉腔内或叶间动脉，也称为非炎症坏死性血管病。②血栓性微血管病：与狼疮性血管病变在病理及临床表现上相似，其鉴别要点为存在纤维素样血栓。③坏死性血管炎：动脉壁有炎症细胞浸润，常伴有纤维样坏死。④微动脉纤维化：微动脉内膜纤维样增厚不伴坏死、增殖或血栓形成。

（二）狼疮性肾炎的活动指数和慢性指数

狼疮性肾炎的病理改变及活动性评价对狼疮性肾炎的诊断、治疗和预后判断具有重大意义。增生性狼疮性肾炎的活动指数（AI）和慢性指数（CI）：对增生性狼疮性肾炎在区分病理类型的同时，还应评价肾组织的狼疮性肾炎 AI 和 CI，以指导临床治疗和判断预后。AI 值高是积极给予免疫抑制剂治疗的指征。CI 值的高低则决定病变的可逆程度与远期肾功能。目前多推荐参照美国国立卫生研究院（NIH）的半定量评分方法（表 3-1）。

表 3-1　NIH 的半定量评分方法

病变	积分		
	1	2	3
活动性病变			
肾小球			
毛细血管内细胞增生（细胞数/肾小球）	120～150	151～230	>230
白细胞浸润（个/肾小球）	<2	2～5	>5
核碎裂（%）★	<25	25～50	>50
纤维素样坏死（%）★	<25	25～50	>50
内皮下透明沉积物（白金耳，%）	<25	25～50	>50
微血栓（%）	<25	25～50	>50
细胞性新月体（%）★	<25	25～50	>50
间质炎性细胞浸润（%）	<25	25～50	>50
动脉壁坏死或细胞浸润		如有记 2 分	
慢性化病变			
肾小球球性硬化（%）	<25	25～50	>50
纤维性新月体（%）	<25	25～50	>50
肾小管萎缩（%）	<25	25～50	>50
间质纤维化（%）	<25	25～50	>50
小动脉内膜纤维化（%）	<25	25～50	>50

注：凡标记★号者积分×2 计算

三、临床表现

（一）临床症状

1. 狼疮性肾炎的肾脏损害表现 类型多样，肾病综合征最为常见，其次为急性肾炎综合征、孤立性蛋白尿和（或）血尿，也可表现为急进性肾炎、慢性肾炎及终末期肾病。

（1）蛋白尿：是狼疮性肾炎最常见的临床表现，轻重不一，除Ⅰ型外，其他病理类型均有蛋白尿，大量蛋白尿常见于重度增生性和（或）膜性狼疮性肾炎，少部分Ⅱ型和Ⅲ型狼疮性肾炎患者也可表现为肾病综合征。

（2）血尿：以镜下血尿多见，持续肉眼血尿或大量镜下血尿主要见于肾小球出现毛细血管祥坏死、有较多新月体形成的患者。

（3）管型尿：1/3 患者尿液中出现管型，且主要为颗粒管型。红细胞管型常见于严重增生性狼疮性肾炎。

（4）高血压：部分狼疮性肾炎患者可出现高血压，且与肾脏病变程度有关，当存在肾内血管病变时，高血压更常见，甚至发生恶性高血压。

（5）肾衰竭：出现肾小球弥漫性新月体形成、毛细血管祥内广泛血栓、非炎症坏死性血管病变、急性间质性肾炎等病理改变的狼疮性肾炎患者，可并发急性肾衰竭。患者病情未能有效控制时，则进入慢性肾衰竭，多见于Ⅳ型、Ⅴ型＋Ⅲ型及Ⅴ型＋Ⅳ型狼疮性肾炎。

儿童狼疮性肾炎临床表现分为以下 7 种类型：①孤立性血尿和（或）蛋白尿型；②急性肾炎型；③肾病综合征型；④急进性肾炎型；⑤慢性肾炎型；⑥肾小管间质损害型；⑦亚临床型：系统性红斑狼疮患者无肾损害临床表现，但存在轻重不一的肾病理损害。

2. 狼疮性肾炎的全身性表现

（1）发热：90%的患者可有发热，体温可达到 39℃。

（2）皮肤黏膜损害：80%的系统性红斑狼疮患者可出现各种皮肤黏膜损害，皮损常见于暴露部位。50%的系统性红斑狼疮患者可出现典型的蝶形红斑，为系统性红斑狼疮较为特征性的临床表现和诊断依据之一。蝶形红斑的加重和消退，往往标志着系统性红斑狼疮病情的活动或缓解，病情缓解时，红斑会自行消退，面部逐渐恢复正常。系统性红斑狼疮患者还可出现盘状红斑样皮肤损害。

20%的系统性红斑狼疮患者有黏膜损害，可出现口腔溃疡等表现，个别病例出现咽喉、外阴糜烂；部分患者可出现网状青斑、水疱和指（趾）坏死等临床表现。

系统性红斑狼疮患者的脱发较为特殊，这也是系统性红斑狼疮活动性的指标之一。系统性红斑狼疮病情活动时，出现广泛性脱发，头发稀疏脱落，以额顶部尤其明显，头发宛如枯草、缺乏光泽、长短不齐、容易折断，病情好转后，头发可再生。

30%～60%的系统性红斑狼疮患者有光敏感现象，皮肤在晒太阳后，会产生红、肿、痒、痛现象，或原有皮疹加重，并出现发热、关节肌肉酸痛等。10%～20%系统性红斑狼疮患者当遇冷环境或情绪紧张时，血管收缩，造成循环血流量下降，临床表现为阵发性肢端（以手指尤为明显）发绀和潮红，此为雷诺现象，此现象可随系统性红斑狼疮病情好转而缓解。

（3）关节损害：90%的系统性红斑狼疮患者有关节损害，手、腕、膝、踝、肘关节都可以累及，但常见于四肢小关节。关节损伤的特点为关节红、肿、热、痛、僵硬，很少发生骨质破坏、畸形和关节脱位，但有时有股骨头和肱骨等无菌性坏死表现。10%～30%患者有肌肉酸痛和肌酶谱增高。

（4）心血管系统损害：有资料显示50%以上的系统性红斑狼疮患者有心脏损伤，最常见的为心包炎，临床表现为心动过速，气短，心前区疼痛，查体有心脏扩大、心音低钝，个别出现奔马律。心电图显示广泛低电压、T段抬高、T波低平或倒置、P-R间期和QT间期延长。此外部分病例出现心包积液，心脏超声检查可协助诊断。系统性红斑狼疮的心内膜炎无特异性临床表现，常见的受累瓣膜为二尖瓣，偶尔有主动脉瓣与三尖瓣同时受累及，造成瓣膜损害或瓣膜关闭不全。

（5）肺损害：系统性红斑狼疮患者可出现各种呼吸系统症状，如咳嗽、咳痰、胸闷、气促等，主要原因系系统性红斑狼疮患者继发肺部感染所致；但少部分病例，系由于系统性红斑狼疮本身的免疫复合物沉积于肺部引起肺脏免疫性损伤，肺小血管炎，基膜、胸膜和间质损害。系统性红斑狼疮导致的渗出性或非渗出性复发性胸膜炎较为常见，以双侧多见，早期可出现少许纤维素性渗液，吸收后遗留胸膜增厚或胸膜粘连。除了胸膜炎，系统性红斑狼疮易导致多浆膜腔炎，可同时累及心包、胸膜腔、腹腔和关节腔。系统性红斑狼疮导致的肺功能障碍可在肺部症状和X线胸片改变前出现，主要表现为限制性通气障碍和肺弥散量降低。

（6）神经精神症状：系统性红斑狼疮可侵犯中枢神经和周围神经系统，尤其是中枢神经系统，临床表现多种多样，有的以精神症状为主，有的以神经症状为主。有资料显示系统性红斑狼疮患者出现神经精神症状的发生率为20%～70%。系统性红斑狼疮的中枢神经系统受累可导致头痛、脑卒中和器质性脑综合征，并出现慢性认知功能不良等表现。神经症状可表现为癫痫样抽搐、昏迷、脑神经麻痹等，有颅高压、脑膜炎或脑炎样症状。周围神经受累可出现急性或慢性多发性脱髓鞘性神经根神经病（吉兰-巴雷综合征）、末梢性多发性神经病，或可累及肌肉系统，出现重症肌无力样表现。

（7）血液系统改变：系统性红斑狼疮的血液系统损害常见，部分患者往往因为血液系统检查异常而首诊，主要表现为贫血、白细胞减少和血小板减少。贫血表现为正色素正细胞性贫血，多为自身免疫性贫血。白细胞减少以淋巴细胞减少为主，但少数系统性红斑狼疮活动期病例可出现白细胞总数增高甚至类白血病反应。少数系统性红斑狼疮患者以血小板减少为首发症状，数月或若干年后才表现为系统性红斑狼疮，常表现为牙龈出血、鼻出血、皮肤瘀斑，严重者出现内脏器官出血，应注意与原发性血小板减少性紫癜相区别。

（8）消化道和肝脏损害：系统性红斑狼疮患者常出现食欲减退、恶心、呕吐、腹胀、腹痛、腹泻、吞咽困难等消化道症状，其可能系系统性红斑狼疮本身病变所致，也可能系糖皮质激素的药物副作用所致，也可能为颅高压、心功能不全和肾功能不全等引起。系统性红斑狼疮可合并肝脏损害，主要表现为肝大、肝功能异常、黄疸等，20%的患者可出现脾大。

（9）其他临床表现：除了上述临床表现外，眼部病变可表现为眼底静脉迂曲扩张、视神经萎缩盘，典型的眼底改变是棉绒斑，还可见巩膜炎、虹膜炎等。

（二）实验室检查

1. 一般检查　不同系统受累可出现相应的血常规、尿常规、肝肾功能、影像学检查异常。有狼疮脑病者常有脑脊液压力及蛋白含量的升高，但细胞数、氯化物和葡萄糖水平多正常。

2. 自身抗体检查　患儿血清中可查到多种自身抗体，如抗核抗体谱、抗磷脂抗体和抗组织细胞抗体。

（1）抗核抗体谱：抗核抗体（ANA）见于几乎所有的系统性红斑狼疮患者，但特异性低。抗 dsDNA 抗体是诊断系统性红斑狼疮的标记抗体之一，多出现在系统性红斑狼疮的活动期，抗 dsDNA 抗体的滴度与疾病活动性密切相关。抗 ENA 抗体谱，抗 Sm 抗体是诊断系统性红斑狼疮的标记抗体之一，特异性为 99%，敏感性仅 25%，有助于早期和不典型患者的诊断或回顾性诊断；抗 RNP 抗体阳性率为 40%，对系统性红斑狼疮诊断特异性不高，往往与系统性红斑狼疮的雷诺现象和肌炎相关；抗 SSA（Ro）抗体与系统性红斑狼疮中出现光过敏、血管炎、皮损、白细胞降低、平滑肌受累、新生儿狼疮等相关；抗 SSB（La）抗体与抗 SSA 抗体相关联，与继发干燥综合征有关，但阳性率低于抗 SSA（Ro）抗体；抗 rRNP 抗体往往提示有 NP-系统性红斑狼疮或其他重要内脏的损害。

（2）抗磷脂抗体：包括抗心磷脂抗体、狼疮抗凝物、抗 β_2-糖蛋白 1（β_2GP1）抗体、梅毒血清实验假阳性等对自身不同磷脂成分的自身抗体。结合其特异的临床表现可诊断是否合并有继发性抗磷脂抗体综合征。

（3）抗组织细胞抗体：抗红细胞膜抗体，现以抗球蛋白试验测得。抗血小板相关抗体导致血小板减少，抗神经元抗体多见于 NP-系统性红斑狼疮。

（4）其他：少数患儿血清可出现 RF 和抗中性粒细胞胞浆抗体。

3. 补体检查 补体降低，尤其是 C3 降低常提示有系统性红斑狼疮活动。C4 低下除表示系统性红斑狼疮活动性外，尚可能是系统性红斑狼疮易感性（C4 缺乏）的表现。

4. 病情活动度指标 除上述抗 dsDNA 抗体、补体与系统性红斑狼疮病情活动度相关外，还有其他指标提示狼疮活动，包括症状反复的相应检查（新发皮疹、集落刺激因子变化、蛋白尿增多），以及炎症指标如红细胞沉降率（ESR）增快、血清 C 反应蛋白（CRP）升高、高γ球蛋白血症、类风湿因子阳性、血小板计数增加等。

5. X 线及影像学检查 神经系统磁共振、CT 对患者脑部的梗死性或出血性病灶的发现和治疗提供帮助；胸部高分辨 CT 有助于早期肺间质性病变的发现。超声心动图对心包积液、心肌、心瓣膜病变、肺动脉高压等有较高敏感性而有利于早期诊断。

6. 狼疮性肾炎重复肾活检指征 ①狼疮性肾炎维持治疗 12 个月仍未达到完全缓解者，在更换治疗方案前应先重复肾活检。②如怀疑患儿的肾脏病理类型发生变化，或不明原因蛋白尿加重时，可考虑重复肾活检。③对肾功能恶化的患儿应该重复肾活检。

四、诊断与鉴别诊断

（一）系统性红斑狼疮的诊断

红斑狼疮国际临床合作组（SLICC）在 2009 年 ACR/美国风湿病医生协会（ARHP）费城年会上提出了系统性红斑狼疮新的修订标准（表 3-2）。

（二）狼疮性肾炎的诊断标准

根据中华医学会儿科分会肾脏病学组 2009 年关于《儿童常见肾脏疾病诊治循证指南（试行）：狼疮性肾炎诊断治疗指南》，确定狼疮性肾炎诊断指标。系统性红斑狼疮患儿有下列任一项肾脏受累表现者即可诊断为狼疮性肾炎：①尿蛋白检查满足以下任一项者：1 周内 3

次尿蛋白定性检查阳性；或 24 小时尿蛋白定量＞150mg；或尿蛋白/尿肌酐＞0.2mg/mg，或 1 周内 3 次尿微量白蛋白高于正常值；②离心尿每高倍镜视野（HPF）红细胞＞5 个；③肾小球和（或）肾小管功能异常；④肾穿刺组织病理活检（以下简称肾活检）异常，符合狼疮性肾炎病理改变。

表 3-2 SLICC 2009 年系统性红斑狼疮新的修订标准

临床指标

1. 急性或亚急性皮肤狼疮

2. 慢性皮肤狼疮

3. 口腔/鼻溃疡

4. 非瘢痕性脱发

5. 炎症性滑膜炎，指内科医生观察到的两个或以上关节的肿胀或关节触痛伴有晨僵

6. 浆膜炎

7. 肾脏病变：尿蛋白/肌酐增加或 24 小时尿蛋白≥500mg 或有红细胞管型

8. 神经系统：惊厥、精神病、多发性单神经炎、脊髓炎、外周或脑神经病变、脑炎

9. 溶血性贫血

10. 低白细胞血症（至少 1 次小于 4000/mm³）或低淋巴细胞血症（至少 1 次＜1000/mm³）

11. 血小板减少（至少 1 次＜100 000/mm³）

免疫学指标

1. ANA 阳性

2. 抗 ds-DNA 阳性（如用 ELISA 法，需两次阳性）

3. 抗 Sm 抗体阳性

4. 抗磷脂抗体阳性：狼疮抗凝物阳性、梅毒血清学试验假阳性、抗心磷脂抗体（至少超过正常两倍或中高滴度）、抗β₂-GPI 阳性

5. 补体降低：包括 C3、C4 和 CH₅₀

6. 无溶血性贫血者直接库姆斯（Coombs）试验阳性

确诊条件（符合下列两项中的任何 1 项）

1. 有活检证实的狼疮肾炎，伴有 ANA 阳性或抗 ds-DNA 阳性

2. 满足分类标准中的 4 条，但是至少包括 1 项临床指标和 1 项免疫学指标

（三）中医辨病辨证要点

狼疮性肾炎属本虚标实之证，故须辨明本虚和标实的主次。标实为主者，须辨明病之在气、在营、在血、何脏受累，病之轻重缓急；本虚为主者，宜辨其气虚、血虚、阴虚、阳虚何者为主以及病位所在。

（1）辨虚实：本病病机复杂，临床表现多端，临证首先要明辨虚实，实证以热毒、痰瘀为主，临床表现为高热、神昏、发斑、出血、脉弦滑数或结代，苔腻，舌质红绛或紫；虚证以脏腑虚损及气、阴虚为主，临床表现为乏力、自汗、低热缠绵、神疲、眩晕，脉沉细弱，苔薄白，舌质微胖，边有齿痕，或舌光无苔等。

（2）辨脏腑：本病常常累及多个脏器损害，临证须明辨脏腑，辨证定位。如神昏，心悸，怔忡，不眠之主证者，多归属心经病变；眩晕腰痛，耳鸣浮肿，带下缠绵，经少延期为主证者，多归属肾经病变；胁痛，目胀，视物不清，关节疼痛为主证者，多归属肝经病变。

（3）审气血：本病常见气血功能的紊乱，如气虚、气滞、血瘀、血虚等，但从整个病程来看，以气虚血瘀最为常见，气虚不能运血可导致或加重血瘀，血瘀不能载气，血不能"为气之母"，也能加重气虚，临床所见毛细血管扩张、雷诺现象、结节红斑、甲周红斑、盘状红斑、肝脾肿大、舌质青紫和瘀斑都是血瘀的表现。

五、治疗

（一）中医治疗

1. 中医治疗原则 本病以肝肾阴虚、热毒侵袭为发病的关键，故滋阴降火，清热解毒为本病的基本治法。临证需要根据标本虚实之主次及脏腑经络病位的不同而确立相应的治法。热毒炽盛期以清营凉血为主，阴虚内热期以滋补肝肾为主，肝肾阴虚期以滋补肝肾为主，脾肾阳虚期以健脾温肾为主。

2. 中医分型论治

（1）热毒炽盛

证候：高热或高热不退，面部及其他部位皮肤红斑，日光照射后病情转剧、斑色紫红。烦躁口渴喜冷饮，关节酸痛，肌肉疼痛无力，肢体浮肿，目赤唇红，精神恍惚，严重时神昏谵语，手足抽搐。或见吐血、衄血、便血等出血症状。可见口舌生疮、大便秘结、小便短赤或浊。舌质红或紫暗或苔黄或黄干，脉弦数或洪数。本证多见于系统性红斑狼疮活动期。

治法：清热解毒，凉血活血。

主方：清瘟败毒饮或犀角地黄汤加减。

常用药：水牛角、生地黄、白芍、牡丹皮、生石膏、知母、玄参、黄芩等。

（2）阴虚内热

证候：持续低热，手足心热，心烦，面颧潮红，自汗盗汗，口干咽燥，尿黄便干，腰膝酸软，脱发，舌质红，苔少或镜面舌，脉细数。本型多见于系统性红斑狼疮的亚急性期或轻度活动期。

治法：滋阴降火。

主方：知柏地黄丸加减。

常用药：知母、黄柏、生地黄、山药、山茱萸、泽泻、茯苓、牡丹皮等。

（3）肝肾阴虚

证候：不发热或偶有低热，两目干涩，腰酸腿痛，毛发脱落，或头晕，目眩耳鸣，口干咽燥，大便偏干，舌红少津，脉沉细。此型多见于系统性红斑狼疮缓解期。

治法：滋补肝肾。

主方：六味地黄丸合二至丸加减。

常用药：生地黄、山药、山茱肉、泽泻、茯苓、牡丹皮、女贞子、墨旱莲等。

（4）脾肾阳虚型

证候：面色苍白，面目四肢浮肿，气短无力，腹胀纳呆，肢冷面热，腰膝酸软疼痛，尿少或清长，便溏，拒食或呕吐，甚至四肢拘急，短气喘促，动则喘甚。舌胖质淡有齿痕、苔白薄或厚腻，脉沉细小或沉滑无力。此型是系统性红斑狼疮侵及肾脏发生狼疮性肾炎或狼疮性肾病综合征的常见类型。

治法：温补脾肾，利尿解毒。

主方：偏肾阳虚者，真武汤合黄芪桂枝五物汤加减；偏脾阳虚者，实脾饮加减。

常用药：茯苓、白术、芍药、生姜、黄芪、桂枝、菟丝子、大腹子等。

（5）气阴两虚型

证候：神疲体倦，少气懒言，自汗盗汗，头晕耳鸣，口干咽燥，五心烦热，脉细数。多见于经长期标准激素治疗后，疾病不活动，身体较虚弱者。

治法：益气滋阴。

主方：四君子汤合六味地黄丸加减。

常用药：党参、白术、茯苓、熟地黄、山茱萸、山药、泽泻、牡丹皮、甘草等。

3. 中医其他疗法

（1）中成药

1）肾炎康复片：每次 2～6 片，每日 2～3 次口服。本品益气养阴、清热利湿。用于狼疮性肾炎气阴两虚兼有湿热者。

2）金水宝胶囊：每次 2～5 粒，每日 2～3 次口服。本品为冬虫夏草制剂，有补肺益肾之功。用于肺肾不足之恢复期患者。

（2）单方验方

1）血尿灵：白茅根 30g、大枣 10 枚，煎汤代茶饮。治疗血尿。

2）双花茶：金银花 20g、菊花 20g、绿茶 5g，沸水浸泡代茶饮。治疗风热犯肺、咽喉肿痛者。

（二）西医治疗

1. 治疗原则

（1）伴有肾损害症状者，应尽早行肾活检，以利于依据不同肾脏病理特点制定治疗方案。

（2）积极控制系统性红斑狼疮/狼疮性肾炎的活动性。

（3）坚持长期、正规、合理的药物治疗，并加强随访。

（4）尽可能恢复肾功能或保护残存肾功能，避免狼疮性肾炎复发，避免或减少药物不良反应。

2. 治疗目标

（1）长期保护肾功能，预防疾病复发，避免治疗相关的损害，改善生活质量和生存率。

（2）完全缓解：尿蛋白/肌酐比值<0.2mg/mg，或 24 小时尿蛋白定量<150mg，镜检尿红细胞不明显，肾功能正常。

（3）部分缓解：尿蛋白降低≥50%，非肾病范围；血肌酐稳定（±25%）或改善，但未达正常水平。

（4）治疗目标最好在起始治疗后 6 个月达到，最迟不能超过 12 个月。

3. 一般性治疗 急性期应卧床休息，加强营养，避免日光暴晒；缓解期应逐步恢复日常活动及学习，但避免过度劳累；积极防治感染、诱发因素，治疗中还需注意与儿童生长和发育有关的特殊问题以及疾病和治疗对儿童心理带来的不良影响。

（1）羟氯喹：推荐作为全程用药。近年发表的有关狼疮性肾炎治疗指南推荐所有狼疮性肾炎患者均加用羟氯喹作为基础治疗。羟氯喹推荐剂量为 4～6mg/(kg·d)，其安全性好，不良反应少，但由于有视网膜毒性作用，建议用药前及用药后每 3 个月行眼科检查（包括视敏度、眼底及视野等）。羟氯喹剂量超过 6.5mg/(kg·d) 时，其毒性作用明显增大。对于肾小球滤过率（GFR）<30ml（min·1.73m^2）的患者有必要调整剂量。有研究发现，应用羟氯喹可提高肾脏对治疗的反应性，减少复发，减轻肾脏受损程度。

（2）控制高血压和尿蛋白：对于合并有蛋白尿伴或不伴高血压的患儿，肾素-血管紧张素系统阻滞剂［血管紧张素转换酶抑制剂（ACEI）或血管紧张素Ⅱ受体阻滞剂］均应作为首选药物。儿童患者常选用：依那普利，起始剂量 0.1mg/(kg·d)，最大剂量 0.75mg/(kg·d)，每日 1 次或分 2 次；贝那普利，起始剂量 0.1mg/(kg·d)，最大剂量 0.3mg/(kg·d)，每日 1 次或分 2 次服用；福辛普利，起始剂量 0.3mg/(kg·d)，最大剂量 1.0mg/(kg·d)，每日 1 次；氯沙坦，起始剂量 1mg/(kg·d)，最大剂量 2mg/(kg·d)，每日 1 次。肾素-血管紧张素系统阻断剂的使用剂量应在监测血压（目标值控制在正常血压范围）、血钾和肾小球滤过率水平的基础上进行调整，尽可能达到最佳的降尿蛋白效果。

4. 不同病理类型的针对性治疗方案

（1）Ⅰ型和Ⅱ型狼疮性肾炎的治疗：一般认为，糖皮质激素和免疫抑制剂的使用取决于肾外狼疮的临床表现（未分级），伴有肾外症状者，予系统性红斑狼疮常规治疗；患儿只要存在蛋白尿，应加用泼尼松治疗，并按临床活动程度调整剂量和疗程；尽管缺乏表现为肾病范围蛋白尿的Ⅱ型狼疮性肾炎的前瞻性研究，如果用肾素-血管紧张素系统阻断剂及泼尼松均不能有效控制尿蛋白时，大部分学者推荐加用钙调神经磷酸酶抑制剂。

（2）增殖性（Ⅲ型和Ⅳ型）狼疮性肾炎的治疗：对于Ⅲ型和Ⅳ型狼疮性肾炎的治疗传统分为诱导缓解治疗和维持治疗两个阶段。诱导缓解治疗的疗程一般为 6 个月，个别更长，若病情稳定且达到部分缓解或完全缓解，则进入维持治疗；若治疗反应差，则选择其他诱导缓解治疗的替代方案。维持治疗的疗程为不少于 3 年，对于达到部分缓解的患儿可能需要继续维持治疗更长的时间。

诱导缓解治疗阶段：一般 6 个月，首选糖皮质激素＋环磷酰胺冲击治疗。泼尼松 1.5～2.0mg/(kg·d)，6～8 周，依据治疗效果缓慢减量。肾脏增生病变显著时需给予甲泼尼龙冲击联合环磷酰胺冲击治疗。甲泼尼龙冲击剂量 15～30mg/(kg·d)，最大不超过 1g/d，3 天为 1 个疗程，根据病情可间隔 3～5 天重复 1～2 个疗程。环磷酰胺静脉冲击有 2 种方法可选择：①500～750mg/(m^2·次)，每月 1 次，共 6 次。②8～12mg/(kg·d)，每 2 周连用 2 天为 1 次，总计 6～8 次。环磷酰胺累计使用剂量 150～250mg/kg。吗替麦考酚酯（MMF）可作为诱导缓解治疗时环磷酰胺的替代药物，在不能耐受环磷酰胺治疗、病情反复或环磷酰胺治疗 6 个月无效的情况下，可改用吗替麦考酚酯 0.5～3.0g/d（成人剂量），小剂量开始，逐渐加量，持续 1～3 年。

维持治疗阶段：维持治疗的目的是维持缓解，防止复发，减少发展为肾衰竭的概率。最佳药物和最佳维持治疗的时间尚无定论。①糖皮质激素减量：目的是以合适的最小剂量维持患儿稳定的缓解状态。糖皮质激素减量不能过快，以免病情复发。糖皮质激素减量要强调个体化，要因患儿、因病情而异，减量过程要监测临床表现、糖皮质激素不良反应及实验室指标。为了避免糖皮质激素的不良反应，除了在诱导缓解期激素分次服用外（一般经过 2～3 个月），此后将糖皮质激素一日量早餐前空腹顿服，待病情稳定后以最小维持量（如 5～10mg/d）长期服用。②免疫抑制剂的选择和疗程：在完成 6 个月的诱导缓解治疗后呈完全反应者，停用环磷酰胺，口服泼尼松逐渐减量至 5～10mg/d 维持数年；在最后一次使用环磷酰胺后 2 周加用其他免疫抑制剂序贯治疗，首推吗替麦考酚酯，其次可选用硫唑嘌呤 1.5～2mg/(kg·d) 每日 1 次或分次服用。吗替麦考酚酯可用于不能耐受硫唑嘌呤的患儿，或治疗中肾损害反复者。此外，来氟米特有可能成为狼疮性肾炎维持治疗的选择。

（3）V 型狼疮性肾炎的治疗：表现为非肾病范围蛋白尿且肾功能稳定的单纯 V 型狼疮性肾炎，使用羟氯喹、ACEI 及控制肾外狼疮治疗。表现为大量蛋白尿的单纯 V 型狼疮性肾炎，除使用 ACEI 外，尚需加用糖皮质激素以及下列任意一种免疫抑制剂，即吗替麦考酚酯、硫唑嘌呤、环磷酰胺或钙调神经磷酸酶抑制剂。对于经肾活检确诊为 V＋III 型及 V＋IV 型的狼疮性肾炎，治疗方案均同增殖性狼疮性肾炎（III 型和 IV 型狼疮性肾炎）。有报道 V＋IV 型的狼疮性肾炎采用泼尼松＋吗替麦考酚酯＋他克莫司或泼尼松＋环磷酰胺＋他克莫司的多药联合治疗，但其疗效尚需进一步的随机对照试验研究证实。肾功能恶化的患儿应该行重复肾活检，如果合并增殖性肾小球肾炎，按增殖性狼疮性肾炎治疗方案进行治疗。

（4）VI 型狼疮性肾炎的治疗：有明显肾衰竭者，予以肾替代治疗（透析或肾移植），其生存率与非狼疮性肾炎的终末期肾脏病患者无差异。如果同时伴有系统性红斑狼疮活动性病变，仍应当给予泼尼松和免疫抑制剂（如吗替麦考酚酯、硫唑嘌呤或环磷酰胺）治疗，注意剂量调整与不良反应监测。有研究认为狼疮性肾炎所致终末期肾脏病肾移植优于腹膜透析和血液透析。

（5）狼疮性肾炎复发的治疗：及早发现和治疗复发的狼疮性肾炎至关重要，因为每次复发都可能促进狼疮性肾炎的进展和恶化，甚至进展为终末期肾脏病。狼疮性肾炎复发的治疗方案选择：急性加重时先甲泼尼龙冲击，随后口服泼尼松及逐渐减量；对完全缓解或部分缓解后复发的狼疮性肾炎患儿，建议使用原来治疗有效的诱导缓解及维持治疗方案；如重复使用原环磷酰胺冲击治疗方案将导致环磷酰胺过量，可能造成性腺损伤等不良反应，可使用不含环磷酰胺的初始治疗方案。

（6）难治性狼疮性肾炎的治疗：目前对于难治性狼疮性肾炎尚无统一定义，若患儿经常使用环磷酰胺治疗后无反应，且采用无环磷酰胺的方案治疗亦无效，那么可认为该患儿为难治性患儿。治疗方案：①如仍为狼疮性肾炎导致的肌酐升高和（或）尿蛋白增加，建议换用其他诱导缓解治疗方案重新治疗。②经多种方案治疗（如糖皮质激素加环磷酰胺冲击，或糖皮质激素加吗替麦考酚酯等治疗 3 个月）后仍无效的狼疮性肾炎患儿，建议在继续使用糖皮质激素的基础上，将吗替麦考酚酯＋他克莫司联用，或使用利妥昔单抗，每次剂量 375mg/m^2，采用每周静脉注射 1 次，可用 2～4 次；或者选用贝利尤单抗静脉给药联合常规治疗，推荐的给药方案为 10mg/kg，前 3 次每 2 周给药 1 次，随后每 4 周给药 1 次。为预防上述生物制剂发生过敏反应，静脉注射前给予抗组胺药，如苯海拉明、对乙酰氨基酚或氢化可的松静脉注射等。血液净化（包括持续免疫吸附和血浆置换）也是治疗选项之一。

值得指出的是，肾脏病变的分类只是一个相对的概念，患儿可以几种病变合并存在，治疗中要分清主次，同时兼顾。许多新的药物和治疗方法不断出现，但其对肾脏远期预后的影响尚有待进一步的随机对照试验验证。

六、调护与预后

（一）疗效判断

1. 西医疾病疗效判定标准

临床缓解：治疗后主症消失，主要化验指标恢复正常。

显效：治疗后主症好转，主要化验指标趋于正常。

有效：治疗后主症有所改善，主要化验指标数值有所下降。

无效：未达到有效标准。

2. 中医证候疗效判定标准

临床痊愈：中医临床症状、体征消失或基本消失，证候积分减少≥95%。

显效：中医临床症状、体征明显改善，证候积分减少≥70%。

有效：中医临床症状、体征均有好转，证候积分减少≥30%。

无效：中医临床症状、体征均无明显改善，其或加重，证候积分减少不足30%。

注：计算公式：［（治疗前积分−治疗后积分）/治疗前积分］×100%

（二）预后判断

近年来随着对狼疮性肾炎认识的逐步提高及治疗手段的改进，成年人的 5 年存活率已经提高到 75%～85%，1977 年 Fish 报告一组儿童系统性红斑狼疮病例，10 年存活率达 86%。影响狼疮性肾炎预后的因素颇多。种族、经济状况、性别、大量蛋白尿、高血压、血清肌酐增高、贫血、血小板减少、低补体血症、抗 dsDNA 抗体滴度阳性，均被认为是具有预后影响的临床因素。尽管男性罹患系统性红斑狼疮少见，但男性患者一般较女性患者重，预后差，起病初临床症状不典型，易误诊。细胞性新月体、肾小球硬化的程度、间质纤维化的比例以及肾脏血管病变，是影响预后的重要病理改变参数。一般而言，肾脏 AI＞7、CI＞3 的狼疮性肾炎预后不佳。持续存在细胞性新月体或肾小管巨噬细胞浸润等炎性病变，或者持续存在内皮下和系膜区电子致密物沉积的患者预后不良。

（三）预防与调护

（1）预防外邪入侵，避免受凉，日光暴晒，以免诱发加重病情。避免过度劳累，可适当参加体育锻炼和活动，增强体质。

（2）避免精神紧张或强烈的情志刺激。

（3）忌食洋葱、辣椒、韭菜及烟酒等辛辣、刺激之品。避免使用可诱发狼疮的药物，如磺胺类、青霉素、保泰松、口服避孕药、肼屈嗪、普鲁卡因胺、异烟肼等。

（4）服用激素者不可骤然减量，同时要注意预防感染及其他副作用。

第三节　乙型肝炎病毒相关性肾炎

乙型肝炎病毒相关性肾炎（hepatitis B virus associatedglomendonephritis，HBV-GN）是我国儿童常见的继发性肾小球疾病之一，也是儿童期膜性肾病的主要病因。本病是乙型肝炎病毒感染导致的免疫复合物性肾小球疾病，肾脏是乙型肝炎病毒感染后主要的肝外受累器官之一，临床上以不同程度蛋白尿为主要表现，可伴有镜下血尿。

儿童免疫功能尚未发育完善，乙型肝炎病毒相关性肾炎发病率明显高于成人，发病年龄以 2～14 岁多见，男性多于女性，男：女为（4～6）∶1。中华医学会儿科学分会肾脏病学组 1982 年统计全国 20 省市 105 家医院儿童肾脏病住院患者，乙型肝炎病毒表面抗原（HBsAg）阳性占 21.7%，各地差异较大，以中南地区最高，达 39.2%。但收集全国 20 家医院儿童肾脏活检结果，乙型肝炎病毒相关性肾炎占肾脏活检儿童的 8.7%。我国儿童乙型肝炎病毒感染率在 1992 年乙肝疫苗纳入儿童计划免疫后显著降低，3～12 岁城市儿童 HBsAg 阳性率、乙型肝炎病毒感染率分别为 2.10%、20.45%，农村儿童分别为 8.25%、39.22%。乙型肝炎病毒相关性肾炎的发生率也呈逐渐降低趋势，占肾脏活检儿童的比例也降至 5% 以下。

中医虽无本病病名记载，但其临床表现与中医的"尿血""水肿""尿浊""胁痛""臌胀""黄疸""肝郁"及"虚劳"等病有关。

一、病因及发病机制

（一）中医病因病机

本病的病因主要是正气不足，外感湿热疫毒，饮食不洁，劳累过度。外感湿热疫毒之邪，由表入里，内阻中焦，脾失健运，不能敷布水津而致水湿内停，日久湿热交蒸肝胆，肝失疏泄，气机不畅，气血失调；木郁土壅，脾运呆滞，肝脾失和，肝失疏泄，脾失统摄，气血运行不畅，气滞血瘀，血不循常道，益于脉外则见血尿，精微下泄则为蛋白尿；病久气病及血，累及他脏。肝肾同源，同居下焦，生理相关，病理相连，精血互生，阴液互用，精藏于肾，疏泄于肝，精失疏泄则成水湿。肝肾同寄相火，湿热毒邪蕴结肝胆，下注于肾，肾络受损，血溢络外而见血尿；邪扰肾关，肾失封藏，精微下泄而见蛋白尿；或湿热疫毒，蕴结肝胆，热毒灼伤阴津而致肝肾阴亏，虚火扰动，灼伤血络，下渗膀胱而见血尿；若肾气不固，精微下泄则为蛋白尿。肾主水，司开阖，肾气虚，气化功能失司，不能化气行水而致湿聚水潴，溢于肌肤而见水肿。水停气滞，血脉不畅；或湿热久稽，血脉凝滞；或气虚无力帅血，血虚脉细行涩，阴虚血涩黏滞，阳虚血寒而泣等均能导致瘀血内生。瘀血作为新的致病因素进一步损害脏腑，使之功能失调，致使病情复杂，病程缠绵难愈，加重血尿、蛋白尿，甚则出现水毒内闭、关格之变证。

总之，本病的病机特征为本虚标实、虚实夹杂，病位在肝、肾、脾。病变初期以标实为主，多因湿热疫毒蕴结于肝，下及于肾；邪毒日久不去，耗气伤阴，故中期为本虚标实，湿热留恋兼肝肾阴虚或气阴两虚；后期湿热疫毒已退，脾肾之气未复，阴损及阳，终致脾肾气（阳）虚或阴阳两虚。本病由实致虚，虚实夹杂，邪实正虚互为因果，贯穿于疾病始终，影响疾病的发生、发展、变化与转归。

（二）西医发病机制

乙型肝炎病毒相关性肾炎确切的发病机制目前尚未明确，已经发现与免疫复合物相关的免疫反应在其发病过程中具有重要地位。机体对乙型肝炎病毒相关抗原免疫应答反应不同，决定了免疫复合物在肾小球内不同的沉积方式和类型，进而导致肾脏组织学的不同病理类型。介导人类乙型肝炎病毒相关性肾炎的免疫复合物可以是 HBsAg、HBcAg 和 HBeAg 相关抗原-抗体复合物中的一种或多种。遗传易感性与乙型肝炎病毒相关性肾炎的发病具有一定的相关性。

乙型肝炎病毒相关性肾炎发病的可能机制主要有以下几个观点：

1. 乙型肝炎病毒抗原抗体复合物致病　乙型肝炎病毒相关性肾炎是一种免疫复合物性肾小球疾病，乙型肝炎病毒抗原和抗体形成免疫复合物并沉积在肾小球毛细血管壁或系膜区，诱导免疫复合物形成，由此激活补体及一系列细胞因子，引起炎症反应，导致滤过膜损伤而发病，这是乙型肝炎病毒相关性肾炎主要的发病机制。

（1）原位免疫复合物：儿童乙型肝炎病毒相关性肾炎多表现为膜性肾病，实验表明引起膜性肾病的免疫复合物分子量不超过 1×10^6，而在乙肝病毒抗原 HBsAg、HBcAg 和 HBeAg 中，只有 HBeAg 符合引起膜性肾病的条件，HBeAg 可穿过基膜与植入上皮下的 HBeAb 结合形成免疫复合物。在膜性肾病活动期肾小球内有 HBeAg、IgG、C3 同时沉积，肾组织洗脱液中可找到 HBeAb，当血中 HBeAg 消失并出现足量 HBeAb 时，临床症状改善，尿异常减轻或恢复，肾小球内 HBeAg 亦消失，证明 HBeAg 是膜性肾病的病因之一。

（2）循环免疫复合物：乙型肝炎病毒感染后，血清中 HBcAb、HBeAb、HBsAb 可以在血循环中与相应抗原形成免疫复合物，沉积于肾小球毛细血管祥，激活补体造成免疫损伤，由于 HBsAg、HBcAg 分子量大，只能沉积于内皮下及系膜区，研究表明系膜毛细血管性肾炎、系膜增生性肾炎的肾小球内以 HBsAg 沉积为主。

2. 病毒直接感染肾脏细胞　有研究表明应用免疫组化方法发现肾脏系膜细胞存在 HBcAg，应用 Southern 杂交法发现肾脏细胞中存在 HBV-DNA，提示乙型肝炎病毒直接感染肾脏细胞的可能性。

3. 机体免疫系统功能异常　乙型肝炎病毒感染后体内可出现一些自身抗体，产生冷球蛋白血症，患者体内不能产生高亲和力抗体中和抗原，同时可有细胞免疫缺陷，这种免疫功能异常可能是乙型肝炎病毒相关性肾炎的致病因素之一。

4. 遗传因素　近年来发现记忆的多态性与乙型肝炎病毒相关性肾炎的发病密切相关，研究证明基因 HLADQB1*0603 以及 HLADQB1*0303 的阳性与乙型肝炎病毒相关性肾炎的发病相关，携带 HLADQB1*0603 基因者的免疫系统对 HBeAg 清除不良，可能是其易患乙型肝炎病毒相关性肾炎的主要机制。

沉积于肾小球的免疫复合物进一步激活补体，形成膜攻击复合物 C5b-9，刺激肾小球足细胞分泌多种蛋白酶、细胞因子、血管活性物质及细胞外基质，共同介导毛细血管基底膜损伤，引起蛋白尿等肾脏损害的临床表现。

二、病理表现

（1）光镜：乙型肝炎病毒相关性肾炎在肾组织病理改变方面除了表现为肾小球膜性病变、膜增殖性肾炎等典型类型外，还可见系膜增生性病变、局灶节段性肾小球硬化、新月体形成等多种病理改变。乙型肝炎病毒相关性膜性肾病属于继发性膜性肾病，在病理特征上与特发性膜性肾病有所不同，部分病例出现系膜、内皮细胞增生，系膜区增宽，少数可见新月体等增殖性病变，沉积物主要分布于基底膜上皮侧，有时可见少量系膜区和内皮下沉积物。

（2）免疫荧光：由于 HBsAg 能以 IgG 结合型大分子存在，故肾组织多存在 IgG 及补体成分的沉积，常表现为"满堂红"现象，提示免疫复合物性肾炎的存在。免疫荧光特点与狼疮性肾炎有相似之处，肾组织中可见乙型肝炎抗原抗体复合物的沉积，HBeAg 分子量较小，能穿过基底膜到达上皮侧，故 HBeAg 抗炎抗体复合物的沉积更有诊断意义。

（3）电镜：符合免疫复合物沉积性肾炎表现。膜性肾病者可见上皮侧电子致密物沉积，随着病变进展基底膜内亦可见被基膜样物质（钉突）分隔或包绕的电子致密物，基底膜明显增厚。足细胞可有明显病变，足突内可见细胞骨架微丝斑在肾小球基底膜侧浓积，裂孔数目减少，裂孔膜消失。膜增生性肾小球肾炎的超微结构改变为系膜区增宽，基膜样物质增多，基底膜分层，内见系膜插入，内皮下、基底膜内、有时上皮侧见电子致密物沉积。

三、临床表现

（一）临床特点

学龄儿童多见，常在 2～12 岁发病，平均年龄为 6 岁，男＞女，起病隐匿。临床多数表现为肾病综合征（73%），有一些表现为非肾病范围内的蛋白尿和镜下血尿。肉眼血尿、高血压和肾功能不全少见。多数无肝病症状。

（二）实验室检查

约 3/4 患儿 HBsAg、HBeAg、HBcAb 阳性（俗称大三阳），其余为 HBsAg、HBeAb 和 HBcAb 阳性（俗称小三阳），个别为 HBsAg 或 HBsAg 伴 HBeAg 阳性，个别报道血清 HBsAg、HBeAg、HBcAb 三种抗原均阴性而肾脏仍可发现 HBV 抗原沉积的病例。近半数患儿内氨酸氨基转移酶（ALT）升高。约半数患者 C3 降低，下降程度较轻。

四、诊断标准

（1）血清乙肝病毒标志物阳性，多数为 HBsAg、HBeAg 和 HBcAb 同时阳性（俗称大三阳），少数为 HBsAg、HBeAb 和 HBcAb 同时阳性（俗称小三阳），个别血清 HBsAg 阴性但 HBV-DNA 阳性。

（2）患肾病或肾炎并除外其他肾小球疾病，多数表现为肾病综合征，少数表现为蛋白尿和血尿。

（3）肾小球中找到乙型肝炎病毒抗原或 HBV-DNA，多数有 HBsAg、HBcAg 或 HBeAg 在肾小球沉积。

（4）肾脏病理改变多数为膜性肾炎，少数为膜增生性肾炎和系膜增生性肾炎。

确诊标准为：①同时具备上述第 1、2 和 3 条依据；②同时具备上述第 1、2 条依据，并且第 4 条依据中为膜性肾病；③个别患者具备上述第 2 和 3 条依据，血清乙肝病毒标志物阴性也可确诊。

五、治疗

（一）中医治疗

1. 治疗原则　本病病机为湿热瘀毒互结，肝脾肾气血同病。治疗采取辨证与辨病相结合的方法，以扶正祛邪、标本兼治为原则。疾病初期以祛邪为主，祛邪重在清热利湿解毒，兼以理气活血化瘀；后期以扶正为主，或扶正与祛邪并用，扶正以补脾益气，滋补肝肾为法。

2. 分型论治

（1）湿热蕴结

证候：发热、口苦、胁痛、恶心、呕吐、乏力、全身沉重或有黄疸、小便黄赤。舌红，苔黄腻，脉滑数。此期以肝病为主。

治法：清热利湿。

主方：茵陈蒿汤加减。

常用药：茵陈、熟大黄、栀子、金钱草、鸡内金、陈皮、厚朴、焦白术、牡丹皮等。

（2）肝郁脾虚

证候：胁肋胀痛，脘闷腹胀，纳差，口苦，神疲乏力，肢体水肿，便溏不爽，尿少色黄，多泡沫，舌红苔黄腻，脉弦数。

治法：疏肝健脾。

主方：小柴胡汤合五苓散加减。

常用药：人参、虎杖、白术、甘草、泽泻、茯苓、猪苓、柴胡、川芎、地龙、车前草等。

（3）肝肾阴虚

证候：头晕目眩，心烦躁扰，口干咽燥，手足心热或有面色潮红，目睛干涩或视物不清，胁隐痛，腰膝酸痛，耳鸣，舌红、少苔，脉弦细数。

治法：滋阴补肾，平肝潜阳。

主方：知柏地黄丸加减。

常用药：熟地黄、山药、山茱萸、牡丹皮、茯苓、泽泻、知母、黄柏、女贞子、墨旱莲、沙苑子、枸杞子等。

（4）气阴两虚

证候：面色无华，神疲乏力，汗出，易感冒或有浮肿，头晕耳鸣，口干咽燥或长期咽痛，咽部暗红，手足心热，舌质稍红，舌苔少，脉细弱。

治法：益气养阴，化湿清热。

主方：六味地黄丸合四君子汤加减。

常用药：黄芪、生地黄、山茱萸、山药、茯苓、泽泻、牡丹皮、党参、白术等。

（5）脾肾阳虚

证候：面白少华，畏寒肢冷，神疲蜷卧，纳少腹胀，大便溏薄，腰膝酸软，耳鸣健忘，肢体水肿，腰腹下肢尤甚，舌淡胖或有齿印，苔白滑，脉沉细无力。

治法：温肾健脾，化气行水。

主方：偏肾阳虚，真武汤合黄芪桂枝五物汤加减；偏脾阳虚，实脾饮加减。

常用药：肾阳虚者常用制附子、干姜、黄芪、茯苓、白术、桂枝、猪苓、泽泻等；脾阳虚者常用制附子、干姜、黄芪、白术、茯苓、草果、厚朴、木香等。

（6）浊瘀内阻

证候：胁痛隐隐，纳差消瘦，神疲乏力，面颊胸臂有血痣、丝状红缕，手掌齿痕，腰胀痛，肢体水肿，便溏不爽，尿少色黄，舌暗红或有瘀斑，脉弦细。

治法：化瘀泄浊。

主方：桃红四物汤合五苓散加减。

常用药：制大黄、桃仁、红花、川芎、地龙、车前草、猪苓、当归、牡丹皮、泽泻、土茯苓、水蛭、黄芪等。

3. 其他疗法

（1）中成药

1）参苓白术散：每次 1 袋，每日 2～3 次，具有健脾益气功效，适用于脾气虚弱者。

2）血府逐瘀口服液：每次 10ml，每日 3 次，具有活血化瘀功效，适用于有瘀血内阻者。

3）雷公藤多苷片：每次 0.5～1mg/kg，分 2～3 次口服，具有清热祛湿功效，适用于蛋白尿较多者，临床慎用。

（2）单方验方

1）蚤蚕汤：蚤休 15g，僵蚕 10g，爵床子 10g，生黄芪 10g，丹参 20g，淫羊藿 5g，蝉蜕 5g，赤芍 10g，香附 10g，甘草 5g。每日 1 剂，水煎服。具有解毒祛湿，温肾健脾的功效。

2）滋肾清热利湿汤：女贞子、墨旱莲、苍术、黄柏、白花蛇舌草、石韦、萆薢、牛膝、车前草、半边莲、半枝莲、虎杖。每日 1 剂，水煎服。具有滋养肝肾，清利湿热的功效。

（二）西医治疗

1. 一般治疗 由于乙型肝炎病毒相关性肾炎患儿部分有自发缓解倾向，轻症患儿推荐采用利尿消肿、抗凝等对症治疗。

2. 抗病毒治疗 适合于血清 HBV-DNA≥10^5 拷贝/ml（HBeAg 阴性者血清 HBV-DNA≥10^4 拷贝/ml）伴血清丙氨酸氨基转移酶上升超过正常上限的 2 倍患者。存在大量蛋白尿，血清丙氨酸氨基转移酶水平在正常上限的 2 倍内，但 HBV-DNA≥10^5 拷贝/ml 也可考虑抗病毒治疗，包括干扰素、拉米夫定、恩替卡韦、阿德福韦酯等。

（1）推荐采用重组干扰素抗病毒治疗，推荐剂量每次 3～6mU/m^2（≤10mU/m^2），每周皮下或肌内注射 3 次，疗程至少 3 个月。高剂量、长时间（12 个月）干扰素（IFN）治疗效果好于普通剂量。有下列因素者常可取得较好的病毒学应答。治疗前高丙氨酸氨基转移酶（ALT）水平；HBV-DNA<$2×10^8$ 拷贝/ml；女性；病程短；非母婴传播；对治疗的依从性好。其中治疗前 HBV-DNA、丙氨酸氨基转移酶水平及患者的性别是预测疗效的主要因素。

（2）对不耐受或不愿意干扰素注射治疗的乙型肝炎病毒相关性肾炎患儿可采用口服拉米夫定抗病毒治疗，每日 3mg/kg 分次口服，可明显抑制 HBV-DNA 水平。

3. 糖皮质激素治疗 不推荐单用糖皮质激素治疗，但对大量蛋白尿、抗病毒治疗效果欠佳或病理为膜增生性肾小球肾炎的患儿，可以考虑在抗病毒治疗基础上加用糖皮质激素治疗。

4. 免疫抑制剂治疗 对膜性肾病患儿不推荐应用免疫抑制剂。有报道联合应用拉米夫定和吗替麦考酚酯或来氟米特治疗成人乙型肝炎病毒相关性肾炎安全有效，对表现为膜增生性肾小球肾炎的乙型肝炎病毒相关性肾炎可以在抗病毒治疗基础上加用免疫抑制剂治疗，不推荐单用免疫抑制剂治疗。

5. 免疫调节治疗 是治疗乙型肝炎病毒相关性肾炎的重要方法之一，在抗病毒治疗同时应用免疫调节剂如胸腺素等可以提高 HBeAg 血清学转换率。胸腺素α1 与 IFN-α合用，可提高 HBeAg 血清学转换率。但有关儿童报道不多，且价格昂贵，应谨慎使用。

6. 调护与预后 乙型肝炎疫苗接种是根本的预防方法。尽量避免不适当应用血液制品；使用一次性输液（血）、注射器等；做好与传染期乙型肝炎患者的隔离和污染物品的严格消毒等。

第四章 儿童先天性肾病综合征

先天性肾病综合征（congenital nephrotic syndrome，CNS）是一组异质性疾病，以在母体子宫内或出生后 3 个月内出现的肾病范围蛋白尿、低蛋白血症、高胆固醇血症和水肿为特征。临床上通常分为原发性和继发性两大类。原发性主要包括芬兰型 CNS（congenital nephrotic syndrome of the Finnish type，CNF）和肾小球弥漫性系膜硬化（diffuse mesangial sclerosis，DMS）、微小病变、局灶节段性硬化等，多由基因突变所致。继发性由多种病原体宫内感染或母亲疾病等导致，也可继发于肾胚胎瘤、肾静脉栓塞所致的肾病综合征等。大部分先天性肾病综合征患儿起病早、病情重，对糖皮质激素耐药，肾功能呈进行性减退，预后极差；但也有部分患儿临床症状较轻。

先天性肾病综合征临床表现与肾病综合征类似，同属于中医学"水肿"范畴，本病以先天禀赋不足，肺、脾、肾三脏虚弱为本，尤以脾肾亏虚为主。

一、病因和发病机制

1. 原发性先天性肾病综合征 本病病因不明，其发病机制亦不清楚，近年来大量研究表明，大部分先天性肾病综合征是由于编码肾小球滤过屏障蛋白的基因或其他相关基因突变所致。目前已明确可以导致先天性肾病综合征的基因有 NPHS1、NPHS2、WT1、PLCE1、LAMB2 等，其中 NPHS1、NPHS2 编码蛋白多为肾小球裂孔隔膜蛋白分子，WT1、LMX1B 编码蛋白为正常足细胞功能和发育所必需的转录因子或酶，LAMB2 编码蛋白为肾小球基底膜结构分子。先天性肾病综合征的常见基因及其特征见表 4-1。

（1）nephrin 编码基因（NPHS1）突变：NPHS1 突变导致的先天性肾病综合征，因在芬兰最为多见，发病率约为 1/8200，故也被称为芬兰型先天性肾病综合征（congenital nephrotic syndrome of the Finnish type，CNF）。NPHS1 基因突变在芬兰先天性肾病综合征儿童中检出率约为 98%，在芬兰以外地区的先天性肾病综合征患儿中检出率为 39%～80%，国内目前已有相关病例报道。芬兰型先天性肾病综合征又称婴儿小囊性病，是先天性肾病综合征中最多见的一种类型，为常染色体隐性遗传。目前将由 NPHS1 突变导致的先天性肾病综合征统称为 NPHS1（nephrotic syndrome type 1），已经发现的 NPHS1 突变约 100 多种，以错义突变最多，其中 94%的病例为 Fin-major（p. IJ41fsx91）和 Fin-minor（p. R1109x）2 个典型热点突变，其他突变类型也可见到。在亚洲人群中，复合杂合突变比纯合突变更为常见。NPHS1 位于染色体 19q13.1，长 26kb，含有 29 个外显子，其编码蛋白 nephrin 系由 1241 个氨基酸组成的跨膜黏附蛋白，属免疫球蛋白超家族，几乎全部由肾小球足细胞合成，是第一个被定位于肾小球裂孔隔膜上的分子，已证实是维持肾小球正常滤过功能的关键分子之一。

表 4-1　先天性肾病综合征的常见基因及其特征

基因	编码蛋白	定位	基因长度（bp）	外显子	遗传方式	肾脏病理	所致疾病
NPHS1	nephrin	19q13.1	26 466	29	AR	DMS	NPHS1
NPHS2	podocin	1q25.2	25 411	8	AR	FSGS	SRNA type 2，CNS
WT1	WT1	11p13	47 763	10	AD	DMS、FSGS	Denys-Drash 综合征、Frasier 综合征、WAGR 综合征、CNS
LAMB2	Laminin subunit beta-2	3p21	12 053	33	AR	FSGS	Pierson 综合征
PLCE1	Phospholipase C epsilon-1	10q23	334 404	33	AR	DMS、FSGS	CNS，SRNS type 3
LAMB3	Laminin subunit beta-3	1q23	37 606	23	AR		Herlitz 交界型大疱性表皮可松懈症
COQ2	Parahydroxybenzoate-poly-prenyltransferase	4q21.23	20 988	7	AR	FSGS	COQ2 缺陷病
PDSS2	Decaprenyl diphosphate synthase, subunit 2	6q21	307 019	8	AR	FSGS	Leigh 综合征
其他							Galloway-Mowat 综合征

注：AR：常染色体隐性遗传；AD：常染色体显性遗传；DMS：肾小球弥漫性系膜硬化；FSGS：局灶节段性肾小球硬化。

（2）podocin 基因（NPHS2）突变：编码 podocin 蛋白的 NPHS2 基因突变，临床最常见为儿童激素耐药性肾病综合征，也有报道见于先天性肾病综合征患儿，病理表现为局灶节段性肾小球硬化（focal segmental glomerulosclerosis，FSGS），为常染色体隐性遗传。近年有研究报道，在 80 个欧洲先天性肾病家族中，NPHS2 突变占 50%，而 NPHSl 突变仅占 1/3。在日本或其他地方的先天性肾病综合征患儿中也发现 NPHS2 突变型。这些突变通常较为严重，可导致 podocin 蛋白丧失功能（截断蛋白）。在 NPHS2 突变引起的先天性肾病综合征患儿中，nephrin 的表达也可以异常。部分先天性肾病综合征患儿可以同时有 NPHS1 和 NPHS2 突变，但临床意义尚不清楚。NPHS2 位于染色体 1q25～31，长约 26kb，含有 8 个外显子，其编码蛋白 podocin 仅表达于足细胞，亦称足突蛋白，由 383 个氨基酸组成。

（3）WT1 基因突变：Wilms 肿瘤抑制基因（WT1）编码 WT1 转录因子，在肾脏和外生殖器的胚胎发育过程中起着重要作用，主要表达于足细胞，调控细胞功能如 nephrin 的表达。WT1 突变导致小儿多种类型的发育综合征，如德尼-德拉什综合征（Denys-Drash syndrome）、弗雷泽综合征（Frasier syndrome）和 WAGR 综合征（WAGR syndrome）等。其中 Denys-Drash 综合征多表现为原发性先天性肾病综合征，而弗雷泽综合征多表现为婴儿或儿童型遗传性肾病综合征。另外，WT1 突变还可以导致没有肾外表现的孤立性的原发性先天性肾病综合征。WT1 基因位于染色体 11p13，长约 47.76kb，含有 10 个外显子，编码大约 3kb 的 mRNA。几乎所有 Denys-Drash 综合征患者都为 WT1 杂合突变，其中 60% 以上为新发突变，突变类型大多数为无义突变，多位于外显子 8 和外显子 9，约占突变总数的 95%，有热点突变，最多见的是外显子 9 的 R394W。Fraiser 综合征也具有 WT1 基因的热点突变，即内含子 9 的可变剪接点的杂合突变。

（4）LAMB2 基因突变：Pierson 综合征（Pierson syndrome）因层粘连蛋白β2 基因（laminin-β2gene，LAMB2）突变所致，为常染色体隐性遗传。这是肾小球基底膜的遗传性缺陷能引起先天性肾病综合征的第一个证据。随后研究证实 LAMB2 相关的疾病谱较最初报道的更为广泛，可以有先天性肾病综合征而没有眼部异常者。LAMB2 位于染色体 3p21，全长 12 053kb，含 32 个外显子，编码蛋白由 1798 个氨基酸组成。

（5）PLCE1 基因突变：磷脂酶 CE1 蛋白（phospholipase C epsilon-1，PLCE1）是最新发现的一种磷脂酶 C（phospholipase C，PLC）同工酶，在成熟的肾小球足细胞中表达，参与肾小球毛细血管祥的形成和正常发育，其编码基因为 PLCE1。近年来研究发现，PLCE1 基因突变可以引起遗传性肾病综合征，其中一部分表现为原发性先天性肾病综合征，为常染色体隐性遗传。PLCE1 移码或无义突变因缺乏 PLCE1 蛋白功能而使肾小球发育停止，可导致婴儿早发性肾病综合征，其病理特征为 DMS；而错义突变因 PLCE1 蛋白活性下降而致的肾小球血管慢性损伤，可导致 FSGS。PLCE1 位于染色体 10q23.33，长约 334.4kb，含有 33 个外显子，目前已报道约 26 种突变，可见多种突变类型，无热点突变。

（6）其他基因突变：LMX1B 基因突变导致的指甲-髌骨综合征，LAMB3 基因突变导致的 Herlitz 交界型大疱性表皮可松解症，ACTN4 突变导致的先天性肾病综合征、线粒体肌病合并先天性肾病综合征，以及未知基因突变所致的先天性肾病综合征，如 Galloway-Mowat 综合征（Galloway-Mowat syndrome，GMS）等遗传基因尚不清楚。

2. 继发性先天性肾病综合征　继发性先天性肾病综合征多继发于感染，如梅毒、弓形虫、巨细胞病毒、风疹病毒、肝炎病毒、人类免疫缺陷病毒以及疟疾等。除了感染，母亲系统性红斑狼疮也可致新生儿先天性肾病综合征。近年来有报道新生儿肾小球足细胞的中性肽链内切酶发生免疫反应也可以合并先天性肾病综合征。需要强调的是，生后几周内巨细胞病毒感染很常见，因此婴儿肾病综合征检测到巨细胞病毒感染者不能完全除外遗传性缺陷，特别是对于更昔洛韦治疗无效者。

二、病理表现

原发性先天性肾病综合征中，近端小管的不规则微囊性扩张是 NPHS1 型最典型的病理学特征，但是这种改变并不具有特异性，且并非见于所有患者。此型患儿的肾脏会显著增大，是正常值的 3 倍左右，肾单位也显著增多；光镜下正常或有轻度增殖性病变，以轻度系膜增生最常见，部分病例可有类似于微小病变的轻微改变，或可见节段性或局灶性硬化、球性透明变性和间质炎症；发病后 1 个月左右，患儿肾脏会出现皮质小管囊性改变和增生性肾损害，最后会逐渐发展为上皮细胞扁平，毛刷样边缘结构消失，小管萎缩，但不是所有患儿都可见到，严重者也累及远端肾小管，晚期可见类似于终末期肾病理改变；免疫荧光检查一般为阴性，但在肾小球硬化区可见 IgM 和 C3 沉积；电镜下可见上皮细胞足突融合、消失，但肾小球基底膜一般正常。

NPHS2 突变所致的先天性肾病综合征肾脏病理多表现为 FSGS，但并不是唯一表现。WT1 突变所致 Denys-Drash 综合征肾小球的特征性病变是肾小球弥漫性系膜膜化；弗雷泽综合征肾脏病理多为 FSGS。LAMB2 基因突变相关的 Pierson 综合征肾脏病理多为肾小球弥漫性系膜膜化。Galloway-Mowat 综合征典型的肾脏病理表现为在结构扭曲的肾小球基底膜上有絮状物及细纤维丝沉积。

继发性先天性肾病综合征，如先天性梅毒感染，其光镜下常表现为膜性或增生性肾小球肾炎，偶尔也伴有新月体的形成及间质广泛的炎症细胞浸润；免疫荧光可见在系膜沉积区域有梅毒螺旋体抗原存在；电镜下可见沿着基膜有小结节致密物在内皮下沉积。弓形虫、风疹病毒、巨细胞病毒、肝炎病毒感染常呈现免疫复合物肾炎的病理改变特征，此外在巨细胞感染的患儿内皮细胞中可见巨细胞病毒存在。

三、临床表现

1. 原发性先天性肾病综合征

（1）NPHS1 突变导致的先天性肾病综合征（NPHS1）：同其他遗传性疾病相比，NPHS1 表型变异相对较小。大多数患儿为早产（33～37 孕周），出生体重 1500～3500g，胎盘重量常超过胎儿体重的 25%，可有胎粪污染羊水，但婴儿常没有严重的呼吸问题，其他临床表现包括低鼻梁、宽眼距、低位耳、宽颅缝、宽大的前囟和后囟，常见髋、膝、肘部呈屈曲畸形。重要的是，NPHS1 婴儿没有肾外畸形。相反，在肾病的过程中可以见到其他轻微的功能紊乱，如肌张力减低、心脏肥大。蛋白尿通常开始于宫内，生后第一次尿样检查即为阳性。在生后最初几个月，常有镜下血尿，血尿素氮和肌酐水平大多正常，但 10% 患儿可有轻度升高。几乎所有患儿会在出生后 2 个月内出现水肿，部分患儿出生时即有水肿，伴有腹部肿胀和继发腹水，接近 50% 患儿在生后第一周出现水肿。另具典型肾病综合征表现，血清白蛋白很低，通常小于 10g/L，血清 IgG 亦低，伴有补体因子 B、D 从尿中丢失，是一些患儿感染发生率增加的原因。其他尿中蛋白的丢失包括转铁蛋白、维生素 D 结合蛋白、25-羟维生素 D_3 和甲状腺素结合蛋白等，由此可发生缺铁性贫血、生长障碍、骨化延迟和甲状腺功能低下等。和其他类型的肾病综合征一样，也可以有高脂血症。如果没有治疗，严重的蛋白丢失（100g/L以上）将导致少尿和重度水肿。母亲孕期常合并妊娠中毒症。

（2）NPHS2 突变所致先天性肾病综合征：目前尚没有此类患儿临床表现的系统分析，蛋白尿的严重程度和临床表现较 NPHS1 患儿变异较大。患儿多于几岁时进展至终末期肾病（end-stage renal disease，ESRD）。因 podocin 仅表达于肾小球，目前没有发现其他明显的肾外表现。如同 NPHS1 患儿，也可见到轻微的心脏问题。

（3）Denys-Drash 综合征：特征表现为早发的肾病综合征很快进展至 ERSD、男性假两性畸形和肾母细胞瘤（Wilms 瘤）。肾病综合征通常在生后第一个月内发现，甚至早至出生时。不完全形式的本病也有报道，包括仅有肾病或合并生殖异常或肾母细胞瘤。肾移植后原发病不会再复发。

（4）WAGR 综合征：表现为肾母细胞瘤（Wilms tumor，W）、虹膜缺如（aniridia，A）、生殖器畸形（genital anomalies，G）和智力低下（mental retardation，R）。

（5）Pierson 综合征：表现为先天性肾病综合征和明显的眼部异常，于 2004 年首次报道，临床以小瞳孔、晶状体形状异常和白内障为主要的眼部异常特征，通常快速进展至肾衰竭。另外，如果患儿能活过婴儿期，常会出现失明和严重的神经系统缺陷。

（6）Galloway-Mowat 综合征：表现为肾病合并中枢神经系统异常，包括小头畸形、心理运动发育迟缓和脑畸形，其他肾外病变包括食管裂孔疝、矮小和膈肌缺陷等也有报道。肾病综合征通常在出生后几个月（0～30 个月）时出现。本综合征是一个常染色体隐性遗传性疾病，但确切基因尚不清楚。

以上各综合征，除了自身特征性表现外，常有肾病综合征的多种并发症，如因免疫力低下易诱发各种感染，高凝状态易发生血栓，甲状腺功能减退，缺铁性贫血，维生素 D 不足等。

2. 继发性先天性肾病综合征 继发性先天性肾病综合征除了肾病的临床表现外，还常伴有一些特有原发疾病的临床症状，实验室检查可见原发疾病的实验室检查特点，如梅毒、弓形虫、风疹病毒、巨细胞病毒、肝炎病毒抗体等相关阳性。

四、诊断和鉴别诊断

目前国际上主要采取肾活检和基因诊断这两种方式进行临床诊断，而且根据病理检查显示，诊断效率较高，其中肾活检对继发性先天性肾病综合征具有较强的诊断效果，而基因诊断则针对原发性先天性肾病综合征。

在重度先天性肾病综合征中，新生儿期即可有全身性水肿，尿蛋白>20g/L，血清白蛋白<10g/L。尿蛋白定量随病因不同变化很大，在最初几周临床体征可以不明显。尿检常可见少量红细胞和白细胞，另可见轻度氨基酸尿和糖尿。血清肌酐和尿素水平变异很大。NPHS1 患儿肾功能在最初几个月内保持正常，但在其他类型病症中则很快发展至肾衰竭。血压可因低蛋白血症而降低或因已存在肾衰竭而升高。血浆胆固醇正常或升高，IgG 降低，C3 正常或降低，血浆转铁蛋白、维生素 D 结合蛋白、甲状腺素结合蛋白、血 25-羟维生素 D_3 降低。因甲状腺素从尿中大量丢失，血清 T_4 降低，促甲状腺素（TSH）增高。母亲血液和羊水中甲胎蛋白浓度增高。在新生儿中，胎盘重量超过体重 25%提示 NPHS1，但也可见于其他先天性肾病综合征。超声显示肾脏大小正常或增大，肾皮质回声增强。心脏常可见心室肥厚，但没有结构缺陷。寻找肾外畸形很重要，常可以提示病因诊断，包括生殖系统异常（WT1 突变）、眼部缺陷（LAMB2 突变）和神经畸形（Galloway-Mowat 综合征）。

阳性家族史支持原发性先天性肾病综合征的诊断。根据不同临床特征进行相关基因突变分析可以进行基因诊断。建议在检测羊水甲胎蛋白的同时，取羊水细胞行 NPHS1、NPHS2 等相关基因测序以协助诊断。总之，对于早发的肾病综合征患儿，诊断必须基于临床表现、家族史、实验室检查、肾脏病理和基因检测等指标以明确是否为遗传性。

继发性先天性肾病综合征常见其原发病临床特点和实验室检查，可与原发性先天性肾病综合征鉴别。

五、治疗

对于继发性先天性肾病综合征，主要针对原发病治疗，如感染所致者，采用强力抗感染治疗，病情常可明显好转，不出现不可逆性肾脏损害。

对原发性先天性肾病综合征，无特殊有效的治疗。与其他多数小儿肾病相反，激素或免疫抑制剂治疗对原发性先天性肾病综合征无效，主要采取对症治疗及营养支持治疗。生后第 1 个月治疗的目标为控制水肿和可能的尿毒症，预防和治疗感染，防止血栓形成，提供最佳的营养使患儿尽可能地正常生长和发育（表 4-2）。对于大多数原发性先天性肾病综合征患儿，肾移植是唯一有效的治疗方式。

1. 白蛋白输注 尿蛋白的丢失量对于治疗决策的制定是很重要的。重度、持续的蛋白尿（10～100g/L）将不可避免地导致威胁生命的水肿、蛋白营养不良、生长减慢和继发性并发症，因此须对这些患儿进行静脉白蛋白输注。对于 NPHS1 患儿，推荐经中心静脉给予 20% 的白蛋白同时弹丸式给予一剂呋塞米（0.5mg/kg）。白蛋白替代治疗最初分 3 次，每次 2 小时输注（每次输注开始量为 1～5ml/kg），几周后改为 1 次 6 小时夜间输注（最大可至 15～20ml/kg；3～4g/kg）。这种输注疗法只能暂时纠正低蛋白血症，但可以明显改善水肿。

表 4-2　重度蛋白尿先天性肾病综合征患儿的治疗

静脉蛋白替代	20% 白蛋白输注 ［3～4g/(kg·d)］
营养	高热卡饮食 ［130kcal (kg·d)］
	蛋白质 ［4g/(kg·d)］
	脂质（油菜籽/葵花籽油）
	维生素 A、D、E 及水溶性维生素
	钙剂和镁剂
药物	抗尿蛋白药（ACEI，吲哚美辛）
	甲状腺素
	抗凝（华法林，阿司匹林，抗凝血酶-输注）
	怀疑细菌感染时静脉应用抗生素

2. 药物　对于部分先天性肾病综合征患儿，应用血管紧张素转换酶抑制剂（ACEI）和吲哚美辛能减少蛋白排泄。有严重 NPHS1 或 NPHS2 突变者，如无义突变、缺失突变和错义突变，由于抑制了 nephrin 和 podocin 的表达，因此上述治疗可能无反应。对于其他患儿，抗尿蛋白治疗值得尝试。

因为蛋白质的丢失，先天性肾病综合征患儿血清甲状腺素结合球蛋白和甲状腺素常较低，TSH 最初可以正常，但在发病几个月后常会升高。因此，先天性肾病综合征患儿推荐给予甲状腺素替代治疗，开始剂量为 6.25～12.5μg/d，根据 TSH 水平调整。尿蛋白丢失亦导致血浆凝血因子水平失衡，处于高凝状态和有血栓形成的危险，因此推荐阿司匹林和双嘧达莫治疗。生后 3～4 周开始华法林治疗已成功用于芬兰型先天性肾病综合征。手术或血管操作前需停用华法林，并给予抗凝血酶Ⅲ（50U/kg）。

由于丙种球蛋白和补体因子从尿中丢失，以及各种内在操作的应用，先天性肾病综合征患儿易继发细菌感染。常规推荐预防性使用抗生素（青霉素），但现有临床经验证实无明显好处且可能导致耐药菌株的产生。同样，预防性使用免疫球蛋白也不能减少细菌感染的概率。但是，当高度怀疑有败血症时，即使症状不明显且以局部感染体征为主，也要积极静脉应用抗生素且抗菌谱应覆盖常见院内感染菌株，治疗效果通常较好。

3. 营养　重症先天性肾病综合征婴儿需常规给予高热量 ［130kcal/(kg·d)］ 和高蛋白 ［3～4g/(kg·d)］ 饮食。首选母乳和配方奶，超过的蛋白部分给予酪蛋白为主的蛋白制品；给予葡萄糖聚合物以增加能量的摄取；油菜籽和葵花籽混合油以平衡脂质水平；维生素 400U/d，根据同龄健康儿童推荐饮食标准给予多种维生素制剂，当甲状旁腺激素水平升高时改为α-骨化二醇；补充镁（50mg/d）和钙（500～1000mg/d）以保持正常血清水平。每天液体入量 100～130ml/kg。由于患儿合并幽门狭窄和胃食管反流的发生率高，进食后易出现频繁呕吐，大多数患儿需要置鼻胃管以保证能量摄入，但可能增加感染的概率。

4. 肾切除 目前有 3 种肾切除治疗方案。第一种为常规采用单侧肾切除以减少尿蛋白丢失，这也许能减少白蛋白的输注频率且有助于日常治疗，进而推迟肾移植的时间。第二种为早期进行双肾切除、开始每天透析治疗，避免肾病综合征的相关并发症，如：Jalanko 对于 NPHS1 患儿体重大于 7kg 者进行双侧肾切除，然后开始腹膜透析，这样患儿可以在家中进行治疗，几个月后待患儿体重超过 9kg 时给予肾移植，此时移植肾有可能被放置于腹膜外。第三种方法是早期进行肾切除，同时进行腹膜内肾移植。

5. 肾移植 对于大多数先天性肾病综合征患儿，肾移植是最佳选择。通常患儿于 1～2 岁时便可以接受来自于成人的供肾，同年龄大的受者相比，手术难度和血栓形成及输尿管并发症的危险性均相对更大。术后必须给予受者充足的水化（3000ml/m^2），以维持适度的主动脉和肾动脉血流，避免低血流量状态造成移植肾损害。术后应用免疫抑制剂，一方面可预防免疫排斥，另一方面也要避免其相关副作用。移植肾后罕有再发肾病综合征者，但存在小部分 NPHS1 患儿移植后因体内产生针对 nephrin 的抗体而再发，再发者应用环磷酰胺和血浆置换治疗常可以获得缓解。

本病预防重于治疗，应重视产前诊断，对于有阳性家族史或类似不良妊娠史的高风险家庭，可在孕前或孕早期进行遗传咨询和孕期监测，高度怀疑本病也可行脐血 NPHSl 基因检测，一旦产前明确诊断即应终止妊娠，预防先天性肾病综合征患儿的出生。另外，随着遗传学和分子生物学的进步，相信今后还会不断发现并确定更多先天性肾病综合征相关的致病基因，为今后针对致病基因的靶向治疗提供重要参考。

六、调护与预后

原发性先天性肾病综合征预后差，如不采取相应措施绝大多数患儿于 1 岁内死于并发感染，如能存活至 2～3 岁则常死于尿毒症，故应强调早期诊断特别是产前诊断。肾移植的效果较好，与其他病因行肾移植者相似，现有的资料表明移植后患儿 5 年生存率为 90% 以上，移植肾 5 年存活率为 80% 以上，移植后患儿生长发育迟缓可得到明显改善，约 20% 可再次发生肾病综合征。这些患儿，慢性移植后肾病也是一个主要问题，部分患儿年长后需行第二次肾移植。

继发性先天性肾病综合征随着其病因不同而有着不同的预后，如感染所致者，采用强有力的抗感染治疗，病情常明显好转，可以没有不可逆性肾脏病变。

第五章　中西医结合防治小儿难治性肾病的临床研究

国内学者临床上常对小儿原发性肾病综合征（NS）患儿出现下述情况统称为"难治性肾病"（RNS）：①激素耐药型（SR）：指经泼尼松足量治疗［每日 2.0mg/kg，或 60mg/（m^2•d）］4 周后尿蛋白仍阳性者；②频繁复发型（FR）：指肾病病程中半年内复发 2 次或 1 年内复发 3 次者；③激素依赖型（SD）：指对激素敏感，但连续两次减量或停药 2 周内复发者。

小儿难治性肾病（RNS）占小儿肾病综合征的 30%～50%。例如，国际儿童肾脏病研究组报道肾病综合征患儿中微小病变型肾病占 76.6%；90%以上患儿激素初治敏感，但易复发；其中 25%～43%为频繁复发（FR）。Bern 报告，在其随访观察 10 年以上的 60 例肾病综合征患儿中，仅 4 例（6.7%）无复发，7 例（11.7%）有 1～3 次复发，而大多数（81.7%）表现为频繁复发。国内报告，单纯型肾病综合征患儿激素治疗近期完全缓解率为 83.9%，复发率为 52.3%，与 CTX 联合治疗完全缓解率达 96.7%，复发率为 26.5%；肾炎型肾病综合征患儿激素治疗完全缓解率为 59.9%，复发率为 75.7%，与 CTX 联合治疗完全缓解率为 62.5%，复发率为 24%。崔世雄、钱桐荪分析 40 年资料表明，90%肾病综合征患儿对激素敏感，60%病例在激素减量或停药后不久复发，其中 25%表现为频繁复发，一次发病不再复发是相当少见的，若将微小病变型、系膜增生性肾炎和局灶节段性肾小球硬化归在一起则复发率更高。牛余宗报道肾病综合征患儿中约 80%与微小病变型肾病有关，43%表现为频繁复发，大约 25%发展为激素依赖型，少数发展为激素耐药型，甚至出现慢性肾衰竭。因此，如何提高小儿难治性肾病的缓解率、降低复发率，减少药物不良反应成为小儿肾脏病医师长期探索的重要课题。

目前国内外治疗难治性肾病仍以泼尼松为主，多采用加大激素用量和延长激素疗程，或应用免疫抑制剂的方法，虽能缓解部分的病例和降低复发率，但激素和免疫抑制剂严重毒副作用的发生率亦随之上升和加重。长期或反复使用激素，会导致机体出现肥胖、生长抑制、高血压、糖尿病、骨质疏松、白内障等不良反应。免疫抑制剂也可引起严重的不良反应。如 Siegel 报道，用 CTX 12 周后 6 年，微小病变型仅 22%复发，系膜增生性肾炎和频繁复发型肾病综合征的复发率分别为 56%和 73%。国内报告，采用延长激素疗程，联合 CTX 治疗频繁复发型肾病综合征患儿，1、2 年复发率分别为 25%和 50%。陈述枚报道，用同样方法治疗频繁复发型肾病综合征患儿，1、2、4 年复发率分别为 30%、60%和 56%，据日本报道有 30%肾病综合征患儿身长在同龄正常儿童平均值减 2 个标准差以下，一些复发患儿经历多次复发后可转为后期对糖皮质激素耐药，且最终发展为慢性肾功能不全。国内崔世雄、钱桐荪从大量文献分析中发现，频繁复发型肾病综合征和激素依赖型肾病综合征患儿有发生严重激素毒副作用的危险，约 5%以上患儿死于激素并发症。马路等观察到长期使用激素治疗的肾病综合征患儿可发生内分泌代谢改变，主要表现为 GH、PRL、ACTH 和皮质醇水平的明显降低。

第一节　难治性肾病的难治因素分析

难治性肾病因其频繁复发、激素抵抗或依赖而导致病程缠绵，激素和免疫抑制剂的不良反应增加，影响 PNS 的临床疗效和疾病预后，针对难治因素选择对应的治疗方法是提高难治性肾病临床疗效的关键。难治性肾病的难治因素常见有以下几个方面。

一、病理类型的影响

肾病综合征目前病理大致可分为 9 种：①微小病变型（MCD）；②系膜增生性肾炎（MsPGN）；③局灶节段性肾小球硬化（FSGS）；④膜性肾病（MN）；⑤膜增生性肾炎（MPGN）；⑥毛细血管内增生性肾炎（EnPGN）；⑦硬化性肾病（SGN）；⑧其他慢性硬化性病损；⑨其他未分类型。临床上以前 7 种类型为多见。糖皮质激素（GC）是肾病综合征治疗的首选药物，不同病理类型对糖皮质激素的敏感性不同，疗效也大不相同，除了微小病变型 80%对糖皮质激素敏感，系膜增生性肾炎型 50%对糖皮质激素敏感外，其余病理类型多属糖皮质激素依赖型或抵抗型。频繁复发型肾病综合征患儿的主要病理类型为微小病变型、轻中度的系膜增生性肾炎和局灶节段性肾小球硬化，少数见于膜增生性肾炎、膜性肾病、硬化性肾病、IgM 肾病和 IgA 肾病等病理类型。其中伴有特应性素质（Atopy）的微小病变型具有较高的频复发率，且微小病变型可转变为系膜增生性肾炎、局灶节段性肾小球硬化，系膜增生性肾炎亦可向局灶节段性肾小球硬化转变。故组织形态类型的多样性，向人们提示了任何组织病变不是静止的，而是相互演变，相互联系，相互重叠的。肾病病理类型是临床上产生激素抵抗的主要原因，尽管肾病综合征各种病理类型都有可能出现激素抵抗，但最主要的病理类型是膜性肾病和频繁复发型肾病综合征。因此，对怀疑早期局灶节段性肾小球硬化宜尽早做肾穿刺，以便明确预后和诊断。国际儿童肾脏病研究组（ISKDC）资料表明绝大多数微小病变型对糖皮质激素敏感，2%～7%的微小病变型表现为激素耐药型肾病综合征；相反绝大多数非微小病变型对糖皮质激素耐药（72%～90%）。在非微小病变型中几乎所有膜性肾病（MN）、83%的局灶节段性肾小球硬化、25%的局灶性球性病变表现为激素耐药型肾病综合征；而 80%～100%的膜性增生性肾小球肾炎（MPGN）、50%系膜增生性肾小球肾炎（系膜增生性肾炎）、所有纤维样肾小球肾炎均表现为激素耐药型肾病综合征，激素耐药型肾病综合征病理类型主要为非微小病变型。

二、糖皮质激素水平与糖皮质激素受体水平的影响

糖皮质激素主要是通过细胞膜与胞质中的激素受体（glucocorticoid receptor，GR）相结合形成糖皮质激素-GR 复合物而发挥生物效应。糖皮质激素是治疗肾病综合征的首选药物，但不同患者糖皮质激素治疗的临床疗效却大不相同。糖皮质激素和糖皮质激素受体（糖皮质激素受体）在介导机体产生免疫抑制的过程中起着相辅相成的作用，所产生的生物效应是机体维持体内免疫稳态的重要调控因素，糖皮质激素受体是决定激素敏感性的主要因素之一，

糖皮质激素受体的原发性或继发性下降可以导致细胞对糖皮质激素的敏感性降低或丧失。糖皮质激素在体内产生药理作用的先决条件是与靶细胞中相应的糖皮质激素受体结合，糖皮质激素进入靶细胞后与胞质中相应的糖皮质激素受体结合，形成激素受体复合物，使糖皮质激素受体转化，由非 DNA 结合型转化为具有活性的 DNA 结合型并进入细胞核，促进或抑制靶基因的转录或转录后的水平而影响特异 RNA 的稳定性，从而调节各种生理和病理反应，糖皮质激素受体的水平直接影响糖皮质激素的药理效应。因此，必须有足够的受体数目，才能显示其特定的激素治疗作用，糖皮质激素受体可以作为反映糖皮质激素疗效的一个客观指标用于指导临床选择用药和病情预后判断。生理浓度的糖皮质激素在体内通过糖皮质激素受体介导抑制免疫细胞的活化，抑制细胞因子的生成和释放，糖皮质激素受体减少可产生一系列肾脏免疫病理损害，糖皮质激素受体减少越明显，肾脏病理改变越严重。因此，糖皮质激素生物效应途径存在缺陷可能是难治性肾病的发病机制之一。另外，糖皮质激素受体可分为高、低亲和力糖皮质激素受体（GR_H、GR_L），有人对正常大鼠进行试验，结果小剂量组血糖皮质激素浓度主要和 GR_H 结合，仅与少量 GR_L 结合。而大剂量组除和 GR_H 结合外，还能和相当数量 GR_L 相结合。由于 GR_H 无备用受体故对糖皮质激素反应性降低，主要通过 GR_L 起到小剂量糖皮质激素所没有的疗效。因此，认为糖皮质激素治疗肾病综合征可能是通过 GR_L 起到强有力的抗炎效应。难治性肾病患儿可能存在糖皮质激素缺陷或糖皮质激素受体缺陷或 GRα 和 GRβ 表达比例失调等情况。

1. 糖皮质激素缺陷　该类患儿垂体-肾上腺轴内分泌功能低下，表现为 ACTH、F 水平较低，糖皮质激素受体上升。即在疾病复发期皮质醇有所下降，由于反馈调节效应糖皮质激素受体会上升，但体内无过量储存，所以上升有限，但当糖皮质激素受体上升后仍不能满足机体正常免疫调控的要求，则表现为复发。这类患儿只要外源性糖皮质激素到位，肾病综合征很快可以缓解。因此，糖皮质激素的足量治疗是成败的关键。

2. 糖皮质激素受体缺陷　糖皮质激素受体缺陷患儿主要表现为受体缺失、减少或结构异常以及糖皮质激素受体抗体等，表现为 ACTH、F 水平或高或低，究竟哪一个环节在起作用目前机制尚不清楚，但糖皮质激素受体水平下降，若糖皮质激素受体缺陷轻微，给予足量激素可以缓解，如果糖皮质激素受体缺陷严重，即使加大糖皮质激素剂量也难以奏效，反而增加副作用。所以糖皮质激素受体水平与糖皮质激素疗效密切相关，糖皮质激素受体水平增高，对激素治疗敏感；糖皮质激素受体水平降低，对激素治疗不敏感或易复发。

因此，糖皮质激素的药效强弱取决于糖皮质激素与糖皮质激素受体的结合率和持续时间。只有与糖皮质激素受体结合的糖皮质激素才能发挥药理作用，因此可与全部糖皮质激素受体结合的糖皮质激素剂量为其最大有效剂量，在此基础上追加用量并不能进一步提高疗效。单纯从糖皮质激素使用方法与疗效的关系上看，大剂量甲泼尼龙冲击治疗疗效最强，糖皮质激素每日分次口服强于每日晨起顿服，糖皮质激素隔日口服疗效最差。但在疗效增强的同时，副作用和不良反应也同时增加。故在需要大剂量、长时间使用糖皮质激素治疗时，应衡量糖皮质激素治疗效果与不良反应的比值，不能片面追求疗效的强弱。

3. GRα 和 GRβ 表达比例失调　糖皮质激素受体基因正式命名为 NR3C1（nuclear receptor subfamily 3 group C member1）。NR3C1 基因在第 9 外显子处经可变剪接产生两种同源的 mRNA 和蛋白质亚型即为 GRα 和 GRβ。两种 mRNA 均含有 NR3C1 的前 8 个外显子，第 9 个分别为外显子 9α 和 9β。因此两种亚型的前 727 个氨基酸完全相同，其后 GRα 和 GRβ 分别连上完全不同源的 50 和 15 个氨基酸。GRα 是经典的糖皮质激素配体结合蛋白，与糖皮质激素结合后调节糖皮质激素应答基因的表达，而 GRβ 不能结合糖皮质激素也没有转录激活作用，但能以浓度依赖的方式抑制 GRα 的效应，参与调节组织对糖皮质激素的敏感性。近来认为 GRβ 表达增加细胞内 GRα/GRβ 比例失衡可能与激素抵抗的关系更为密切，其中 GRβ 表达起关键作用。GRβ 具有拮抗糖皮质激素效应的潜能，是一种内源性激素效应的拮抗因子。其可能的抑制机制是与 GRα 形成无 DNA 结合能力的异源二聚体，对激素效应元件 DNA 序列靶位的竞争所致，并可能通过占据细胞核内更多的 GRα 作用位点，抑制糖皮质激素诱导的 GRα 核转位过程，使细胞内活化的 GRα 数目明显降低；另外 GRβ 通过抑制已经转位进入细胞核的 GR-DNA 连接活性，进一步干扰糖皮质激素生物学效应的产生，导致糖皮质激素耐药。

国内有学者指出原发性肾病综合征患儿周围血单个核细胞（PBMC）内 GCRa 和 GCRI3 表达比例失调、糖皮质激素受体表达亢进且血清中的炎症因子可能是诱导 GRIt 高表达、导致继发性糖皮质激素抵抗的一个重要因素。多药耐药基因（multidrug resistance gene 1，MDR1）编码的 P-糖蛋白（P-gp170）参与了激素的摄取、代谢和排泄过程，是影响激素药代动力学的重要因素。P-gp170 是一种药物转运蛋白，具有药物流出泵活性，可将进入细胞内尚未发挥作用的药物转运出细胞外，降低细胞内糖皮质激素的浓度，进而导致糖皮质激素抵抗。研究发现糖皮质激素敏感型肾病综合征患者 MDR1 基因和 P-gp170 蛋白质表达均为低水平；而激素耐药型患者 MDR1 基因和 P-gp170 蛋白质表达增高。

4. NR3C1 基因变异　基因变异包含"突变"和"多态性"两类。前者多被认为是可以致病的基因改变；而后者在人群中的频率 ≥1%，被认为与人类表型差异、对疾病易感性以及药物敏感性等有关。原发性和继发性糖皮质激素抵抗患者均有发生在 NR3C1 基因结构中高度保守区域（DBD 区和 LBD 区）的突变，而且大都经转染分析等证实有激素受体功能的严重缺陷。因此认为 NR3C1 基因突变所致的激素受体结构、功能异常可导致糖皮质激素抵抗。近来还发现激素受体基因多态性与糖皮质激素效应有关。有报道在 NR3C1 基因中 DHPLC 分析筛选出 12 处多态性；而且有 3 组多态性呈紧密连锁的单倍型，其中新发现的两种多位点紧密连锁的单倍型在激素耐药型肾病综合征的基因型频率明显高于敏感型肾病综合征，可能与肾病综合征患儿发生激素耐药有关。但也有报道激素敏感组、激素抵抗组、对照组儿童外周血 GR-DNA 结合区、激素结合区所有外显子 PCR 产物单链构象多态性电泳结果未发现单链构象多态性条带多态性。NR3C1 基因多态性与激素抵抗的相关性需要进一步研究证实。

5. 糖皮质激素体内代谢因素　11β-羟基类固醇脱氢酶（11β-HSD）在激素受体代谢酶体内有 11β-HSD1 和 11β-HSD2 两种类型，其中 11β-HSD2 为单一氧化酶通过催化皮质醇的氧化反应将其失活为可的松。研究显示 11β-HSD2 表达水平和活性增加能使糖皮质激素失活引发糖皮质激素耐药。多药耐药基因（MDR）家族可分为 MDR1 和 MDR2 基因，肾脏的系膜细胞、近曲小管和集合管等均可表达 MDR1 基因及蛋白 MDR1 编码的 P-糖蛋白（P-gp），P-gp 可将进入细胞内尚未发挥作用的疏水性药物排出，同时也可增加细胞内药物的流出，导致耐药的发生。研究表明激素耐药型肾病综合征患者 MDR1 基因和 P-gp 表达明显增高；而钙通道阻滞剂通过与细胞膜上 P-gp 结合，可逆转激素耐药现象，提示激素耐药型肾病综合征与 MDR1 过度表达有关。还有研究表明，通过对健康儿童及激素敏感型肾病综合征患儿 MDR1 基因多态性分析发现具有 3 种 MDR1 基因多态性的肾病综合征对糖皮质激素的效应时间明显延长，进一步表明 MDR1 基因多态性与靶细胞对糖皮质激素的效应有关。激素受体在与糖皮质激素结合前是多聚复合体结构及作为伴侣蛋白结合其他蛋白和阻止其异常折叠。其中 HSP90 最为重要，其能结合激素受体使其获得与糖皮质激素配体结合的能力，并维持 GRα 处于无转录活性状态。HSP90 的异常表达及亚细胞分布变化可能是导致内源性、外源性糖皮质激素抵抗的重要机制。

激活蛋白-1（AP-1）是原癌基因 c-fos 和 c-jun 表达产物的非均一聚合蛋白，AP-1 过度激活和表达可能增加 jun 端激酶（JNK）的磷酸化，增加糖皮质激素 266 位丝氨酸磷酸化，从而抑制激素受体转录活性，导致激素耐药。核因子-κB（NF-κB）和糖皮质激素可竞争性与有限的转录辅助因子结合，糖皮质激素通过上调 NF-κBα 基因而抑制 NF-κB 活性。在糖皮质激素反应细胞中 NF-κB 的预先活化可能是使糖皮质激素产生抵抗的一个重要原因。转录共激活因子 CBP/p300 通过与激素受体及转录相关蛋白结合而起到靶基因放大效应，促进靶基因转录。有报道肾病综合征患者外周血液循环及肾脏局部组织 CBP/p300 表达水平的下降在一定程度上干扰了糖皮质激素诱导的靶细胞内的激素受体α激活、核转位、与 DNA 的连接能力及介导靶基因转录的过程，从而妨碍了糖皮质激素效应发挥，导致耐药产生。

6. 激素应用方法的影响　皮质类固醇激素是肾病综合征治疗的首选药物。泼尼松首始用量要足、减量要慢、维持疗程要长是提高频复发性肾病综合征疗效的关键。但是，目前临床上激素使用的方法还存在着某些不合规范，或剂量不足，或用药时间较短，或撤药太快，或用药不规则而引起的病情反复和复发，甚至引起激素依赖或抵抗。吴氏对 47 例频复发肾病综合征患儿进行随访观察，发现 226 例次复发中 103 次复发与激素减量有关：泼尼松剂量在隔日＞0.7mg/kg 时，复发 26 例次（25.24%）；在隔日＜0.7mg/kg 时，复发 77 例次（74.76%），并提出疗程中频繁复发者需要寻找个体最佳维持剂量，以隔日（0.5～1）mg/kg 为宜，一般服用 12～24 个月，个别病例可能更长。

激素疗程的长短与肾病综合征的复发密切相关，目前国内外学者多采用延长激素疗程或加大激素用量的方法来降低肾病综合征患儿的复发率。但是，长期使用激素治疗的肾病综合征患儿可发生内分泌代谢改变，主要表现为 GH、PRL、ACTH 和皮质醇水平的明显降低。而长期或反复大剂量糖皮质激素治疗所导致的肾上腺皮质功能低下则是肾病综合征难治的另一重要因素。Leisti 观察用药半年，肾上腺功能正常者复发率为 66%，中度减退者为 82%，重度减退者为 100%。Hiwoshitu 等认为神经内分泌和免疫系统之间存在着复杂的调节环路，神经内分泌系统具有细胞因子特异性受体，并能分泌某些细胞因子，而免疫细胞所产生的神经肽类激素，还具有肽类激素的受体，肾病综合征发病或复发时存在着肾上腺皮质功能低下和免疫紊乱，血浆皮质醇水平和 CD_4/CD_8 值呈正相关，IL-2 活性与 CD_4/CD_8 值呈正相关。因此免疫细胞的参与，HPA 轴功能异常，以及免疫系统与 HPA 轴相互间调节紊乱是疾病发生、发展的重要因素。肾病患儿肾上腺皮质功能在发作期低下、缓解期不能恢复正常水平可能是频复发肾病综合征的主要原因之一，提示在使用类固醇激素过程中定期检测血浆皮质醇有助于预测有无复发的可能（表 5-1）。

吴氏对 62 例肾病综合征激素敏感型患儿检测其血清皮质醇浓度共 74 例次，结果表明肾病初发与复发患儿血皮质醇浓度在治疗前均明显低于正常，说明肾病发作期肾上腺皮质功能的降低不足以外源性激素反馈抑制结果来解释，而与自身肾上腺皮质功能的偏低有关。缓解期时，频复发肾病综合征患儿血皮质醇浓度显著低于非频复发肾病综合征患儿。38 例做

ACTH 兴奋试验均呈正常反应。当激素减量至 0.5～1mg/kg 和＜0.5mg/kg 隔日晨顿服时，非频复发肾病综合征患儿血皮质醇浓度恢复正常水平，频复发肾病综合征患儿仍较偏低。

表 5-1 不同疗程皮质激素治疗时复发情况

	总例数（例）	不频复发 （6 个月内＜2 次）	频复发 （6 个月≥2 次）	合计
长程疗法	33	21%	15%	36%
中程疗法	66	44%	17%	61%
短程疗法	32	47%	34%	81%

有报道肾病综合征患儿外周血 Th2 降低与激素耐药呈正相关，调节或纠正自身免疫病中失衡的 Th1/Th2 细胞因子网络可以试图改变激素耐药问题。而且激素耐药型肾病综合征患儿肾组织 Th2 型细胞因子（IL-4、IL-10）表达明显高于 Th1 型细胞因子（IFN-γ和 IL-2），也提示 Th1 与 Th2 相互作用及其平衡与激素耐药有关。另有研究发现激素耐药型肾病综合征患儿 T 细胞 NF-κB P65 亚单位蛋白降低、IL-2mRNA 表达增加，可能是耐药机制之一。炎症细胞因子 TNF-α等可以通过降低糖皮质激素受体的表达和核转位而抑制糖皮质激素受体的转录激活能力，这可能是炎性细胞因子诱发激素抵抗的主要机制。激素耐药型肾病综合征患儿外周血单个核细胞培养上清液中 TNP-α产生增多可预测激素耐药性。另有学者研究巨噬细胞移动抑制因子 MIF-173C 等位基因多态性发现激素耐药型肾病综合征患儿的 CC 基因型过度表达，提示 MIF 可能与激素耐药型肾病综合征有关。

三、感染因素的影响

目前大多数学者认为机体免疫功能紊乱，抗病能力低下是肾病综合征难治的主要原因之一。甘美莹报道，肾病综合征患儿治疗前 CD_4 和 CD_4/CD_8 值较正常对照组低下，而激素治疗后，有效组临床尿蛋白转阴，血浆低蛋白状态改善，这时 CD_4 和 CD_4/CD_8 值逐渐回升接近正常对照组水平，无效组 T 细胞亚群数较对照组低，其中 CD_4 细胞数下降尤为明显。Hiwoshitu 等认为神经内分泌和免疫系统之间存在着复杂的调节环路，神经内分泌系统具有细胞因子特异性受体，并能分泌某些细胞因子，而免疫细胞所产生的神经肽类激素，还具有肽类激素的受体，肾病综合征发病或复发时存在着肾上腺皮质功能低下和免疫功能紊乱，血浆皮质醇水平和 CD_4/CD_8 值呈正相关，IL-2 活性与 CD_4/CD_8 值呈正相关。

核因子（nuclear factor，NF）-Kappa B（κB）是一种重要的核转录因子，参与调控许多重要的免疫因子的表达，其中包括炎性细胞因子（如 IL-2，IL-6，IL-8，CSF 等）、趋化因子、干扰素、MHC 蛋白、生长因子、细胞黏附分子（如 VCAM、ICAM、E-Slectin 等）等，而这些因子对于免疫细胞的趋化、浸润、活化、增生、分泌等都具有直接的调节作用。免疫细胞内 NF-κB 活性的改变可以直接影响到免疫细胞的活化、增生和凋亡，NF-κB 直接调控对 T 细胞增生活化最重要的细胞因子 IL-2 及其高亲和力受体基因的表达，显示 NF-κB 是一种生长调节因子，其活性与 T 细胞增生密切相关。而免疫功能低下是肾病综合征患儿感染的重要因素，也是肾病综合征难治因素之一。

肾病复发与感染的因果关系尚不明确。肾病的起病与复发存在细胞免疫功能紊乱已为众多学者所证实。卢氏报道感染与肾病综合征患儿血 IgG 水平的减低和水肿的严重程度有关，说明感染与水肿之间又存在着密切的关系。如果肾病综合征患儿存在明显的低 IgG 血症和水肿，给予丙种球蛋白积极治疗，对于控制和预防感染都具有重要的临床意义。

四、高凝因素的影响

低蛋白血症代偿性地加速肝细胞蛋白质合成，使血中高密度脂蛋白（HDL）、低密度脂蛋白（LDL）来源增加，而 LDL 是由胆固醇和甘油三酯组成，故出现高胆固醇血症而加重肾脏损害。Moorhead 提出了"脂质肾毒性"假说，脂质代谢紊乱可以促进肾小球系膜细胞（MC）损伤、基质积聚和单核/巨噬细胞浸润，浸润的巨噬细胞产生和释放多种细胞因子、炎症介质、血管活性物质、蛋白酶、促凝物质和活性氧，启动炎症过程而造成肾脏损害。LDL 通过肾小球系膜细胞表面的 LDL 受体引起系膜增生，系膜基质增加，促进肾小球进行性硬化，氧化 LDL 介导的氧化损伤可以造成不可逆的肾小球损害。血高胆固醇可阻止膜表面黏附分子、各种受体或配体的表达，影响 T、B 细胞的活化、增殖和分化，LDL 中的 apoE 能抑制细胞免疫功能，减弱对 B 细胞的辅助作用，使机体易于感染而复发。此外高脂血症还可引起血液黏度增高，形成高凝状态。

形成高凝状态的原因有：①大量蛋白尿使肝脏代偿性合成增强，凝血因子 V、Ⅶ、Ⅷ、X 及纤维蛋白原增加，且Ⅸ和Ⅺ因子下降。而抗凝血酶Ⅲ（AT-Ⅲ）从尿中丢失增多而致血液出现高凝状态。②Lp（a）升高不仅能与纤溶酶原竞争血管上的结合位点，而且能抑制 t-Pa 介导的纤溶酶原激活和聚集，使纤溶酶原和纤维蛋白结合减少，加之纤溶酶原从尿中排泄，使纤溶活性降低，导致血液中纤维蛋白原浓度显著增加。③低蛋白血症有助于血小板利用花生四烯酸合成促血小板凝集的血栓素 A_2。④血小板升高、功能亢进，增强血小板凝集。⑤高脂血症引起血黏度升高；不适当的利尿剂使用能使血液浓缩和血黏度进一步升高。⑥血清蛋白电泳中α2 巨球蛋白和β球蛋白增高，此蛋白有抗凝血酶、抗纤溶酶活性。⑦长期大量糖皮质激素的应用。⑧CIC 激活后，补体激活损伤引起内源性凝血。当血管内皮受损或血流郁积时患儿极易产生自发性血栓，使肾小球微循环障碍，血流缓慢，进而加重蛋白尿、脂质紊乱，并引发肾静脉或下腔静脉血栓，严重者造成肺、脑、心栓塞。因此，大量蛋白尿和高凝、血栓、栓塞互为因果，造成恶性循环，导致频繁复发型肾病综合征复发。

因此，血液中凝集和凝聚的各种前因子增强，而抗凝集和抗凝聚及纤溶作用机制受损，都可引起肾病综合征患儿出现高凝状态，尤其对激素无效应者及膜性或膜增生性高凝状态者更为突出。

五、低蛋白血症与蛋白补充因素的影响

严重的低蛋白血症可引起组织水肿及低血容量，导致局部循环不良，肾灌流不足及肾功能受损、患儿易感染而复发。实践证明，高蛋白饮食不能改善肾病时的低蛋白血症，反而可使尿蛋白排泄增加，加重肾小球上皮细胞损伤，并使肾小球高灌注、高滤过，进而最终导致肾小球硬化。Yoshimura 等报告，输入白蛋白不仅会延长患儿达到缓解的时间，而且会增加复发率。因此，临床反复输注白蛋白或补充高蛋白饮食将影响肾病综合征的终末预后或反复，是肾病综合征患儿难治因素之一。但若偏低蛋白饮食 $[0.8g/(kg \cdot d)]$，同时应用必需氨基

酸或α-酮酸,血管紧张素转换酶抑制剂(ACEI)或血管紧张素酶Ⅱ受体阻断剂(ARB)阻抑尿蛋白的排泄,则血清白蛋白浓度可增加。目前认为肾病综合征患儿蛋白质摄入量以 0.7～1g/(kg·d)为宜。

六、合并肾小管间质损害因素的影响

肾病肾小管间质损害的作用近年来已引起高度重视,并进行深入的研究。许多研究表明,难治性肾病患儿常有程度不同的肾小管间质受累,即肾小管常有变性、坏死,间质内常有单核细胞浸润和不同程度的纤维化;而且肾小球病变和小管间质不总是平行的,不同类型肾病其预后因素与肾小管间质病变的有无和严重程度有关,决定肾脏疾病转归的因素主要是小管间质病变,而不是肾小球病变。肾间质细胞如 T 细胞浸润,某些生长因子、细胞因子分泌增多,可使纤维母细胞增殖,促进小管间质纤维化,而间质纤维化又可导致球后小管周围毛细血管袢闭塞,两者形成恶性循环;T 细胞辅助因子可以使小管基底膜Ⅳ型胶原生成减少,造成小管萎缩,球管反馈自动调节功能丧失等。

上述各种原因均可导致肾单位进一步丧失和肾功能不全的进一步加重。至于小管间质病理损害的程度与病理类型之间的关系,目前尚无统一说法。有人认为两者间无显著性差异,有人认为两者相关,其中局灶节段性肾小球硬化最重,系膜增生性肾炎次之。对难治性肾病患儿应及早进行肾脏病理检查,除结合肾小球改变外还应重视肾小管间质的改变,这对决定进一步治疗及判断预后均有重要临床意义。近年来采用的有关肾小管间质损害的实验室指标,如尿视黄醇结合蛋白(RBP)、α₁ 微球蛋白(HC 蛋白)、尿蛋白-1(Clara 细胞蛋白)、胱抑素等是肾小管损害早期和轻微损害的较为理想的敏感指标,尤其适用于无条件进行肾脏病理活检者。

尿视黄醇结合蛋白、β2-微球蛋白和 N-乙酰-β-D 氨基葡萄糖苷酶是评价肾小管间质损害(TIL)的常用指标。研究显示糖皮质激素耐药者尿 N-乙酰-β-D 氨基葡萄糖苷酶和β2-微球蛋白较糖皮质激素敏感者明显增高;微小病变型、系膜增生性肾炎和局灶节段性肾小球硬化患儿如尿视黄醇结合蛋白正常多对糖皮质激素敏感,增高时发生糖皮质激素耐药。激素耐药型肾病综合征患儿肾组织中 AP-1、TGF-β1 的表达水平明显高于激素敏感型肾病综合征者,而 AP-1 和 TGF-β1 与肾脏病理损害尤其是 TIL 较重有关,从而提示 TIL 可能是激素耐药的又一机制。主要参与肾脏上皮细胞分化调控的 Pax2 基因编码核转录因子的高表达可导致肾小管间质病变进一步加重。有报道 Pax2 阳性表达密集处出现肾小管结构异常在一定程度上影响激素疗效的发挥。成纤维细胞特异蛋白 1(FSP1)可反映小管间质纤维化的程度。最近有报道发现产 FSP1 的成纤维细胞,即 FSP1(＋)细胞可作为激素抵抗的强有力的预测因子。在 IgA 肾病患者中如果 FSP1(＋)细胞数量>32.6/HPF,发生激素抵抗的可能性高。

七、基因突变和基因多态性因素的影响

越来越多的研究表明原发性肾病综合征发病具有一定的遗传学基础,一些相关基因及编码蛋白质的质和量的改变参与了原发性肾病综合征的发病,并可能是导致难治性肾病的主要因素。

足细胞相关蛋白 nephrin、podocin、α-actinin、WT1、CD2AP 被认为是产生蛋白尿的关

键分子，其编码基因分别为 NPHS1、NPHS2、ACTN4、WT1、CD2AP，近年来研究认为这些单基因突变会导致激素耐药型肾病综合征，其中对于 NPHS2、WT1 基因的研究相对较多。NPHS2 突变在家族性及散发的激素抵抗肾病综合征中有一定程度的普遍性。NPHS1 编码裂孔膜上的一种跨膜蛋白 nephrin，其基因突变导致先天性肾病综合征芬兰型。NPHS2 编码蛋白 podocin 特异地表达于肾脏足突细胞，是裂孔膜相关的一种重要膜蛋白，由于该基因突变，造成裂孔膜功能异常，不仅是家族性激素抵抗的肾病综合征，而且也是散发性激素抵抗的肾病综合征的常见病因。Trebble 等对 152 例散发性激素耐药型肾病综合征患儿进行研究，发现有 19% 的患儿存在激素耐药型肾病综合征突变。Attilio 等对 172 例散发性激素耐药型肾病综合征患儿进行检测发现有 10.5% 的患儿存在 NPHS2 基因突变。近年相关研究发现，NPHS2 基因突变主要以复合杂合子及复合纯合子的方式发生基因突变。目前发现的基因突变主要为点突变，患儿基因片段中不存在重组或丢失的情况，WT1 基因突变主要见于弥散性系膜硬化或局灶节段性肾小球硬化疾病中。Dai 等对 37 例散发性激素耐药型肾病综合征患儿第 8、9 个外显子进行研究，结果发现单侧睾丸易位、尿道下裂及合并膈疝的 1 例患儿存在 WT1 基因突变。

编码肾小球足细胞裂孔膜相关蛋白的 3 个基因（NPHS21、NPHS2 和 ACTN4）突变可引起两种常染色体隐性遗传型激素耐药型肾病综合征和一种常染色体显性遗传型局灶节段性肾小球硬化。目前研究最多的是 NPHS2，其编码的蛋白 podocin 以寡聚体的形式聚集在足细胞足突膜的裂孔膜附着处，在肾小球裂孔膜结构和调节裂孔膜的滤过功能方面发挥作用。目前对于 NPHS2 突变与激素抵抗的关系尚有争议。NPHS2 突变具有种族差异，不同民族中突变检出率不同。目前中国散发性肾病综合征患儿 NPHS2 突变率低于 3%，印度患儿低于 4%，日本和韩国患病人群中未发现 NPHS2 突变。

在散发性激素耐药型肾病综合征中 WT1（Wlims tumor 1）是继 NPSH2 之后又一个比较常见的基因，位于 11 号染色体短臂 1 区 3 带，有 10 个外显子，其编码的蛋白是一种锌指样转录因子，主要在肾脏和造血细胞表达，其功能是识别、结合特异的靶基因以调节其转录。WT1 与泌尿生殖系统的发育和许多肾脏疾病的发生有密切关系。迄今为止，国际上有多个研究小组对散发性激素耐药型肾病综合征儿童进行了 WT1 基因突变分析，其突变检出率为 1.4%～6.4%。RUF 等对 115 例散发性激素耐药型肾病综合征患者进行分析，首次报道了 9% 的女性激素耐药型肾病综合征患者和 5% 的男性患者存在 WT1 基因外显子 6～9 的突变。

早在 1976 年，就有学者发现 MD1（multiple drug resistance protein）基因的编码产物 P-gp170（permeability-glycoprotein170，P-gp170）与激素耐药有关。随后 STACHOWSKI 等发现耐药的肾病综合征患者 MDR1 过度表达，认为可能是产生耐药的原因。2007 年，关凤军首次通过检测肾病综合征患儿外周血单个核细胞内地塞米松的浓度与 P-gp 表达量并分析两者间的关系，发现外周血单个核细胞膜 P-pg170 表达增高与肾病综合征患儿糖皮质激素耐药有关，并且应用糖皮质激素可诱导 P-pg170 表达上调，继而影响细胞内地塞米松的水平介导耐药。并且糖皮质激素治疗也可能诱导 P-gp170 使细胞内激素的浓度降低，导致激素敏感性降低，甚至继发激素耐药的发生。

Paired Box2（Pax2）是基因编码的核转录因子，主要参与肾小管上皮细胞分化的调控，是肾发育早期重要调控分子之一。原发性肾病综合征患儿肾小管上皮细胞存在不同程度的 Pax2 表达，并且激素耐药患儿的 Pax2 高表达，经相关性分析发现 Pax2 高表达与肾小管间质的损害有关，并在一定程度上影响激素治疗的效应发挥。

细胞色素 P450（cytochrome P450 monooxygenase，CYP）是 P450 酶系的末端氧化酶，其中一些 CYP 是 I 相药物代谢酶。研究表明 CYP 是对药物代谢动力学意义较为重要的药物代谢酶，负责临床上超过 80% 药物的氧化代谢。SIM-MONS 等发现肝细胞中 CYP450 酶表达和诱导的维持需要依赖糖皮质激素。LEBLOND 等发现 CYP450 酶表达的下调能够减少药物代谢。周宏灏等的研究发现，绝大部分的药物反应个体差异是有遗传因素特别 CYP450 的遗传变异造成的。但目前对于原发性肾病综合征激素抵抗与 CYP450 的关系国内外尚无报道。

基因多态性被认为是基因表达的重要决定因素。apoE 的三种主要异构体 E2、E3、E4 分别由位于一个基因位点的三个等位基因ε2、ε3、ε4 编码。Kimsd 对 190 例肾病综合征患儿进行研究发现，频复发者等位基因ε4 高频率出现，为正常对照组的 3.4 倍，不常复发组的 2.5 倍。因此 apoE 基因ε4 可能参与频繁复发型肾病综合征的复发。徐氏应用 PCR 决定 AEC 基因多态（缺失 DD、插入 II 纯合型和 ID 杂合型），对 101 例激素敏感性肾病（SSNS）患儿行 PAF 分解酶基因型别（GG、GT 和 TT）分析。研究结果发现，同时有 ACE 基因缺乏型（ID/DD）和 PAF 分解酶基因突变（GT）者起病后第 1 年的复发次数显著增高（$P=0.01$），认为 AEC 基因多态性，通过与 PAF 分解酶基因突变的协同作用，对激素敏感型肾病综合征的复发产生影响。

国内外学者已陆续证实人类白细胞抗原（HLA）的基因频率在激素耐药型肾病综合征和激素敏感型肾病综合征患儿中有明显不同，提示肾病综合征激素耐药可能有免疫遗传背景的差异。糖皮质激素敏感的患儿与 HLA-DR7、DQ2 和复合 HLA-DR3/DR7 的表型增加有重要联系，而与 HLA-DR2、DR6 和 DQ1 无关，且这种表现在糖皮质激素依赖频繁复发者更为明显，而糖皮质激素耐药的患儿与 HLA 无明显必然联系。Thomson 等研究发现肾病综合征患儿与人类白细胞抗原（human leucocyte antigen，HLA）系统有关，在激素依赖型肾病综合征患儿，HLA-DR7 发生率为 48%，激素敏感型肾病综合征患儿为 73%，激素敏感型肾病综合征与 DR7 相关，激素耐依赖型肾病综合征与 DR3 相关。Hans Rader 等发现激素敏感型肾病综合征与 HLA-DR3 联系较强，频复发和激素依赖患者 HLA-B_8 DR7 和 DR3 结合起来发生率高。流行病学研究发现中国汉族激素敏感性肾病综合征儿童的 HLA-DR7、HLA-DR9 明显高于对照组，且 HLA-DR9 在频繁复发型肾病综合征患者中明显增高。难治性肾病患儿的易感性和频复发性与 HLA 有关，现代概念认为 HLA I 类和 II 类抗原作为 T 细胞的引导系统，T 细胞对抗原的反应是由 T 细胞受体、抗原肽以及细胞表面 I 类、II 类抗原相互作用而产生的，这三者之一有异常即可导致对疾病的易感，这些易感基因可能就是有缺陷的免疫应答基因，它搅乱了免疫调节过程，引起自身免疫功能紊乱，导致肾病患儿易感和频繁复发，这是小儿难治性肾病的难治重要因素。

八、特发性效应因素的影响

伴有特应性反应的病例是肾病综合征的一个常见临床亚型，此型患儿具有较高的频复发率。特应性体质和过敏原侵入是导致频繁复发型肾病综合征的重要因素之一。Cameron 等报告部分伴有特应性反应的肾病综合征的复发与季节性过敏症或特应性疾病有关。Mendeson 等在部分频复发微小病变病例中，测得血清 IgE 水平明显增高。这些均提示一部分伴有特应性反应的肾病综合征患儿与Ⅰ型变态反应有关，某些过敏原因素可能是其潜在的病因。

此外，劳动或运动量过大亦可导致肾病复发，肾病综合征患儿在恢复期应避免激烈运动是很有必要的。激素和免疫抑制剂的正确应用也是影响肾病预后的重要因素。因此，对复杂或激素依赖或抵抗，或频繁复发的病例要认真分析有关难治因素，采取相应的对策措施是治疗成败的关键。

第二节　难治性肾病的临床治疗

目前国内外治疗儿童难治性肾病（难治性肾病）的方案多参照 2012 年改善全球肾脏病预后组织（kidney disease improve global outcomes，KDIGO）发布的诊疗指南和 2009 年、2016年中华医学会儿科学分会肾脏病学组制定的《儿童常见肾脏疾病诊治循证指南：激素耐药型肾病综合征诊治指南》以及《儿童激素敏感、复发/依赖肾病综合征诊治循证指南》（试行），后者因结合了当前儿童群体治疗的特殊性，同时为减少长时间使用激素可能带来的一系列不良反应、缩短无效激素治疗的时间，国内多采用后者的治疗方案。

一、一般治疗

1. 休息　水肿显著或大量蛋白尿，或严重高血压者均需卧床休息。病情缓解后逐渐增加活动量。在校儿童肾病活动期应建议休学。

2. 饮食　显著水肿和严重高血压时应短期限制水钠摄入，病情缓解后不必继续限盐。活动期病例供盐 1～2g/d。蛋白质摄入 1.5～2g/(kg·d)，以高生物价的动物蛋白（乳、鱼、蛋、禽、牛肉等）为宜。在应用激素治疗过程中食欲增加者应控制食量，足量激素时每天应给予维生素 D 400U 及钙 800～1200mg。

3. 防治感染　发生感染时要及时控制感染，根据病原检查合理选择抗生素。

4. 利尿　对激素耐药或使用激素之前，水肿较重伴尿少者，可配合使用利尿剂，但需密切观察出入水量、体重变化及电解质紊乱。

5. 对家属的教育　应使父母及患儿很好地了解肾病的有关知识，并且应该教给用试纸检验尿蛋白的方法。

6. 心理治疗　肾病患儿由于病情反复，迁延难治，患儿多具有内向、情绪不稳定性或神经质个性倾向，出现明显的焦急、抑郁、恐惧等心理障碍，应配合相应心理疏导治疗。

二、频繁复发型/激素依赖型肾病综合征的治疗

（一）激素的应用

（1）拖尾疗法：按非频复发肾病综合征激素治疗，重新诱导缓解后泼尼松每 4 周减量0.25mg/kg，给予能维持缓解的最小有效激素量（0.5～0.25mg/kg），隔日口服，连用 9～18个月。

（2）若隔日激素治疗出现反复，可用能维持缓解的最小有效激素量（0.5～0.25mg/kg），每日口服。

（3）在感染时增加激素维持量：患儿在巩固维持阶段患上呼吸道或胃肠道感染时改隔日

口服激素治疗为同剂量每日口服，连用 7 天，可降低复发率。若未及时改隔日口服为每日口服，出现尿蛋白阳性，仍可改隔日激素为同剂量每日顿服，直到尿蛋白转阴 2 周再减量。如尿蛋白不转阴，重新开始诱导缓解或加用其他药物治疗。

（4）纠正肾上腺皮质功能不全：肾上腺皮质功能减退患儿复发率明显增高，对这部分患儿可静脉滴注促肾上腺皮质激素（ACTH）来预防复发。对激素依赖型肾病综合征患儿可予 ACTH 0.4U/(kg·d)（总量不超过 25U）静脉滴注 3～5 天，然后激素减量，同时再用 1 次 ACTH 以防复发。每次激素减量均按上述处理，直至停激素。近年国内报道的 ACTH 用法为：1U/(kg·d)（最大剂量控制在 50U 以下），静脉滴注 3～5 天为 1 个疗程，每月 1 个疗程。用 2 个疗程后，激素每月减量 1.25～5mg。一般 ACTH 用 6 个疗程或激素减停后继续用 ACTH 治疗 2 个疗程。

（5）更换激素种类：对泼尼松疗效较差的病例，可换用其他糖皮质激素制剂，如地夫可特（de-flazacort）、甲泼尼龙（methylprednisolone）、地塞米松（dexamethasone）、阿赛松（triamcinolone，曲安西龙）、康宁克通 A（kenacort A）等。

（6）对重度水肿、严重胃肠道功能失调的患者改用静脉用药以改进激素吸收。

（二）免疫抑制剂的应用

1. 环磷酰胺（cyclophosphamide，CTX） ①口服疗法：2～3mg/(kg·d)，分 2～3 次，疗程 8 周；②静脉冲击疗法：8～12mg/(kg·d)，每 2 周连用 2 天，总剂量≤200mg/kg，或每月 1 次静注，500mg/m^2，共 6 次。

应用环磷酰胺时需注意以下几方面：

（1）口服治疗 8 周，与单独应用激素比较，可明显减少 6～12 个月复发率。但无证据表明进一步延长疗程至 12 周能减少 12～24 个月时的复发。

（2）口服环磷酰胺 3mg/(kg·d) 联合泼尼松治疗的效果较口服 2mg/(kg·d) 联合泼尼松治疗的效果好。如患儿能耐受，建议口服剂量为 3mg/(kg·d)。

（3）静脉每月 1 次冲击治疗，与口服治疗相比，两者的有效率无差异，而白细胞减少、脱发、感染等不良反应较口服法轻。

（4）环磷酰胺治疗频繁复发型肾病综合征患儿的疗效优于激素依赖型肾病综合征。

（5）随年龄的增加，环磷酰胺治疗的缓解率增加。有文献显示，<3.8 岁的患儿 2 年缓解率为 17.2%，3.8～7.5 岁的缓解率为 30%，>7.5 岁缓解率可达 45%。不良反应有白细胞减少、秃发、肝功能损害、出血性膀胱炎等，少数可发生肺纤维化。最令人瞩目的是其远期性腺损害。病情需要者可小剂量、短疗程、间断用药，要避免青春期前和青春期用药。

2. 环孢素（cyclosporin A，CsA） 4～6mg/(kg·d)，每 12 小时口服 1 次，维持血药谷浓度 80～120ng/ml，疗程 12～24 个月。应用环孢素时需注意以下几方面：①建议餐前 1 小时或餐后 2 小时服药。②初次服药后 1 周查血药浓度，根据血药浓度调整剂量。用药期间需监测血药浓度。③维持期口服较小剂量［1.5～2.0mg/(kg·d)］时，单次服用可增加药物的峰浓度，对谷浓度无影响，既能达到同样的疗效，又可减少不良反应，增加患儿的依从性。④环孢素肾毒性（CsAN）发生的独立危险因素为：环孢素治疗时间>36 个月、患儿接受环孢素治疗时年龄<5 岁、大量蛋白尿的持续时间长（>30 天）。临床上应对长期使用环孢素的患儿进行监测，当患儿血肌酐水平较基础值增高 30%，应减少环孢素的用量。对使用 2 年以上的患儿应肾活检观察有无肾毒性的组织学证据。

3. 他克莫司（tacrolimus，TAC）　0.05～0.15mg/(kg·d)，每间隔 12 小时 1 次，维持血药谷浓度 5～10μg/L，疗程 12～24 个月。应用他克莫司时需注意以下几方面：①建议餐前 1 小时或餐后 2 小时服药。②初次服药后 1 周查血药谷浓度，根据血药浓度调整剂量。用药期间需监测血药浓度。③他克莫司生物学效应是环孢素的 10～100 倍，肾毒性较环孢素小。④对严重的激素依赖型或频繁复发型肾病综合征治疗的效果与环孢素相似。⑤对于有糖尿病家族史、糖耐量降低或肥胖的患儿应慎用。⑥患儿及家人不能接受环孢素对容貌的影响（如多毛、牙龈增生等）时，建议使用他克莫司代替环孢素治疗。

4. 吗替麦考酚酯（mycophenolate mofetil，MMF）　20～30mg/(kg·d)，每 12 小时口服 1 次，每次最大剂量不超过 1g，疗程 12～24 个月。应用吗替麦考酚酯时需注意以下几方面：①长疗程（>12 个月）吗替麦考酚酯治疗可减少激素用量、降低复发率，无明显的胃肠道反应和血液系统不良反应。②对环孢素抵抗、依赖或环孢素治疗后频复发患儿，吗替麦考酚酯能有效减少激素用量和环孢素的用量，可替代环孢素作为激素的替代剂。

5. 长春新碱（vincristine）　用法：1mg/m²，每周 1 次，连用 4 周，然后 1.5mg/m²，每月 1 次，连用 4 个月。能诱导 80% 的激素依赖型肾病综合征缓解，对部分使用环磷酰胺后仍频复发的患儿可减少复发次数。

6. 其他免疫抑制剂

（1）咪唑立宾（mizoribine）：用法：5mg/(kg·d)，分两次口服，疗程 12～24 个月。近年研究表明，咪唑立宾能减少激素依赖型或频繁复发型肾病综合征患儿的尿蛋白，减少激素用量，提高缓解率。有研究表明激素耐药型肾病综合征患儿在使用环磷酰胺病情未获缓解时辅以咪唑立宾（4.4～9.4mg/kg）具有协同作用。

（2）硫唑嘌呤（azathioprine）：与单纯激素治疗和安慰剂治疗相比，其治疗在 6 个月时的复发率无差别，现已不建议临床应用。

（3）西罗莫司（sirolimus）：又称雷帕霉素（rapamycin，RAPA），为大环内酯化合物，在体内可抑制 T、B 细胞的活化，B 细胞免疫球蛋白的合成，同时可降低淋巴细胞激活的杀伤细胞、自然杀伤细胞和抗体依赖性细胞毒作用而发挥免疫抑制作用，还可与环孢素、他克莫司或吗替麦考酚酯联合用药，均具有明显协同作用。

7. 免疫调节剂　左旋咪唑（levamisole）2.5mg/kg，隔日口服，疗程 12～24 个月。应用左旋咪唑时需注意以下几方面：①一般作为激素辅助治疗，适用于常伴感染的频繁复发型肾病综合征和激素依赖型肾病综合征。②与单纯激素治疗相比，加用左旋咪唑可降低激素依赖型肾病综合征和频繁复发型肾病综合征复发风险。③左旋咪唑治疗 6 个月以上，其降复发效果与口服环磷酰胺治疗相似，可降低 6、12、24 个月复发风险。④左旋咪唑在治疗期间和治疗后均可降低复发率，减少激素的用量，在某些患儿可诱导长期的缓解。

（三）多靶点治疗

多靶点免疫抑制治疗是用 2 种以上不同作用机制的免疫抑制剂联合用药，既减少了每种药物的剂量和不良反应，也发挥了多作用靶点共同抑制的协同作用，从而达到更佳疗效。多靶点疗法在理论上具有三大优势：①每一种免疫抑制剂的剂量减少，在保证药效的同时，减少了药物的不良反应。②多靶点的作用（如抗淋巴细胞增殖＋抗内皮细胞增殖＋抗炎＋抗上皮侧免疫复合物）较单一效应（或抗炎或抗增殖）能带来更佳的治疗效应。③药物协同作用可能提高药物的浓度，减少剂量。有学者指出在两联治疗无效情况下可考虑使用多靶点疗法。常用的包括：①糖皮质激素＋CsA＋RAPA；②糖皮质激素＋TAC＋硫唑嘌呤；③糖皮质激素＋CsA＋MMF。但多靶点治疗目前尚缺乏临床多样本、多中心的报道，观察时间也不够长，尚有待于更多病例、更长时间观察的深入研究。

朱楠在一项回顾性研究中纳入了72例难治性特发性膜性肾病患者，用激素联合FK506、MMF多靶点治疗，可有效提高难治性特发性膜性肾病缓解率且副作用较小。刘雪等选取60例难治性特发性膜性肾病患者随机分组，对照组用激素加CTX，观察组用多靶点治疗（激素＋FK506＋吗替麦考酚酯＋雷公藤），疗程6个月，结果显示观察组缓解率更高。

（四）生物制剂

研究发现B细胞异常参与了肾病综合征的发生，增加肾小球通透性的因子可能来源于B细胞分泌的免疫球蛋白。利妥昔单抗（rituximab，RTX）为抗CD-20单抗，可与B细胞上CD20结合，引发B细胞溶解。利妥昔单抗用法：375mg/（m² · 次），每周1次，用1～4次。对上述治疗无反应、不良反应严重的激素依赖型肾病综合征患儿，可使用利妥昔单抗，其能有效地诱导缓解，减少复发次数，不良反应发生率低，与其他免疫抑制剂合用有更好的疗效。

补体系统的异常活化在特发性膜性肾病发病机制中占有重要地位，实验研究显示抑制膜攻击复合物C5b-9与蛋白尿的形成密切相关。因此，运用重组补体调节蛋白或补体单克隆抗体等靶向抑制补体活化，可使特发性膜性肾病的治疗更具特异性。依库珠单抗（eculizumab）能特异性阻断C5裂解，最终阻止膜攻击复合物C5b-9的形成。此外，CD59作为补体系统激活后的酶级联反应的调节因子，可以抑制C5b-9的形成，保护宿主细胞免受C5b-9介导的细胞裂解。

研究发现局灶节段性肾小球硬化可能与一种可溶性尿激酶受体（soluble urokinase receptor，suPAR）相关。动物实验发现suPAR能激活足细胞上的整合素β3，导致足突的消失，产生蛋白尿。一篇综述中提到两项大样本的队列研究（一项是美国国家健康临床试验机构的NIHCT研究，另一项是欧洲的PodoNet研究），分别证实有84%和55%的局灶节段性肾小球硬化患者血清suPAR水平明显升高；对肾移植后复发的局灶节段性肾小球硬化患者行血浆置换治疗，发现尿蛋白的减少与血浆suPAR降低的水平相关。这些研究也许可以解释为什么局灶节段性肾小球硬化患者易在肾移植后复发，而通过血浆置换治疗，病情可以得到改善。

此外，采用正规激素和免疫抑制剂治疗疗效不满意时可加用丙种球蛋白冲击。丙种球蛋白用量为0.3～0.4g/（kg · d），连续3天。可以降低尿蛋白含量和提高血清白蛋白量，增加尿量，减少心包及胸腔积液、腹腔积液，控制感染。另有"斯奇康"（卡介菌多糖核酸）穴位注射、经皮肾囊穿刺封闭术等报道治疗难治性肾病综合征。对激素抵抗性肾病综合征的治疗必须同时注意其原发病和肾外并发症的治疗。选择的治疗模式应根据患者病理类型、肾功能情况、临床存在的危险因素等对治疗方案的不良反应及患者的整体情况来确定，切不可片面强调肾脏而忽略了整体。

（五）辅助治疗

目前有诸多证据支持血管紧张素转化酶抑制剂和血管紧张素受体拮抗剂药物可以降低

蛋白尿和保护肾脏功能。肾病综合征患儿通常伴有血液高凝，不但会造成肾脏微循环障碍，还能促进肾小球硬化。低分子肝素由于分子量小，与蛋白质和细胞的结合减少的特点使其具有出血风险性小，量效反应可预测性强等优点，可有效缓解血液高凝状态，同时也可辅助使用蝮蛇抗栓酶滴注及口服双嘧达莫片辅助治疗。有效的抗脂治疗能减轻系膜增殖和基质扩展，缓解肾小球硬化。有肾小管与间质病变的患儿可加用冬虫夏草制剂，可改善肾功能，并能减轻毒性物质对肾脏的损害。

三、激素耐药型肾病综合征的治疗

1. 激素耐药型肾病综合征的临床治疗　在缺乏肾脏病理检查的情况下，国内外学者将环磷酰胺（CTX）作为激素耐药型肾病综合征的首选治疗药物。中华医学会儿科分会肾脏病学组制定的激素耐药肾病综合征诊治循证指南推荐采用激素序贯疗法：泼尼松 $2mg/(kg \cdot d)$ 治疗 4 周后尿蛋白仍阳性时，可虑以大剂量甲泼尼龙（MP）$15 \sim 30mg/(kg \cdot d)$，每天 1 次，连用 3 天为 1 个疗程，最大剂量不超过 1g。冲击治疗 1 个疗程后如果尿蛋白转阴，泼尼松按激素敏感方案减量；如尿蛋白仍为阳性者，应加用免疫抑制剂，同时隔天晨顿服泼尼松 $2mg/kg$，随后每 $2 \sim 4$ 周减 $5 \sim 10mg$，随后以一较小剂量长期隔天顿服维持，少数可停用。建议甲泼尼龙治疗时进行心电监护。下列情况慎用甲泼尼龙治疗：①伴活动性感染；②高血压有胃肠道溃疡或活动性出血者。

2. 根据不同病理类型的治疗方案　对激素抵抗的患者要注意下列几个方面：进行肾脏病理检查以确立诊断；除外一些系统性疾病引起的肾病综合征，防治感染；了解患者的依从性；对重度水肿、严重胃肠道功能失调的患者改用静脉用药以改进激素吸收；预防血栓形成；控制高脂血症等。对于激素抵抗性肾病综合征应根据不同的病理类型调整免疫抑制剂及治疗方案，采用其他非免疫治疗措施来改善激素抵抗的状态，以提高肾病综合征的缓解率。

（1）病理类型为微小病变型：①环磷酰胺为首选药物，静脉环磷酰胺冲击的完全缓解率较口服环磷酰胺效果更佳；②环孢素（CsA）；③雷公藤多苷（TG）$1mg/(kg \cdot d)$，分次口服，最大剂量≤60mg，总疗程 6 个月。雷公藤多苷对性腺的抑制作用应引起警惕，尤其对于正处在青春期的儿童及青少年。其他的毒副作用还有肝功能受损、骨髓抑制、胃肠道反应等。临床上也可以采取多靶点治疗。

激素抵抗的微小病变型肾病是重复肾活检的重要指征。如肾活检仍为微小病变，其可能的原因是激素用量不足、减量或停药过快。此外，严重水肿影响药物吸收也是重要原因，对于这类患者静脉使用甲泼尼龙可取得明显效果。对于激素抵抗的患者可加用 $8 \sim 12$ 周的环磷酰胺，剂量为 $2mg/(kg \cdot d)$ 或苯丁酸氮芥（$0.1 \sim 0.2$）$mg/(kg \cdot d)$，可增加和维持部分肾病综合征患者的缓解率。使用过程中需注意其骨髓抑制、肝脏和性腺损害以及加重感染等不良反应。环孢素起始剂量为（$3 \sim 5$）$mg/(kg \cdot d)$，分 2 次服用，需监测和维持其药物谷浓度为 $100 \sim 200\mu g/L$，维持 6 个月后缓慢减量维持。90%以上的患者使用环孢素后可达到完全或部分有效。但环孢素停药后复发率高，如能逐渐减量并维持较长时间的治疗可增加长期缓解率。由于环孢素为亲脂性药物在血液中与低密度及高密度脂蛋白相结合，因此在肾病综合征合并严重的高脂血症时会影响该药在血液循环中的有效浓度，应注意患者的血脂控制。对儿童患者用雷公藤总苷治疗微小病变型肾病综合征、系膜增生性肾小球肾炎的缓解率分别为

82.1%（23/28）、83.8%（31/37）。

（2）病理类型为局灶节段性肾小球硬化：①环孢素为首选药物，至少应用 3 个月，在蛋白尿完全缓解后，环孢素应逐渐减量，总疗程 1~2 年；②他克莫司（TAC）；③激素联合环磷酰胺治疗，大剂量甲泼尼龙冲击 1~3 个疗程后，序贯泼尼松口服联合环磷酰胺静脉治疗，疗程 6~12 个月；其他：尚可以长春新碱（VCR）冲击、利妥昔单抗静脉滴注和吗替麦考酚酯（MMF）口服。临床上也可以采取多靶点治疗。

局灶节段肾小球硬化的患者有 60%~70% 为激素抵抗，对于激素常规剂量和疗程治疗无效的患者可通过延长激素使用时间来增加部分缓解率。在未确定激素抵抗之前建议坚持使用大剂量激素 4~6 个月，然后延长小剂量激素的使用时间。有报道提出大剂量甲泼尼龙冲击后继用泼尼松和烷化剂的方案，至少有 60% 明显改善。对于口服泼尼松确实无效的患者可加用细胞毒药物如环磷酰胺或氮芥。Meta 分析表明大剂量环磷酰胺（累积剂量为 168~192mg/kg）与泼尼松联合口服的有效率与应用环磷酰胺冲击治疗的有效率比较无显著意义。盐酸氮芥利尿消肿作用明显，毒性反应并不很严重。环孢素对于激素抵抗的局灶节段性肾小球硬化有较好的治疗效果，但停药后反跳十分常见，且长期使用有肾小管萎缩和间质纤维化的潜在危险。多数学者建议环孢素的剂量应控制在 5mg/(kg·d) 以下，对有明显小管间质损害的患者应避免使用环孢素，使用中如血肌酐升高 30% 应停用环孢素，并密切观察肾功能的变化。FK506 被认为可替代环孢素。MMF 和来氟米特联合中小剂量皮质激素治疗难治性肾病综合征也有一定疗效，两种药物疗效相近，不良反应较环磷酰胺为少。

（3）病理类型为系膜增生性肾小球肾炎：可参考选用静脉环磷酰胺冲击、环孢素、他克莫司、雷公藤多苷等治疗。

（4）病理类型为膜增生性肾炎：可选用大剂量甲泼尼龙冲击序贯泼尼松和环磷酰胺冲击，也可以考虑选用其他免疫抑制剂如环孢素、他克莫司或吗替麦考酚酯。

（5）病理类型为膜性肾病：成人膜性肾病治疗建议首选 ACEI（或）ARB 类药，若大量蛋白尿、肾功能不断恶化或经上述治疗无明显好转，可选用环孢素和低剂量泼尼松治疗至少 6 个月，或咪唑立宾（MZR）或他克莫司治疗。

膜性肾病单用激素效果较差，多数需与细胞毒药物合用。但是也有 30% 左右的膜性肾病患者可部分或完全缓解，30%~40% 的患者随访 5~10 年后发展至肾衰竭。多数学者认为膜性肾病的治疗应根据患者的危险度分级进行治疗，中度危险度以上的患者单独使用激素的缓解率很低，建议加用细胞毒药物。并有报道环孢素、MMF、FK506 等对膜性肾病有一定的疗效。但 2004 年有 Meta 分析指出免疫抑制治疗膜性肾病并未能改善患者远期生存率和肾脏存活率，对于其能够提高远期缓解率的说法缺乏强有力的证据。

3. 重视辅助治疗　ACEI 和（或）ARB 是重要的辅助治疗药物，不仅可以控制高血压，而且可以降低蛋白尿和维持肾功能；有高凝状态或静脉血栓形成的患者应尽早使用抗凝药物如普通肝素或低分子肝素；有高脂血症存在可考虑使用降脂药物如他汀类药物；有肾小管与间质病变的患儿可加用冬虫夏草制剂，其作用能改善肾功能，减轻毒性物质对肾脏的损害，同时可以降低血液中的胆固醇和甘油三酯，减轻动脉粥样硬化；伴有肾功能不全可应用大黄制剂。

4. 中医中药治疗　可参考第五章肾病综合征的中医临证思维的内容进行治疗。

第六章 儿童肾病综合征的中医临证思维

从临床表现及病理经过来看，儿童肾病综合征属于中医学"水肿""虚劳""腰痛"等范畴。中医治疗本病积累了丰富的临床经验，形成独特的临床诊疗思维模式。

一、病因病机的临床思维

临床诸多因素均可引起小儿的肺、脾、肾三脏功能失调，脏腑气血阴阳不足，水液运化输布紊乱，水湿停聚，精微外泄而发为本病。病延日久，正愈虚，邪愈盛，故儿童肾病综合征的病理性质为本虚标实、虚实夹杂之证，病初偏于邪盛，多与风、湿、热、毒、瘀有关，而病至后期，肺、脾、肾三脏俱虚，精微外泄，肾络瘀阻，肾虚尤著，转以正虚为主。在整个病变过程中，以脾肾功能失调为中心，以阴阳气血不足为病变之本，以风邪、水湿、湿热、瘀血阻滞为病变之标，表现为本虚标实，虚实夹杂，故其辨证首先要明确标本虚实之主次，病变早期水肿较甚，以标实为主，需明辨风热、湿热、湿毒、气滞、水停之偏颇；疾病后期水邪退却，尿蛋白持续不消，病变重在脾肾两虚，临床辨证要注意气虚、血瘀、阳虚、阴虚之不同。

（一）以虚为本的临床思维

主要有以下几种观点：

1. 肺脾肾三脏失调论 肺脾肾三脏亏虚是发生本病的主要因素，肺脾肾三脏虚弱，肺失通调、脾失传输、肾失开合，气化、运化功能失司，导致气化不利，封藏失职，精微外泄，水湿停聚，泛滥肌肤而为水肿。《景岳全书·杂证谟·肿胀》解释说："凡水肿等证，乃肺脾肾三脏相干之病，盖水为至阴，故其本在肾；水化于气，故其标在肺；水惟畏土，故其制在脾。今肺虚则气不化精而化水，脾虚则土不制水而反克，肾虚则水无所主而妄行。"肺虚不能通调水道，敷布水津，下输膀胱，水液停聚；脾虚不能运化水湿，水湿内停；肾虚不能主水，不能温煦脾土，气化膀胱，封藏失职，精微外泄，水湿停聚。

2. 脾肾亏虚论 肾虚则封藏不固，精气外泄，下注膀胱而为蛋白尿；脾虚运化功能失职，导致精微物质生化乏源，肾虚精微外泄，临床出现低蛋白血症。肾不能主水，脾虚不能制水，则水溢肌肤而成水肿。

（1）肺脾气虚：多为阳水迁延日久，导致肺脾气虚，不易恢复。盖肺为水之上源，肺朝百脉，通调水道，下输膀胱，水由气化，气行则水行；脾主运化水谷精微，主传化水气，为水之堤防，脾健土旺，而水湿自能运行。如肺虚则不能通调水道，敷布水津，气不化精而化水；脾虚则土不制水而反克，不能运化水液，水不归经而横溢皮肤，渗于脉络，从而产生周身浮肿。本证以脾虚为主，脾虚则肺气弱，肾气亦虚，盖因中气素弱，脾土无火，土不制水而反克，故水湿得以乘之，而水肿迁延日久。

（2）脾肾阳虚：本证多由水肿反复不愈，或禀赋不足，后天失调，水湿内侵，导致脾肾阳虚，阳气不足则水气不行蒸化，所以水肿为本病的主要症状。因脾阳有赖于肾阳的温养，肾阳充足，则脾阳亦健，若肾阳虚弱，则不能温煦脾土；若脾阳不足进一步发展，亦可见肾阳不足，均可导致脾肾两虚，无以温化水湿从膀胱而去，所谓肾关门不利则聚水为肿。且肾虚则封藏不固，精气外泄，下注膀胱而为蛋白尿；脾虚运化失职、不能输布水谷精微，精微物质生化乏源，加之肾虚精微外泄，故而出现低蛋白血症。

3. 肾虚为主论　肾藏真阴真阳，为水火之脏，生命活动之根，主五液以维持体内水液的平衡。肾为先天之本，只宜固藏，不宜宣泻，一旦患病，以虚证为主。肾病综合征患儿存在有肾之阴阳两虚，只是侧重点不同。

4. 气阴两虚论　本病病程较久，或反复发作，长期反复使用激素后，耗气伤阴而出现气阴两虚之证。

（二）以实为标的临床思维

肾病综合征患儿为本虚标实，虚实夹杂之证，在疾病过程中常常兼夹有风邪、水湿、湿热、瘀血的标实之证，本虚标实相互影响，导致疾病迁延日久、缠绵难愈。

1. 风邪　肺为水之上源，又主一身之表，肺朝百脉，外合皮毛，通调水道，下输膀胱。风寒外袭肌表或风热壅结咽喉（感冒、乳蛾、丹毒等），邪客肺卫，肺失宣化，不能通调水道，下输膀胱，风遏水阻，风水相搏，流溢肌肤，发为水肿，前人称之为风水。

2. 湿邪　肾病的关键病理因素是水湿为患。水湿不仅是贯穿在病程始终的病理产物，成为损伤人体正气、阻碍气机运行的主要因素，同时又是进一步伤阳、化热，使瘀血形成，推动疾病发展的重要病理环节。湿热也是肾病发生、发展、迁延反复的重要病理因素。水湿内停、郁久化热；或肾病日久、蛋白尿流失过多，阳损及阴，使其真阴亏虚，虚热内生，热与湿互结而成湿热；更有因长期使用激素而助火生热，并易招致外邪热毒入侵，致使邪热与水湿互结，酿成湿热。湿热久结，难解难分而致气机壅塞、水道不利进一步加重，导致病情反复、迁延难愈。

3. 血瘀　是导致肾病发病和病情缠绵难愈的又一重要病理因素。肾病以水肿为主要表现，而水与血、气本不相离，"血不利，则为水"，可见水病可致血病，而血瘀亦可导致水肿。水肿可致气滞，而气滞则血瘀；反之，血瘀又可致气滞，气化不利而加重水肿。可见血、气、水三者是相互影响的，而血瘀存在于肾病整个病程之中。

这三种病理产物又与肺脾肾三脏亏虚互为因果，即肺脾肾三脏正气虚弱易感外邪、生湿、化热、致瘀而使邪实；水湿、湿热和瘀血反过来又进一步耗伤脏腑之气，使正气更虚。因此，肾病乃本虚标实、虚实夹杂之证，以正气虚弱为本，邪实蕴郁为标。在肾病的发生与发展过程中，本虚和标实是相互影响、相互作用的，常表现出虚实寒热错杂、病情反复迁延不愈的特点。

概括肾病的病情演变，初期及恢复期多以阳虚、气虚为主；而难治病例，病久不愈或反复发作或长期使用激素，可由阳（气）虚转化为阴虚、气阴两虚或阴阳两虚。由此可见，难治性肾病的病因病机错综复杂，有因虚致实的，亦有因实致虚而虚实并见的，但总以虚损为本，提示临床治疗既要重视补虚，又要不忘祛邪。

（三）肾虚血瘀的临证思维

1. 肾与血的生理特点　肾有藏血、运血的生理功能。《诸病源候论》言："肾藏精，精者，血之所成也。"《医学入门》云："肾者……纳气、收血、化精，而为封藏之本。"肾藏精，为原气之所系。肾精是脏腑机能活动的物质基础，而原气是脏腑活动、气血运行的原动力。血液"生化于脾，总统于心，藏于肝脾，宣布于肺，施泄于肾"（《古今图书集成医部全录》），其生成和运行是五脏功能协调的表现，但"惟水火奠其位，而气血各顺布焉，故其真阴真阳为要也"（赵献可《医贯》）。可见血液的生成、运化、封藏虽与五脏相关，但其本在肾。

2. 肾虚血瘀的病理特点　若肾气不足，不能温煦，血运迟缓，可致气虚血瘀，此如王清任在《医林改错》中所云："元气既虚，必不能达于血管，血管无气，必停留而瘀。"若肾精不足，血液、津液生成乏源，因"血为气之母"，气随之亦虚，致"气血亏损，流通于周身者，必然迟缓，血即因之而瘀"（张锡纯《医学衷中参西录》）；若肾阳虚，"阳虚则阴盛，阳虚则寒"，寒滞经脉，血受寒，则凝；若肾阴虚，"阴虚则阳盛，阴虚则热"，"血受热，则煎熬成块"（《医林改错》），或热迫血溢于脉外亦可致瘀，即"阳虚血必凝……阴虚血必滞"（周学海《读医随笔》）之谓也。瘀血形成之后，血瘀气滞，脉络不通，则新血不生，脏腑经络失于荣养，导致各脏器功能衰退，进一步加重肾虚。正如《读医随笔》所言："脉络之中，必有推荡不尽之瘀血，若不驱除，新生之血不能流通，元气终不能复，甚有传为劳损者。"可见临床上肾虚必兼血瘀，瘀血加重肾虚。

3. 肾虚血瘀证的临证思维　我们认为肾病综合征患儿与中医肾虚血瘀关系密切，在发病机理上存在着肾虚血瘀的病理状态，肾虚血瘀是导致肾病综合征发生与发展的重要病理因素和发病机制。肾虚为本，血瘀是标，两者相互影响，互为因果。对祖国医学"肾虚血瘀证"的认识，应从疾病的发生发展规律来认识其本质，采用病证结合的思维方式，充分利用现代高新科技手段，有机联系传统医学理论与现代医学研究成果，积极探索"肾虚血瘀证"的传统内涵和现代外延。祖国医学的"肾虚血瘀"证与现代医学的神经-内分泌-免疫网络系统（neuro-endocrine-immune network，NEI）功能紊乱有其相似之处。神经内分泌系统通过神经纤维传递信息以及神经肽、激素等途径实现对免疫功能的调节；免疫系统不但能通过免疫应答反应中所产生的免疫活性物质如 IL-1、INF 等实现对神经内分泌的反馈调节，还能在某些因素（如病毒、丝裂原）刺激下合成分泌内分泌激素。此外，神经内分泌系统和免疫系统尚拥有相同结构的受体，可以和上述两个系统共同产生的神经肽、激素和细胞因子等结合，而使两个系统呈网状交联，形成 NEI 网络。不论是神经内分泌系统还是免疫系统，都是多因素、多环节共同作用的结果。而中医的"肾虚血瘀证"，不仅要看到临床上腰膝酸软、畏寒肢冷、小便清长、头晕耳鸣、牙齿松动脱落、短气喘逆、皮肤粗糙、色素沉着、肌肤甲错、肝脾肿大、面色晦暗、舌质紫暗、瘀斑瘀点等表现，还应包括现代医学研究的最新科研成果，特别是某些无/或轻微临床症状的肾病患者，必须辨证与辨病相结合，从疾病的发生发展规律和现代科学客观指标来认识疾病的本质，才能获得正确的诊断和满意的疗效。

我们在临床和实验观察中发现，肾病综合征患儿具有肾虚血瘀的病变特征。首先，有关"肾"实质的研究表明，"肾"与 NEI 网络关系密切，中医学阴阳平衡失调理论与现代免疫学的免疫调节紊乱有其相似共通之处，而肾病综合征存在免疫功能紊乱、神经体液调节障碍。

其次，肾病本身具有机体血液的"浓、黏、凝、聚"特征。因为肾脏血液灌流量大，肾小球由毛细血管网组成，并有肾素内分泌和肾小球血流量等调节系统，血管细小，由于这样的生理特点，一旦发生疾病，则易造成血流阻力增大，血流速度减慢，血液黏度增高；肾病综合征与高脂血症、感染与其高凝状态密切相关；高脂血症和高凝状态与其蛋白尿呈负相关。在治疗过程中，由于本病高度水肿，水盐的限制和利尿剂的应用，可诱发血容量降低、血液浓缩、血黏度增高。肾病时肾小球内出现的非特异性炎症（渗出、浸润、增生、纤维化、血小板聚集、凝血、纤维蛋白沉积），这些病变与中医"瘀血"实质极为相似。

我们实验结果也表明，一次性大鼠尾静脉注射多柔比星（阿霉素）可以成功造成人类肾病病理模型，其临床表现和实验指标改变类似于中医的"肾虚血瘀"病变。造模鼠的 NF-κB 活性较正常鼠明显异常升高，且随着病情发展逐步升高，提示 NF-κB 活性显著增高与 NEI 网络系统功能紊乱有关，参与了肾病综合征的发病机制；造模鼠血浆和尿液中 TXB_2 浓度皆明显升高；而血浆 6-keto-PGF1α 无明显变化，尿液 6-keto-PGF1α 则显著降低，且血浆及尿液 TXB_2/6-keto-PGF1α 值均明显升高，NF-κB 与尿液 6-keto-PGF1α 呈中度负相关。益肾活血中药肾康灵能显著改善阿霉素肾病鼠的肾虚血瘀证的临床表现，非常显著地降低异常升高的 NF-κB 活性，这可能与益肾活血中药肾康灵能调理阿霉素肾病鼠的机体 NEI 网络系统功能稳态，抑制免疫炎症/硬化介质环节，改善阿霉素肾病鼠的血液高凝高黏状态和肾脏微循环；减轻阿霉素肾病鼠的肾脏组织病理学变化，保护肾小管-间质功能有关。

二、病证结合的临床思维

"病"是对疾病基本矛盾的揭示，反映了疾病内在的病理生理变化规律，贯穿于疾病的全过程；"证"是病的某一阶段的主要矛盾，反映了人体整体机能调节的即刻状态，"病"与"证"是密不可分的。现代医学的症状、体征反映机体的生理、病理变化，中医学的证也是病因、病机的外在表现。中医的"证"属现代医学的"症"与"征"的范畴，现代医学的一病可有中医的数证，中医的一证亦可包括现代医学的数病。临床上中医辨证常与西医辨病相结合，是反映疾病全过程与阶段表现的有机结合，从疾病全过程来分析临床阶段表现的演变规律，以疾病某个阶段的临床表现来归纳疾病发生发展的演变规律，从而更好地探讨疾病的本质变化，是深入探求疾病的证候特点及演变规律的重要方法之一。在小儿肾病综合征治疗时要善于中西融合、病证结合，引进现代医学"病"的概念，借助西医病名、指标使中医病症诊断更加客观化、标准化。在临床中可采用两种中医临证思维方式：一是辨证选方辅以辨病选药，如小儿水肿在大量激素治疗诱导期，中医辨证为阴虚火旺型，治宜滋阴降火，方选知柏地黄汤加减，在知柏地黄汤的基础上，若是肾病综合征的蛋白尿可适当加入消蛋白的中药如黄芪、玉米须等，若是血尿明显则加入凉血活血止血药如白茅根、三七、琥珀等。一是辨病选方辅以辨证选药，如小儿肾病综合征大量蛋白尿，我们在归地汤（当归、生地黄、黄芪、龟甲、山药、玉米须）消蛋白的基础上根据中医辨证选药，若证属脾虚湿盛加薏苡仁、苍术、太子参等；若外感风邪加蝉蜕、防风等；或血瘀明显加三七、赤芍、绣花针等，病证结合可以提高临床疗效。

在治疗儿童肾病综合征中常常在辨病的基础上，根据本病的证候特点和发病演变规律进行中医辨证分型。例如，小儿原发性肾病综合征的病理性质为本虚标实的特点，病初偏于邪盛，多与风、湿、热、毒、瘀有关，而病至后期，肺、脾、肾俱虚，精微外泄，肾络瘀阻，转以正虚为主，肾虚尤著。在整个病变过程中，以脾肾功能失调为中心，以阴阳气血不足为病变之本质，以风邪、湿邪、瘀血为病变之标，表现为本虚标实，虚实夹杂之证，临证中首先要明确标本虚实之主次，病变早期水肿较甚（激素治疗前或治疗早期的），临床表现以脾虚湿困型为主，多兼有标实表现，标实证需明辨风热、湿热、湿毒、气滞、水停、瘀血之偏颇；激素治疗以后，水邪退却，尿蛋白持续不消，病变重在脾肾两虚，同时兼夹有风邪、湿邪和血瘀。临床辨证，脾肾两虚要细辨气虚、血虚、阳虚、阴虚之不同，兼证要明辨风寒、风热、水湿、湿热、气滞和血瘀之差异。本证以脾虚湿困型、脾肾两虚型为基本证型，在疾病早期或水肿期，以脾虚湿困型为多见，在水肿消退期，根据激素诱导期、减量期、维持期和停药期的不同，临床上常表现为阴虚火旺型、脾肾气虚型和脾肾阳虚型之不同。在整个疾病过程中都可出现外感、水湿、湿浊、湿热（毒）和血瘀兼夹之证，以此作为标证的常见证型，而肾虚血瘀证常贯穿于疾病的全过程，尤其是疾病后期或反复发作的患儿。

三、辨证论治的临床思维

（一）治疗原则

《黄帝内经》最早提出"开鬼门，洁净府，去宛陈莝"的三大治疗原则，汉代张仲景在《金匮要略·水气病脉证并治》中，对《黄帝内经》的三大法则从临床角度进行了归纳、总结和发展，提出了相应的方药，并对益气、实脾、温肾法进行了探讨。隋唐及北宋的医家，大多偏重于攻逐，如唐代《外台秘要》、北宋《圣济总录》所收录的治水肿方剂，常用大戟、甘遂、芫花、商陆、巴豆、牵牛子、大黄等攻逐药。唐代《千金方》根据张仲景血分水肿的论述，已开始应用丹参、桃仁等活血法治疗水肿，而用于温补的处方则多从仲景方演化而来。金元时期，各医家对水肿宜攻、宜补，进行了广泛而深入的学术争鸣。明代李中梓在《医宗必读》中，取各家之长而融会贯通，直率指出，宜攻宜补，重在辨证，最为中肯。一般而言，在临床中治疗肾病应紧扣"本虚标实"的病机，以扶正固本为主，即益气健脾补肾、调理阴阳，并同时配合宣肺、利水、清热、化湿、活血化瘀、降浊等祛邪之法以治其标。具体运用时，根据不同阶段的主要病理特点选择上述诸法的单用或合用。若感受风邪、水气、湿毒、湿热诸邪，症见表、热、实证者，先祛邪以急则治其标；在外邪或症情减缓或消失后，治疗以扶正祛邪、标本兼治为主，继以补虚扶正。

（二）常用治则治法

1. 发汗法 是治疗水肿病变在肺而有外感的基本方法，即《黄帝内经》"开鬼门"法，发汗法常与宣肺法同用，主要用于外邪袭肺，肺失宣降，不能通调水道，下输膀胱而致水液潴留，溢于肌肤的水肿。

2. 利尿法 是治疗水肿的基本方法，即《黄帝内经》"洁净腑"法，利尿法常与各法配合应用，凡水肿而小便短少者，均适用本法。

3. 攻逐法 应用攻下逐水的药物来疏涤肠胃，泻下水液以达到消肿的目的，即《黄帝内经》"去宛陈莝"法，主要用于利尿无效而形气实，水湿壅塞三焦的实证，也可暂用于本虚标实而宜急则治标者。

4.实脾法 是治疗脾阳不足，土不制水而致阴水的基本治疗方法，水肿以下半身为重，而兼有脾阳亏损，水湿中困的症状。临床除水肿外，尚有脾病见症者适用本法，在阳气被抑的情况下，可适当加用通阳利水的药物。

5.益肾法 肾为水脏，故水肿表现有诸不足者，脾虚为多，而肾虚者为重。但肾虚证病程较长，收效较慢，必须坚持服药，以缓图功效。

6.温肾法 主要用于肾阳虚损，水气不化而致的水肿，温肾法和实脾法都属于温阳法，与利水法配合应用具有良好的疗效。

7.滋阴法 主要用于水肿伴有真阴不足、精血亏乏者。本法在实际应用中，常与利水法配伍。因滋阴药有黏滞的作用，易恋湿蓄水，不利于消肿，临床常以淡渗利水与滋阴健脾益肾的药物同用。

8.活血法 主要用于瘀血阻于少阴所致的水肿，传统的认识主要用于"积血化水"的水肿，而现代被灵活地应用于肾病的各个阶段，特别是难治性病例。活血法也是《黄帝内经》"去宛陈莝"法的另一种解释。

9.疏风法 是治疗风水的基本方法之一，常与各法配合，灵活应用，治疗难治性病例常常突显奇效。

10.祛湿法 是治疗水肿的基本方法之一，尤其是有水肿的患儿，常配合他法应用，难治性患儿应用本法常获得较好的疗效。

（三）辨证施治

中医治疗本病多采用传统的辨证论治，辨证是中医立法处方的依据，辨证正确与否直接影响临床疗效。辨证方法主要以脏腑辨证为主，其次是阴阳气血辨证及病因辨证。多数学者采用标本分类的方法，把本证分为4型，即肺脾气虚、脾肾阳虚、肝肾阴虚、气阴两虚；标证分为5型，即外感、水湿、湿热、血瘀、湿浊，其中本证以脾肾阳虚及肝肾阴虚居多，标证以血瘀、水湿及湿热为主。提示治疗本病须重视脾肾阳虚、肝肾阴虚及瘀、湿、热邪，从而抓住主要矛盾，提高临床疗效。

1.本证

（1）肺脾气虚

证候：全身浮肿，面目为著，小便减少，面白身重，气短乏力，纳呆便溏，自汗出，易感冒，或有上气喘息，咳嗽，舌淡胖，脉虚弱。

治法：益气健脾，宣肺利水。

主方：防己黄芪汤合五苓散加减。

常用药：防己、黄芪、白术、茯苓、猪苓、桂枝、泽泻、车前草等。浮肿明显，加五皮饮，如生姜皮、陈皮、大腹皮等以利水行气；常自汗出易感冒者重用黄芪，加防风、牡蛎，取玉屏风散之意，益气固表。

（2）脾肾阳虚

证候：全身明显水肿，按之深陷难起，腰腹下肢尤甚，面白无华，畏寒肢冷，神疲蜷卧，小便短少不利，可伴有胸水、腹水、纳少便溏，恶心呕吐，舌质淡胖或有齿印，苔白滑，脉沉细无力。

治法：温肾健脾，化气行水。

主方：偏肾阳虚者，真武汤合黄芪桂枝五物汤；偏脾阳虚者，实脾饮加减。

常用药：茯苓、白术、芍药、生姜、黄芪、桂枝、菟丝子、大腹子等。肾阳虚偏重者加淫羊藿、仙茅、巴戟天、杜仲等增强温补肾阳之力；水湿重加五苓散，药选桂枝、猪苓、泽泻等通阳利水；偏于肾气虚者可选用肾气丸加减；兼有咳嗽、胸满气促不能平卧者，加用己椒苈黄丸，药用防己、椒目、葶苈子等泻肺逐水；兼有腹水者，加牵牛子、带皮槟榔行气利水。

（3）肝肾阴虚

证候：浮肿或重或轻，头痛头晕，心烦躁扰，口干咽燥，手足心热或面色潮红，目睛干涩或视物不清，痤疮，失眠多汗，舌红苔少，脉弦细数。

治法：滋阴补肾，平肝潜阳。

主方：知柏地黄丸或杞菊地黄丸加减。

常用药：知母、生地黄、山茱萸、怀山药、牡丹皮、茯苓、泽泻、枸杞子等。肝阴虚突出者，加用沙参、沙苑子、菊花、夏枯草以养肝平肝；肾阴虚突出者，加枸杞子、五味子、天冬以滋阴补肾；阴虚火旺者重用生地黄、知母、黄柏滋阴降火；有水肿者加车前子等以利水。

（4）气阴两虚

证候：面色无华，神疲乏力，汗出，易感冒或有浮肿，头晕耳鸣，口干咽燥或长期咽痛，咽部暗红，手足心热，舌质稍红，苔少，脉细弱。

治法：益气养阴，化湿清热。

主方：六味地黄丸加减。

常用药：黄芪、炒白术、生地黄、山茱萸、怀山药、牡丹皮、茯苓、泽泻等。气虚突出者重用黄芪，加党参、白术增强益气健脾之功；阴虚偏重者加玄参、怀牛膝、麦冬、枸杞子以养阴；阴阳两虚者加益气温肾之品，如淫羊藿、肉苁蓉、菟丝子、巴戟天等阴阳双补。

2. 标证

（1）外感

证候：临床表现风寒或风热的症状。

治法：外感风寒者，治以辛温宣肺祛风；外感风热者，治宜辛凉宣肺祛风。

主方：外感风寒者麻黄汤加减；外感风热者银翘散加减。

常用药：外感风寒者用麻黄、桂枝、杏仁、荆芥、蝉衣、防风、甘草等；外感风热者选用金银花、连翘、牛蒡子、桔梗、杏仁、黄芩、薄荷等。无论风寒、风热，如伴有水肿者，均可加五苓散以宣肺利水；若乳蛾肿痛者，可加板蓝根、山豆根、冬凌草清热利咽；若风邪闭肺者，属风寒闭肺用小青龙汤或射干麻黄汤加减以散寒宣肺；属风热闭肺用麻杏石甘汤加减以清热宣肺。

（2）水湿

证候：全身浮肿，伴有腹胀水臌，水聚肠间，辘辘有声，或有胸闷气短，心下痞满，甚有喘咳，小便短少，脉沉。

治法：补气健脾，逐水消肿。

主方：防己黄芪汤合己椒苈黄丸加减。

常用药：防己、黄芪、白术、茯苓、椒目、葶苈子等。脘腹胀满者加大腹皮、厚朴、莱菔子、槟榔以行气消胀；胸闷气短，喘咳者加麻黄、杏仁、苏子、生姜皮、桑白皮宣肺降气利水；若水臌、悬饮，胸闷腹胀，大小便不利，体气尚实者，可短期应用甘遂、牵牛子攻逐水饮。

（3）湿热

证候：皮肤脓疱疮、疖肿、疮疡、丹毒等，或口黏口苦，口干不欲饮，脘闷纳差等，或小便频数不爽，量少，有灼热或刺痛感，色黄赤混浊，小腹坠胀不适，或有腰痛，恶寒发热，口苦便秘，舌质红苔黄腻，脉滑数。

治法：上焦湿热——清热解毒；中焦湿热——清热解毒，化浊利湿；下焦湿热——清热利湿。

主方：上焦湿热——五味消毒饮加减；中焦湿热——甘露消毒饮加减；下焦湿热——八正散加减。

常用药：上焦湿热用蒲公英、金银花、菊花、紫花地丁、黄芩等；中焦湿热用白豆蔻、藿香、茵陈、滑石、黄芩、连翘等；下焦湿热用车前草、瞿麦、萹蓄、栀子、滑石等。

（4）血瘀

证候：面色紫暗或晦暗，眼睑下发青、发黯，皮肤不泽或肌肤甲错，或紫纹或血缕，常伴有腰痛或胁下癥瘕积聚，唇舌紫暗，舌有瘀点或瘀斑，苔少，脉弦涩等。

治法：活血化瘀。

主方：桃红四物汤加减。

常用药：桃仁、红花、生地黄、当归、川芎、赤芍等。尿血者选加仙鹤草、蒲黄炭、墨旱莲、茜草、参三七凉血止血；瘀血重者加水蛭、三棱、莪术破血逐瘀；血胆固醇过高，多从痰瘀论治，常选用泽泻、瓜蒌、半夏、胆南星、生山楂化痰活血。

（5）湿浊

证候：纳呆，恶心或呕吐，身重困倦，精神萎靡，水肿加重，舌苔厚腻。

治法：利湿降浊。

主方：温胆汤加减。

常用药：陈皮、半夏、茯苓、枳壳、竹茹、藿香、车前草等。若呕吐频繁者，加代赭石、旋覆花降逆止呕；若舌苔黄腻、口苦口臭之湿浊化热者，可选加黄连、黄芩、大黄解毒燥湿泄浊；若肢冷倦怠、舌质淡胖之湿浊偏寒者，可选加党参、淡附片、吴茱萸、姜汁黄连、砂仁等寒温并用，温中清热；若湿邪偏重、舌苔白腻者，选加苍术、厚朴、生薏仁燥湿平胃。

（四）中医证型的规范化研究

1. 中医证型与客观指标 宏观辨证与微观辨证相结合，积极寻求中医辨证的客观依据是小儿肾病中医证型标准化的主要研究方法，许多学者积极探索实验室检查指标与中医辨证的关系。几十年来许多学者对本病中医证型的标准化建立进行深入的研究，试图寻找中医证型与现代科学的客观指标的相关性，例如，肾病中医辨证与梗阻性肾图的关系，与血总纤溶活力、超氧化物歧化酶及血清白蛋白的关系，与红细胞 C3b 受体、T 细胞功能的关系，与血清脂蛋白亚组分胆固醇含量的关系，与内皮素、心钠素、醛固酮的相关性等，实验证明本病的中医辨证分型与上述指标均有一定的相关性。但是，遗憾的是至今尚无任何指标被中医界公认可以作为本病辨证的客观依据。尽管许多学者对本病的中医辨证标准化的研究付出不懈的努力，但是本病的中医辨证标准仍未确立。究其原因，一为中医辨证本身的不确定性所致，二为研究方法缺乏客观性、科学性、针对性所致。中医辨证依靠望、闻、问、切四诊，即症状、体征、舌象、脉象，中医目前对以上临床资料的描述较为笼统，定性、定量不够准确、客观。近年来有不少学者用聚类分析的统计方法来研究中医证型，聚类分析是近年发展起来的一种数理统计方法，可将观察对象依据某些特征加以分类，通过临床病证脉象进行采集和统计分析，形成中医的证型分类。

2. 中医辨证标准化的思考　中医治疗本病多采用传统的辨证论治，辨证是中医立法处方的依据，辨证正确与否将直接影响临床疗效，而只有使中医证候规范化，使证候诊断客观化、定量化、标准化，才能提高辨证的准确性，提高临床疗效，提高中医临床成果的可重复性，便于中医临床成果得到同行认可。自 20 世纪 50 年代以来，中医对肾病的辨证研究不断深入，1977 年在积累大量临床实践经验的基础上，中华中医药学会在北戴河召开会议，首次提出了中医肾病分型的初步方案，认为肾病属正虚邪实，正虚指气虚（气阴不足）、阳虚（脾肾阳虚）、阴虚（肝肾阴虚）；病邪有水湿、湿热、血瘀。并建议将一般常见肾病（除肾衰外）分为五型：气虚型、阳虚型、阴虚型、湿热型、血瘀型，以求简明和统一。随后，1983 年在昆明、1986 年在南京、1987 年在天津分别召开了全国中医肾病第二、三、四次会议，进一步规范了中医肾病的分型标准。其中南京会议建议将原发性肾小球疾病的证候分为本证与标证，本证指肺脾气虚、脾肾阳虚、肝肾阴虚、气阴两虚；标证指外感（风寒、风热）、水湿、湿热、血瘀、湿浊。1989 年第五次中医肾脏病会议又提议将本证修订为无症状性肾虚、肾虚、脾肾阳虚、肝肾阴虚，标证为风寒、风热、湿热、瘀阻、溺毒。

3. 分期论治的临床思维

（1）按水肿程度分期论治的临证思维。

本病临床分为水肿期和水肿消退期，病变早期水肿较甚（激素治疗前），临床表现以脾虚湿困型为主，治以温阳通络、健脾化湿利水为主，以五苓散合五皮饮加减；病变后期水肿甚者，临床表现以脾肾阳虚为主，治宜温阳利水，以实脾饮或真武汤合黄芪桂枝五物汤为主加减治疗。水肿消退期常见于疾病的后期，临床表现以肾虚为主，肝肾阴虚，可选用知柏地黄丸；脾肾气虚或脾肾阳虚，宜选用金匮肾气丸加减治疗。

（2）按激素用量分期论治的临证思维。

激素是治疗肾病综合征的首选药，其不良反应中医主要表现为阴虚内热兼有气虚，停药后出现阳气不足，培补脾肾是防治激素依赖型肾病的基本法，根据激素治疗与疾病发展的不同进程临床分为三个阶段。激素诱导期常表现为肝肾阴虚，阴虚火旺，治宜滋补肾阴为主，佐以清热，用知柏地黄汤加减。激素撤减期常表现为脾肾气虚证，治宜健脾益肾，行气活血，方选金匮肾气丸加减。激素停药期常表现为脾肾气虚证或脾肾阳虚证，治以温补脾肾，可选用金匮肾气丸加温补脾肾之阳的药物，如菟丝子、淫羊藿等。

（3）按尿蛋白分期论治的临证思维。

本病临床分为大量蛋白尿期、少量蛋白尿缠绵期和尿蛋白转阴期。大量蛋白尿期常见于邪盛正虚的水肿期或复发期，治宜祛邪扶正，祛邪重在疏风、清热、利湿、活血，扶正重在健脾益肾。少量蛋白尿缠绵期常见于激素抗药或激素依赖的患者，治在益肾运脾，佐以活血化瘀。尿蛋白转阴期常见于缓解期和恢复期的患者，治疗重在益肾活血。临床可根据病情临证灵活选用六味地黄丸加活血化瘀中药。

（4）按水肿与激素用量相结合分期论治的临证思维。

有水肿的激素诱导初期，可用祛邪，改善症状的方法，如利水消肿法，即洁净府法，选用淡渗利水之品，使水湿从水道而出，达到利尿消肿的目的，常选五苓散，药用连皮茯苓、猪苓、泽泻、车前草、防己等；祛风宣肺法，即开鬼门法，通过祛除犯肺之风邪以宣肺解肌、发汗、通调水道而达到利水之目的，常选越婢汤，药用麻黄、杏仁、连翘、射干、桔梗、柴胡、苏叶、荆芥等；清热解毒法，用于消除肌肤之疮毒，内蕴之湿毒，常选五味消毒饮，药用金银花、连翘、赤小豆、蒲公英、野菊花、白花蛇舌草等；活血化瘀法，用以祛除有形或无形之瘀血，使脉道通畅，气机条达，水去更速，常用益母草、当归、赤芍、桃仁、红花、川芎、泽兰、水蛭等。

水肿消退的激素诱导期，常采用调理阴阳，补偏救弊的方法，适用于激素足量后期及维持缓解期，治疗宜在祛邪基础上，佐以益气健脾之品，如白术、山药、黄芪等，以巩固疗效，防止复发。部分患儿病情有所缓解，但水肿未尽，尿蛋白阴转缓慢，血浆蛋白不升或上升不理想，临床可见夜尿多而水肿难消，下半身肿甚，按之没指，乏力懒言，纳差，舌淡等阳虚之象，显示对激素低敏感或抗药，治宜温补肾阳，提高激素敏感性，常用肾气丸加减。但临床较少用"附子"，而多选用淫羊藿、菟丝子，后二者温补肾阳，却无前者燥热耗阴之弊。激素足量应用后期，常表现为阴虚火旺证，治当滋阴平肝，泻火纠偏，用知柏地黄丸加减，以减轻激素副作用。

无水肿的激素撤减期，常采用扶正为主，减少复发的方法，适应于激素维持量及停药以后。当激素撤减或停用时，极易感受外邪而引起肾病复发。此时患儿表现为脾肾气虚或脾肾阳虚或阴阳两虚之证，治当扶正为主，重在补益脾肾，佐以祛邪，以防外邪侵病复。常用药如黄芪、党参、白术、薏苡仁、熟地黄、山药、泽泻、牡丹皮、茯苓、淫羊藿、益母草等。

4. 专病专方的临床思维

对肾病综合征强调辨证论治无疑是十分正确和非常必要的，但结合应用散在于民间的传统有效中草药及验方、专药，必将更加丰富中医药治疗肾病综合征的内容，提高临证治疗水平。

（1）辨病组方的临床思维：许多学者临床上常以验方专药辅以辨病治疗小儿肾病综合征。如自拟方健肾汤（党参、黄芪、丹参、女贞子、水蛭、淫羊藿等）、益肾汤（冬虫夏草、黄芪、益母草、蜈蚣等）、自拟代激素方（生黄芪、巴戟天、雷公藤、水蛭等）、安肾汤（黄芪、薏苡仁、白术、麻黄、防风等）、肾综汤（熟附块、人参、丹参、肉桂、赤小豆等）、健脾肾蛰汤（党参、炙黄芪、山药、枣皮、千千活、蚕茧等）、脾肾双补汤（黄芪、党参、杜仲、益母草等）等在验方专药的基础上辅以辨病选药。

（2）辨证组方的临床思维：还有一些学者临床上常以验方专药辅以辨证的方法治疗小儿肾病综合征。例如，百氏自拟康肾汤（红参 5g，当归、杜仲各 10g，茯苓、白花蛇舌草、地锦草各 15g，蒲公英 10g），临证肺虚加黄芪 15g，白术 10g，防风 5g；脾虚加白术、山药各 10g，薏苡仁 15g，石斛 6g；肾虚加枸杞子、菊花各 6g，附片 3g，生地黄、熟地黄、淫羊藿、知母、黄柏、金樱子、桑螵蛸各 5g，芡实 10g；湿重加车前子 10g，泽泻、夏枯草各 5g；湿热重加鱼腥草、金银花、马鞭草各 10g，黄连 2g；血瘀明显加茜草、泽兰各 5g，丹参、白茅根、益母草各 10g；湿毒加制半夏、竹茹各 5g，大黄 2g，煅龙骨、牡蛎各 10g。

（3）对症组方的临床思维：部分学者临床上根据症状来组方用药。如尿蛋白增高加蝉蜕、益母草；胆固醇增高加仙茅、山楂；高血压加山楂、牛膝、杜仲、龙骨、牡蛎、石决明；浮肿重加茯苓皮、大腹皮、木通；尿有颗粒管型加连翘、白芍、瞿麦、萹蓄；食欲不振加佛手、焦三仙等。

（4）经验组方的临床思维：在经验方的基础上根据临床辨证，灵活加减。如李氏等自拟肾病合剂（太子参、黄芪、柴胡、黄芩、白花蛇舌草、猪苓、茯苓、泽泻、半枝莲、益母草、麦冬）为基本方，兼表证风水相搏者，合银翘四苓散或麻黄连翘赤小豆汤；水湿浸渍水肿明显者，合胃苓汤、五皮饮；湿热内蕴或热毒内扰者，合胃苓汤、五皮饮；湿热内蕴或热毒内扰者，合甘露消毒丹、黄连解毒汤。治疗 63 例，总有效率为 96.8%。

（5）单方的临床思维：灵活辨证地应用民间单方和验方。

第七章　儿童肾病综合征的临床和基础研究

第一节　临床研究与发展

一、微观辨证在儿童肾病综合征研究中的应用

（一）中医"证"的概念

1. 证　从"证"被提出之日起，医学界对其定义便众说纷纭。从文献资料来看，近二十年中，诸位医家对于证概念的表述多达三十余种，大致可以总结为以下几种：

（1）证与候分论：秦伯未认为证在医学上只代表临床表现，一般将单独的证称为症状，由几个症状综合成一个病证时称为证候。申维玺将证与证候进行分辨：证是从证候出发，经过辨证思维而得出的结论。证源于证候，又高于证候。证候不仅是证的现象，而且是证候之生命候，是证本质的组成部分。

（2）证候是疾病本质的反映：《中医学基础》（北京中医学院主编，1978 年上海科学技术出版社出版，第一版）对于证的概念描述为："证是机体在疾病发展过程中某一阶段的病理概括。由于它包括了病变的部位、原因、性质以及邪正关系，反映出疾病发展过程中某一阶段的病理变化的本质，因而它比症状更全面、更深刻、更正确地揭示了疾病的本质。"现行中医药类教材《中医诊断学》中也认为：证即证候，是疾病发生和演变过程中某一阶段病理本质的反映，它以一组相关的症状和体征为依据，不同程度地揭示出患者当前的病机（由病邪、病位、病性、病势等综合而成）。这是目前被普遍认可的对证候概念的理解和认识。

（3）证候是机体的反应状态：李致重提出证候是中医学的专用术语，即通过望、闻、问、切四诊所获知的疾病过程中表现在整体层次上的机体反应状态及其运动变化，简称证或者候。陆寿康认为证是疾病发展过程中有临床表现的一种机体反应状态，它可以部分地反映疾病发展变化的本质。

2. 辨证　是在中医理论指导下，对四诊收集到的病情资料进行辨别、分析、综合、判断其证候类型的思维过程，即确定现阶段属于何证的思维加工过程。它是将患者周围环境、体质强弱与疾病规律综合考虑的一种诊断方法，具有整体、动态和个体的特色。在长期医疗实践中，历代医家创造了许多辨证方法，如八纲辨证、病因辨证、气血津液辨证、脏腑辨证、六经辨证、卫气营血辨证、三焦辨证、经络辨证等。

（二）中医微观辨证

1. 微观辨证的概念　中医微观辨证学，是一门与时俱进的新兴学科。随着科学的发展，中医学以其特有的世界观科学地消化吸收和利用现代科技成果，并将其重新分拆、重构、整

合、归位，揭示中医证候内在深层的微观规律，使中医辨证学由宏观走向微观。中医微观辨证与宏观辨证的结合将对中医临床疾病的诊治起到划时代的发展与创新；中医学的望、闻、问、切与现代的仪器检测有机地结合后，再对疾病做出更加科学的诊断与治疗，将会进一步提高中医学对疑难病、难治病治疗的优势和效率。"微观辨证"概念是沈自尹教授于 1986 年首次提出，指在中医基础理论指导下，运用现代医学的影像学检查、实验室检查、病理组织检查甚至基因检查等科学检测技术，旨在从器官水平、细胞水平、分子水平等更深层次上进行微观辨证，为临床中医证证施治提供客观依据。

尽管对微观辨证有诸多描述，各位学者对于微观辨证的理解大致认为：①微观辨证吸收了现代科学技术的检测手段，是中医宏观四诊的深化和扩展，对中医"证"的诊断起辅助作用。②微观辨证不可能独立于宏观辨证而存在，应该在中医基础理论的指导下进行。

2. 微观辨证的相关术语　近年来，随着微观辨证理论的逐渐成熟，与之相关术语如潜证、隐潜性证、隐证等也开始产生。

（1）潜证：罗金才认为由于目前中医四诊手段和各种辨证多数仍沿袭传统，"司外揣内"、"诊于外者，斯以知内"的方法，故在临床上常常出现这样的情况：一些传统四诊辨证看来完全是无病的正常人，如隐匿性糖尿病、血脂过高症等患者，并无明显临床表现，却为西医检查证实体内存在着某种病变而需要进行治疗；还有一些疾病后期无明显临床症状和体征者，在传统的诊治方法看来似已痊愈而不须治疗，然而西医检查却表明尚有某项重要指标异常，仍需进一步治疗等，如小儿肾病综合征在恢复期无临床表现，但尿常规检查显示尿蛋白阳性等，这些在传统的中医辨证过程中皆可看为是"无证（症）可辨"。罗金才指出这种无明显症状和体征，用传统的四诊方法不能发现的病变，称为潜证；反之为显证。

（2）隐潜性证：沈自尹首先通过临床和实验室观察发现并提出证"隐潜性变化"，如隐性"肾阳虚证"，发现"肾阳虚证"具有下丘脑-垂体-肾上腺皮质轴功能紊乱，证实了中医的"证"具有物质基础，并首先提出"肾阳虚证"具有神经内分泌系统的"隐潜性变化"。进一步发现"肾阳虚证"，不仅具有肾上腺皮质轴的功能紊乱，还具有下丘脑-垂体-甲状腺轴及下丘脑-垂体-性腺轴，乃至多靶腺轴的不同环节或不同程度的隐潜性变化。同时在对哮喘患者内分泌变化的临床研究中发现哮喘患者即使无"肾虚"的临床表现，其肾上腺皮质也有类似"肾阳虚"的隐潜性变化，故其本质仍属"肾阳虚"范畴。而且用温阳片温补肾阳治疗哮喘患者均取得明显疗效，并纠正其内分泌和免疫功能的失衡，以药测证，可以认为是"隐性肾阳虚"者。

（3）隐证：杨毅玲提出隐证主要是指在一定致病因子作用下，在机体内部已经出现明显病理改变，但无明显相应症状和体征，只有通过现代医学检查手段（包括各种仪器检查及血液排泄物、分泌物等物理和化学的检查）才能辨识的病证。隐证是相对于外候而言的，而"外候"基本上指传统认识的四诊方法，即望、闻、问、切等手段所诊察出来的症状和体征。通过隐证与外候的结合进行辨证，较之传统的四诊辨证，应该更能反映疾病的客观和本质，是四诊诊法的延伸。

以上提出的"潜证""隐潜性证""隐证"，其内涵基本相同，指在临床上大量存在的，按照中医传统宏观辨证方法无症可辨的，而通过实验室微观检测可以证实的一类病证或者状态。

（三）在儿童肾病综合征研究中的应用

现代医学技术在肾病研究领域的应用，使我们看到了许多临床表现轻而病理表现重、病理改变严重性与多样化并存的病例。这种全身症状表现与肾病局部表现不一致的情况，使得相当一部分患者出现轻微的外在表现时而肾脏病已发展至晚期，失去了最佳的治疗时机，中医治疗肾病的优势也未能得到发挥。此时，微观辨证就显示出其在肾脏病研究中的重要作用。

1. 微观辨证对儿童肾病综合征研究的重要性与优越性

（1）微观辨证的未病先防：有了微观辨证，我们就可以看到未形于外的病理改变，或可把其称作"潜证"，属于中医治未病的范畴。中医治未病包括未病先防和既病防变两个方面。现在国内许多中医肾病学专家从肾脏病理改变的微观入手，重新认识肾病的病因、病机并付诸临床。所以，将显微镜下的病理改变视为中医"望诊"的延伸并作为中医辨证的客观依据之一，利用先进技术手段为中医服务，对进一步提高中医药防治肾病的疗效具有深远的现实意义。

（2）微观辨证的时效性：通过微观辨证有助于将治疗的时间窗前移。在肾脏病早期，如慢性肾脏病（CKD）、IgA 肾病等早期，无证可辨的这种现象较为常见，但是常规的尿检查和生化检查却提示明显异常；再如隐匿性肾小球肾炎，健康体检时被发现存在蛋白尿和（或）血尿；再如肾瘀血证，临床上经常可以见到肾穿刺病理检查证实存在不同程度肾小球硬化和（或）肾小管间质纤维化的患者，常常缺乏传统意义上的瘀血表现，但是，如果应用中医活血化瘀法治疗常能取得疗效。此时，及时根据检测指标提示，采用微观辨证可以弥补传统中医对这些无症状情况下诊治的不足。

（3）微观辨证的动态变化：大部分肾脏病病程冗长，却并不静寂，不同时期虚实变化复杂。尤其是免疫介导的原发性或继发性肾炎，往往表现为肾组织急性炎性病变和慢性纤维化病变交替发展的临床过程。若每一次急性活动性病变的发生或加重不能有效地控制均可能是向慢性病变迈进一大步，因此，及时识别急性加重因素是延缓或阻遏慢性肾功能减退进程的关键。但发生在肾组织内的细微变化，难以从传统的中医证候中体现，借助肾脏病理所观察到的现象可以为微观辨证提供依据，如有学者将肾组织活动性病变、肾小球内弥漫性内皮和（或）系膜细胞增生、细胞性新月体、肾间质炎症细胞浸润等归属于中医"风湿扰肾"证，从微观表象上来把握证候细微的动态变化。

2. 应用

（1）肾脏病中医理论研究的应用

1）肾本质的研究：1959 年始，上海第一医学院组成了藏象专题研究组，采用现代科学方法研究中医藏象理论的实质。辨证论治是中医诊疗体系的核心，藏象学说又为脏腑辨证论治的最基本理论之一，而五脏之中又以肾最为历代医家所重视，所以上海第一医学院藏象专题研究组把研究的具体目标首先定位在肾，开始对肾的本质做了有系统、有步骤的研究。首先，从大量的指标测试中筛选出不同病种的肾阳虚患者的 24 小时尿 17 羟皮质类固醇含量普遍低于正常值这一重要指标。其后，发现尿 17 羟测定与冷压试验在肾阴虚与肾阳虚患者因用药过偏临床阴阳症状转化时，也有相应的转化，证明阴阳有共同的物质基础，并由此开始对于慢性病中阴虚者可阴损及阳、阳虚者可阳损及阴的情况，调节肾中阴阳，采取阴阳互根观点进行研究，从而提高了疗效。最后，为更进一步了解肾阳虚的发病原理，采用了血 11

羟昼夜节律测定、Su-4885 试验、ACTH 试验，以全面观察下丘脑-垂体-肾上腺皮质轴系统，在正常人、肾阴虚、肾阳虚患者的全面检查比较中，证明肾阳虚患者确有下丘脑-垂体-肾上腺皮质轴不同环节（层次）、不同程度的功能紊乱。

2）肾主水的研究：水作为生物体的主要组成成分，约占人体重量的 70%，它们在细胞内外穿梭中实现细胞的多种功能，故水的跨膜转运对维持细胞正常代谢具有重要作用。水通道蛋白（AQP）是生物膜上特异性运水的整合蛋白，在机体的分布广泛，大多数选择性地分布在与体液吸收、分泌有关的上皮细胞中，以及可协同跨细胞转运的内皮细胞中，其主要生理功能是能显著增加细胞膜水通透性，介导水被动跨生物膜转运，参与水的分泌、吸收，对保持细胞内外环境的稳定平衡起着重要作用。水通道蛋白的发现使我们能够在分子水平研究水的运动，将阐明许多疾病的发病机制，并予以相应的干预，具有重要的临床指导意义。

既往研究表明，AQP1 分布在近曲小管的顶膜和基底膜，在近曲小管的液体重吸收过程中起重要作用，大部分从肾小球滤过的液体通过主动的近等渗转运机制重吸收。缺失 AQP1 的小鼠表现为中度多尿，尿渗透压明显降低。AQP2 在调节肾脏水平衡中起重要作用。AQP3 主要分布在皮质和外髓集合管，与肾脏尿浓缩能力密切相关，不仅允许水的通过，也允许甘油或尿素等小分子通过；AQP3 的缺失会导致小鼠多饮、多尿及肾萎缩等。集合管灌注检测表明 AQP4 缺失使内髓集合管水通透性降低，尽管如此，AQP4 缺失只表现为最大尿浓缩能力的轻微降低。该结果支持水主要在集合管的皮质和外髓段被重吸收的理论。AQP6 仅分布于肾脏，且表达量有限。推测其功能与肾脏的水转运有关。AQP6 与其他水通道蛋白不同，是一个阴离子选择通道，有研究显示天冬酰胺在 AQP6 通道的开放关闭迅速转换间起重要作用。所以深入 AQPs 的研究，有可能很好地阐述"肾主水"，也可能解释和补充水、湿、痰饮等病理变化的机制。

（2）肾病综合征临床研究的应用

1）IgA 肾病：是一组以系膜区 IgA 沉积为特征的系膜增生性肾小球肾炎，故又称"系膜增生性 IgA 肾病"，为一种免疫病理诊断的肾小球疾病，免疫荧光检查是诊断 IgA 肾病必需的决定性方法，表现为肾小球系膜区或伴有毛细血管壁的高强度、粗大颗粒状或团块状 IgA 沉积。单纯 IgA 沉积并不多见，大部分病例（80%）有补体 C3 沉积，无 C1 和 C4 沉积，说明为补体的旁路激活。活动性病变可见到 IgA 沿毛细血管壁沉积，同时多有纤维蛋白原在系膜区、毛细血管袢和新月体内沉积。然而，IgA 肾病临床表现轻、病理改变重、病理改变多样化等特点，使全身症状表现与肾脏局部病变严重程度不一致，相当一部分患者出现轻微的全身表现时，肾脏病变已近晚期。有很大一部分专家认为从肾脏病理改变的微观辨证入手重新认识肾脏疾病的病因病机是提高中医药防治肾脏疾病临床疗效的主要途径之一。肾小球细胞增生及新月体形成又与中医风、湿、热、毒有关；球囊粘连、肾小球硬化及肾小管萎缩、肾间质纤维化在病理上均属于慢性化的表现，具有迁延、缠绵、难治的特点，与痰、瘀、湿的致病特点相似；临床多表现为代谢产物的蓄积、多系统功能的紊乱，治疗多用温阳、泄浊、解毒之剂取效，故而我们认为在病机上必然存在阳虚内寒、浊毒内泛。运用取象比类法认识肾脏病理基本改变的纤维素样坏死与微血栓形成：纤维素样坏死与微血栓形成是血管壁破坏和血液运行障碍，符合瘀血致病特征，系瘀血闭阻肾络所致。

2）慢性肾脏病：中医学慢性肾脏病传统主证是肾虚证，表现为腰膝酸软、倦怠乏力等，在这一宏观表象下隐含着肾脏病理生理的改变，诸如有效肾单位逐步减少导致的肾功能进行性减退、肾性贫血，足细胞受损所致大量蛋白尿，精微物质流失导致的低蛋白血症等，均导致或加重了肾虚证。瘀血证的传统主证是面色黧黑、肌肤甲错、舌质紫暗等，这样典型的患者临床上实不多见，但慢性肾病瘀血的征象却比比皆是，诸如肾小球硬化、肾小球基底膜弥漫性增厚、肾小管间质纤维化，以及肾病综合征患者的血液高凝状态、长期的镜下血尿等，均是指导临床应用活血化瘀法治疗的指征。湿浊证在慢性肾病辨证中历来受到高度重视，除常见的水肿外，随着肾功能的减退和代谢产物在体内的堆积，血肌酐升高等均是湿浊证的微观指标，此时，绝大多数患者可能并没有纳呆、恶心、呕吐、苔黄腻等表现；风湿证是针对慢性肾病在其稳定病程中突然加重的临床现象，表现为骤然增多的蛋白尿、血尿、血肌酐进行性升高等，其证本质是肾组织的急性免疫炎性病变，如细胞新月体、系膜细胞/内皮细胞增生、肾间质炎性细胞浸润等。

3）膜性肾病：陈以平教授长期致力于肾脏病理与中医辨证关系的研究，并通过对大量临床资料的整理与总结，深入分析了肾脏微观病理与中医辨证分型的关系。认识到两者之间存在着动态的联系，"既有其规律性的一面，但又有变动中的复杂性"。根据膜性肾病之"虚、湿、瘀、热"四大病机，结合膜性肾病的西医发病机制，陈教授删繁就简，大胆地将肾脏病理诊断引入中医辨证论治中。认为免疫复合物在上皮下沉积、基底膜增厚等病理变化可归于中医微观辨证之"瘀血"证；而补体活化、膜攻击复合物形成归属微观辨证之湿热或热毒之候。提出了"湿热胶着成瘀"这一中医病理过程是影响疾病发生、发展的关键。针对这一重要机制，陈教授通过系统的动物实验与临床研究，提出了健脾益气、清利湿热、活血化瘀之治疗大法。如：针对脾肾气虚之基本病机，应用黄芪、山药、白术等健脾益气，既补元气之虚，兼具调整免疫状态之功；针对湿瘀热互结，重用半枝莲、白花蛇舌草之辈以清利湿热，以水蛭、当归之类以活血化瘀。同时有助于消散免疫复合物的沉积。在此基础上，对于高度水肿者，加用黄芪注射液以加强益气消肿之功；对严重低蛋白血症者，选用黑料豆丸以强脾运、助升清。

4）无症状性尿检异常性肾炎：在俞东容的无症状性尿检异常肾炎的 98 例临床研究中，通过微观辨证分析结果：98 例患者中 25 例单纯性血尿，10 例单纯性蛋白尿，63 例蛋白尿伴血尿。单纯性血尿患者肾虚血瘀证多见（9/25 例），单纯蛋白尿患者单纯肾虚证少见（1/10 例），更多以伴风湿证或血瘀证多见（9/10 例），蛋白尿伴血尿患者以肾虚血瘀风湿证多见（37/63 例）。98 例患者中医症状中，81 例患者出现腰酸乏力（82.7%），口干咽燥、气短懒言、易感冒的发病率分别为 51.0%、38.8%、35.7%，其余发生均在 30%以下，且多为轻症表现，无重症表现。其中有 51 例进行肾病理检查，结果显示：IgA 肾病 45 例，膜性肾病（MN）1 例，系膜增生（MsPGN）5 例，IgA 肾病中 Lee 氏Ⅲ级以下 7 例，Lee 氏Ⅲ级及以上 38 例，提示多数病理不轻。本病临床缺乏脉络瘀阻的症状如肢体麻木、腰痛固定、舌下瘀斑等，但肾脏病理见到毛细血管祥闭塞、微血栓、肾小球球囊粘连、肾瘢痕形成等，都可以考虑为肾脏局部瘀血证，本研究中 10 例患者临床并没有明确血瘀证候，但参考微观辨证而诊断为血瘀证。同样，有 19 例患者临床泡沫尿不明显，也没有显著的腰困重、肌肉关节酸肿、皮肤湿疹、恶风等，但微观中可见明显的系膜细胞增生、炎细胞浸润、新月体等风湿证候。可见，尿常规检查和适时的肾穿刺并结合微观辨证无疑可以加深对本病证候特点的认识。

二、循证医学在儿童肾病综合征研究中的应用

进入 21 世纪以来，我国肾脏病学界对循证医学的认识及重视程度均有了很大提高，我国肾脏病专业的学科水平也已取得很大的成绩。这表现在应用循证医学的观点和方法进行肾脏病临床研究方面，其中较为突出的有：侯凡凡等在 *N Eng J of Med* 上所发表的有关血管紧张素抑制药物在非糖尿病肾脏病呈中等程度以上肾功能损伤时的肾脏保护作用及其应用的随机对照试验（RCT），以及应用来氟米特治疗狼疮性肾炎的多中心前瞻性队列研究，联合应用尿激酶与贝那普利治疗重症 IgA 肾病的随机对照试验及大剂量冲击与传统剂量 α_1-(OH)-D_3 治疗血透患者继发性甲状旁腺功能亢进症的多中心随机对照试验等；在肾脏疾病诊断方面有关国人评估肾小球滤过率（eGFR）公式的建立及尿蛋白与肌酐比值（ACR）测定的研究等。这些应用循证医学的方法所进行的较大样本量的临床研究引起了国际、国内同行的广泛重视。

循证医学是遵循最佳科学依据的医学实践过程，循证医学的核心是高质量的临床研究证据，证据是循证医学的基石。中医强调"辨证施治"，类似于西方医学通过药物遗传学为每一位患者找到最适合的药。中医通常的"引经据典""方药加减""医案汇编与整理注释"等都是循证医学思路和理念的雏形。近 40 多年来，中西医结合多学科、多层次地开展从临床基础到临床应用、从宏观到微观、从理论到实践的系统综合研究，经历了临床个案总结、经验总结、临床回顾总结、西医诊断、中医治疗疗效观察等过程。陈香美教授近年提出了"发挥中西医结合优势提高 IgA 肾病的临床疗效"，并带领她的团队开展了大量中西医结合治疗 IgA 肾病的临床研究，积累了宝贵的经验。陈香美教授团队对肾华片治疗 IgA 肾病进行了前瞻性、多中心、双盲双模拟、随机对照研究，共纳入 131 例患者，治疗 12 周，发现肾华片与对照组福辛普利疗效相近，且观察期间未发现明显不良反应，证实了肾华片能有效降低尿蛋白，改善临床症状，稳定肾功能，且安全性好。

（一）儿童原发性肾病的循证医学研究

儿童原发性肾病综合征（PNS）的蛋白尿产生确切机制并不清楚，激素耐药性肾病综合征的治疗更是临床棘手问题。原发性肾病综合征治疗需要通过 EBM 研究来确定治疗方针，EBM 可能给这一问题的解决带来希望的曙光。原发性肾病综合征（不考虑病理类型）的传统治疗往往是先试用糖皮质激素（如泼尼松等），4~6 周无效或效果不佳者，再加用细胞毒药物（如环磷酰胺等），如效果仍欠佳，则改用其他免疫抑制剂（如环孢素等）。在治疗过程中，糖皮质激素疗程多长是最佳疗程，目前尚未统一认识。然而，EBM 研究结果表明，激素敏感患儿至少服药 3 个月，治疗 7 个月效果更好。泼尼松治疗 2 个月者最初阶段 60%有复发危险，泼尼松每日疗法治疗 4 周，然后隔日疗法治疗 6 个月者可降低复发，约 3%因激素、细胞毒药物及免疫抑制剂等长期应用均或多或少伴药物不良反应，故针对不同病理类型，制订个体化治疗方案，并避免一些暂无确定疗效的干预措施，坚持追踪观察，定期评估与修正治疗方案，是提高肾病综合征缓解率、降低复发率的关键。

1. 依据不同病理类型的原发性肾病综合征治疗研究

（1）微小病变型肾病（MCDNS）：是儿童最常见的原发性肾小球疾病之一，有关其治

疗的文献也较多。有一组资料根据循证医学试验结果，建议对儿童首发或复发的微小病变型肾病 A 级推荐以下治疗方案：泼尼松 60mg/（m^2·d）（最大剂量不超过 80mg/d），共 4～6周，有效者后改为隔日 40mg/（m^2·d）。对于儿童反复复发病例，A 级推荐在应用泼尼松治疗基础上，加用环磷酰胺或氮芥（剂量选择应根据患者情况而定）；D 级推荐反复大剂量泼尼松或长期泼尼松隔日疗法；有关左旋咪唑对微小病变型肾病治疗的临床试验较少，仅 B 级推荐左旋咪唑在反复复发病例中应用。对于激素依赖性微小病变型肾病，A 级推荐环孢素 5mg/(kg·d)（维持时间视病情而定）；D 级推荐环磷酰胺 2mg/(kg·d) 口服，并维持 12周。对于激素抵抗的微小病变型肾病，临床治疗往往较困难，这些病例发展至终末肾衰竭的机会较大。有关这些病例临床试验样本量均较小，且随访时间不长。D 级推荐如下治疗方案：诊断上应排除局灶节段性硬化型肾小球肾炎，环磷酰胺 2mg/(kg·d) 维持 12 周或环孢素 6mg/(kg·d)（维持时间视病情而定）。

　　另一组资料根据 Meta 分析结果得出结论：儿童初发的肾病综合征用泼尼松治疗，60mg/（m^2·d），维持 6 周，后改为 40mg/（m^2·48h），最少再维持用药 6 周。激素治疗复发性肾病出现激素不良反应时，环磷酰胺是可选药物，用法为 2mg/(kg·d)，至少用 8 周。如果烷化剂治疗后仍有复发，则左旋咪唑是治疗频繁复发肾病的可选药物。激素依赖型肾病应选用环磷酰胺治疗，在泼尼松用法上，1 次/d 服用与每日分次服用的疗效差异无统计学意义。有临床实践观察到 1 次/d 口服泼尼松与分次口服产生疗效时间无差别，且不良反应相对较小，库欣综合征样改变轻微，高血压发生率<1%，其复发率为 0.31 次/（年·人）。

　　（2）膜增生性肾小球肾炎（MPGN）：是肾小球疾病中预后较差的一种病理类型，10 年生存率仅为 60%～65%。循证医学研究结果提示，免疫抑制剂总体疗效不甚理想。因此，建议仅对大量尿蛋白（>3g/d），存在小管间质病变或肾功能损害病例积极进行药物治疗。对于儿童膜增生性肾小球肾炎治疗病例可试用大剂量甲泼尼龙 40mg/（m^2·d）治疗，且长期（6～12 个月）维持。

　　（3）局灶节段性肾小球硬化（FSGS）：由局灶节段性肾小球硬化引起的肾病综合征临床上亦常为难治性肾病综合征。目前对局灶节段性肾小球硬化治疗的建议是，主张试用泼尼松龙 0.5～2.0mg/(kg·d)，诱导缓解，如治疗有效，3 个月后可将泼尼松龙减至 0.5mg/(kg·d)，如果激素治疗 6 个月仍无效，患者则为激素抵抗；对于激素治疗无效病例，可考虑环孢素 5mg/(kg·d)，以减少尿蛋白，但环孢素减量或停用后，复发率很高，对于这些病例可考虑长期应用环孢素治疗，以维持缓解；主张环磷酰胺或氮芥仅作为二线药物在局灶节段性肾小球硬化病例中应用。

　　（4）激素抵抗型肾病（SRNS）：在激素抵抗型肾病患儿干预治疗中，有 9 个随机对照试验包括 25 名患儿，有学者对其利弊做一系统综述评价。应用环孢素与应用安慰剂或不治疗儿童相比较，应用环孢素可明显提高患儿治愈率。口服环磷酰胺联合泼尼松龙治疗与单用泼尼松龙治疗比较，静脉用环磷酰胺与口服环磷酰胺比较，硫唑嘌呤联合泼尼松龙治疗与单用泼尼松龙治疗比较，获得完全控制儿童数量无显著性差别。但仍需要进一步寻求充分有力的更好设计的随机对照试验，这样才能确认环孢素效果评价，以评估大剂量的糖皮质激素与烷化剂联合或环孢素对激素抵抗型肾病治疗效果。

　　2. 不同免疫抑制剂治疗原发性肾病综合征比较　北京大学第一医院丁洁教授通过 Cochrane 图书馆进行文献检索，对免疫抑制剂治疗原发性肾病综合征进行了 Meta 分析，结果显示如下：

（1）环磷酰胺［2～3mg/(kg·d)，8周］与单独应用激素治疗比较，应用环磷酰胺可明显减少6～12个月时的肾病复发，而且应用环磷酰胺8周也比仅应用2周有效，但没有证据表明进一步延长疗程至12周能再减少12～24个月时间的肾病复发。

（2）苯丁酸氮芥［0.2mg/(kg·d)，8周］与单独应用激素和安慰剂组比较，苯丁酸氮芥也显示了明显减少12个月时间的肾病复发。在比较了不同的苯丁酸氮芥治疗方案后，发现增加剂量并不能明显减少肾病的复发，但低白细胞血症的发生增加34%，低血小板血症的发生增加18%。在减少12～24个月时间的肾病复发的作用方面，环磷酰胺与苯丁酸氮芥没有区别，而且对防止频繁复发肾病的复发作用优于激素依赖型肾病的治疗效果。

（3）左旋咪唑（2.5mg/kg，隔日服用）与单独应用激素治疗比较，用药期间作用明显优于单独应用激素，但停药后作用未能持续。

（4）硫唑嘌呤，已检索到的试验研究结果表明，比较环孢素（应用24周）和苯丁酸氮芥对于维持肾病缓解的作用，结果6个月时效果相同，12个月时效果不如苯丁酸氮芥。比较环孢素（应用12个月）与环磷酰胺作用的试验研究，也显示9个月时两者防止肾病复发的作用相仿，但至24个月时环磷酰胺的作用显然优于环孢素。

Meta分析的试验研究中报道药物副作用的试验有15个。环磷酰胺和苯丁酸氮芥主要副作用为白细胞减少、血小板减少和感染；苯丁酸氮芥少有脱发和膀胱炎发生。环孢素常见副作用为齿龈增生和多毛；另外约9%出现肌酐增高，4%出现血压高。仅有1例报道应用左旋咪唑后出现胃肠不适。总之，以上这些免疫抑制剂与单独应用激素比较，确实显示了减少肾病复发的作用。其中环磷酰胺和苯丁酸氮芥在治疗中和治疗后均显示有作用，而左旋咪唑和环孢素的作用仅表现在用药时。遗憾的是目前尚没有很好的试验证明到底哪一种免疫抑制剂预防复发的效果最佳。

中西医结合治疗原发性肾病综合征的临床研究虽多，但比较规范的随机对照试验却相对缺乏。目前中文数据库中对中医药治疗儿童肾病综合征相关循证医学研究鲜有报道。参考成人肾病综合征，华西医科大学肾病科张程珑等人检索黄葵胶囊治疗成人原发性肾病综合征的随机和半随机对照试验，共纳入9个随机对照试验，共558名患者。Meta分析结果发现黄葵胶囊在降低成人原发性肾病综合征24小时尿蛋白、胆固醇、三酰甘油，升高血清白蛋白上优于常规治疗组，对于降低尿素及肌酐上无证据显示较常规治疗更为有效。由于纳入的文献其研究方法学质量不高，需要进一步高质量的研究对其疗效及安全性进行评价。福建中医药大学郑健等人通过检索国内外中西医结合治疗儿童肾病综合征，共纳入13个随机对照试验，共计725例患儿，Jadad评分均为3分。Meta结果发现：西药联合益肾活血中药治疗肾病综合征，在一定程度上优于单纯西药治疗，且未见不良反应。但受纳入研究数量与质量限制，其疗效和安全性有待更多高质量随机双盲对照试验加以证实。

（二）儿童继发性肾病的循证医学研究

1. 紫癜性肾炎

（1）中南大学湘雅二医院的儿科肾脏病专科党西强等人通过检索有关过敏性紫癜药物治疗的中外文献，以系统评价、Meta分析、随机对照试验（RCT）为纳入标准，并对其方法学质量评估后进行分析。共检索有关过敏性紫癜药物治疗中外文献共927篇（包括含两种以上药物的重复文献），通过阅读标题、摘要或全文，对临床应用治疗儿童紫癜性肾炎的八类药物进行了系统评价。研究结果显示如下：①应用抗过敏药干预者疗效明显优于未用者，应用抗过敏药干预者疗效明显优于西咪替丁干预者，应用抗过敏药干预者疗效明显优于糖皮质激素干预者或与糖皮质激素干预者差异无统计学意义。②H_2受体拮抗剂治疗过敏性紫癜与采用包括激素在内的综合治疗相比，可显著提高治疗的有效率。③联合抗凝治疗措施有助于缓解重型紫癜性肾炎患儿的病情，改善患儿的预后。④临床应用血管紧张素转换酶抑制剂（ACEI）类药物如卡托普利、贝那普利佐治紫癜性肾炎安全、有效。⑤本系统评价支持早期应用糖皮质激素预防小儿过敏性紫癜肾损害的发生。⑥目前吗替麦考酚酯主要用于激素足量治疗和（或）环磷酰胺（CTX）冲击治疗后尿蛋白仍未转阴者，或病理类型较重的紫癜性肾炎，如新月体形成和局灶硬化伴坏死。⑦雷公藤多苷为主的中药治疗紫癜性肾炎可明显改善患儿的临床症状，减轻蛋白尿及血尿水平，提高治疗有效率，降低复发率。⑧环磷酰胺冲击治疗是临床表现为肾病综合征的紫癜性肾炎较好的治疗方案，环磷酰胺与激素联合应用较单独使用激素治疗疗效可靠，可提高临床缓解率。⑨加用静脉用丙种球蛋白治疗紫癜性肾炎较激素更有助于改善皮疹和消化道症状，对于减轻过敏性紫癜的肾脏损害、保护肾功能有一定作用。

（2）基于已有的随机对照试验和系统回顾分析，目前尚无公认推荐的统一方案治疗紫癜性肾炎。党西强等人根据以上系统评价，对紫癜性肾炎的治疗有如下建议：

1）紫癜性肾炎的治疗要根据患儿的临床表现和病理分型个体化治疗：抗过敏药、H_2受体拮抗剂、ACEI类药物以及双嘧达莫可以作为紫癜性肾炎的基础用药，对于控制皮疹、关节痛、腹痛等症状有一定疗效，且无明显毒副作用；对于持续皮疹、严重腹痛和皮疹复发的患儿可以早期应用糖皮质激素预防和减轻肾脏损害，推荐剂量为泼尼松 1～2mg/（kg·d），第2周开始减量，疗程2周左右；同时可加用静脉注射用免疫球蛋白（IVIG），量可选用 200～400mg/（kg·d），连用5日，但应密切注意有无可能的肾脏毒性；对临床表现为孤立性血尿或蛋白尿者应尽早争取肾脏病理检查，如病理分型为Ⅰ级，可暂不予其他特殊治疗，继续随诊；如肾脏病理分型为Ⅱ级以上或临床表现为急性肾炎型，可加用雷公藤多苷以改善患儿的临床症状，减轻蛋白尿及血尿水平，推荐剂量为 1mg/（kg·d），疗程3个月；对长期持续蛋白尿，或临床表现为肾病综合征者应加用激素治疗，首选泼尼松 1～2mg/（kg·d），4～8周后减量；对于激素足量治疗4～8周无明显缓解的肾病综合征型患儿，或病理类型在Ⅱb级以上者，可以在激素基础上加用环磷酰胺冲击治疗，推荐剂量 8～12mg/（kg·d），连续2日，每半月1次，共用6～8次，以提高临床缓解率；如环磷酰胺冲击治疗后尿蛋白仍未转阴或是环磷酰胺副作用较大，可以改用吗替麦考酚酯口服治疗，推荐剂量为 20～30mg/（kg·d），2～3次口服，疗程6个月；对于临床表现为急进性肾炎或是病理改变为Ⅱb级以上的重型紫癜性肾炎患儿，应予积极治疗，采用甲泼尼龙、环磷酰胺和抗凝药物三联疗法，抗凝药物可选用肝素或尿激酶，甲泼尼龙剂量 15～30mg/（kg·d）（最大量 1g/d），连用3日为1个疗程，必要时隔1～2周再用1～2个疗程，疗程之间以泼尼松 2mg/kg，隔日顿服，以后逐渐减量。

2）药物治疗的同时要注意休息、饮食和避免接触可能的过敏原。治疗过程中要监测患儿的症状及生化指标，警惕药物毒副作用的产生，必要时减量、停用或者更换药物。

（3）雷公藤多苷是较为公认治疗紫癜性肾炎的中药提取物，因此相关的循证医学研究质量相对高。其中比较有代表性的一篇系统评价报道是浙江中医药大学吴亚琴等人通过检索雷公藤治疗小儿紫癜性肾炎的随机对照试验研究。共纳入 16 个随机对照试验，总人数 1086 人，结果显示如下：

1）完全缓解率：雷公藤联用糖皮质激素优于单用激素；环磷酰胺联用激素优于雷公藤联用激素。

2）总缓解率：将血尿、蛋白尿与基线值相比下降 50%作为缓解基准时，在常规治疗基础上用或不用雷公藤治疗差异无统计学意义，而当将血尿、蛋白尿与其基线值相比下降 30%作为基准时，差异有统计学意义；雷公藤联用激素较单用激素组有优势；环磷酰胺联用激素优于雷公藤联用激素。

3）复发率：雷公藤联用激素较单用激素组能降低疾病复发率。

4）不良反应

a.肝功能损害发生率：单用雷公藤未见肝损害；联用激素后出现了肝损害。

b.血白细胞下降发生率：单用雷公藤未见血白细胞下降；联用激素后却反见血白细胞下降；雷公藤或环磷酰胺联用激素均未见血白细胞下降。

结论：雷公藤可在一定程度上缓解紫癜性肾炎的血尿、蛋白尿，联用糖皮质激素能协同紫癜性肾炎的疗效且可降低疾病复发。就肝功能损害及血白细胞下降等不良反应而言，雷公藤总体安全。

2. IgA 肾病

基于 IgA 肾病的发病机制尚未完全清楚，尚无有效清除肾小球沉积 IgA 的特异性治疗，以及本症临床-病理表现呈多样性、不平行性和慢性进展性（疾病的反复性不容忽视）等原因，目前全球尚无 IgA 肾病（包括成人和儿童）的特效和统一治疗方案。北京大学第一医院儿科姚勇主任通过借鉴成人 IgA 肾病的随机对照试验文献，检索国内外儿童 IgA 肾病临床文献报道，对此进行了相关循证医学的总结。

（1）糖皮质激素：1980～1990 年入选的 8 篇随机对照试验（RCT）（196 例）的 Meta 分析显示：糖皮质激素适用于伴明显尿蛋白（>1.0g/24h）的 IgA 肾病。2004 年一项来自意大利的大样本随访的随机对照试验结果的 Meta 分析，均支持糖皮质激素治疗可降低 IgA 肾病的蛋白尿发生率和发生终末期肾病的危险，且 IgA 肾病早期应用糖皮质激素除降低蛋白尿外，还可减轻原肾脏增殖性病变。糖皮质激素在儿童 IgA 肾病的疗效与成人相仿，联合用药疗效更佳。日本儿科肾脏病协会新近一项随机对照试验显示，激素联合硫唑嘌呤（AZA）加华法林加双嘧达莫组在降低尿蛋白、稳定血压和肾功能、延缓肾小球硬化和间质纤维化方面均优于单纯激素组。目前认为糖皮质激素对 IgA 肾病表现的明显蛋白尿（>1.0g/d）有肯定疗效，但对于保护肾功能、降低终末期肾病发生的危险性尚有待更有力的循证医学证据。

（2）免疫抑制剂

1）环磷酰胺：该部分均为成人证据。有 10 个随机对照试验和综述的循证分析显示环磷酰胺对于有中-重度肾损害的 IgA 肾病可有效保护肾功能。在环磷酰胺基础上联合或序贯治疗可能是一种治疗策略。一项前瞻性随机对照试验观察到高危预后的 IgA 肾病患者接受环磷酰胺序贯硫唑嘌呤加大剂量激素治疗可降低终末期肾病发生的风险。对于伴新月体形成的 IgA 肾病，有研究采用每日口服环磷酰胺（1.5mg/kg）联合小剂量泼尼龙（0.8mg/kg）能够有效降低蛋白尿，改善肾功能和肾病理细胞性新月体及炎性病变，治疗后随访 10～36 个月，蛋白尿、肌酐清除率（Ccr）未发生明显变化。虽有循证证据表明环磷酰胺对于高危 IgA 肾病有一定疗效，但现有的随机对照试验多为低质量等级，目前环磷酰胺治疗 IgA 肾病的证据尚不充分。

2）硫唑嘌呤（AZA）：主要见于 2 篇日本儿童相关的报道，在肝素、华法林、双嘧达莫（即 H/W/D）基础上联合硫唑嘌呤治疗儿童 IgA 肾病，随机对照试验观察到硫唑嘌呤加 H/W/D 组治疗后尿蛋白由 1.30g/24h 降至 0.22g/24h，重复肾活检示肾小球 IgA 沉积减少现象，而 H/W/D 对照组无明显变化。另见报道硫唑嘌呤联合激素及 H/W/D 与单纯激素治疗 40 例弥漫系膜增生性 IgA 肾病儿童的随机对照试验，观察治疗 2 周后，联合治疗组 92%的患儿蛋白尿改善，重复肾活检未见肾小球硬化增加。

3）吗替麦考酚酯（MMF）：相关的成人随机对照试验报道，对于吗替麦考酚酯减轻蛋白尿及降低终末期肾病发生的远期疗效评价不一。新近一项高质量等级的多中心随机对照试验报道显示：吗替麦考酚酯组（1.0g/24h，疗程 1a）与安慰剂组比较，治疗 2 年后，不论是在蛋白尿降低＞50%和终末期肾病发生还是在血肌酐（Scr）超过基线值 50%方面差异均无统计学意义。

4）咪唑立宾（MIZ）：鉴于硫唑嘌呤的不良反应，日本学者近年尝试应用咪唑立宾替代硫唑嘌呤用于 IgA 肾病的治疗，初见成效。3 例弥漫性系膜增殖伴蛋白尿的患儿，激素治疗 2 年无效后换用咪唑立宾，5 个月后观察到蛋白尿减轻，血尿消失，2 例重复肾活检显示原肾小球病变减轻，巨噬细胞浸润数目减少。更有说服力的证据见于日本儿科 IgA 肾病治疗研究组组织的一项咪唑立宾治疗重症 IgA 肾病的临床研究结果：以咪唑立宾替代硫唑嘌呤联合治疗 23 例重症患儿，疗程 2 年，78.2%的患儿达到尿蛋白/肌酐＜0.2，尿蛋白排出量由 1.19g/（m^2·d）降至 0.05g/（m^2·d）；肾小球硬化率未见改变；治疗期间患儿耐受性好。初步提示咪唑立宾适用于儿童重症 IgA 肾病的治疗。

5）来氟米特（LEF）和雷公藤多苷（TW）：将来氟米特和雷公藤多苷用于 IgA 肾病的治疗仅见于我国成人的报道。国内报道 58 例患者（尿蛋白 1.0～3.0g/24h，Scr＜354moL/L）随机分为 2 组，分别接受来氟米特（维持剂量 20mg/d，疗程 6 个月）和福辛普利治疗，治疗中患者耐受性良好，不良反应轻微；治疗 28 周后来氟米特组 24 小时尿蛋白排出量显著减少，完全缓解率为 61%，总有效率为 71%，但与福辛普利对照组比较疗效无显著性差异。另一项来氟米特和吗替麦考酚酯分别联合小剂量激素治疗以肾病综合征为主要表现的 IgA 肾病的疗效及安全性随机对照试验，结果显示 2 组患者均耐受良好，虽治疗后尿蛋白显著降低，总有效率分别为 60%和 65%，但疗效比较差异无显著性意义。以上研究提示来氟米特可作为 IgA 肾病治疗的选择之一。

（3）其他药物

1）ACEI 和 ARB：支持证据来自于 2007 年欧洲生物医学与健康委员会支持下的一项包括成人与儿童多中心、随机、双盲、安慰剂对照的高质量随机对照试验结果：66 例 9～35 岁 IgA 肾病伴中度蛋白尿患者，ACEI 组予贝那普利，平均疗程 38 个月，随访 5 年。观察终点时 ACEI 组与安慰剂组比较：肾功能减退＞30%或尿蛋白达肾病水平者 3.1% vs 26.5%，尿蛋白稳定或部分缓解者 40.6% vs 8.8%；ACEI 组 12.5%的患者缓解，而安慰剂组未见 1 例。2006 年由意大利肾脏病学会免疫性肾脏病研究组主持的多中心、开放式 ACEI 或 ARB 加联合序贯治疗成人和儿童轻症 IgA 肾病的随机对照试验正在进行中，该试验纳入 3～60 岁患者 378 例，随访 3 年，其目的旨在探索阻止肾功能和血压正常且尿蛋白轻症 IgA 肾病疾病进展的有效治疗方法。

2）鱼油和多不饱和脂肪酸：北美 IgA 肾病研究组则根据其完成的 2 项包括成人与儿童 119 例随机对照试验结果，进一步提出鱼油降低尿蛋白的疗效呈现剂量依赖性，与用量及血浆二十五碳烯酸酯和花生四烯酸的比值（EPA/AA）呈线性负相关。目前，有关鱼油保护肾功能和降低尿蛋白的作用各家随机对照试验报道结果不一，缺少充分的循证医学证据的肯定，尚无推荐临床使用鱼油的依据。

三、真实世界研究在儿童肾病综合征研究中的应用

（一）真实世界研究的概况

循证医学是医学研究中的一场革命，所得出结论的可靠性显著高于经验研究，尤以多中心大样本随机对照试验得出的结论备受青睐，因此现代医学广泛运用循证医学的结论指导临床诊疗。近年来，循证医学逐步深入发展，但由于方法学的限制，其优势未能充分发挥，某些来自随机对照试验（randomized controlled trial，RCT）的高级别临床证据缺乏实际应用价值。与此同时，真实世界研究（RWS）受到越来越多医学研究人员的关注。真实世界研究必须围绕相关科学问题，基于真实世界的数据，综合运用临床/药物、流行病学、生物统计学、循证医学、药物经济学等多学科方法技术，整合多种数据资源而开展研究。

1. 真实世界研究的相关术语

（1）真实世界研究（real world study，RWS）：是指针对预设的临床问题，在真实世界环境下收集与研究对象健康有关的数据或基于这些数据衍生的汇总数据，通过分析，获得药物的使用情况及潜在获益-风险临床证据的研究过程。

（2）真实世界数据（real world data，RWD）：是指来源于传统临床试验以外，来自真实医疗环境，反映实际诊疗过程和真实使用条件下的患者健康状况和（或）医疗服务提供相关的数据。

（3）真实世界证据（real world evidence，RWE）：通过对适用的真实世界数据进行恰当和充分的分析所获得的关于药物使用情况和潜在获益-风险的临床证据。

（4）人用经验：中药人用经验通常在临床实践中积累，具有一定的规律性、可重复性和临床价值，包含了在临床用药过程中积累的对中药处方或者制剂临床定位、适用人群、用药剂量、疗效特点和临床获益等的认识和总结。

（5）回顾性数据库研究（retrospective database studies，RDS）：基于回顾性数据库的数据，是根据研究目的，采用流行病学、医学统计学等方法技术开展的研究，常用的研究设计包括横断面研究、队列研究、病例对照研究等。

（6）外对照或外部对照（external control，EC）：又称合成对照（synthetic controls），是将接受试验治疗的 1 组研究对象与本研究以外的 1 组研究对象进行比较，而不是与分配到不同治疗组的患者组成的内部对照组进行比较。按时间轴上与试验组的重合关系可以分为历史外对照、同期外对照及混合外对照。

（7）目标值法（objective performance criteria，OPC）：指专业领域内公认的被试产品的有效性、安全性、性能评价指标所应达到的标准。目标值法又称单组目标值法或单组目标值对照法，即采用目标值作为理论对照值，将试验结果与理论值比较的一种方法，属于外部对

照范畴。

2. 真实世界研究主要设计类型　真实世界研究主要设计类型较多，通常分为观察性研究和试验性研究。观察性研究，也称回顾性数据库研究，是利用累积的常规医疗和健康信息，采用流行病学方法形成真实世界证据，解决临床医疗和决策问题的研究，主要应用于药物上市后疗效评价、安全性监测、新适应证的拓展等。包括横断面研究、病例系列研究、前瞻/回顾/双向队列研究、巢式病例对照研究等，不同的设计类型可解决不同的研究问题。试验性研究主要指实效性临床试验和以真实世界证据为外部对照的单臂试验。实效性临床试验（PCT），又称实用性临床试验，指尽可能接近真实医疗环境的临床试验，是介于 RCT 和真实世界研究之间的研究类型，一般归属于真实世界研究范畴。实效性临床试验可以实现一种治疗措施与另一措施在真实医疗环境下的比较，或新治疗措施与常规治疗在特定条件下的比较，其目的在于评价某种干预措施在常规临床实践中的效果，为临床或卫生政策决策提供证据。根据入组方式的不同，可以是自然选择入组的实效性临床试验，也可是随机化入组的实效性随机对照试验（PRCT）。单臂试验主要指不设立平行对照组，而仅采用外部对照，对受试药物进行描述和评价的设计类型。以真实世界证据为外部对照的单臂试验，常用于中药研发的早期及上市后研究阶段（Ⅰ期/Ⅱ期）等。此外，中药新药Ⅳ期临床试验，为研究在广泛应用条件下品种的安全性和有效性，也可采用单臂设计。

此外，一些新的设计（如续断性时间序列）也被用于观察性真实世界研究。

3. 真实世界研究的评价

（1）真实世界研究的评价原则：依据《真实世界证据支持药物研发与审评的指导原则》（试行），评价真实世界证据应依从两个主要原则：一是真实世界证据是否可以支持需要回答的临床问题；二是已有的真实世界数据是否通过科学的研究设计、严谨的组织实施及合理的统计分析得到所需的真实世界证据。对真实世界证据的质量评价，首先应明确研究类型及生成证据的类型；其次评估其研究设计类型可能存在的偏倚风险和证据综合时需要考虑的方法学要素，不同类型真实世界证据质量的评价方法中各种评价工具分别体现了各研究类型中需着重考虑的偏倚风险；最后充分考虑证据的内部真实性和外部真实性，根据评价原则、设计类型和证据综合的评价方法进行综合评价。中医药真实世界证据还需要结合中医药自身的特点进行评价。

（2）真实世界研究常见偏倚：真实世界研究的常见偏倚包括三大类。①选择性偏倚：入院率偏倚、罹患率偏倚、存活者治疗性选择偏倚、检出征候偏倚、无应答偏倚、志愿者偏倚、易感性偏倚、时间效应偏倚、渠道偏倚、健康使用者偏倚、特发性偏倚、病程长度偏倚、竞争风险；②信息偏倚：错分偏倚、调查员偏倚、观察者偏倚、难以测量的时间偏倚、测量偏倚、非死亡时间偏倚、诱导偏倚、因果倒置、校正中介作用；③混杂偏倚：适应证混杂、合并用药混杂、沾染与干扰。

4. 真实世界研究的优势与局限

（1）真实世界研究具备多种优势：①真实世界研究对研究对象常采用相对较少的排除条件，使纳入人群有较好代表性，研究结果外部真实性相对更好。②真实世界研究样本量通常较大，利于解决罕见疾病和事件所带来的问题，也可更好地处理治疗效应在不同人群之间的差异。③真实世界研究采集的数据可利用快速数据设计技术实现多个研究目标，效率较高。④真实世界研究相对传统临床随机对照试验，尽量减少人为干预、容易被研究对象接受，较容易通过伦理审查，成本-效益更优。⑤最重要的是真实世界研究提供了传统随机对照试验无法提供的证据，包括真实环境下干预措施的疗效、长期用药的安全性、依从性、疾病负担等证据，是对传统临床研究模式的重要补充。

（2）真实世界研究的局限：真实世界研究自身也存在一定局限，这些局限来自于数据本身和相关设计。针对治疗结局的评价，除实效性随机对照试验外，观察性真实世界研究由于没有采用随机设计方案，组间的基线、预后差异总是或多或少地存在，可能导致结果偏倚；即便使用复杂的统计学方法尽量消除可能的混杂，其在最大程度上也仅能处理已知的混杂因素（无法处理未知的混杂）。此外，数据的准确性、完整性是真实世界研究可能存在的另一主要问题。这在基于回顾性数据库开展研究时，问题尤其突出。样本量增大和使用复杂的统计学处理并不能消除数据质量本身缺陷可能导致的偏倚。最后，基于回顾性数据的真实世界研究还面临事后分析、数据挖掘是否满足因果准则的问题。不同设计和不同数据来源的真实世界研究，其表现出来的优势和不足是有差异的。研究者需要针对具体问题进行谨慎分析和理解利弊。

（二）真实世界研究在中医药领域的应用

中华医药文明源远流长，先贤们也开展了许多试验，但多停留于经验水平，如张锡纯于《医学衷中参西录》中记载："活络效灵丹，……治气血凝滞，癥瘕，心腹疼痛，腿疼臂疼，内外疮疡，一切脏腑积聚，经络湮淤。……自拟得此方以来，数年之间，治愈心腹疼痛者，不可胜计矣。"正是靠着这种经验的代代传承，中华医药文明流传至今。临床疗效是中医药学赖以生存和发展的基础，但由于未经过严格的评价，类似这种个人经验往往不能取得广泛认可，这已成为制约中医药学发展的瓶颈。其原因：首先，中医的辨病、辨证依据及疗效评价均以定性描述为主，缺乏客观的量化性评价指标；其次，辨证论治的全过程都带有较大的主观性，比如四诊受到医者专业水平及患者觉察、表达能力的影响，遣方用药受到医者用药习惯、思想流派的影响，疗效评价受到患者心理因素、意愿的影响；再者，中医疗效与个体体质反应性密切相关，并受到药材产地、采摘季节、炮制储存方式等其他环节的影响。中医强调个性化治疗，对疗效的评价注重整体性、复杂性和多重影响，强调脏腑经络的相互关联，患者和环境相互依存的关系，目前难以达到随机对照试验客观、条件绝对控制等要求，使得中医的特点难以体现于随机对照试验。中医临床独特的诊疗方式，常常使得传统随机对照试验得出的结论缺乏实际应用价值。同时，随机对照试验中干预措施等数据也因为中医辨证论治所强调的个体差异性和不可重复性而受到限制，而真实世界研究为中医药研究特别是中药上市后疗效评价提供了新的努力方向。

1. 中医药真实世界研究的优势与发展　自古以来，中医学的学术发展始终建立在大量的临床实践之上，而实际临床疗效是中医学生存和发展的根本和理论创新的源泉。通过科学收集真实世界中医临床活动中产生的海量数据，并进行科学的规范、处理、分析，可以对中医药理论进行创新以及对临床疗效进行评价。中医药真实世界研究可以为中医药研究向纵深发展、数据关联及潜在知识的发现提供合理、高效的支持平台。若想得到高质量的真实世界循证证据，亟须解决中医药术语规范问题、数据处理与转化问题、研究方案设计问题等。需要在国家层面建立相应的数据管理团队，将中医药真实世界数据进行统一规范管理，形成透明的、严格的、规范的、可追溯的中医药文化数据库；需要成立相应的数据处理与转化团队，通过科学规范的数据转化，形成高质量循证证据；同时需要高质量的顶层研究方案设计团队，针对不同的研究问题进行相应的方案设计，需要不断借鉴国内外研究经验，不拘泥于常规试验设计，开放思维，继续探索符合中医药特色的研究方法。因此，中华中医药学会发布了《中医真实世界研究技术规范通则》和《中医药真实世界研究技术规范》5 项团体标准，包括数据库构建和数据预处理、统计分析计划制定、证据质量评价与报告、伦理审查、基于证据的中药有效性及安全性评价五项标准，为中医药真实世界研究的开展提供了依据与参考。

2. 真实世界研究在中医领域的主要应用

（1）真实世界研究适用于中药安全性评价：随着中药临床应用的快速增长，中药安全性问题引起国内外的广泛关注。而中药上市前的临床研究受到"理想"条件下的研究设计和实施环境的制约，难以全面反映安全性信息（尤其是一些发生率低的不良反应和迟发不良反应）及特殊人群（如儿童肝肾功能异常患者）用药情况，也不能适应全生命周期风险管控的要求；另外，由于历史原因，有的中药未经过严格的临床评价，而上市后安全性评价也未受重视，导致安全性可知性差，说明书中安全性信息欠缺等问题。目前中药安全性真实世界研究主要包括医院注册登记（医院集中监测）、医院信息系统（hospital information system，HIS）及自发报告的回顾性研究等。

（2）适用于发现中医药临床作用规律：由于中药成分的复杂性，随机对照试验很难明确其临床疗效特点和作用规律，导致中成药普遍存在适应证宽泛、定位不够明确等问题，说明书不能很好指导临床医师合理用药，也影响了临床疗效的发挥。在这种情况下，有必要通过上市后评价来进一步明确临床优势、定位目标人群，进一步明确适应证和给药方案。此外，对医疗机构院内制剂的评估、中成药二次开发和大品种培育都需要上市后的研究数据，深化对产品价值认识，为研究指明方向。近年来，国内已通过真实世界研究开展优势人群特征分析、疾病证型分布、阶段性用药规律、疾病远期预后等研究。通过充分利用健康医学大数据，真实世界研究不但能够补充传统临床试验的证据链，且能发现规律、提出假说，从而为进一步临床研究找准切入点。

（3）适用于非药物疗法的效果评价：传统随机对照试验是临床疗效评价的重要手段，但其在非药物疗法评价（如手术、器械技术、物理疗法等）中有明显局限性，随机和盲法常常难以实施。相对而言，规范可靠的真实世界证据可能作为传统随机对照试验证据的补充，在非药物研究领域有一定优势。例如，针灸作为中医药体系中应用最广的非药物疗法，已在 183 个国家和地区推广应用。2017 年 2 月 11 日中国针灸学会针灸病例注册登记研究联盟正式成立，标志着大型针灸真实世界研究正式启动，联盟启动了国际针灸病例注册登记平台项目，开展具有针灸特色的病例注册登记研究，将成为针灸真实世界数据的重要来源之一。此外，对推拿、拔罐、刮痧等其他中医非药物疗法同样可以开展真实世界研究，不断明确其临床价值和适用病证。

（4）适用于"治未病"技术的评价："治未病"作为中医学的特色优势，应对当前慢病增长的挑战具有潜在优势。然而，中医药治未病干预种类繁多、目标人群分散，相关临床研究开展较少，缺乏具有指导实践并规范操作的证据支持。而开展临床试验研究成本高、难度大，不适合长期预防性干预的疗效评价，真实世界研究可以弥补传统研究的不足。以真实世界研究和中医治未病标准化研究为主题，探索如何在真实环境下开展中医治未病的科学研究，有望推动中医药"治未病"证据产出，规范临床应用，从而彰显中医在疾病预防领域的特色作用。

（5）适用于以终点事件为指标的研究：由于慢性病潜伏期长、难以治愈且影响因素广泛，常常采用复杂干预、长期用药，但医疗资源耗费大，药物不良反应及患者依从性问题也很突出。此外，对一些疾病中间指标进行控制，并不一定给患者在终点结局（如死亡、中风等）或生命质量等方面带来获益，因此需要多中心、大样本、长时程的以重大终点事件为评价指标的临床试验。中医药防治慢病具有方案灵活、作用温和、成本较低且患者依从性好等优势。随着大型人群队列研究的开展，结合健康档案和重大疾病筛查数据，将为开展真实世界研究评价中医药长期临床疗效提供条件，将有利于产出以生存时间、死亡、中风等重大终点事件为指标的疗效证据。

（6）适用于中西药相互作用的评价：由于中药成分复杂，其药代特征及作用机制难以解析，中药与西药之间交互作用的临床评价仍受到方法学限制，中西药联合应用的疗效及安全性证据不足。例如，中西药联用相关的增效减毒、潜在不良作用、效益与风险评估等，采用传统的临床试验方法来评价有较大难度。在临床实践中，中药和西药联合使用非常普遍，积累了丰富的经验，也产生了大量的真实世界数据，而这些数据具备回答中西药联用产生的临床价值或潜在风险的价值。因此，采用真实世界研究方法评价中西药相互作用具有可行性和必要性。采用信息化手段，整合医院 HIS 系统、健康体检和移动终端产生的数据，建立中西药联合使用真实世界研究平台。

（7）适用于中药饮片疗效的评估：饮片是中医临床治疗和中成药制造的基础。与化学药原料不同，中药饮片受到产地、种植、采收、加工、炮制等诸多因素影响，饮片成分差异大，也会导致临床疗效不稳定。然而，目前对饮片疗效评估一直依靠经验或简单的化学成分分析，对炮制、道地药材、颗粒饮片、破壁饮片等功效上的差异，缺乏在临床层面的证据。随着道地药材研究的深入、质量标准提升以及溯源体系的完善，为中药饮片质量可控和临床疗效评价提供了可能。2019 年 9 月，中国药学会中药临床评价专业委员会正式启动了十万例配方颗粒安全性真实世界研究项目，是国内首次开展的大规模全品种颗粒剂安全性评价真实世界研究。

（8）适用于随机对照试验的优化设计：随机对照试验通常被认为是用于确定干预和疗效因果关系的"金标准"，因其对纳入人群（patient，P）、干预手段（intervention，I）、对照设置（control，C）及结局指标（outcome，O）有严格的要求，实施过程偏倚控制也很严谨，使得研究具有较高的内部真实性，用于因果关系的推断。临床试验方案的 4 个要素（PICO）看似简单，但真正要达到科学、合理、可行的要求，却是非常难的过程。因为样本量的估算需要一个预期疗效，如果没有既往的数据供参考，样本量可能存在较大偏差，影响研究结果；对患者特征、病情轻重以及并发症等问题认识不清，可能会削弱干预措施的功效或增加用药风险；对疾病转归及指标变化缺乏认识，也不利于形成合适的疗程；对照措施选择不当，则不能反映干预措施的价值和特点。因此，设计一个好的随机对照试验研究方案，需要一系列参数的支持。以往的许多研究没有重视相关要素设置的科学性，导致证据质量及可推广性不高。真实世界研究能够产生大量有价值的真实世界证据，可用于对 PICO 基本参数进行更明确的定位，从而优化随机对照试验设计，提高研究方案的科学性、合理性和可操作性，产生高质量的临床证据。

（9）适用于形成研究假说：在几千年的临床实践过程中，中医药积累了丰富的疾病防治经验和方药等干预措施。在现代临床实践中，我们需要进一步深化对中医药临床价值和特色优势的认识，并能够用研究的证据加以证明。在临床实践中，能够产生不同疗法对不同患者疗效和安全性差异的信息，这些信息就是形成研究假说的信号，是推动治疗方案优化并清晰认识不同疗法的先导因素。例如，有些中药在临床实际应用中存在超说明书适应证情况，用法、用量也会有变化，或者发现某种疗法对某一类患者疗效更优或不良反应更多，或者某种药物配伍疗效更显著等，都是产生研究假说的基础。因此，通过开展真实世界研究，可以发现许多有价值的信号，并可以转化为研究假说，推动新研究的开展并深化对中医药优势的科学认识，创造新的药物或治疗方案，不断提高中医药临床服务能力。

（三）真实世界研究在儿童肾病综合征中的应用

山东中医药大学郑容焕报道，基于真实世界研究模式，以山东中医药大学电子病历信息系统为依托，总结分析儿童肾病综合征发病情况及相关因素、中医辨证分型、选方及用药规律，优化肾病综合征诊疗方案，为中西医结合治疗肾病综合征提供数据资料。研究共纳入153例肾病综合征观察病例，其中男性103例（67.3%），女性50例（32.7%）。学龄前期发病率最高，达56.2%。单纯型肾病综合征127例，肾炎型肾病综合征26例；难治性肾病综合征87例，占研究总数的56.86%。153例患者中有462例次住院记录，其中319例次因感染诱发，排序依次为呼吸、消化、泌尿、皮肤感染，以呼吸系统感染占比最高，达71.47%。常见感染病原学排序依次为肺炎支原体、EB病毒、甲型流感病毒、乙型流感病毒、肺炎衣原体、白色念珠菌、溶血性链球菌感染，其中肺炎支原体感染占比最高（43%）。3例患儿没有应用激素等免疫抑制剂，148例患者应用激素等免疫抑制剂治疗；87例难治性肾病中72例加用免疫抑制剂，占研究总数的47.06%。辨证分型依次为：风水相搏证（24.46%），湿热内蕴证（22.73%），肺脾气虚证（17.97%），脾肾阳虚证（9.96%），水湿内停证（9.31%），湿浊停聚证（8.44%），肝肾阴虚证（4.11%），气阴两虚证（1.73%），瘀血阻滞证（1.3%）；遣方用药统计显示，较原版肾病综合征诊疗方案，近两年风水相搏证增加了越婢加术汤，湿热内蕴证增加了四妙散，新版肾病综合征诊疗方案进行了类方完善，并显著降低了患儿的住院天数。462例次住院患儿共使用中药178味，5243味次。使用药物种类按序排列由高到低依次为：祛湿药、补益药、解表药、止咳化痰平喘药、活血化瘀药、理气药、清热药和温里药。药物归经分析以入肺、脾、胃经药物为主，占51.2%。

河北医科大学闫子琦报道，通过系统评价和真实世界研究分析他克莫司（tacrolimus，TAC）治疗紫癜性肾炎（henoch-schonlein purpura nephritis，HSPN）的不良反应发生情况，为临床合理用药提供参考。首先在中国知网（CNKI）、万方数据库、中国生物医学文献数据库（CBM）、维普数据库（VIP）、PubMed、Cochrane Library和Embase数据库进行全面检索。根据纳入及排除标准筛选文献，采用RevMan 5.3和STATA 14.0软件进行统计分析。随后对2014年1月至2019年7月河北省儿童医院收治的111名应用激素联合他克莫司治疗，且随访时间＞12个月的紫癜性肾炎患儿进行回顾性分析，计算总体及各类药物不良反应（adverse drug reaction，ADR）发生率，并探讨其影响因素。系统评价中最终纳入9篇文献。结局指标显示：他克莫司治疗紫癜性肾炎的总ADR发生率为10.2%（95%CI：6.0%～15.3%），发生率最高的不良反应为震颤、头痛（3.7%，95%CI：0.5%～8.8%），次之为胃肠道反应（3.1%，95%CI：0.8%～6.4%）。亚组分析显示，在不同的研究类型中，非随机同期对照试验的ADR

发生率最高，为 15.6%（95%CI：9.8%～22.4%）；随机对照试验最低，为 5.4%（95%CI：2.2%～9.7%）。按年龄划分，<15 岁组 ADR 发生率较低，为 9.5%（95%CI：5.2%～15.0%）；<45 岁组的 ADR 发生率较高，为 12.9%（95%CI：5.5%～22.6%）。按他克莫司剂量划分，较高剂量组的 ADR 发生率为 11.6%（95%CI：2.8%～24.3%），高于较低剂量组 8.7%（95%CI：5.0%～13.3%）。国产他克莫司的 ADR 发生率（5.4%，95%CI：2.2%～9.7%）较进口他克莫司（19.5%，95%CI：12.2%～27.8%）低，但两者之间差异无统计学意义。按联合糖皮质激素剂量不同划分，静脉滴注甲泼尼龙后口服泼尼松 1～2mg/（kg·d）组的 ADR 发生率最高（8.7%，95%CI：5.0%～13.3%），口服泼尼松 0.5mg/（kg·d）组最低（3.9%，95%CI：0.5%～13.5%）。按紫癜性肾炎病理分级划分，Ⅰ～Ⅲ组 ADR 发生率最低，为 3.9%（95%CI：0.5%～13.5%），Ⅲ～Ⅴ组最高，为 9.8%（95%CI：3.6%～18.2%），且随着紫癜性肾炎病理分级的加重，整体 ADR 发生率呈升高趋势。不同研究类型、人群、TAC 剂量、糖皮质激素剂量、病理分级亚组之间 ADR 发生率有显著差异。真实世界研究中，111 名紫癜性肾炎患儿有 13 人出现 17 例人次，ADR 总发生率为 11.71%。其中双手震颤 8 例（7.21%），肾功能下降 4 例（3.60%），空腹血糖升高 2 例（1.80%），低钾血症 2 例（1.80%），高血压 1 例（0.90%）。不同性别、年龄间 ADR 发生率无统计学意义。紫癜性肾炎Ⅲ～Ⅳ级 ADR 发生率较Ⅰ～Ⅱ级高，但组间差异无统计学意义。不良反应出现的时间集中在开始治疗 3 个月内。结论：系统评价发现在紫癜性肾炎患者中，他克莫司的总体不良反应发生率为 10.2%。在成人、较高剂量的他克莫司、联合大剂量糖皮质激素、病理分级较重者中 ADR 发生率较高。基于真实世界的研究发现，他克莫司治疗儿童紫癜性肾炎的 ADR 发生率与系统评价结果基本一致，且均以双手震颤最为常见；随病理分级加重 ADR 呈升高趋势，且集中发生在最初 3 个月内。由此可见，紫癜性肾炎病理分级是发生不良反应的影响因素之一，其他影响因素仍需更多研究明确。

上海中医药大学附属龙华医院张权报道，基于真实世界研究方法，选取 2010 年 1 月～2020 年 6 月陈以平全国名老中医工作室门诊资料库及上海中医药大学附属龙华医院信息管理系统（HIS）数据库中连续服用中药≥6 个月的 IgA 肾病患者 175 例，均处于慢性肾脏病（CKD）2～5 期。按实际用药情况分为中医组（纯中药组＋首诊前已停激素和免疫抑制剂）和中西结合组（携激素免疫抑制剂方案来诊＋随访时增加）。定义终点事件（进入肾脏替代疗法或死亡），记录终点事件发生率。比较首诊前后患者每月估算肾小球滤过率（eGFR）减退速率、开始中医治疗后不同疗程临床疗效。分析 CKD 4～5 期患者肾病存活率，并通过 Kaplan-Meier 生存分析和多因素 Cox 回归分析影响其生存率的危险因素。结果：

（1）首诊前后 eGFR 减退速率比较：增加中药治疗后患者每月 eGFR 减退速率比较差异有统计学意义（$P < 0.01$）。

（2）短期疗效比较：与基线水平（0 个月）比较，CKD 2～3 期患者在首诊后 3、6、12 个月血肌酐水平降低、eGFR 升高、24 小时尿蛋白定量降低、血清白蛋白升高（$P < 0.05$，$P < 0.01$），CKD 4 期患者在首诊后 3、6 个月血肌酐水平降低、eGFR 升高、24 小时尿蛋白定量降低、血清白蛋白升高（$P < 0.05$，$P < 0.01$）。

（3）长期预后分析：CKD 4 期者 12 例达到终点事件，CKD 5 期患者 4 例达到终点事件。CKD 4～5 期患者 1、2、4 年生存率分别为 75.0%、53.4%、36.1%。中重度病理类型（RR＝11.07）、治疗方式（RR＝0.199）、血清肌酐水平（RR＝1.011）是 IgA 肾病预后的危险因素（$P<0.05$）。

结论：单纯中药或中西药联用均可改善肾功能减退 IgA 肾病患者肾功能，扭转 eGFR 减退速率。对于中重度病理类型患者，中西药联用较单纯中药治疗更有优势。

浙江中医药大学附属杭州市中医院肾内科报道，基于真实世界研究方法，选取 2009 年 5 月至 2015 年 5 月于杭州市中医院经活检证实 IgA 肾病的患者，分为糖皮质激素联合 RAS 阻断剂治疗组和单用 RAS 阻断剂治疗组。比较两组患者的一般资料及两种治疗方案的疗效和副作用，分析影响 IgA 肾病疾病进展的因素；同时比较初始激素剂量大小对治疗疗效及副作用的发生率。结果：

（1）共纳入符合标准 IgA 肾病患者 287 例，除年龄和基线 24 小时蛋白尿外，两组间一般资料均无差异。激素组 M1、S1、新月体比例高于 RAS 组。

（2）激素组预后优于 RAS 组，预后与激素初始剂量无相关性。感染发生率激素组高于 RAS 组，常规剂量激素组高于小剂量激素组。

（3）当基线 24 小时蛋白尿$>0.75g/d$，或基线 eGFR$\leqslant90ml/（min\cdot1.73m^2）$，或肾脏病理提示球性硬化、M1、S1、C1 时，激素组肾脏预后优于 RAS 组。

（4）多因素 COX 比例风险模型提示糖皮质激素是影响 IgA 肾病疾病进展的独立因素。

结论：在尿蛋白定量$>0.75g/d$，或肾脏病理提示 M1、S1、C1 情况下，糖皮质激素干预有益于延缓肾功能进展，且小剂量的糖皮质激素可获得和常规激素同等的获益，而副作用更低。

四、儿童肾病综合征中医证型与肾脏病理关系的研究

肾病肾病综合征的病理类型与其治疗和预后密切相关，因此探讨肾病综合征的中医分型与病理的关系对临床有重要意义。我们通过 CNKI 网站检索近十年文献，汇总分析原发性肾病综合征共 369 例，其中微小病变型 71 例，以脾肾阳虚型居多（38 例），其次为风水泛滥型（18 例）；系膜增生性肾小球肾炎 133 例，其中脾肾阳虚型最多（64 例），其次为肝肾阴虚型（20 例）；局灶节段性肾小球硬化 47 例，其中脾肾阳虚型最多为 20 例，其次是肝肾阴虚为 9 例；膜性肾病 74 例，其中脾肾阳虚 40 例；膜增生性肾小球肾炎 44 例，脾虚湿困 18 例，其次为脾肾阳虚有 12 例。由此可见，在原发性肾病综合征患者中，脾肾阳虚型最多见，几乎每个病理分型中脾肾阳虚者都是最多，而湿热型患者中以 IgA 肾病最为多见，系膜增生性肾小球肾炎次之，膜性肾病少见；气阴两虚型患者中以系膜增生性肾小球肾炎最为多见，微小病变型次之，局灶节段性肾小球硬化少见；脾肾阳虚型中以膜性肾病最为多见，局灶节段性肾小球硬化次之，微小病变型少见。虽然病与证之间存在相关性，但病理分型与中医证候的相关性却不明显。我们在临床中观察 50 例频繁复发型肾病综合征患儿中医辨证分型与病理类型的相关性研究，发现中医辨证分型以肝肾阴虚（16/50）、脾肾阳虚（12/50）为主，其次为湿热内蕴（9/50）和肾虚血瘀（9/50），而气阴两虚较少见（4/50）。病理类型以系膜增生性肾小球肾炎（17/50）、系膜增生性肾小球肾炎＋局灶节段性肾小球硬化（13/50）和 IgA 肾病（12/50）为主，系膜增生性肾小球肾炎中以肝肾阴虚多见（9/17），两者之间呈显著正相关（$r=0.931,P<0.05$）；IgA 肾病中湿热内蕴多见（5/12），两者呈显著正相关（$r=0.895$，$P<0.05$）；系膜增生性肾小球肾炎＋局灶节段性肾小球硬化主要见于肝肾阴虚、脾肾阳虚和肾虚血瘀（各4/13），两者之间无显著差异（$r=0.814$，$P>0.05$）。其余病理类型与中医证型

间关系均无统计学意义。中国人民解放军南京军区南京总医院儿科任献国报道"410 例儿童肾病综合征中医证型与肾脏病理关系探讨"，肺脾气虚型患儿病理类型以微小病变型肾病、系膜增生性肾小球肾炎型多见；脾虚湿困型以系膜增生性肾小球肾炎、微小病变型肾病为主；脾肾阳虚型患儿 5 种病理分型由多到少为系膜增生性肾小球肾炎、微小病变型肾病、局灶节段性肾小球硬化、膜性肾病、膜增生性肾小球肾炎；肝肾阴虚型患儿 5 种病理分型由多到少为系膜增生性肾小球肾炎、微小病变型肾病、局灶节段性肾小球硬化、膜增生性肾小球肾炎、膜性肾病；气阴两虚型患儿 5 种病理分型由多到少为微小病变型肾病、局灶节段性肾小球硬化、系膜增生性肾小球肾炎、膜性肾病、膜增生性肾小球肾炎。认为肺脾气虚型为发病早期或激素维持阶段，其病理改变较轻，多为微小病变型肾病。脾虚湿困型、脾肾阳虚型、肝肾阴虚型患儿多病程较长，且多为难治性肾病，长期服用激素，久治不愈，阳损及阴，使真阴亏虚，虚热内生，热湿互结，而成湿热；或激素助阳生热，或湿热郁久，热盛伤阴，故该 3 种中医证型患儿的病理类型以系膜增生性肾小球肾炎最多，但全部中医证型在病理类型微小病变型肾病和系膜增生性肾小球肾炎分布上还存在差异。气阴两虚型的病理类型以微小病变型肾病最多，其次为局灶节段性肾小球硬化，肾小球足细胞是这两种肾组织病变形成的主要受损靶细胞，部分微小病变型肾病的肾脏病理类型向局灶节段性肾小球硬化转化。病情反复发作，迁延不愈，则会出现气阴两虚之证。

　　因此，我们认为单纯从临床角度或证候表现来推测病理类型是十分困难的，虽然病与证之间存在相关性，但病理分型与中医证候的相关性却不明显，有的病理类型在临床上存在着转化和重叠现象。

五、利妥昔单抗治疗小儿难治性肾病综合征的研究

　　利妥昔单抗（rituximab，RTX）为抗 CD-20 单抗，可与 B 细胞上 CD20 结合，引发 B 细胞溶解，是一种特异性针对 B 细胞表面抗原 CD20 的人鼠嵌合型单克隆抗体，可选择性地消耗 B 细胞，减少循环抗体的产生及免疫沉淀物的形成，达到缓解难治性肾病的作用。有学者分析总结了近年来利妥昔单抗应用于激素耐药型肾病综合征的临床研究，其中有四项临床试验涉及频发型微小病变型肾病、复发型局灶节段性肾小球硬化和特发性膜性肾病患者共 87 例，此前应用过激素及至少一种免疫抑制剂治疗无效，试验中仅用利妥昔单抗治疗，结果显示：完全缓解率为 0%～27.3%，部分缓解率为 21.2%～37.5%，总有效率为 45.6%。患者缓解时间在 4～6 周，持续缓解时间为 6～24 个月。Ruggenenti 报道，一项前瞻性多中心随机对照研究中用 RTX 静脉注射（每次 375mg/m^2，每周 1 次，连用 4 次）治疗特发性膜性肾病（IMN）100 例，其中 32 例为难治性特发性膜性肾病（RIMN）患者，29 个月后总缓解率为 65%，其中 RTX 作为初始治疗或二次治疗的缓解比率相近（47/68 与 18/32），这表明 RTX 对难治性特发性膜性肾病患者仍有较好疗效。另一篇关于利妥昔单抗治疗特发性膜性肾病的系统回顾，纳入了 21 项研究共 69 例患者，其中完全缓解率为 15%～20%，部分缓解率为 35%～40%，研究中大多数为经烷化剂和 CNIs 治疗无效患者，表明利妥昔单抗对特发性膜性肾病治疗有效。还有一项前瞻性队列研究，共纳入 100 例膜性肾病患者，随访 2.5 年，完全缓解 27 例，部分缓解 38 例，总有效率为 65%，其中 47/68（69.1%）的患者之前没有接受过免疫抑制剂治疗，18/32（56.3%）的患者之前接受过其他免疫抑制剂治疗但无效。以上研究显示利妥昔

单抗对膜性肾病治疗有效。

奥比妥珠单抗（obinutu-zumab）和奥法木单抗（ofatumumab）是第二、三代抗 CD20 单克隆抗体，能结合 CD20 上的不同位点，可引起更强的 B 细胞凋亡反应。Klomjit 等利用奥比托珠单抗治疗 3 例 PLA2R-Ab 高滴度阳性利妥昔单抗抵抗患者，2 例完全免疫缓解，1 例部分缓解。Supreet Sethi 在一项回顾性研究中纳入了 10 例难治性膜性肾病患者，其中 6 例是利妥昔单抗抵抗患者，在奥比妥珠单抗治疗 6 个月后，4 例（40%）患者获得完全缓解，5 例（50%）患者获得部分缓解。所以新一代生物制剂可能是对利妥昔单抗无法获得免疫和临床缓解的 PLA2R 阳性特发性膜性肾病患者的一种替代疗法。Kamei 等报道 23 例激素耐药肾病综合征，这些患者在使用利妥昔之前用过环孢素 A 或吗替麦考酚酯无效，使用利妥昔后，16 例完全缓解，3 例部分效应，4 例无效，所有 4 例无效的病例最后发展为终末性肾衰竭。Ravani 等报道 46 例频复发型肾病综合征/激素依赖型肾病综合征患者，利妥昔 1～5 个疗程，完全缓解 6 个月以上者达 48%。Kempe 等回顾性分析 37 例激素依赖型肾病综合征患者利妥昔单抗 75mg/m^2，每周 1 次，共 1～4 次，1～2 个疗程组与 3～4 疗程组的复发时间要短。说明增加疗程可以延长缓解期。Iijima 等采用多中心、双盲、随机安慰剂对比研究，利妥昔单抗剂量 375mg/m^2，最大不超过 500mg，每周 1 次，共 4 周，安慰剂组接受相同的频次，缓解后泼尼松龙逐渐减量，第 83 天开始减环孢素，第 169 天停药，随访 1 年，利妥昔组的复发率明显低于对照组。

六、糖皮质激素对肾病综合征患儿生长发育的影响

孟宪梅、党西强等报道，持续应用糖皮质激素（glucocorticoid，GC）6 个月以上，儿童生长发育会明显受限，且生长发育障碍与糖皮质激素使用时间及剂量密切相关。

（一）糖皮质激素引起肾病综合征患儿骨质代谢异常及生长发育障碍的可能机制

肾病综合征本身可引起患儿骨质代谢异常及生长发育障碍，加之长期超生理剂量糖皮质激素的应用对患儿生长发育将产生极大影响，其机制复杂，涉及内分泌系统、骨骼系统及多种细胞因子等。

1. 糖皮质激素和生长激素-胰岛素样生长因子轴 生理条件下昼夜分泌的糖皮质激素和生长激素（growth hormone，GH）密切相关。在垂体腺，糖皮质激素调控生长激素基因表达和生长轴对促生长激素反应，即糖皮质激素可促进生长激素合成和分泌，两者呈正相关。体内实验研究发现，长期超生理剂量糖皮质激素可抑制生长激素分泌。研究发现，地塞米松可抑制胰岛素样生长因子（IGF-1）基因表达。糖皮质激素可通过阻止胰岛素样生长因子 mRNA 转录抑制胰岛素样生长因子合成和释放。生长激素、胰岛素样生长因子之间存在负反馈调节系统，生长激素能促进胰岛素样生长因子合成、释放，而胰岛素样生长因子又能增加下丘脑生长抑素分泌，抑制生长激素释放或直接抑制垂体合成生长激素，从而降低生长激素水平。综上所述，糖皮质激素、生长激素与胰岛素样生长因子三者关系密不可分，构成所谓的生长激素-胰岛素样生长因子轴。生长激素-胰岛素样生长因子轴主要是通过影响骨骺生长板软骨细胞不断增生和骨化实现骨的线性生长，生长激素-胰岛素样生长因子轴是儿童骨骼生长原始动力。糖皮质激素导致肾病综合征患儿身高增长障碍的原因是多方面的，有研究表明，药理

剂量的泼尼松导致生长激素分泌异常可能是主要原因之一。泼尼松可使患儿兴奋、睡眠质量下降以及情绪改变，这些都可以使生长激素脉冲式释放节律发生紊乱。Leal-Cerro 等对库欣综合征患者体内生长激素水平进行观察推测，糖皮质激素通过对下丘脑-垂体轴负反馈作用影响生长激素释放激素（GHRH）分泌，从而影响生长激素分泌。Loke 等对 8 例反复发作、病程 6.0～11.5 年接受泼尼松治疗的肾病综合征患儿给予生长激素治疗后，身高增长明显。临床观察也证实，生长激素治疗可明显改善糖皮质激素导致的肾病综合征患儿生长发育迟缓状况，使其线性生长明显加速。因此，对于肾病综合征患儿，长期超生理剂量应用糖皮质激素，可抑制生长激素-胰岛素样生长因子轴代谢，继而影响全身及骨骺局部骨质代谢及生长发育。

2. 糖皮质激素与性腺激素和青春期　性激素对于保持儿童正常青春期发育和骨质代谢有非常重要的作用。糖皮质激素常规治疗和大剂量冲击治疗均会增加血清皮质醇水平，通过负反馈作用减少垂体前叶促肾上腺皮质激素（adrenocorticotropic hormone，ACTH）分泌，继而降低性激素合成和分泌，这种效应临床表现为妨碍青春期第二性征发育，尤其是青春期服用糖皮质激素治疗的患儿会严重影响青春期特征发育及青春期突长。另外，性激素在骨质代谢尤其在决定骨量方面同样发挥重要作用，女性总骨量的 40%～50%（比例比男性稍低）积累发生在青春期，雌二醇和睾酮对骨矿化各有其影响。对于激素依赖及激素耐药性肾病综合征患儿长期应用免疫抑制剂，如环磷酰胺，亦有明显抑制性腺的副作用。因此，长期糖皮质激素治疗将导致青春期发育延迟以及骨量减少。

3. 糖皮质激素与维生素 D、钙代谢　目前大多数研究结果显示，肾病综合征患儿血清25 羟维生素 D［25（OH）D］水平低于正常。肾病综合征患儿 25（OH）D 及维生素 D 连接蛋白从尿中大量丢失，导致其血清水平降低。Biyikli 等研究结果提示，肾病综合征患儿血清 25（OH）D 水平低于正常，且频复发肾病综合征血清 25（OH）D 低于非频复发者。Bak 等研究得出相似结果，且肾病综合征患儿血清 25（OH）D 与血清白蛋白有关，病情缓解后血清白蛋白水平升高，25（OH）D 水平相应升高。Banerjee 等研究结果提示，肾病综合征疾病缓解期不足 3 个月的患儿血清 25（OH）D 水平很低，缓解期超过 3 个月以上血清 25（OH）D 水平与正常对照组无明显差别，提示血清 25（OH）D 高低与肾病综合征疾病缓解期长短有关。有报道，日光照射、季节因素、饮食因素、人种及年龄是血清 25（OH）D 的独立影响因素，肾病综合征复发持续累积时间、复发后尿蛋白严重程度及糖皮质激素累计剂量与血清 25（OH）D 水平密切相关。大量临床研究证明，肾病综合征患儿血钙明显低于正常儿童。钙链接蛋白及维生素 D 从尿中丢失，以及糖皮质激素减少肠道钙吸收及降低肾小管对钙重吸收，两者共同导致血钙降低。低钙血症、维生素 D 缺乏及应用糖皮质激素共同导致患儿骨质疏松症。

4. 糖皮质激素与甲状旁腺激素代谢　目前对肾病综合征血清甲状旁腺激素（parathyroid hormone，PTH）水平研究较多，报道结果各异。大多数研究表明，肾病综合征患儿存在低钙血症，低钙血症可促进 PTH 分泌。糖皮质激素亦可直接刺激甲状旁腺细胞分泌更多 PTH，继而引起继发性甲状旁腺功能亢进。Bonadonna 等研究表明，长期糖皮质激素治疗会引起自发性 PTH 分泌动力学的重新分配，即减少 PTH 基础释放和增加 PTH 脉冲释放量。Mohamed 等研究发现，非频复发肾病综合征患儿血清 PTH 与正常对照组 PTH 无明显差别，频复发肾病综合征血清 PTH 高于非频复发肾病综合征组，提示肾病综合征患儿血清 PTH 与糖皮质激素累计剂量有关。但 Biyikli 等研究显示，肾病综合征患儿在糖皮质激素治疗前后 PTH 无差别。Wetzsteon 等研究也得出相似结论，激素敏感肾病综合征患儿 PTH 明显低于对照组。另外，Zhou 等研究年龄对人类骨髓间充质干细胞 PTH 信号影响发现，年龄较大组骨髓基质细胞 PTH/PTHR1 表达下降，说明随年龄增加，PTH 及 PTH/PTHR1 表达水平降低。有研究示 PTH 作用于成骨细胞，促进依赖 CAMP 的蛋白激酶 A 磷酸化及 Wnt 信号通路激活（两者是骨形成的重要参与者），诱导 IGF_1、IGF_2 产生，促进成骨细胞形成及抑制成骨细胞凋亡，发挥治疗骨质疏松的作用。目前大量研究已表明，PTH 用于治疗成人糖皮质激素性骨质疏松症（GIOP）和绝经后骨质疏松症可显著增加患者骨质密度，但目前尚无 PTH 应用于儿童的研究。总之，目前对于肾病综合征患儿血清 PTH 水平变化及 PTH 与骨质疏松症关系目前尚不完全清楚。

5. 糖皮质激素与甲状腺激素 甲状腺激素（thyroid hormone，TH）在促进生长发育、三大营养物质代谢及维持全身各个系统功能方面发挥极其重要作用，TH 对于肾脏的生长发育也非常重要。肾脏不仅是 TH 的代谢和清除器官，还是其发挥作用的靶器官。Targher 等研究显示甲状腺功能亢进或减退会引起肾脏血流动力学和肾脏血管变化，甚至会引起肾小球和肾小管结构和功能变化。同样，肾脏疾病也可引起甲状腺功能异常，肾病综合征患儿因 TH 连接蛋白，如甲状腺激素结合蛋白、载体蛋白、前白蛋白、白蛋白等从尿中丢失致血清总 T4 降低，甚至总 T3 也降低，从而导致甲状腺功能低下。而这些肾病综合征患儿甲状腺功能未表现出明显异常，是因血清游离 T3、T4 正常，这表明甲状腺可代偿尿中 TH 连接蛋白的丢失，维持正常的甲状腺功能。Dagan 等研究显示，部分激素抵抗性肾病综合征患儿最终出现非自发性甲状腺功能低下。Afroz 等研究肾病综合征活动期及缓解期 T3、T4、促甲状腺激素（TSH）水平变化发现，肾病综合征活动期 TSH 高于正常水平，缓解期 TSH 恢复正常，而 T3、T4 在肾病综合征活动期与缓解期无明显差别。表明肾病综合征患儿在疾病活动期，即使甲状腺功能正常，也存在亚临床甲状腺功能低下，这种甲状腺功能低下随着疾病缓解而缓解。甲状腺功能亢进或低下均可对肾脏造成损害。因此，对于肾病综合征合并甲状腺功能异常患儿，两者可相互影响导致患儿生长发育障碍。

6. 糖皮质激素对骨细胞的作用 糖皮质激素作为儿童肾病综合征一线治疗药物，多项研究表明糖皮质激素对骨组织的影响呈时间及剂量（日剂量和累计剂量）依赖性，且对松质骨的影响要远超过对皮质骨的影响。糖皮质激素开始治疗后 3～6 个月骨密度迅速降低，其后随着糖皮质激素治疗时间延长，骨密度下降速度缓慢。糖皮质激素用量在相当于泼尼松 2.5～5.0mg/d 时即增加骨折风险，泼尼松为 7.5mg/d 或更高剂量时骨密度会明显下降。糖皮质激素治疗时间延长及剂量增加，骨质疏松发生率越高，发生骨折的风险就越高。多项研究显示，糖皮质激素可直接抑制成骨细胞增殖与分化，诱导骨细胞及成骨细胞凋亡，降低骨形成。糖皮质激素可直接加强破骨细胞活动、抑制破骨细胞凋亡，还可间接通过影响 OPG/RANKL/RANK（骨保护素/核因子受体κB 活化因子及其配体）系统增强破骨细胞的骨吸收作用：RANKL 与破骨细胞膜上配体 RANK 相结合促进破骨细胞分化成熟，增强破骨细胞活性，阻止破骨细胞凋亡；OPG 是 RANKL 的诱饵受体，可和 RANK 竞争结合 RANKL，导致破骨细胞分化成熟障碍，抑制破骨细胞功能。对于骨髓间质细胞，糖皮质激素抑制基质细胞分化为成骨细胞，诱导基质细胞分化为脂肪细胞，从而减少成骨细胞数量。综上所述，糖皮质激素通过抑制成骨细胞和增强破骨细胞活动导致骨质代谢异常从而影响患儿生长发育。

7. 糖皮质激素分解代谢效应（肌病） 在糖皮质激素治疗期间，肾病综合征患儿会发展为一种典型的肌病，糖皮质激素可减少肌肉蛋白合成和增加肌肉蛋白分解，近端肌肉受累较重且明显。这种严重并发症会导致摔倒和骨折发生。正常人通过肌肉收缩促进骨质形成，肌病和肌肉无力者，体力活动减少可导致骨量丢失。这种糖皮质激素引起的肌肉蛋白分解代谢或抗合成代谢效应可影响肾病综合征患儿生长发育。

（二）糖皮质激素治疗结束后的追赶效应及骨量恢复

肾病综合征疾病本身及其采用的长期糖皮质激素治疗均可通过内分泌系统、骨骼系统及多种细胞因子影响患儿的生长发育。长期糖皮质激素治疗可导致肾病综合征患儿生长激素分泌紊乱，而停用糖皮质激素半年以上可使其恢复正常。终止糖皮质激素治疗后会有一段时间代偿性生长，其部分原因是骨骺板的内在机制，肾病综合征患儿糖皮质激素治疗期间增殖能力降低的骨组织细胞保留软骨细胞的增殖能力、骨骺板成熟度降低，停用糖皮质激素后骨骺板相对于正常来说还没有成熟，因此，增长率会加快，增长的持续时间也可能会超出预期年龄，这一现象称为追赶效应（catch-upgrowth）。也有研究显示这一追赶效应并不是停用糖皮质激素后都会发生，部分患儿甚至会有永久性的生长发育受损。糖皮质激素引起的矿化也是可以逆转的。糖皮质激素对骨的一个主要影响是降低骨生成率。停止糖皮质激素治疗后，保留骨小梁结构的成骨细胞可产生新骨。肾病综合征患儿规范化糖皮质激素治疗后，长期随访几乎所有这些患儿在骨矿物质密度（BMD）方面有了显著改善。认识疾病本身及生长发育障碍涉及的机制，在应用糖皮质激素整个病程中定期检测机体各项指标，如身高、体重、血清钙、维生素 D、PTH、性激素、营养状态及生活方式等，综合评估生长发育情况，并及早予以相应的临床干预，如钙剂、维生素 D，运动锻炼，改善营养状态及必要时予抗骨吸收、生长激素及 PTH 等药物治疗。因此，对于所有接受长期糖皮质激素治疗的肾病综合征患儿均需定期接受临床评估以及做出合理临床干预，这将极大改善患儿的生活质量及远期成人预后。

七、中医对糖皮质激素类药物的认识

糖皮质激素是临床常用药物，具有很强的药理作用，但不良反应也较多见。临床上对糖皮质激素进行中药特征的分析，使之具备"四气五味、升降浮沉、归经"的中药药性，能用中医药术语表征其功效及使用规律，使其能按两种医药学理论体系使用，从而达到中西药结合、减毒增效的作用。

（一）糖皮质激素类药物的中药属性

中医认为，肾乃水火之脏，藏精，主生殖，天癸之源，为冲任之本、阴阳之根，是维持一切生理活动的基础，与激素的调节功能息息相关。中医的"肾"相当于糖皮质激素分泌的主导者 HPA。在中医辨证中，肾阴虚为 HPA 轴活动增加，肾阳虚为 HPA 轴活动降低。糖皮质激素为肾上腺皮质所分泌，从中医学角度讲，内源性生理剂量的糖皮质激素是维持人体正常生命活动的"少火"，能发挥"少火生气""少火之气壮"样生理作用，具有激发和推动作用，类于肾阳，为人体"生长化收藏"的原动力。外源性糖皮质激素可视为纯阳燥热之品，能够减轻或消除寒证，具有温热药理属性，似温阳药，中药药性可归属于温性，具有温里药的功效；该类药具有发散性质，故药味应为辛，属中医辛燥甘温之品；药物主要影响到肾、脾、肺三脏功能，归经肾、脾、肺经。

（二）糖皮质激素类药物的中医作用

生理剂量的糖皮质激素具有类似中医"少火"样生理作用，能激发肾阳，回阳救逆，扶正祛邪，化气利水，调整阴阳。中医认为，肾乃水火之脏，为五脏阴阳之根，阴阳平衡是维持正常生理活动的基础，"阴平阳秘、精神乃治"。

（1）调整阴阳，扶正祛邪。调整阴阳，扶正祛邪是糖皮质激素主要功效，其他功效都是以此为治疗基础。中医认为，肾阳能温养生气、司外主内，是人体物质能量化生的基础，"阳气者，精则养神，柔则养筋"，糖皮质激素作用于肾，能激发肾所封藏之阳气，扶正祛邪，控制疾病进展。糖皮质激素其温热之性具有"少火"温煦五脏六腑，四肢百骸，运行气血，蒸津化液，抵御阴寒的生理作用；温脾化湿，通利关节，祛风散寒化湿，可治疗风湿痹症红、肿、热、痛及功能障碍等症状。其能够活血止血、化瘀解毒，可治疗白血病、淋巴瘤、自身免疫性溶血及血小板减少性紫癜等病。

（2）温补元阳，健脾益肾。糖皮质激素用于由于内伤（免疫紊乱、肿瘤）、外感（感染）而导致的肾上腺皮质功能减退症、先天性肾上腺皮质增生症的替代治疗。由于先天不足，内源性肾阳匮乏，不能温煦化生机体，致司外守内失职，易受外感；营血不足则贫血、乏力、经少延迟、面色萎黄等症多见。肾阳不足，则阴虚阳亢，日久阳损及阴，阴阳俱虚，致精神不振、表情淡漠、嗜睡，头昏，失眠，烦躁，甚至谵妄和精神失常。肾阳虚衰不能温养脾阳，导致脾肾阳气俱虚。阴寒内生，运化无力不能代谢水谷、湿，水饮泛溢，停留体内，症见食欲不振、恶心、呕吐、腹胀、便秘或溏泄不调等。激素具有益火助阳，温补脾肾的作用，可治疗肾上腺皮质功能减退导致的脾肾阳虚诸症，能温煦脏腑经脉、气血化生有源。

（3）温阳化气，行气利水。糖皮质激素性温能够温阳化气、利水消肿、泌别清浊，可治疗肾病综合征、狼疮肾炎等肾病。糖皮质激素用于脾肾阳虚所致的周身水肿、大量蛋白尿肾病综合征，可迅速控制水肿症状，减少体内水钠潴留。此类疾病类似中医学水肿、尿浊等病。水肿一证，是全身气化功能障碍的一种表现，水不自行，赖气以动，其病因病机为肺失通调，脾失转输，肾失开阖，三焦气化不利，其中脾肾虚损是病机的核心，水停可以引起肺、脾之气壅滞，水病及血还可导致瘀血内停。糖皮质激素可以通调水道，调畅气机，"气行则水行"促进水液代谢，且能升清降浊，泌别清浊，抑制尿蛋白丢失。激素具有疏风利湿，消肿止痒的作用，常用于风邪侵淫所致的风疹、湿疹、喘咳、皮肤瘙痒、眼痒、紫癜等症。

（4）振奋心阳，回阳救逆。糖皮质激素还可用于治疗各种原因所致的急重症感染、休克。休克类似中医学中的"阳脱（亡阳）、阴脱（亡阴）、气脱"等阴阳离决证候。"亡阳"者，阳气衰微，阴寒内盛，格阳于外，真寒假热，出现阴盛格阳或戴阳，非回阳救逆之品不能用，症见人体机能活动低下，汗出神疲、四肢厥逆、脉细数无力或脉微欲绝诸症，即应大剂温热药以回阳救逆。糖皮质激素类似四逆之辈，在明确病因的基础上，短程重用本品，具有振奋心阳、回阳破阴、救逆固脱的功效。糖皮质激素性热，善下行内收，有引火下行的作用，用于回阳救逆疗效显著，可用于各种原因所致的阳脱（亡阳）、气脱等证候所致的汗出神疲、四肢厥逆、脉微欲绝诸症。

（5）动用肾阴，引水救火。糖皮质激素可用于治疗各种原因所致的严重感染或炎性反应：如严重细菌性疾病、重症肺炎、严重病毒性疾病、急性重型肝炎，在有效抗感染的同时，可加用糖皮质激素以缓解中毒症状和器质性损伤。此类疾病多属于中医"瘟疫""疫毒"范畴。

温热之邪或疫毒之邪所致的热毒内盛，热邪燔灼，热入气分，呈现一派阳热之象及热性升散耗气伤津的病理表现，或疫毒炽盛，充斥内外，热入营血，侵扰心神，内陷心包出现高热、神昏、舌红绛、脉滑数诸症。糖皮质激素应用于治疗"瘟疫、热毒"初期，则是动用肾阴，引水救火，减轻全身或局部热毒症候，而转危为安。可用于各种温热之邪或疫毒之邪所致的热毒内盛，或热入营血，内陷心包而出现高热、神昏、舌红绛、脉滑数诸症；也可用于热邪、毒邪较轻所致的红、肿、热、痛等局部症状。然人之"真阴、真阳"乃人之精华，过度发越，而致火旺阴伤日久累及肾阳，最终形成阴阳两亏，"后天"又难以及时充实，使之成为"无根之木、无源之水"。因此必须针对病因病机，在合理足够的抗生素等辅助下，采用短程、冲击剂量静脉给药治疗，则会收到理想的效果。另外糖皮质激素也可用于热邪、毒邪较轻所致的局部症状。

（三）糖皮质激素类药物不良反应

人体糖皮质激素的分泌活动是通过下丘脑-垂体-肾上腺皮质（HPA）轴的相互促进和制约，而维持机体内环境稳定。生理剂量的糖皮质激素是糖、蛋白质、脂肪代谢调控所必需，且能调节钾、钠和水代谢，对维持机体内外环境平衡起重要作用。药理剂量的糖皮质激素有抗炎、免疫抑制、抗毒和抗休克等作用，其不良反应主要是外源性糖皮质激素通过负反馈抑制垂体-肾上腺皮质功能，导致 HPA 轴系统功能的紊乱。

在糖皮质激素使用过程中，随着疗程和剂量的变化，其药理反应和不良反应也会不同：①在糖皮质激素初始阶段，多表现为类肾上腺皮质功能亢进，主要是由于发病早期激素蓄积作用造成；②在糖皮质激素治疗维持阶段，多会出现肾上腺皮质功能不全，其发生机制为糖皮质激素对 HPA 轴负反馈抑制作用所致；③糖皮质激素停药后综合征（反跳现象），多发生于迅速减量或突然停药时，与 HPA 轴系统暂时性功能紊乱有关。因此糖皮质激素可谓是把"双刃剑"，掌握使用的适应证以及正确合理地选择品种、确立给药方案是提高疗效、减少不良反应的关键。应用时还应杜绝减量过快或突然停用所出现的肾上腺皮质功能减退样症状，即停药反应和反跳现象。

（四）中医对糖皮质激素类药物不良反应的认识

（1）损伤真阴，耗伤肾精。肾主封藏，糖皮质激素类药物能振奋肾阳，但也能损伤肾阴，出现腰腿酸软，五心烦热，头晕耳鸣，易激动等阴虚火旺的临床表现。肾中阴精损伤可导致机体的生长发育延缓，骨质疏松，股骨坏死；肝肾阴虚，风阳上扰，加重眩晕；累及肾阴，真阴亏虚，加重消渴；阳热太过，伤络动血，可致吐血便血。因此，阴虚所致的眩晕、消渴、胃痛等患者以及孕妇慎用。

（2）痰湿瘀热蕴结。长期使用糖皮质激素类药物可能损伤肾阴，阴虚火旺，灼伤阴津，炼液为痰，导致痰热互结；糖皮质激素类药物减量后，可致阳气懈惰，气机郁滞，脾虚则脾不运湿，痰湿内生；气滞则血液瘀滞，则可导致痰瘀互结或湿热互结，临床表现为向心性肥胖，满月脸，水牛背，面色黧黑，尿黄，舌苔黄腻等痰瘀互结或湿热互结，并容易继发感染或加重感染。

（3）阳气懈惰，阴损及阳。长期或大量使用糖皮质激素可助阳生火，耗气伤阴；当激素减量过半或停药时，可导致阴损及阳，阳气懈惰则表现为头晕耳鸣，腰膝酸软，畏寒肢冷，神疲乏力等症。

（五）糖皮质激素类药物治疗儿童肾病的中医增效解毒作用

在正确认识糖皮质激素类药物的药理作用基础上，运用中医理论辨病和辨证使用糖皮质激素类药物治疗，以达到中西药取长补短、增效减毒的目的。应用中西医辨病辨证相结合的方法，有效配合激素治疗儿童肾病综合征，达到临床增效减毒的作用。

在原发性肾病综合征水肿严重阶段，需用足量激素以诱导缓解，而大量激素治疗常常阻碍气机，导致水湿难消、水肿加重。临床中应大剂中药祛邪以减轻症状，意在调整内环境，为激素最大限度地发挥治疗作用而创造条件，从而提高机体对激素的正效应。常用利水消肿法（洁净府）、祛风宣肺法（开鬼门）、清热解毒法和活血化瘀法等，方选五苓散（如连皮茯苓、猪苓、泽泻、车前草、防己、葫芦瓢等）、越婢汤（如麻黄、杏仁、连翘、射干、桔梗、柴胡、苏叶、荆芥等）、五味消毒饮（金银花、连翘、赤小豆、蒲公英、野菊花、贯众、白花蛇舌草等）和桃红四物汤（如桃仁、红花、川芎、当归、赤芍、泽兰、水蛭等）等辨证施治。

超生理剂量的外源性糖皮质激素的作用类同于"壮火"，火旺伤阴，久则阴阳俱损，滥用糖皮质激素必伤肾的主蛰封藏之功，日久耗阴损阳，使肾成为"无根之木""无源之水"，助阳生热，耗液伤津，易致阴虚燥热、阴虚阳亢之候，临床上患者早期所表现的证候大多属阴虚火旺证，类似于过量服用中药温热之品所致临床表现。因而临床中，糖皮质激素使用初期可配以滋阴降火、清热解毒之法，方药多以六味地黄丸为基础方。

应用足量激素后期及维持缓解期，多数患儿尿多肿消，尿蛋白减少或转阴，但实邪未尽，常见咽红、苔腻、纳差等症。当糖皮质激素应用日久，逐渐减量至维持量阶段时，由于外源性糖皮质激素超生理量长期使用，"壮火"之势已成，"少火"之意被灭；由"少火生气"演变为"壮火食气"，则肾阴耗损加重，阳胜则阴病，不能化生阳气，肾阴无所依附，阴损及阳，致肾阳虚衰；治疗宜在祛邪的基础上，佐以益气健脾之品。激素撤减期至停药以后，此时患儿少有症状，但常常体虚易感，表现为脾肾气虚之证或阴阳两虚证，极易复发。治当扶正为主，重在补益脾肾，佐以祛邪，以防邪侵病复。常用药如黄芪、党参、白术、薏苡仁、熟地黄、山茱萸、山药、泽泻、牡丹皮、茯苓、肉苁蓉、淫羊藿、益母草等。经大量临床观察，停药后仍以上法治疗，确能减少肾病复发。

第二节　基础研究与发展

一、实验性肾病综合征动物模型及临床应用的研究

（一）阿霉素肾病模型

阿霉素肾病模型分为急性肾病模型及慢性肾病模型。急性肾病表现为典型肾病综合征表现，慢性肾病模型肾脏病理则表现为肾小球硬化。

1. 急性阿霉素肾病模型

（1）材料与方法：选择 Sprague-Dawley（SD）系成年大鼠，8 周龄，体重为 300g 左右。试验大鼠适应性饲养 2 周后开始造模，采用一次性尾静脉注射法。阿霉素 5mg/kg，用生理盐水稀释至 3ml，一次性尾静脉注射。注射后第 3 小时、3 天、14 天、28 天、42 天及 56 天处死大鼠。处死前，将大鼠置于代谢笼中（禁食，不禁水），收集 24 小时尿液测量尿量。处死时可经动脉（股动脉或腹主动脉）采血标本，用于后续实验室指标检测。肾脏标本 4%多聚甲醛固定，石蜡包埋。

（2）评价及结果

1）实验指标检测：实验观察到注射阿霉素第 6 天后出现蛋白尿，并随时间推移逐渐加重，第 28 天时最明显，后缓慢下降，可一直延续至术后第 56 天。尿蛋白的单峰变化可能与肾脏病理转型有关（由微小病变向其他类型肾炎转变，如膜性肾病、局灶节段硬化）。血清白蛋白在注射药物第 14 天开始降低，第 28 天起出现严重低蛋白血症。血清胆固醇在注射药物后第 14 天已显著升高，以第 56 天时最高。尿素氮从注射药物后开始明显升高，并随时间推移加重。血肌酐仅在第 42 天和第 56 天轻度升高。

2）肾脏病理检测：处死大鼠取肾脏进行肾脏病理检测，常规 HE、Masson、PASM、PAS 染色，观察肾脏病理学改变。光镜下观察到第 14～56 天可见肾小管管腔少量蛋白管型，余未见明显病理改变。电镜可见注射药物 3 天后出现肾小球脏层上皮细胞足突轻度融合，并随时间推移加重。第 14 天可见大部分足突显著肿胀、扁平、融合，并可见微绒毛形成、裂孔消失。此外，尚可见肾囊腔变窄，甚至消失，系膜基质轻度增多，肾小球基底膜呈灶型增生，未发现电子致密度沉积。

2. 慢性阿霉素肾病模型

（1）材料与方法：选择 SD 成年大鼠，8 周龄，体重为 300g 左右。将试验大鼠适应性饲养 2 周，将 10%水合氯醛 300mg/kg 腹腔注射或者 3%戊巴比妥钠（50mg/kg）麻醉大鼠，剖腹暴露并钝性分离肾及肾蒂，行左肾摘除，术后第 7 天给予阿霉素 5mg/kg 尾静脉注射，再于术后第 28 天重复注射阿霉素 3mg/kg。于第一次静脉注射阿霉素第 4 周、8 周、12 周处死大鼠。处死前，将大鼠置于代谢笼中（禁食，不禁水），收集 24 小时尿液测量尿量。处死时可经动脉（股动脉或腹主动脉）采血标本，用于后续实验室指标检测。肾脏标本 4%多聚甲醛固定，石蜡包埋。

（2）评价及结果

1）实验指标检测：注射阿霉素后第 4 周大鼠 24 小时尿蛋白、血尿素氮、血肌酐水平较术前均显著增加，并随时间推移逐渐加重，提示随着实验进展，肾功能进行性恶化。

2）肾脏病理检测：处死大鼠取肾脏进行肾脏病理检测，常规 HE、Masson、PASM、PAS 染色，观察肾脏病理学改变。观察到第 4 周实验组大鼠系膜细胞、系膜基质轻度增生，第 8 周系膜细胞和系膜基质增生较第 4 周加重，部分肾小球出现节段硬化，第 12 周肾小球平均截面积和平均体积显著增大，系膜基质增生明显，血管扩张，球囊壁粘连，60%肾小球有节段硬化，少数可呈球性硬化。模型大鼠第 4 周电镜观察可见肾小球脏层上皮细胞足突部分融合，且随着观察时间的延长而逐步加重，到第 12 周可见肾小球脏层上皮细胞足突广泛融合甚至消失，肾小球毛细血管基底膜增厚。

3. 阿霉素肾病肾虚血瘀证模型　该动物模型的建立，常采用以下动物品系：SD 系大鼠、

Wistar 系大鼠、Lewis 系大鼠、BALB/c 系小鼠、129/Sv 系小鼠、SCID 系小鼠、裸鼠。建立阿霉素肾病模型多采用静脉注射的给药方法，方法同上。实验中可观察到造模成功大鼠表现为反应降低，活动减少，聚堆明显，身体蜷缩，肢尾浮肿，中医辨证属肾虚水停，阿霉素微小病变肾病大鼠模型存在高脂血症和高凝状态，中医辨证应属血瘀。我们采取益肾活血法治疗可明显改善上述临床症状和实验指标。1 周后，温阳活血组灌服中药制附子、肉桂、鹿角胶、红花等每天 1 次，养阴活血组灌服中药熟地黄、枸杞子、山茱萸、红花等每天 1 次，泼尼松组按 12mg/d 灌服泼尼松混悬液 3ml。4 周后，采集血清及肾组织标本，行客观指标检测。可见阿霉素肾病模型的临床表现和实验指标学改变类似于中医的肾虚血瘀证。

（二）嘌呤霉素肾病模型

嘌呤霉素氨基核苷（puromycin amino nucleoside，PAN）诱发的实验性肾病综合征大鼠模型其表现和病理改变与人类肾病相似。典型者能够出现大量蛋白尿、低蛋白血症、水肿和高脂血症。肾脏病理则表现为微小病变或局灶性肾小球硬化。

1. 材料与方法　选用 SD 雄性成年大鼠，体重范围 40～260g，以 150～200g 最佳。试验大鼠适应性饲养 2 周后开始造模，用 10%水合氯醛 300mg/kg 腹腔注射或者 3%戊巴比妥钠（50mg/kg）麻醉大鼠。成功后，仰卧位固定，颈部备皮，75%乙醇消毒。颈静脉给药法行颈静脉插管术缓慢推注 PAN 生理盐水溶液 40mg/kg。追加给药法在颈静脉插管给药的基础上，于术后第 13、16、19 天分别尾静脉追加 PAN 生理盐水溶液 5mg/kg。

2. 评价及结果

（1）实验指标检测：一次性颈静脉注射 PAN 模型，自注射之日算起，第 3 天开始尿蛋白排泄量开始增加，第 5～7 天明显增高，第 10～14 天达到高峰，随后出现下降趋势，在第 12 周尿蛋白水平下降到最低值。第 13 周起，尿蛋白水平再次回升。尿蛋白排泄量与肾脏病恶化程度相关，且尿蛋白排泄量越多肾衰竭进展越快。

（2）肾脏病理检测：处死大鼠取肾脏经固定、包埋等处理后，切成 3μm 石蜡切边，进行常规 HE、Masson、PASM、PAS 染色，观察肾脏病理学改变。一次性 PAN 肾炎模型鼠 10 天后可见肾小球内细胞轻度增生，以内皮细胞为主，部分系膜细胞增殖。第 2、3 周明显，第 4 周后开始减少。电镜检查 4 天后出现上皮细胞空泡形成，少数上皮细胞足突消失或融合成片，第 4 周后减轻。免疫荧光检测可见肾小球系膜区 IgG 呈颗粒状或局灶阶段性沉积。

（3）评价方法

1）肾小球硬化指数（glomerulosclerosis index，GSI）：每张切片在光学显微镜 400 倍下随机观察 40 个肾小球，对肾小球局灶节段硬化的程度进行半定量评分，正常记为 0 分，肾小球硬化面积占整个肾小球面积的 0%～25%计为 1 分，26%～50%计为 2 分，51%～75%计为 3 分，76%～100%计为 4 分，每张切片的得分按照以下公式计算：肾小球硬化指数=$(a+2b+3c+4d) \div 40 \times 100$。

2）肾小管间质损伤评分：按照文献描述方法，半定量小管间质的病变。200 倍光镜下，每张切片随机选择 10 个不含肾小球视野，肾小管间质病变有三个参数判定：蛋白管型和肾小管扩展；肾间质炎性细胞浸润和肾间质纤维化程度。每个参数按照 0～3 分评定（0=正常；1=轻度受损；2=中度受损；3=重度受损），每个样本小管间质评分 0～9 分。

不同 PAN 剂量、给药次数可诱发出不同病理类型的肾病模型，研究者可根据不同的研究目的进行选择。微小病变肾病综合征是儿童常见的病理类，大剂量单次注射可导致该病理类型，故可作为儿童肾病综合征的首选。多次小剂量给药诱发典型的肾小球局灶节段硬化模型，适宜用于慢性肾病的研究。有研究者采用益肾活血方治疗嘌呤霉素氨基核苷肾病大鼠，取得显著疗效，益肾活血方具有补气、活血、利尿的作用，研究发现可抑制尿蛋白排泄，改善血脂代谢，减轻肾脏病理损伤。因此认为嘌呤霉素氨基核苷肾病大鼠亦有中医肾虚血瘀证的表现。

（三）抗 Thy-1 抗体肾炎动物模型

Thy-1 为鼠类胸腺细胞表面糖蛋白与大鼠系膜细胞有交叉抗原性，抗 Thy-1 抗体能诱导肾小球系膜细胞病变，早期为系膜细胞变性甚至坏死，继而增生，产生细胞外基质增多，形成系膜增生性肾炎。目前国际上普遍采用抗 Thy-1 诱导的肾炎模型来模拟和研究人类系膜增生性肾小球肾炎（mesangial proliferative glomerulo nephritis，MPGN）的病变。抗 Thy-1 抗体肾炎模型采用多克隆抗体或单克隆抗体经静脉注射大鼠而建立。

1. 材料与方法

（1）动物 SD 成年大鼠，3～4 月龄，雌雄不限，体重 200g 左右。新西兰白兔，雄性，体重 2500～3000g。

（2）大鼠胸腺细胞悬液制备：选择 SD 大鼠一只，10%水合氯醛 300mg/kg 腹腔注射或者 3%戊巴比妥钠（50mg/kg）麻醉大鼠。常规消毒铺孔巾，取胸腺，剪碎后放入无菌尼龙网过滤，除去混杂组织，滤液即为胸腺细胞混悬液。离心后取沉渣，用无菌磷酸盐缓冲液（phosphate balanced solution，PBS）重悬，计数调整细胞密度至 10^{11}/L。

（3）抗鼠 Thy-1 血清制备：选择雄性新西兰白兔，卡介苗预致敏，14 天后两侧腘窝淋巴结肿大，胸腺细胞与完全福氏佐剂相混合，皮下注射。初次免疫后每隔 2 周加强 3 次，最后一次免疫 1 周后，免疫荧光法测定抗血清效价达 1：320～1：160 时，麻醉后将兔行心脏采血处死，留血清，即为抗 Thy-1 血清。血清经大鼠肝细胞吸附后，-20℃保存，使用时 56℃水浴灭活补体备用。

（4）大鼠 Thy-1 肾炎模型制作：选择雄性 SD 大鼠于代谢笼适应性饲养 2 周后。实验前收集 24 小时尿液并检测 24 小时尿液蛋白总量，眼静脉采血测血肌酐、尿素氮含量，判断大鼠无基础肾脏疾病。取健康大鼠，尾静脉注射兔抗鼠抗 Thy-1 血清（5ml/kg），每周 1 次，连续 4 周。分别于注射后 1 天、3 天、5 天、7 天、2 周、3 周、4 周、5 周处死大鼠。留取血、尿标本进行生化检测，并取大鼠肾皮质标本，分别进行光镜、免疫荧光和电镜检测。

2. 评价及结果

（1）实验指标检测：造模后第 7 天模型大鼠 24 小时尿蛋白定量水平即开始上升，并随时间推移呈上升趋势。部分大鼠可出现镜下血尿。

（2）肾组病理检测：造模后第 1 天开始病变肾小球体积增大，光镜下模型组肾小球系膜区开始溶解，肾小球细胞数量减少，部分毛细血管扩展。第 3 天细胞开始增生，第 4 周、第 5 周细胞增生的同时伴系膜基质明显增多。肾小管内可见蛋白管型。

按照上述方法复制 MPGN 模型，可表现出中医"气虚血瘀"证的临床症状。根据气为血帅，气行则血行，气虚则血瘀及过度劳倦有伤形体的理论来造模。在实验第 2 周时，大鼠行游泳疲劳试验，连续 2 周。有研究者采用通脉口服液 0.45ml/100g（由黄芪、三七等组成）给大鼠灌胃治疗每日 1 次，共 4 周。通脉口服液组的大鼠肾脏系膜区 IgG 沉积、系膜细胞与系膜基质增生均有减轻。

（四）IgA 肾病模型

目前关于 IgA 肾病（IgA nephropathy，IgAN）的动物模型方法颇多。国外所用的自发性 IgA 肾病模型所采用的是具有血清高浓度 IgA 的 ddY 小鼠选择性交配而衍生的具有自发性 IgA 肾病倾向的 HIGA 鼠系。此种方法动物模型尿蛋白含量不高，且从未出现血尿。另外，费用昂贵，成功率低，且重复性差。国内常用的 IgA 肾病动物模型主要有口服免疫引起的 IgA 肾病模型和继发于肝脏病变的 IgA 肾病模型。具体方法有：①口服免疫原＋肝脏切除＋免疫佐剂；②葡萄球菌肠毒素＋口服免疫原＋免疫佐剂；③腹腔注射四氯化碳（CCl4）引发的 IgA 肾病模型。

1. 材料与方法

（1）Dextran 诱导的 IgA 肾病模型：以昆明种小鼠为造模对象，采用 DextranG-200（2mg/ml）进行预免疫，分别于实验第 1、7、10 天等体积混合弗氏完全佐剂（2mg/ml）皮下注射，每次 0.2ml/只，第 2 周后每周 1 次静脉注射相同抗原，共 20 周。

（2）大肠埃希菌 OMPs 诱导的 IgA 肾病模型：用 IgA 肾病患者尿液培养大肠埃希菌，提取大肠埃希菌 OMPs。皮下注射大肠埃希菌 OMPs 与弗氏佐剂，每周 1 次，连续 3 周，3 周后将昆明种小鼠经尾静脉注射大肠埃希菌 OMPs 抗原（1mg/ml），注射到 20 周，每周 1 次，每次 0.1ml/只。

（3）20PADsA 组诱导的 IgA 肾病模型：以雄性 BALB/c 种小鼠为造模对象，首先构建 20 肽基因工程菌，收集和裂解菌体，利用亲和层析法纯化蛋白，用纯化 MBP 融合蛋白和热变性 MBP 融合蛋白常规免疫家兔，用饱和硫酸铵法沉淀 IgG 并透析纯化，用蛋白 A 层析柱亲和层析，间接 ELISA 法测定抗血清抗体滴度，用表达的 MBP 融合蛋白、变性的 MBP 融合蛋白、生物合成的 20 肽与 MBP 融合蛋白制作的多克隆抗体进行 Western 印迹杂交，以验证其抗原性。BALB/c 种小鼠隔日口服 BSA，每次 0.8ml，至第 16 周末。模型组用 0.1%BSA 盐酸酸化水隔日给小鼠灌胃，每次 0.8ml。第 4 周起每 2 周尾静脉注射纯化的 MBP 融合蛋白 0.2ml，共注射 4 次。

（4）脂多糖牛血清白蛋白诱导的 IgA 肾病模型：牛血清白蛋白（bovine serum albumin，BSA）＋脂多糖（lipopolysaccharide，LPS）＋四氯化碳（carbon tetrachloride，CCl4）方法复制 IgA 肾病模型，雄性 SD 大鼠口服免疫原 BSA 剂量 400mg/kg，隔天灌胃，持续 6 周，CCl4 皮下注射（皮下注射蓖麻油 0.5ml＋CCl4 0.10ml，每周 1 次，持续 9 周），并联合运用 LPS（分别于第 6、第 8 周以 LPS 0.05mg 尾静脉注射）。处死时可经动脉（股动脉或腹主动脉）采血标本，用于后续实验室指标检测。肾脏标本分为两部分：一部分常规 40% 多聚甲醛固定，石蜡包埋，另一部分冷冻切片行免疫荧光检测。

2. 评价及结果

（1）实验指标检测：模型成功后 24 小时尿蛋白总量显著增高，且可见到血尿（大部分为镜下血尿，少数可见肉眼血尿）；血尿素氮、血肌酐水平均显著增高；模型成功后大鼠均出现肝功能受损，表现为谷草转氨酶、谷丙转氨酶升高。

（2）肾脏病理检测：处死大鼠取肾脏进行肾脏病理检测，常规 HE、Masson、PASM、PAS

染色，观察肾脏病理学改变。采用免疫荧光检测方法，检测肾小球内免疫复合物沉积情况。模型成功后光镜下可见肾小球内细胞数增多，系膜区增宽，系膜基质增多。部分肾小管管腔内可见蛋白管型。免疫荧光检测肾小球系膜区可见免疫复合物呈点线或团块状沉积，荧光强度为（2+）～（4+）。

（五）狼疮性肾炎模型

1. 材料与方法

（1）慢性移植物抗宿主病（graft versus host disease，GVHD）：狼疮样肾炎慢性 GVHD 狼疮样肾炎小鼠模型是 1988 年建立的国际公认的狼疮样肾炎小鼠模型，一般在诱导后 12 周就可出现典型的肾脏病理改变，其病变类似人类狼疮样肾炎的典型表现。无菌分离 1 周龄雌性 DBA/2 小鼠脾、胸腺、淋巴结淋巴细胞，剪碎，过 80 目筛，用淋巴细胞分离液分离细胞，D-Hanks 液制成单细胞悬液，其中脾、胸腺及淋巴结细胞的比例为 6 : 4 : 2。第 1 次注射日设为 0 天，于 0、3、7、10 天静脉注射 8～10 周龄雌性（C57BL/10×DBA/2）F1 杂交鼠，每次给予 $50×10^6$ 个活细胞。

（2）降植烷诱导 C57BL/J6 狼疮样肾炎小鼠模型：以 8 周龄雌性 C57BL/J6 小鼠为造模对象，一次性腹腔注射降植烷 0.5ml 诱导 C57BL/J6 狼疮样肾炎小鼠模型。

（3）腹腔注射细菌脂多糖诱导狼疮样肾炎模型：将纯系昆明小鼠腹腔注射细菌脂多糖（LPS），LPS 使用前用生理盐水配制成 0.25g/L 浓度备用，腹腔注射 LPS 2.5mg/kg，诱导狼疮样肾炎模型。

（4）同种异体淋巴细胞诱导狼疮肾炎小鼠模型：以 II 级封闭型雌性昆明小鼠为造模对象，每周皮下注射经 lectin（10mg/L）刺激的同种异体淋巴细胞至第 5 周，每 2 周注射一次淋巴细胞，共两次。

（5）NZM2328 诱导狼疮样肾炎小鼠模型：在 NZB/W 派生的新西兰混合（NZM）系小鼠中，只有 NZM/Aeg2410（NZM2410）已经被研究者所了解。与 NZM2410 相比，NZM2328 小鼠产生自身抗体和急剧严重的慢性肾小球肾炎在雌性占优势和 NZB/WF1 以及人类系统性红斑狼疮相同。模型中有四个 SLE 易感性基因间隔被确定。NZM 品系和 C57L/J 与 C57BL/6 等不同易感基因位点的确定对研究 SLE 的发病机制以及小鼠模型和人的相似基因位点研究有重要意义。

2. 评价及结果

（1）实验指标检测：模型小鼠于首次淋巴细胞注射后第 8 周开始出现尿蛋白，第 12 周达到高峰，一直持续至 16 周。模型小鼠于第 12、16 周可见尿红细胞。模型小鼠首次淋巴细胞注射后第 12 周时血胆固醇、甘油三酯显著增高，血清总蛋白及白蛋白显著降低。第 16 周时血尿素氮、肌酐增高。模型小鼠第 8、12、16 周血清抗双链 DNA（double-stranded deoxyribonucleic acid，ds-DNA）抗体显著增高。模型小鼠于首次淋巴细胞注射后第 8 周体重明显增加，至第 12 周达高峰，腹部明显增大。之后体重逐渐下降。分阶段处死小鼠，肉眼观察可见第 12 周时模型鼠有腹水及胸腔积液形成，肾脏明显增大，颜色苍白。血清呈乳糜样，脾脏、胸腺淋巴结均明显增大。第 16 周时血清乳糜状改变消失，肾脏较第 12 周时缩小，颜色更苍白。研究还发现，注射降植烷 3 个月后 30% 的小鼠血清可检测到抗核抗体（antinuclear antibodies，ANA），4 个月后约 80% 的小鼠血清可检测到 ANA，核型可见斑点型、核仁型和均质型。降植烷注射 4 个月后抗 dsDNA 抗体阳性率为 89%。注射降植烷 4 个月后部分小鼠开始出现蛋白尿，7 个月时约 78% 的小鼠出现蛋白尿，随着时间的推移，蛋白尿的阳性率和尿蛋白定量均有所增加。

（2）肾脏病理检测：首次淋巴细胞注射 8 周后，光镜下可见部分肾小球体积增大，肾小球系膜细胞明显增生，细胞数量明显增多，近曲小管上皮细胞肿胀明显，管腔狭窄，可见颗粒样变性，提示肾小球上皮细胞增生，部分肾小管上皮样细胞可见水肿样变性，间质散在淋巴细胞浸润，纤维组织增生。注射第 16 周时肾小球全球硬化、肾小管管腔有大量蛋白管型、小管细胞脱落、间质大量单核-巨噬细胞浸润并有基质沉积。电镜观察到肾小球系膜细胞增多，系膜呈轻中度增生，上皮细胞足突部分融合，内皮细胞下有部分致密物沉积。荧光检查见注射后第 8 周时 C3、IgG 沿肾小球毛细血管壁呈细颗粒状沉积，第 12 周时则呈粗颗粒状及团块状沉积。IgM 主要沉积于系膜区。电镜显示模型动物第 8 周时部分足突融合，系膜区基底膜上皮下及内皮下有电子致密物沉积。

二、细胞生物学技术在肾病综合征中的应用

细胞生物学是从 20 世纪 60 年代迅速发展起来的一门新兴学科，通过对细胞核以及细胞质内的各种超微结构及其功能更为直观的认识，研究细胞发生、发展、衰老和死亡的生命活动规律，成为研究生命科学的重要技术，以阐明疾病发病机制和防治为首要任务。细胞生物学技术在肾脏病中的应用范围十分广泛（如细胞形态学、生理学及生物化学等细胞基础生物学研究、细胞病理学研究及细胞工程学研究等）。参与肾脏病致病的细胞，既有循环炎症细胞（如中性粒细胞、单核细胞及血小板等），又有肾脏固有细胞。随着分子生物学技术的进展，利用基因转染技术还制成了某些特殊肾细胞株。各种细胞及细胞株的培养成功为深入进行肾脏细胞生物学研究奠定了基础。

肾脏固有细胞可分为肾小球内固有细胞和肾小管-间质细胞两部分。肾小球内固有细胞主要包括肾小球系膜细胞、毛细血管袢内皮细胞、脏层上皮细胞（足细胞）及壁层上皮细胞。肾小管-间质细胞主要包括肾小管上皮细胞及肾间质成纤维细胞。肾脏固有细胞在肾脏病中不仅是被动受害者，也是直接参与者，其在特定的生理、病理情况下会发生形态、结构与功能改变，并通过自身代谢而直接影响疾病过程。通常在急性病变或慢性病变初期，表型转化的细胞通过增殖和分泌细胞外基质等代偿反应进行必要的组织修复，对机体是有利的；但在慢性病变的进展过程中，由于致病因素的持续作用，细胞的表型转化常失去调控而导致细胞过度增殖或肥大，分泌及降解细胞外基质的能力失衡，并产生细胞因子、炎症趋化因子、细胞黏附分子或致硬化因子等，有些细胞甚至可以完全转化为另一类细胞表型，这些细胞将主动参与、促进或放大病变的进程。

1. 肾小球系膜细胞　是肾小球内主要固有细胞之一，占肾小球细胞总数的 30%～40%。20 世纪 80 年代初，Johnson 等首先在 Thy1.1 肾炎模型的研究中发现，注射抗体后大鼠系膜细胞出现活跃增殖，并伴有细胞内 α-平滑肌肌动蛋白（α-smooth muscle actin，α-SMA）mRNA 及蛋白表达量明显增加；去除补体或血小板在抑制系膜细胞增殖的同时也抑制 α-SMA 的表达。此后，在其他以引起系膜细胞增殖为主要病变的动物模型中也观察到类似现象。由此推论，α-SMA 是系膜细胞被激活、由静止表型向增殖表型转化的标志。Ando 等报道，在 IgA

肾病时肾小球系膜区钙调结合蛋白表达增加，与系膜细胞表型转化、表达α-SMA一致，与临床病情进展相关，可被激素及肝素治疗逆转。这些结果均表明系膜细胞受损后返回至胚胎时活跃增殖/分泌的状态，而系膜细胞异常增殖及分泌大量细胞外基质则在肾小球硬化过程中起到重要作用。

转化生长因子-β1（transforming growth factor-β1，TGF-β1）是促进肾脏纤维化的重要因子之一，其与肾小球系膜细胞表面的TGF-β1受体结合后，可激活由Smads蛋白家族介导的信号转导通路，导致细胞外基质（extracellular matrix，ECM）合成增多，ECM降解减少，整合素基质黏附分子上调等，导致肾间质纤维化。Chockmann等发现低浓度TGF-β1还具有促进肾小球系膜细胞增生的作用，TGF-β1可以诱导肾小管上皮细胞自我吞噬及促进肾小管上皮细胞的凋亡，进而引起肾小管的损伤。Schnaper等通过实验证实了TGF-β1参与尿蛋白的形成，导致肾小球硬化。TGF-β1调节多种类型细胞的增殖和分化，同时具有强大的免疫抑制作用。Ning等通过可行的条件基因敲除小鼠模型发现，层粘连蛋白α1（Recombinant Laminin Alpha 1，LAMA1）的缺失可以使肾脏系膜细胞增殖和基质沉积，其作用是通过TGF/Smads信号转导通路实现。Jiang等发现，抗Thy1肾炎大鼠肾小球系膜细胞结缔组织生长因子（connective tissue growth factor，CTGF）及TGF-β1表达均明显高于正常大鼠，存在TGF-β1-CTGF通路，CTGF与TGF-β1相互作用，在肾脏疾病的进程中共同发挥着重要作用。然而，CTGF表现出与TGF-β1不同的生物学活性，作用比较单一，主要介导TGF-β1的促纤维化作用，并且只在间质细胞中表达，其作用也只局限于结缔组织。因此，靶向CTGF的抗肾纤维化治疗不影响TGF-β1抗炎和调节免疫功能，是一个比阻断TGF-β1更有效和特异的靶点。

系膜增生性肾小球肾炎大鼠的系膜细胞处于激活状态，可持续产生大量的白细胞介素-1（interleukin-1，IL-1），大量IL-1刺激系膜细胞增殖，如此恶性循环反复刺激，促进肾炎病变的发展及慢性化过程，最终导致肾小球硬化。IL-1可以上调系膜细胞纤维连接蛋白（fibronectin，FN）mRNA及蛋白质的表达。Mao等在对肾炎患者和健康志愿者的试验中发现，IL-1可以通过调节中性粒细胞明胶酶相关脂质运载蛋白（neutrophilgelatinase-associ-ated lipocalin，NGAL）mRNA的表达来刺激肾脏，使系膜不断增殖，细胞外基质不断增加，促进病变进展。IL-6作为肾小球系膜细胞分泌的细胞因子，能刺激系膜细胞增殖，并释放血小板活化因子、血栓素B2和超氧阴离子等炎症介质，在肾小球肾炎的免疫病理损害中发挥重要作用。

此外，还有多种细胞因子如血小板衍生生长因子（platelet-derivedgrowth factor，PDGF）、肿瘤坏死因子（tumor necrosis factor，TNF-α）、核因子κB（NF-κB）、巨噬细胞迁移抑制因子（macrophage migration inhibitory factor，MMIF）、巨噬细胞集落刺激因子（macrophage colony-stimulating factor，M-CSF）及粒-巨噬细胞集落刺激因子（granulocyte-macrophage colony-stimulating factor，GM-CSF）等，可通过自分泌或旁分泌的方式作用于系膜细胞及其邻近细胞，调控其生物学功能，进一步促进并放大炎症的进程。

2. 足细胞 即肾小球脏层上皮细胞，属于终末分化细胞，附着于肾小球基底膜（GBM）的最外层，参与肾小球毛细血管祥滤过屏障的构成，并与内皮细胞和系膜细胞一起共同维持着肾小球的结构和功能。足细胞已被认为是多种肾小球疾病进展的关键细胞，近年来越来越多的研究表明，足细胞损伤与肾小球硬化的发生发展密切相关。

Reiser 等提出裂孔隔膜的分子模型，即裂孔隔膜为一种可修饰的黏附连接（adherent junction），位于裂孔隔膜上的分子有 nephrin、CD2AP、podocin、ZO-l、P-cadherin、FAT，还可能包括 Neph1、Filtrin，这些蛋白分子对维持裂孔隔膜和足细胞形态是必不可少的。Simons 等研究发现裂孔隔膜含有脂筏（lipid raft），这是一种位于细胞膜上与信号转导密切相关的微区域。已证实 nephrin 和 podocin 均为脂筏相关蛋白。大鼠尾静脉注射 27A IgG（一种特异性针对足细胞表面 GD3 酰神经节苷脂的抗体），nephrin 胞内区的酪氨酸残基磷酸化。podocin 是具有发夹结构的整合蛋白，是 stomatin 家族成员之一，通过其羧基端与 CD2AP 和 nephrin 作用。ZO-l 位于裂孔隔膜的胞质侧，它能和肌动蛋白细胞骨架相互作用，并可能通过酪氨酸磷酸化介导信号转导。P-cadherin 和 FAT 是 cadherin 超家族成员，对于这种高度分化的细胞-细胞连接可能起支持作用。Neph1 与 nephrin 具有同源性，属于免疫球蛋白超家族成员，是最近发现的一种广泛表达于小鼠足突内的跨膜蛋白，其编码基因突变导致足突融合，产生蛋白尿。Barletta 等发现 Neph1 的胞外区和胞内区可分别与 nephrin 的胞外区和胞内区相互作用。Ihalmo 等报道发现了一个新的 nephrin 样基因 NLG1，该基因编码蛋白 Filtrin 与 nephrin 序列高度同源，推测 Filrin、Neph1 和 nephrin 可能共同形成蛋白复合体，维持肾小球的滤过屏障功能。

目前的研究证实，足细胞的细胞骨架主要依靠两大复合体调节足突黏附于 GBM：①整合蛋白复合体，由 vinculin、paxillin、talin 及 α3β1 整合蛋白二聚体组成。α3β1 整合蛋白二聚体与IV型胶原 α3、α4、α5 链以及层粘连蛋白 11 相连。②蛋白聚糖复合体，由胞质部分的连接蛋白 utrophin、跨膜蛋白聚糖β、胞外基质结合蛋白聚糖α构成。可见，足突与 GBM 之间的细胞基质联系可能对于维持两者的正常结构起关键作用。

Sasaki 等培育了携带鼠类巨噬细胞游走抑制因子（macrophage migration inhibitory factor，MIF）cDNA 转基因鼠，MIF cDNA 表达由巨细胞病毒增强子和β肌动蛋白/β珠蛋白启动子驱动，这一杂合启动子在足细胞内反式激活后，转基因鼠肾内足细胞表达 MIF 显著上调，足细胞的超微结构不断发生特征性变化，如细胞扁平足突融合诱导自身损伤，因此加快了肾小球疾病的进程而导致终末期肾脏病，同时 MIF 转基因鼠系膜区细胞外基质进行性增加，IV型胶原聚积。MIF 通过诱导并活化单核巨噬细胞，引起免疫细胞介导的肾脏组织损伤可能是非 IgA 系膜增生性肾小球肾炎进展的重要环节之一。

目前认为，引起足细胞损伤的四个主要原因：①裂孔膜复合体及脂筏的异常；②GBM 或足细胞-GBM 相互作用的破坏；③肌动蛋白细胞骨架相关蛋白的破坏；④带负电荷顶膜区域的破坏。

3. 肾小球毛细血管内皮细胞　是高度分化的细胞，表面有"细胞衣"覆盖，也称为多糖-蛋白质复合物，由富含负电荷的蛋白多糖、糖胺多糖以及血清类黏蛋白组成。这些多糖蛋白复合物不仅构成了肾小球滤过的主要电荷屏障，而且在一定程度上也是肾小球分子选择屏障。另外，肾小球内皮细胞间紧密连接也是肾小球滤过屏障的重要结构。内皮细胞在血液和组织间具有高度特异而主动的生理作用，可以维持血管张力，抗血栓形成，选择细胞及蛋白质的通透性及内吞低密度脂蛋白等。内皮细胞还可通过分泌血管扩张物质如一氧化氮、前列环素及缩血管物质内皮素等，作用于邻近的系膜细胞。

血管内皮生长因子（vascular endothelial growth factor，VEGF）又称血管通透性因子或血管调理素，具有增加血管通透性、促进内皮细胞分裂增殖转移和血管生成等作用。通过对内皮细胞超微结构分析，研究人员认为，VEGF 通过一种小泡囊状细胞器而引起内皮细胞窗孔开放并维持这种状态，从而导致血管通透性增加。有研究显示，降低或抑制 VEGF 受体 2（VEGFR-2）的表达可起到抑制血管内皮通透性的作用。VEGF 通过跨细胞途径不仅可以直接导致内皮细胞通透性增高，而且可以直接或间接地影响细胞间紧密连接蛋白 Claudin-1 和黏附连接蛋白 VE-cadherin 的表达，通过细胞旁途径来调节血管内皮通透性。

近来研究表明，血管活性物质［如一氧化氮（nitric oxide，NO）、内皮素（endothelin，ET）、血管紧张肽Ⅱ（angiotensinⅡ，AngⅡ）、缓激肽（bradykinin，BK）、前列环素（prostacyclin，PG）、血栓素 A_2（thromboxane A_2，TXA_2）等］对血管内皮细胞的功能调节产生重要影响，其中 ET 和 NO 是近年来发现的一组强大的相互拮抗的血管活性物质，两者互相平衡，共同调节肾血管张力和肾脏功能。在病理状态下，机体产生大量的 TXA_2，打破了 PGI_2/TXA_2 的动态平衡，大量的 TXA_2 可相对收缩出球小动脉，使肾小球囊内压增高，导致肾小球高灌注、高滤过状态，进而导致肾小球毛细血管切流压增加，引起内皮细胞损害，正常的滤过屏障被破坏，蛋白滤过增加。BK 是一种强有力的血管扩张剂，可以通过引起内皮释放 NO、PGI_2 及内皮源性极化因子而发挥扩张血管作用。内皮功能障碍是慢性肾脏疾病发病过程中的根本机制之一，内皮细胞功能损伤会致血管活性物质之间的平衡失调，使舒血管物质 NO、BK 和 PG 等生成减少，肾脏局部 RAAS 系统激活，Ang Ⅱ、ET-1 等缩血管物质生成增加，加剧了肾间质纤维化（renal interstitial fibrosis，RIF）的进展。

4. 肾小管上皮细胞 属于被覆上皮细胞，起源于中胚层。成熟的肾小管上皮细胞表达上皮细胞标志物——细胞角蛋白。但在发育过程中，肾小管上皮细胞还可表达波形蛋白，后者是细胞骨架蛋白的一种，是间质来源细胞的标志蛋白。随着发育的进展，肾小管细胞内波形蛋白的表达逐渐减弱并消失，而出现角蛋白的表达，呈现上皮细胞的表型。

肾小管上皮细胞具有免疫调节作用，其生物学功能十分活跃，是肾小管间质的主要细胞。正常小管上皮细胞具有旺盛的代谢活性和潜在的增殖能力，并分泌多种细胞因子。疾病状态下，肾小管上皮细胞极易发生结构和功能损伤，损伤后的小管间质结构破坏，运动、迁移、分泌功能显著增强，同时产生大量的化学趋化因子、致炎因子、促纤维形成因子和基质蛋白。肾小管上皮细胞损伤不仅是引起急性肾衰竭的直接原因，而且由肾小管上皮细胞损伤致肾小管萎缩引起的肾间质纤维化，还是导致慢性肾衰竭、贫血、肾性骨病等不可逆的终末期肾病的主要原因和共同病理过程。

蛋白尿不仅是慢性肾脏病的主要临床表现之一，还能引起小管间质的损伤。蛋白尿的严重程度与肾小管间质病变程度密切相关。周宏久等通过提取局灶节段性肾小球硬化症（focal segmental glomerulosclerosis，FSGS）患者的蛋白尿成分，观察其对体外培养肾小管上皮细胞的影响，发现局灶节段性肾小球硬化症尿蛋白可以促进肾小管上皮细胞转分化，并呈剂量依赖性。在蛋白尿的作用下，肾小管上皮细胞发生活化、增殖，分泌多种炎症因子、趋化因子和血管活性因子进入间质，造成多种炎症细胞浸润，引起肾间质炎症反应和纤维化。

在肾脏损伤过程中，肾小管上皮细胞可通过表达天然免疫分子和共刺激信号分子行使抗原呈递细胞功能。抗原呈递细胞表达的协同刺激分子和受体主要有 B7-1（CD80）、B7-2（CD86）与 CD28，细胞毒 T 细胞相关抗原 4（CTLA4，即 CD152），CD40 与 CD40L（CD154），细胞间黏附分子（intercellular adhesion molecule，ICAM），血管细胞黏附分子-1（vascular cell adhesion molecule-1，VCAM-1）与极迟抗原-4（very late antigen-4，VLA-4），淋巴细胞功能相关抗原 LFA-1，LFA-2，LFA-3（CD58）等。肾小管上皮细胞损伤能激活多种促纤维化因子如 TGF-β1、结缔组织生长因子（connective tissue growth factor，CTGF）、Ang Ⅱ等，这些因子均能诱导上皮–间充质转化（epithelial-mesenchymal transformation，EMT）发生，在肾间质纤维化进程中发挥重要作用。

5. 肾间质成纤维细胞　是纤维形成的主要效应细胞，其大量增殖、活化是产生过量 ECM 的先导，在增加 ECM 成分合成中发挥重要作用。正常情况下成纤维细胞处于静息状态，是一类低代谢、非激活状态的细胞。当成纤维细胞受到刺激后，从静息型转化为增殖和过度产生基质的细胞，称为成纤维细胞活化。活化的成纤维细胞发生功能和表型改变，转变为α-SMA 的肌成纤维细胞（myofibroblast，MFB），后者合成 ECM 的能力显著增强。成纤维细胞是 MFB 的主要来源，在一定的条件下肾间质 MFB 也可由肾小管上皮细胞转化而来。MFB 是合成 TGF-β1 的主要细胞，其数量与肾间质纤维化程度密切相关，是肾脏疾病预后不良的重要指标之一。MFB 首先分泌纤维连接蛋白（fibronectin，FN），为其他细胞外基质的成分沉积和胶原纤维的形成提供支架，进而分泌胶原成分（主要是Ⅰ型和Ⅲ型胶原）、层粘连蛋白（laminin，LN）和蛋白聚糖等。细胞外基质持续大量在肾间质中沉积，最终可导致肾间质纤维化。

细胞因子与肾间质纤维化密切相关，其中 TGF-β、重组人结缔组织生长因子（recombinant human connective tissue growth factor，CTGF）和 Ang Ⅱ、ET-1 为促纤维化因子；而肝细胞生长因子（hepatocyte growth factor，HGF）、骨形成蛋白-7（bone morpho genetic protein-7，BMP-7）、干扰素-γ（interferon-γ，IFN-γ）等可阻止间质纤维化。此外，内源性肝细胞生长因子（hepatocyte growth factor，HGF）是一种多效性、多肽性的细胞因子，在正常人体器官中不仅可以抑制 TGF-β1 表达，阻断 TGF-β1/Smad 信号的传导，还能减少 TGF-β1 介导的 CTGF 增长。HGF 能抑制肾间质纤维化的发生和发展中的多个病理过程，主要表现在：抑制静息状态下肾间质成纤维细胞的活化，防止肾小球系膜细胞激活，拮抗肾脏炎症反应的发生和发展。

此外，体细胞核移植、干细胞定向诱导分化、细胞重编程（特别是诱导性多潜能干细胞技术）等分析细胞生物学技术为我们制备体外疾病模型、研究疾病发生机制、寻求细胞及组织移植的新材料方面提供了重要的技术支撑。2012 年英国发育生物学家 John B.Gurdon 和日本 iPS 细胞研究专家山中伸弥获得诺贝尔生理学或医学奖，他们在细胞核重新编程研究领域做出杰出贡献。细胞核重新编程能够使已经分化发育的体细胞，甚至是衰老个体分离得到的细胞重新回到类似于胚胎干细胞的状态，从而使细胞的功能发生逆转。表观遗传学研究领域方面，包括 DNA 甲基化以及非编码 RNA（包括 microRNA、LncRNA 等）均是近年来分子细胞生物学的研究热点，尤其是 microRNA 对基因表达的调控被认为是与转录因子同等重要的基因表达调控体系，每个 microRNA 可以通过调控下游多达上百个靶基因，从而在生长发育，细胞组织分化，疾病发生、发展、转归中发挥重要作用。

细胞生物学技术深入研究肾脏固有细胞及循环炎症细胞的细胞生物学意义及其细胞内调控机制，对认识肾脏病进展规律及寻找阻断病变进程的切入点具有重要意义。

三、分子生物学技术在肾病综合征中的应用

分子生物学广义上讲是一门在分子水平上解析生命规律的科学。近几十年来，其突飞猛

进的发展及其成就，将其推向生命科学领域中的带头学科。狭义上讲是对生命基本物质（指基因和蛋白）的人工操纵，所采用的手段即构成分子生物学常用技术。分子生物学作为一种技术手段已被广泛应用于各个领域。应用分子生物学技术研究肾脏病取得丰硕成果，对肾脏病的发生发展机制、肾脏病治疗及预防等研究取得突飞猛进的进展。

（一）病因学研究的应用

肾脏疾病本身有多种临床表现，而各种肾脏疾病的发病原因尚不清楚，目前认为某些肾小球肾炎与病毒感染有关。利用分子杂交技术、PCR、免疫荧光等技术发现肾小球肾炎的发生与巨细胞病毒（cytomegalovirus，CMV）、乙型肝炎病毒（hepatitis B virus，HBV）、丙型肝炎病毒（hepatitis C virus，HCV）、EB病毒感染等有关。Van Drop在巨细胞病毒感染后培养的人肾内皮细胞及近曲小管上皮细胞发现 MHCⅡ类抗原及微球蛋白的基因表达增高。近年来研究发现 IgA 肾病患者血清巨细胞病毒 DNA 阳性率很高，提示巨细胞病毒可能与肾脏疾病的炎症反应有关。1971 年 Combers 等首次发表了 1 例肾病理活检证实为乙型肝炎病毒相关性肾炎（HBV-glomerulonephritis，HBV-GN）的报道后，引起了国内外对该病的重视。血清学联合肾组织的免疫荧光检测[包括乙肝表面抗原（hepatitis B surface antigen，HBsAg），乙肝核心抗原（HBcAg）和乙肝 e 抗原（hepatitis B core antigen，HBeAg）]可明确是否为 HBV-GN。流行病学资料显示，HCV 感染与肾脏疾病有关，多数研究认为是包含 HCV 抗原、抗体及补体的循环免疫复合物（circulating immune complex，CIC）沉积于肾小球内皮下及系膜区所致。对于在没有冷球蛋白血症情况下，HCV 抗原能否介导肾小球损伤，以及 HCV 是否可激活 B 细胞，使其产生过多单克隆免疫球蛋白 IgM 并沉积于肾小球，导致肾小球损伤等观点尚有争论。最近研究发现，EB 病毒感染与儿童原发性肾病综合征（primary nephrotic syndrome，PNS）可能存在一定的关联性，有研究者将 PNS 患儿血液和肾组织标本进行 EB 病毒 DNA 和 EB 病毒壳抗原抗体 VCA-IgM 及 VCA-IgG 检测，结果显示 PNS 患儿血 VCA-IgM 及 VCA-IgG 的阳性率高于正常对照组。与单纯型 PNS 相对比，肾炎型 PNS 患儿血 VCA-IgM 及 VCA-IgG 的阳性率更高，且肾炎型 PNS 患儿血液、肾组织均有 EB 病毒 DNA 表达者的阳性率高于单纯型 PNS 患儿，故认为儿童肾炎型 PNS 与 EB 病毒感染相关更为密切。

1971 年 Gardner 等在 1 例肾移植术后发生肾衰竭和输尿管狭窄受者的尿液和输尿管上皮细胞中分离出一种新型的病毒，他们依据患者的姓名首字母缩写将病毒命名为 BK 病毒。此后不断有学者报道 BK 病毒会对肾脏功能造成损害，尤其是在人体免疫功能低下的状态时较易发生，严重者发展为 BK 病毒性肾病（BK virus nephropathy，BKVN），导致肾衰竭。BKVN 特异性诊断的金标准仍是肾组织活检，较常见方法是应用免疫组织化学法（SV40 或抗原染色）明确移植肾组织中是否有 BK 病毒存在，并联合是否存在肾小管间质性肾炎表现或是否合并血清肌酐值的升高等证据以明确 BKVN 的诊断。

（二）发病机制研究的应用

1. 生物因子的应用　研究表明，在各种肾脏病的发生与发展过程中，不仅肾脏局部浸润的炎症细胞可以释放炎症介质，受刺激活化的肾脏固有细胞也可以通过自分泌或旁分泌等形式刺激邻近的细胞产生更多的炎性介质、细胞因子、生长因子等，促进炎症病变的持续进展。

国内外研究原发性肾病综合征发病机制时，发现多种特有的生物因子，部分因子成为临床诊断原发性肾病综合征的潜在生物标志物。如膜抗原 CD80、脂质过氧化物、骨桥蛋白（osteopontin，OPN）、血管内皮生长因子受体 2（VEGFR-2）、半乳糖凝集素、胰岛素样生长因子结合蛋白（insulin-like growth factor binding protein，IGFBP）、转化生长因子（transforming growth factor，TGF）-β1、微小核糖核酸（microRNA，miRNA）及成纤维细胞特异蛋白（fibroblast specific protein，FSP）-1 等。

Eduardo 等研究发现，微小病变型（minimal change disease，MCD）活动期肾病综合征患儿的尿中 CD80 含量显著升高，远高于微小病变型缓解期及其他病理类型肾病患儿。CD80 在不同病理类型肾病患儿的血清中含量比较差异无统计学意义（$P>0.05$）。通过 Western 免疫印迹法检测证明，足细胞高表达导致 CD80 在尿中含量升高。Navarro-Munoz 等检测肾小球疾病患儿尿沉渣结果提示，局灶节段性硬化患儿而非微小病变型患儿尿沉渣中，CD80 mRNA 水平显著高于正常对照者。由此可见，尿沉渣中 CD80mRNA 水平可有效区分微小病变型与局灶节段性硬化的病理类型。

Nezhad 等通过研究糖尿病、肾病患儿血浆及尿液中丙二醛（malondialdehyde，MDA）含量指出，尿中及肾小球中 MDA 含量与肾脏受损程度呈显著正相关性。通过比较局灶节段性硬化及微小病变型患儿与对照组受试者尿中 MDA 含量发现，在局灶节段性硬化和微小病变型患儿中，MDA 含量均较对照组高，而且局灶节段性硬化组患儿肾组织中 MDA 含量显著高于微小病变型组。

VEGFR-2 又称为 FLK-1，存在于血管和淋巴管内皮等处，可与血管内皮生长因子（vascular endothelial growth factor，VEGF）-C 或 VEGF -D 结合，调节淋巴管内皮细胞和血管内皮细胞，促进淋巴管和血管生成，还有调节淋巴细胞迁移等作用。VEGF-C 是一种多向性分子，在骨髓造血细胞及发育肾组织神经纤维中均有表达。有学者认为，VEGF-C 可介导炎症因子产生，进而导致肾脏的病理性改变。有研究发现，VEGFR-C 广泛存在于基底膜及内皮细胞上，在足细胞中广泛表达，并且增加肾小球滤过屏障的滤过性作用。有学者认为尿液中 VEGF-C 含量越高，预示肾病预后越差，目前此结论尚存争议。

有研究发现，在小鼠急性系膜增生性肾小球肾炎模型中，半乳糖凝集素-3 在远端肾小管、肾小球巨噬细胞、系膜细胞和近端肾小管中表达均显著增加，一方面半乳糖凝集素-3 增高可抑制肾病中炎症反应，另一方面其增高可诱导肾小球发生重构导致局灶节段性硬化，造成预后不良。

Yildiz 等通过检测肾病患儿肾组织和尿液中胰岛素样生长因子结合蛋白-1（insulin-like growth factor-binding protein-1，IGFBP-1）和 IGFBP-3 发现：肾小球微环境可被血流中通过血管屏障的 IGF 所影响，局灶节段性硬化活动期患儿尿液中 IGFBP-1 和 IGFBP-3 显著升高，在人足细胞中，可以通过 TGF-β 诱导，使 IGFBP-3 mRNA 表达上调，毛细血管内皮细胞对于缓激肽和 TGF-β mRNA 表达增加。由此可以初步推测，在肾小球足细胞和毛细血管内皮细胞中表达的 TGF-β 参与局灶节段性硬化发病过程，并可作为临床诊断微小病变型与局灶节段性硬化的一种非侵入性生物标志物。TGF-β 是一种多功能蛋白质，可影响多种细胞生长、分化、凋亡及免疫调节等功能。Robert 等通过 ELISA 法检测激素敏感肾病患儿尿中 TGF-β1 排出情况发现，局灶节段性硬化患儿尿中 TGF-β1 含量显著高于微小病变型者；但也有研究者指出，应用 ACEI 及 ARB 类药物可降低血中 TGF-β1 含量，进而导致试验结果呈阴性。TGF-β1 的升高支持 T 细胞免疫功能异常导致肾病综合征的推论。

许多 miRNA 可在血清、血浆及尿液中被检出，一些 miRNA 分布具有组织特异性。在肾脏皮质中，miRNA-192、miRNA-205 特异性表达，与肾脏细胞发育具有十分密切关系。Cai 等研究指出，局灶节段性硬化患儿血清 miRNA-192、miRNA-205 水平较微小病变型患儿显著升高，并且 miRNA-192 水平与局灶节段性硬化患儿间质纤维化水平存在相关性。故其推测 miRNA-192、miRNA-205 具有作为鉴别诊断局灶节段性硬化和微小病变型两种病理类型的潜质。

S100A4 是一种具有 EF 双螺旋结构的 Ca^{2+} 结合蛋白，与其他 19 个成员共同成为 S100 家族，参与细胞内外信号转导、细胞增生和分化、细胞间黏附及细胞自身运动等多项生理过程。最新研究表明，足细胞在受损时发生上皮-间质改变，这一转变可使足细胞获得新间质信号，如成纤维细胞特异性蛋白-1（fibroblast specific protein，FSP-1）。Kenichi 等发现，FSP-1 在局灶节段性硬化与微小病变型患儿中均可表达，可具体到每个肾小球中足细胞 FSP-1 表达量，于局灶节段性硬化患儿中其含量显著高于微小病变型患儿，并且每个肾小球硬化程度与 FSP-1 mRNA 水平存在显著正相关，即损伤程度越重，FSP-1 mRNA 含量越高。

2. 信号通路的应用 多肽激素、生长因子与细胞因子的生物学效应必须借助于特定的受体或载体，通过特定的细胞内信号转导分子与相应的级联酶促反应体系得以实施。目前，国外许多研究发现并证实了如丝裂素活化蛋白激酶（mitogen-activated protein kinase，MAPK）不同亚类信号途径包括胞外信号调节激酶（extracellular signal regulated kinase，ERK）、c-Jun 氨基末端激酶 1（c-Jun N-terminal kinase-1，JNK1）、p38 等，非受体酪氨酸激酶信号途径如 P13、酪氨酸激酶（Janus kinase，JAK）、信号转导子和转录激活子（signal transducer and activator of transcription，STAT）、肌醇磷脂、磷脂酶和鞘磷脂信号途径（PLC、PLA2、PLD、PKC、SPLs 等）以及环核苷酸信号途径（eAMP、cGMP 等）在不同细胞生物学反应中的作用。近年来，又陆续报道了如 Smads、Toll 样受体信号及 WnT 信号途径等。

3. 遗传学研究的应用 遗传性肾病的研究已广泛应用分子生物学技术。多囊肾病（PKD）主要分为两种类型：常染色体显性遗传性多囊肾病（autosomal dominant polycystic kidney disease，ADPKD）和常染色体隐性遗传性多囊肾病（autosomal recessive polycystic kidney disease，ARPKD）两种。ARPKD 以隐性遗传方式遗传，杂合子携带率为 1：70，各人种和男女之间的患病率无明显差别。ARPKD 是由多囊肾/多囊肝病变 1 基因（polycystic kidney and hepatic disease 1，PKHD1）突变导致，该基因是目前所知的唯一的致病基因。RT-PCR 方法检测到 PKHD1 在小鼠的肾脏、肝脏、胰腺和肺组织中表达，在新生小鼠肾脏中表达最多，没有在小鼠的脑、心脏、脾脏、结肠、胸腺和骨骼肌组织中检测到。但采用原位杂交和免疫组化方法可检测到小鼠胚胎发育过程中，PKHD1 在神经管、消化道、细支气管和血管系统中有广泛表达，并且比在后肾原基和肝脏中的表达要早；同时还发现，体外培养的肾小管细胞 PKHD1 主要定位于极化上皮细胞的初级纤毛上，与由 PKD2 基因编码的多囊蛋白 2（polycystin-2）共同存在。PKHD1 也可与 PKD1 在基因水平上相互作用，PKD1 可编码多囊蛋白 1（polycystin-1），PKD1 和 PKD2 都是 ADPKD 的致病基因。

在蛋白质水平，IgA1 分子的糖基化异常在 IgA 肾病发病机制中有较多研究，Andre 等首次报道 IgA 肾病患者血清 IgA1 分子铰链区糖链结构异常可能参与了 IgA 肾病的发生。Chen 等利用 B 细胞功能缺陷的进展型 IgA 肾病模型研究，发现短期诱导性受体 3（decoy receptor 3，

DCR3）基因治疗可抑制 T 细胞的活化与增殖；下调血清中炎性因子；改善蛋白尿、肾功能和肾脏病理性改变；抑制 T 细胞和巨噬细胞的浸润；减少肾脏细胞的凋亡。DCR3 有希望成为 IgA 肾病治疗的新方法。目前关于 IgA 肾病的遗传因素研究较多，主要集中在人类白细胞抗原（human leucocyte antigen，HLA-A）、HLA-B、HLA-C、HLA-DR、HLA-DQ 抗原（class Ⅰ，Ⅱ抗原）和 HLA 偶联的补体蛋白的基因和表现型频率以及非 HLA 抗原的免疫球蛋白重链启动区限制性片段长度多态性（restrictive fragment length polymorphism，RFLPS）的研究。HiKi 在日本人群中发现 DR4 与 IgA 肾病相关，对于中国人 IgA 肾病 HLA 分型有人用血清学方法发现 DR4 及 DRW14 与 IgA 肾病相关。

在局灶节段性硬化发病机制研究中，以往有研究认为 NPHS2 基因（编码足细胞蛋白，podocin）突变是足细胞相关肾病的保护性因素。Jungraithmayr 等对 83 例原发性局灶节段性硬化患者肾移植术后随访中再次证实。WT1 基因突变通常与 Denys-Drash 综合征、弗雷泽综合征弥漫性系膜硬化或局灶节段性硬化的发生有关，关于其与散发性激素耐药型肾病综合征（steroid-resistant nephrotic syndrome，SRNS）关系的研究尚不多见。

有学者对低密度脂蛋白（low density lipoprotein，LDL）调节蛋白 ApoE 基因多态性与激素耐药的关系进行研究。Attila 等分析 107 例肾病综合征患儿 ApoE 基因的多态性，其中 87 例为激素敏感型肾病综合征（steroid-sensitive nephrotic syndrome，SSNS），20 例为激素耐药型肾病综合征，结果发现激素耐药型肾病综合征患儿ε2 等位基因频率和ε2/3 基因型频率明显高于激素敏感型肾病综合征患儿和对照组，提示ε2 等位基因与ε2/3 基因型与激素耐药的易感性有关。近年来，有学者研究肾素血管紧张素系统与激素耐药的相关性，Hori 等研究了儿童患儿血管紧张素转换酶（ACE）的基因型，发现激素耐药型患儿等位基因频率明显高于对照组。

目前，基因治疗的研究已经扩大到包括肾脏病在内的广泛领域。基因治疗的关键是建立有效的基因转移方法，以使目的基因得到高效率及长时间的表达，同时，外源基因的表达能够得到必要的调控。鉴于临床治疗的安全性及治疗的伦理道德规范使得肾脏疾病基因治疗存在一定的争议。

四、蛋白质组学技术在肾病综合征中的应用

随着基因组学研究的深入，逐渐发现其存在的局限性。20 世纪 90 年代便产生了一门以蛋白质组为研究对象，在整体水平上研究细胞内蛋白质的组成及其活动规律的新兴学科——蛋白质组学。蛋白质组（proteome）是后基因组计划中一项重要的研究内容，蛋白质组学（proteomics）是作为功能基因组学的重要支柱，并已同基因组学（genomics）和生物信息学（bioinformatics）一起成为新世纪生命科学研究的前沿和热门领域。蛋白质组的概念是指在特定时刻、特定环境和实验条件下基因组所表达的全部蛋白质。蛋白质组学的核心在于大规模地对蛋白质进行综合分析，通过对某种物种、个体、器官、组织或细胞的全部蛋白质性质（包括表达水平、结构、分布、功能、丰度变化、翻译后修饰、细胞内定位、蛋白质与蛋白质的相互作用、蛋白质与疾病的关联性）的研究，对蛋白功能做出精细和准确的阐述，其研究内容包括结构蛋白质组学和功能蛋白质组学。在肾脏疾病研究领域中，国内外研究者利用蛋白质组学方法，以血液、尿液以及肾脏组织为研究对象，以阐述肾脏疾病的发病机制、疾病的生物标志物甚至药物的治疗靶点。

（一）蛋白质组学在原发性肾小球疾病中的应用

肾小球疾病的发病机制一直是国内外研究的热点，蛋白质组学的发展为肾脏病的研究提供了新的研究手段。Sitek 等利用激光微切割技术从肾脏病理切片中分离出人的肾小球，用 DIGE 饱和标记技术标记切割肾小球中的蛋白质，使用双向电泳技术进行分析，共发现了 2900 个蛋白质点。此方法采用人的肾组织标本进行肾小球疾病的研究可用于阐明疾病的发病机制。Yoshida 等使用双向电泳技术分离正常人的肾小球的蛋白质，并用基质辅助激光解吸电离飞行时间质谱（MALDI-TOF）技术和 CE-MS 技术鉴定蛋白质点。他们一共在胶上找到了 1713 个蛋白质点，鉴定了其中的 347 个蛋白质点，发现了 212 个蛋白质，并建立了肾小球蛋白质点数据库。Nazeer 等利用系膜增殖性大鼠模型 Thy-1 模型，使用双向电泳技术，分析了系膜增殖性肾炎对肾小球蛋白质组的影响，发现正常大鼠和模型早期的大鼠之间有 28 个差异蛋白质点，使用质谱技术鉴定出 16 个蛋白质点。

系膜细胞是肾小球的主要组成细胞之一，利用系膜细胞研究肾小球疾病可以发现肾小球疾病的发病机制。Jiang 等分析了大鼠系膜细胞的蛋白质及磷酸化蛋白质的组成，他们提取了大鼠系膜细胞蛋白质，使用双向电泳技术、银染技术等，得到了 157 个蛋白质点，鉴定出了 118 个蛋白质点，其中有 28 个是磷酸化蛋白质。足细胞是肾小球滤过屏障的重要组成部分，各种原因导致的足细胞损伤都会引起肾脏功能的改变，包括蛋白尿的产生。因此，利用蛋白质组学研究足细胞的蛋白质变化，有助于说明蛋白尿的发生机制。Viney 等研究了 Denys-Drash 综合征的足细胞蛋白质组学的变化。Denys-Drash 综合征是由于 WT1 基因发生突变而发生的肾脏病。通过双向电泳技术，他们发现，与正常的足细胞相比，Denys-Drash 综合征的足细胞中的 4.4%蛋白质变化超过两倍。

IgA 肾病的无创性的诊断是目前研究的热点。国内外学者利用蛋白质组学技术，研究了 IgA 患者尿液成分的变化，希望在尿液中找到该疾病的生物标志物。Haubitz 等利用毛细管电泳质谱（capillary electrophoresis mass spectrometry，CE-MS）技术，分析了健康人群、IgA 肾病、膜性肾病尿液中蛋白质的差异，发现可以区别 IgA 肾病的多肽组分。Park 等用基质辅助激光解析电离飞行时间质谱（matrix-assisted laser desorption/ionization time-of-flight mass spectrometry，MALDI-TOF-MS）技术，将 13 例 IgA 肾病患者与健康人群的尿液进行蛋白质谱分析，发现 IgA 肾病患者尿液中存在 82 种特异性高表达和 134 种低表达的蛋白质，并结合生物信息分析技术，首次绘出了二维的人类 IgA 肾病尿液蛋白质谱。Yokota 等利用荧光差异双向电泳研究 IgA 肾病患者和正常人的尿液成分区别，发现尿α1-微球蛋白与 IgA 肾病密切相关。Haubitz 等对德国 45 例 IgA 肾病患者、57 例正常对照及 13 例微小病变型肾病患者尿液蛋白质组进行对比分析，发现 IgA 肾病患者具有特异的尿液蛋白质图谱，根据这一特点诊断 IgA 肾病的敏感性和特异性均高达 90%以上，并可诊断出尿蛋白在正常水平的 IgA 肾病患者。

黄艳军等成功地得到儿童微小病变型肾病综合征激素耐药的尿蛋白双向电泳图谱。肾病综合征耐药型与激素敏感型的蛋白表达比较，发现有 30 个蛋白质斑点显著差异改变。对 14 个差异蛋白质斑点酶切，质谱分析结合蛋白数据库检索获得 12 个蛋白，分别为驱动蛋白家族成员 27、磷脂酰丝氨酸转移蛋白、大疱性类天疱疮抗原 1 异构体、α1 蛋白酶抑制剂、Zn-α2 糖蛋白、α1B 糖蛋白、血清白蛋白前体、结合珠蛋白前体、类驱动蛋白样动力蛋白、白细胞介素 1 受体相关激酶 4、胞质动力蛋白、细胞角蛋白 9。与激素敏感蛋白图谱比较，在激素耐药蛋白图谱上蛋白酶抑制剂、α1B 糖蛋白、IRAK4 表达下调，其余 9 种蛋白表达上调。以上蛋白可作为激素耐药型肾病综合征的分子诊断标志物和药物治疗靶点。

阳梅等应用 SELDI-TOF-MS 蛋白质芯片技术筛选激素耐药型肾病综合征（SRNS）患儿尿液生物标志物，发现 SRNS 有明显差异的生物标志物 4 个，相对分子量分别为 6703、7212、11 820、14 356 [单位是道尔顿（Dalton，Da）]，其中 7212Da、11 820Da、14 356Da 差异表达蛋白质在 SRNS 呈高表达，在 SSNS 呈低表达，6703Da 差异表达蛋白质在 SSNS 高表达，在 SRNS 低表达，并且 4 个蛋白质峰 6703、7212、11 820、14 356 质荷比（m/z）组合构建的诊断模型鉴别 SRNS 和 SSNS，灵敏度为 88.89%，特异度为 93.75%。

使用蛋白免疫印迹（Western blot，WB）验证了原肌球蛋白（tropomyosin，Tm）及其异构体。在 Thy-1 模型的发病早期，Tm6、Tm1、Tm2 和 Tm3 表达上调，而在增殖末期，Tm5a/5b、Tm6、Tm1 表达上调，Tm3 表达下调。说明 Tm 异构体丰度与肾小球系膜增殖性肾炎相关。Xu 等利用 5/6 肾切除大鼠模型制备局灶节段硬化性肾炎（FSGS）模型，使用激光微切割技术分离硬化和非硬化的肾小球，使用 MALDI-TOF 进行蛋白质的鉴定，发现胸腺素β4 在硬化的肾小球中表达明显增高，提示此蛋白质可能与肾小球硬化相关。

（二）蛋白质组学在狼疮性肾炎中的应用

氧化应激增加是自身免疫疾病系统性红斑狼疮（systemic lupus erythematosus，SLE）的标志，Morgan 等比较无肾损害和有肾损害两类 SLE 患者血清蛋白的氧化水平，两类 SLE 疾病组和对照组均表现相似的结果，即蛋白质羧基增加和硫氢基减少。与对照组相比，无肾损害 SLE 疾病组有 6 种蛋白含量显著降低，包括致动脉粥样硬化载脂蛋白 CIII 前体的一种亚型。通过 ELISA 法评估总载脂蛋白 CIII 水平，结果表明有肾损害 SLE 疾病组的总载脂蛋白 CIII 水平明显高于对照组或无肾损害 SLE 疾病组。因此，已氧化的蛋白质和载脂蛋白 CIII 可作为 SLE 肾损害的生物标记。

（三）蛋白质组学在急性肾损伤中的应用

尿中溶酶体酶 N-乙酰-β-D 氨基葡萄糖苷酶（N-acetyl-β-D-glucosaminidase，NAG）已报道在不同肾病中排泌增加，刷状缘酶如碱性磷酸酶、γ谷氨酰转肽酶和丙氨酸氨基肽酶在急性肾损伤中增加。刷状缘和远曲小管上皮的标记物碱性磷酸酶和 π-谷光苷肽 S 转移因子各自都在急性肾衰竭患者病情进展上有预示价值（灵敏度 100%，特异性 91%）。这些标记物主要的限制因素包括在轻微损伤还不一定导致急性肾衰竭时，小管上皮释放的标记物缺乏高度灵敏度。Mishra 等观测 71 例心肺分流术患者，术后 2 小时中性粒细胞明胶酶相关脂质运载蛋白（NGAL）的排泌是急性肾损伤强有力的独立预测因子，研究表明 NGAL 灵敏度达 100%，特异性达 98%，提示浸润性炎症细胞可作为生物标记图谱重要的一部分。

Bennett 等对心脏导管术患儿尿液进行蛋白质组学研究，造影剂急性肾损伤（contrast-induced acute kidney injury，CI-AKI）患儿术前出现一个增强蛋白峰（m/z 4 631 000），非 CI-AKI 患儿出现另一个增强蛋白峰（m/z 4 480 000，为β防御素-1 变体），其血药浓度时间曲线下面积（area under the plasma concentration-time curve，AUC）分别为 0.89～0.99 和

0.84，提示尿液生物标志物（m/z 4 631 000）和（或）缺乏β-防御素-1（m/z 4 480 000）可早期预测 CI-AKI。

Metzger 等应用 CE-MS 联用技术分析重症监护治疗病房（intensive care unit，ICU）30 例患者的尿液，确定了一个由 20 种多肽组成的标志物组可作为 AKI 的早期诊断模式，其敏感度为 92%，特异度为 90%，AUC 为 0.91。诊断模式多肽片段源于β2-微球蛋白、白蛋白、α1-抗胰蛋白酶、纤维蛋白原-α、胶原蛋白-1α（Ⅰ）和胶原蛋白-1α（Ⅲ）6 种蛋白，前 3 种蛋白多肽片段在 AKI 患者尿液中增多，后 3 种蛋白减少。AKI 与非 AKI 患者之间的差异蛋白可用于筛选出 AKI 新型生物学诊断标志物，具有较强的可行性与可操作性，是研究 AKI 诊断的关键技术，在未来 AKI 早期诊断及发病机制研究中具有较大的潜力。

蛋白质组学的研究已广泛深入到生命科学与医药学的各个领域，在人类疾病研究中蛋白质组学带来了新的思维方式，并在肾病研究领域开拓了一个新的前景，创造了一些有价值的研究成果。

五、基因组学技术在肾病综合征中的应用

基因组（genome）是 1924 年提出用于描述生物的全部基因和染色体组成的概念。1986 年由美国科学家 Thomas Roderick 提出的基因组学（Genomics）是指对所有基因进行基因组作图（包括遗传图谱、物理图谱、转录本图谱）核苷酸序列分析、基因定位和基因功能分析的一门科学。自从 1990 年人类基因组计划实施以来，基因组学发生了翻天覆地的变化，已发展成一门生命科学的前沿和热点领域。

基因组学研究主要包括以全基因组测序为目标的结构基因组学（structural genomics）和以基因功能鉴定为目标的功能基因组学（functional genomics）。随着 1990 年人类基因组计划（Human Genome Project，HGP）的实施并取得巨大的成就，模式生物（model organism）基因组计划也在进行，并先后完成了几个物种的序列分析，研究重心从开始揭示生命的所有遗传信息转移到从分子整体水平对功能上的研究。

诸多基因变异及基因多态性与肾病综合征的耐药、复发具有相关性，尤其是表现为难治性肾病的患者，包括激素耐性型、激素依赖型和频繁复发型肾病，如红细胞 CR1 密度相关基因、MDR1 基因、POH1 基因、NPHS2 基因、WT1 基因、HLA-A、HLA-B、HLA-DRB1 基因、环孢素亲环蛋白（cyclophilin，CyP）基因、呼吸道病毒基因、载脂蛋白 E/B 基因多态性、血管紧张素Ⅰ转换酶（ACE）基因多态性、血小板活化因子乙酰水解酶（platelet-activating factor-acetylhydrolase，PAF-AH）基因多态性、血管紧张素Ⅱ1 型受体（AT1R）基因多态性、β-纤维蛋白原（Fg）-455G/A 基因多态性、甘露糖结合凝集素（mannose-binding lectin，MBL）基因多态性、细胞毒性 T 细胞相关抗原-4（cytotoxic T lymphocyte-associated antigen-4，CTLA-4）基因启动子区-318 位点基因多态性、糖皮质激素受体基因（NR3C1）的多态性。

（一）基因组学在肾小球疾病发病机制的基础研究

基因组学常用代表性差异分析、抑制性削减杂交和 DNA 芯片技术来研究肾脏基因在正常或疾病状态下的表达差异，不仅分析肾脏组织细胞已知基因表达改变，还克隆和鉴定许多新基因，为肾脏疾病的发病机制研究提供新的思路。例如，Holthtifer 等利用 DDRT-PCR 方

法研究遗传性肾病综合征芬兰型（CNF）患者的肾小球基因表达，并与正常对照进行比较分析，发现 3800～3900 条 PCR 产物中有 12 条表达改变的基因，对其中 1 条片段进行克隆、鉴定后证实该基因与线粒体编码的细胞色素氧化酶 I 型具有同源性，在 CNF 肾小球的表达低于正常的 70%。进一步研究显示线粒体编码的其他呼吸链复合物也有类似下调，而相应的核编码的复合物却无此改变，提示线粒体功能异常与 CNF 的发病有关。

人们还应用高通量基因差异表达技术在肾脏病领域对基因表达谱进行研究。Yano 等利用具有 18 326 个目的基因 DNA 芯片技术观察 17% 胎牛血清培养的人肾小球系膜细胞基因表达谱，检测出约 7460 个在系膜细胞表达的基因，分析了正常培养情况下的基因表达谱，为研究病理条件下肾小球系膜细胞基因表达谱的改变提供基本数据。

Zhang 等利用 RDA 技术在 5/6 肾切除模型小鼠克隆到一条仅在肾脏表达的新基因 Collectrin，该基因 cDNA 约 1.8kb，与新近克隆的血管紧张素转化酶 2（angiotensin converting enzyme 2，ACE2）有部分同源性。实验还发现该基因于胚胎第 13 天开始在输尿管芽表达，并在孕后期表达增强，出生后表达又减弱，成年后仅在集合管表达，可能与集合管的发育或肾脏疾病进展有关。

Hilgers 等采用 DDRT-PCR 技术从大鼠富含近端小管肾素表达的肾细胞分离中得到 1 个新的仅在肾脏表达的基因 KS，该基因 cDNA 全长 2426bp，含 1 个编码 572 个氨基酸的蛋白质的开放阅读框，肽序列与高血压相关基因 SA 的产物有 70% 的同源性，与乙酰辅酶 A 有 50% 的相似性。该基因仅在肾脏表达，小管功能异常和自发性高血压时大鼠表达下调，提示该基因的表达对小管功能异常和自发性高血压有保护作用。Hubner 等采用 30 个大鼠重组自交系，在脂肪组织检测到 2118 个基因表达数量性状基因座定位（gene expression quantitative trait loci，eQTL），在肾脏组织中检测到 2490 个 eQTL，并在两种组织中分别检测到 1 个 eQTL 热点。

Takenaka 等用显微分割技术分离小鼠近端肾小管 18cm 和 20cm 的髓质集合管并直接测序，构建基因表达谱，定义 2200 种独立转录的基因标签，与其他组织细胞数据库相比，几种基因可以定性，一些是天冬氨酸蛋白酶 GS4059，定位在近端小管；此外还包括肾脏雄激素调节蛋白和 αB-晶状体蛋白。

（二）基因组学在肾脏病临床研究中的应用

1. 红细胞 CR1 密度相关基因　原发性肾病综合征中医辨证分型与红细胞 CR1 密度相关基因的研究表明，56 例原发性肾病综合征（PNS）患者中肝肾阴虚型（9 例）、脾肾阳虚型（32 例）、阴阳两虚型（15 例），健康对照组的红细胞 CR1 密度相关基因高、中、低表达差异无统计学意义（$P > 0.05$）。健康对照组及 PNS 肝肾阴虚型、脾肾阳虚型、阴阳两虚型的红细胞 CR1 数量表达与黏附活性依次降低，健康对照组明显高于肝肾阴虚型、脾肾阳虚型、阴阳两虚型（$P < 0.01$，$P < 0.05$）；阴阳两虚型低于肝肾阴虚型和脾肾阳虚型（$P < 0.05$）；肝肾阴虚型与脾肾阳虚型比较差异无统计学意义（$P > 0.05$）。因此，红细胞 CR1 数量表达与黏附活性和 PNS 中医辨证分型密切相关，可以作为判断虚证的一项量化指标。

2. MDR1 基因　PNS 患儿多耐药基因 MDR1 与激素效应关系的研究表明，采用激素（GC）治疗 47 例 PNS 患儿后外周血单核细胞（PBMC）的 MDR1 mRNA 表达明显高于正常对照组，而 GC 敏感（SSNS）组的 MDR1 mRNA 表达高于 GC 耐药 SRNS 组；且频复发（FR）组和

GC 依赖（SD）组的 MDR1 mRNA 表达高于非频反复（NFR）组；SSNS 患儿的 MDR1 mRNA 表达与缓解时间、复发次数、病程呈正相关，尤其是 FR 和 SD 两组患儿的 MDR1 mRNA 表达与其缓解时间呈正相关（$r=0.796$，$P<0.01$）。故认为 GC 治疗后肾病综合征患儿的 MDR1 高表达与 GC 耐药、GC 依赖和复发有关。

3. POH1 基因　PNS 多药耐药与 POH1 基因关系的研究表明，PNS 初发组的 POH1 mRNA 表达明显低于健康对照组，初发组治疗有效的及多药耐药的患儿的 POH1 表达均明显高于治疗前；复诊组多药耐药患儿的 POH1 mRNA 表达明显高于初发组治疗有效的患儿，但和初发组多药耐药患儿比较差异无统计学意义。提示 POH1 过度表达可能参与 PNS 继发性多药耐药的发生。

4. NPHS2 基因　PNS 患儿 NPHS2 基因的突变和（或）多态性与激素敏感效应的相关性研究表明，60 例 PNS 患儿中携带有 NPHS2 基因纯合错义突变（564G>T，外显子 5，E188D）1 例，携带有杂合错义突变（617G>T，外显子 5，$206I）2 例，携带新无义突变（709G>T，外显子 5，E237X）1 例，导致蛋白质翻译的提前终止，这 4 例患儿均为激素抵抗型；12 例携带有 NPHS2 基因多态现象，分别为 A318A 5 例，L346L 7 例，但病例组和对照组在基因型和等位基因频率上差异无统计学意义。因此，认为中国散发性肾病综合征患儿存在 NPHS2 基因突变及多态性，NPHS2 基因突变分析可能有助于预测肾病综合征患儿对激素治疗的敏感性及预后。

5. WT1 基因　肾病综合征激素耐药与 WT1 基因的相关性研究表明，3 例患儿表现为激素耐药型肾病伴泌尿生殖器异常，例 1 和例 3 为男性表型伴泌尿外生殖器异常，例 2 为女性表型，3 例患儿染色体核型均为 46，XY。例 1 和例 2 肾脏病理表现为局灶节段性肾小球硬化（FSGS）。对 2 例肾活检患儿肾组织标本的分析显示足细胞分子表达均发生改变；例 1 WT1 无表达，例 2 WT1 在足细胞核内的分布与正常对照不同。WT1 基因分析示，WT1 基因序列中例 1 未发现突变，例 2 为 IVS 9 +5 G>A 杂合突变，例 3 为 WT1 外显子 91186 G>A 的杂合突变。故对于早发激素耐药肾病且病理为 FSGS 的女性患者或伴有泌尿生殖器异常的男性患者应行染色体核型和 WT1 基因分析，WT1 突变可引起足细胞分子表达发生改变。

6. HLA-A、HLA-B、HLA-DRB1 基因　山西汉族 SRNS 与 HLA-A、HLA-B、HLA-DRB1 位点基因的相关性研究表明，30 例 SRNS 组的 HLA-B+15、B+44 基因频率较正常对照组增高（$P<0.05$）；成人 SRNS 组（22 例）的 HLA-DRB1*07、B*44 基因频率高于正常对照组（$P<0.05$），成人 SRNS 组的 HLA-DRB1*15 基因频率低于正常对照组（$P<0.05$）；儿童 SRNS（8 例）组的 HLA-DRB1*10 基因频率高于正常对照组（$P<0.05$）。因此，SRNS 发病可能与 HLA-B*15、B+44 基因有关，成人 SRNS 发病可能与 HLA-DRB1*07、B*44 基因有关，HLA-DRB1*15 对成人 SRNS 发病可能有保护作用，儿童 SRNS 发病可能与 HLA-DRB1*10 基因有关；HLA 与 SRNS 的相关性不仅与人种、国家和地区有关，还可能与发病年龄有关。

7. 环孢素亲环素（cyclophilin，CyP）基因　肾病综合征患儿血白细胞的 CyP 基因表达相关研究表明，28 例肾病综合征患儿的 CyP 条带 408bp 与 β-Actin 条带 234bp 可清晰区分；激素依赖（7 例）、频繁复发（15 例）、激素耐药（6 例）患儿的 CyP mRNA 表达水平差异无统计学意义（$P>0.05$）；肾病综合征急性期的 CyP 基因表达明显高于恢复期及健康对照组。因此，在使用环孢素（CsA）治疗肾病综合征时，监测 CsA 血药浓度的同时测定 CyP 水平，可为 CsA 的合理应用提供依据，并判断其疗效。

8. 呼吸道病毒基因 呼吸道病毒感染与激素敏感型单纯性肾病综合征（SRSNS）发病的相关研究表明，42 例 SRSNS 患儿活动期组（24 例）外周血单核细胞（PBMC）呼吸道病毒基因、病毒抗原及血清病毒抗体检出率均明显高于 SRSNS 患儿缓解期组（18 例）、肾炎性肾病组（20 例）及正常对照组（19 例）（$P<0.05$）；SRSNS 患儿活动期组 PBMC 中呼吸道合胞病毒检出率最高，其次为流感病毒。因此，认为激素敏感型单纯性肾病活动期患儿 PBMC 中存在呼吸道病毒。

9. 载脂蛋白 E/B 基因多态性 载脂蛋白 E、B（ApoE，ApoB）基因多态性与 PNS 患儿高脂血症（HLP）的相关性研究结果表明：目前尚不能认为 ApoE 基因 HhaI 位点多态性对 PNS 患儿血脂代谢构成影响；ApoB 等位基因 X＋可能是 PNS 患儿继发 HLP 的易患因子。

10. 血管紧张素 I 转换酶（ACE）基因和血小板活化因子乙酰水解酶（platelet activating factor acetylhydrolase，PAFAH）基因多态性 ACE 和 PAFAH 基因多态性与小儿 SSNS 复发的相关研究表明，42 例 SSNS 患儿和健康对照组的 ACE、PAFAH 各基因型的分布无显著性差异（$P>0.05$）；ACE 基因型别中 ID/DD 型患儿更易复发（$P<0.01$）；PAFAH 基因型别中，GT 型 SSNS 患儿更易复发，两组有显著性差异（$P<0.01$）。同时具有 ACE 基因 ID/DD 型和 PAFAH 基因 GT 型的激素敏感型肾病综合征患儿起病后第 1 年复发次数明显高于其他患儿，表明 ACE 基因多态性和 PAFAH 基因多态性协同作用可能对激素敏感型肾病综合征患儿的复发产生一定影响。

11. 血管紧张素 II 1 型受体（AT1R）基因多态性 AT1R A1166C 基因多态性与 PNS 相关性研究表明，46 例 PNS 肾病组和健康对照组的外周血 AT1R A1166C 基因型和基因分布频率以 AA 型最常见，CC 型未发现。两组的 AT1R 基因频率分布无显著性差异；在肾病组中比较不同 AT1R 基因型的生化结果，差异亦无显著性；表现为膜性肾病、局灶节段性肾小球硬化等肾脏病理类型较重的患者以 AC 基因型多见，有显著性差异。提示 AT1R 基因多态性与 PNS 的发生无明确关联，但可能与 PNS 的进展及预后有关。

12. β-纤维蛋白原（Fg）-455G/A 基因多态性 肾病综合征患者β-Fg-455G/A 基因多态性频率分布及其与血浆纤维蛋白单体聚合功能（fibrin monomer polymerization function，FMPF）的相关性研究表明，85 例肾病综合征患者与健康对照组（85 例）相比，血浆 Fg 和纤维蛋白单体聚合速率/最大吸光度（FMPV/Amax）显著增加（$P<0.01$）；肾病综合征患者β-Fg-455G/A 基因型和等位基因频率与健康对照组比较差异无统计学意义（$P>0.05$）；肾病综合征患者β-Fg-455G/A 基因型频率与 FMPF 无相关性（$P>0.05$）。因此，纤维蛋白单体聚合速率的检测可作为评价肾病综合征患者高凝状态的重要监测指标，β-Fg-455G/A 基因多态性与肾病综合征的高凝状态无相关性。

13. 甘露糖结合凝集素（MBL）基因多态性 MBL 基因多态性与儿童肾病综合征复发的相关性研究表明，63 例复发的儿童肾病综合征 MBL 基因单倍型与突变单倍型 LYB 呈正相关 [OR=3.66，95%CI：（1.49～9.01），$P<0.05$]。复发的肾病综合征患儿血清 MBL 浓度显著低于健康对照组（$P<0.05$）；复发的肾病综合征患儿高表达 MBL 基因型者血清 MBL 浓度均明显高于低表达 MBL 基因型者（$P<0.01$）。低表达 MBL 基因型的肾病综合征患儿复发时有感染史者显著多于高表达 MBL 基因型者（$P<0.01$）。提示 MBL 基因突变可引起血清 MBL 浓度降低，从而导致易感染，成为儿童肾病综合征复发的原因之一。

14. 细胞毒性 T 淋巴细胞相关抗原-4（CTLA-4）基因启动子区-318 位点基因多态性 CTLA-4

与 SR 肾病综合征系膜增生性肾小球肾炎（MPGN）的相关性研究表明，36 例肾病综合征肾病组的 CTLA-4 基因启动子区-318 位点基因型频率分别为 CC 型 38.9%、TC 型 61.1% 和 TT型 0，等位基因频率为 C 等位基因 69.4%、T 等位 30.6%。肾病组各基因型及等位基因频率与对照组（30 例）相比差异均无统计学意义（$P>0.05$）。提示 CTLA-4 基因启动子区-318 位点基因 C/T 双态性同 GC 耐药型肾病综合征-MPGN 患儿无相关性，该基点基因多态性可能不参与 GC 耐药型肾病综合征-MPGN 的发病机制及耐药机制。

15. 糖皮质激素受体基因（NR3C1）的多态性　糖皮质激素受体基因多态性与 SRNS 相关性研究表明，高效液相色谱仪分析此 170 份（SRNS 39 例，SSNS 67 例，健康对照组 64 例）基因组 DNA 样本中，发现 12 种多态性。另外，有 3 组多态性呈紧密连锁的单倍型（［198G＞A＋200G＞A］，［1374A＞G＋IVSG-68_IVSG-63delAAAAAA＋IVSH9C＞G＋2382C＞T］，［1896C＞T＋2166C＞T＋2430T＞C］）。后 2 种单倍型为首次报道，SRNS 组的基因型频率（10.3% 和 15.4%）明显高于 SSNS 组（1.5% 和 7.5%），2 种单倍型的 OR 值分别为 7.54 和 2.26。其余多态性在各组中出现频率相对较低。新发现的 2 种多位点紧密连锁的单倍型可能与肾病综合征患儿发生糖皮质激素耐药有关。

16. 活化蛋白 1（activated protein，AP-1）和糖皮质激素受体（glucocorticoid receptor，GR）的 DNA 活性　肾病综合征患儿外周血单个核细胞（PBMC）AP-1、GR 的 DNA 结合活性的相关性研究表明：①肾病综合征组基础状态 AP-1 DNA 活性明显高于正常对照组（$P<0.01$）；佛波酯（12-O-tetradecanoylphorbol 13-acetate，TPA）刺激状态下 AP-1 DNA 活性亦显著增高（$P<0.01$）；经地塞米松作用后肾病综合征组 AP-1 的 DNA 活性与对照组比较差异无统计学意义（$P>0.05$）。②肾病综合征组基础状态 GR 的 DNA 活性明显低于正常对照组（$P<0.05$）；TPA 刺激状态 GR 的 DNA 活性低于对照组（$P<0.05$），经地塞米松作用后GR 的 DNA 活性与对照组比较差异无统计学意义（$P>0.05$）。③经泼尼松治疗尿蛋白转阴 1周后，AP-1 DNA 活性明显低于治疗前（$P<0.05$）。治疗后 GR 的 DNA 活性明显高于治疗前（$P<0.05$）。提示 NS 患儿 AP-1 DNA 结合活性异常升高，而 GR DNA 结合活性降低；糖皮质激素可抑制 AP-1、增强 GR 的 DNA 结合活性。

17. CYP3A4 多态性　免疫抑制剂 FK506 代谢与 CYP3A4 多态性的相关性研究表明，高加索人群中 CYP3A4-392 A＞G 与 FK506 的剂量相关。而另外一些研究则认为它们之间并不存在相关性。Wang 等研究发现 CYP3A4 rs12333983 多态性在高加索人群中与肾移植后服用FK506 剂量相关。荷兰学者最近提出 CYP3A4 内含子 6［（C＞T）CYP3A4*22，rs35599367C＞T］明显影响肾移植受者 FK506 的代谢，但 Wang 等纳入了 243 例高加索人以及 30 例非高加索人，发现该多态性只存在于高加索人群中，而在非高加索人群里并不存在突变，因而该多态性可能只在高加索人群中与 FK506 的代谢相关。在中国人群里，CYP3A4 多态性研究较少，候明明等研究 CYP3A4*18B 基因型在肾移植患者中的药物与剂量关系，他们认为CYP3A4*18B 与 CYP3A4 酶活性相关，其突变会引起酶活性升高，导致血药浓度降低，因而野生型患者更易发生药物肾毒性等不良反应。目前，所有研究对 CYP3A4 与 FK506 代谢的相关性还不能给出一致性的结论，其与 FK506 药代动力学的关系仍需要大量临床试验数据证实。

虽然研究者们在基因组学中取得许多成果，并逐渐认识到把一种生物学功能与一种或几种基因相对应起来的研究方法，但是相关基因是通过相互作用实现生物学功能，孤立的研究并不能很好地阐明生物学功能内在的、真实的基因机制。所以大规模的基因表达信息，各种正常及病理条件下基因表达谱的积累不仅有利于理解那些在肾脏功能起重要作用的基因，而且也可以区分哪些基因与肾脏疾病起病或进展有关。这种通过分析动态基因的变化来观察细胞的复杂性，是通过观察单基因改变所不能达到的。对于肾脏病的基因组学研究数据库的基因数目在逐渐增加，但是正常肾脏每个肾单位所表达的基因还没有全部被鉴定、分离。人们正在努力建立全球共享的肾脏基因组数据库系统，以最终阐明肾脏病基因组的基因结构与功能，深入探索肾脏疾病发病机制的未知领域。

六、代谢组学技术在肾病综合征中的应用

代谢组学起源于 20 世纪 90 年代，是关于定量描述生物内源性代谢物质的整体及其对内因和外因变化应答规律的一门新兴组学技术，是对一个生物系统进行全面认识的不可或缺的一部分，是全局系统生物学的重要基础，与基因组学、转录组学、蛋白质组学共同组成"系统生物学"。代谢组学研究分为四个层次，第一个层次为靶标分析，是定量分析一个靶蛋白的底物和（或）产物；第二个层次为代谢轮廓分析，采用针对性的分析技术，对特定代谢过程中的结构或性质相关的预设代谢物系列进行定量测定；第三个层次为代谢指纹/足印，定性并半定量分析细胞外/细胞内全部代谢物；第四个层次是代谢组学，定量分析一个生物系统全部代谢物，但目前还难以实现。代谢组学目前已被广泛应用于临床疾病诊断、新药研究开发、药物作用机制研究等领域。

肾脏病的发生发展受到机体内外各种因素的复杂影响，并可表现为各类代谢产物的改变。以往从基因编码到修饰转录再到蛋白质表达这一自上而下的研究仍存在一定的局限性，其最大挑战是组学数据的生物功能解释及其与临床现象的联系。而作为一种与生物表型联系紧密且能够直观反映机体生理状况的组学平台，代谢组学技术的引入不仅是对基因组学、转录组学以及蛋白质组学的重要补充，更提供了从系统生物学下游——代谢组出发开展研究的新思路和新希望。

（一）代谢组学的肾病发病机制研究

肾脏病是一种易累及全身各系统并造成机体内环境紊乱的疾病。代谢组学的出现不仅提供了一种新的技术平台，更提供了一种从"终点"出发开展系统生物学研究的可能。肾脏病的发生发展受到机体内外各种因素的复杂影响，并可表现为各类代谢产物的改变。

Akiyoshi 等利用毛细管电泳-飞行时间-质谱（CE-TOF-MS）检测方法，对微量白蛋白尿的糖尿病肾病患者和糖尿病无白蛋白尿的患者进行 PLS-DA 分析，从 289 个化合物中鉴别出 19 个差异表达的代谢产物，包括肌酐、天冬氨酸、γ-丁酰甜菜碱、瓜氨酸、对称二甲基精氨酸、犬尿氨酸、壬二酸、半乳糖二酸等，上述化合物与尿白蛋白/肌酐具有明显的相关性（$P < 0.009$）。选取其中 5 个化合物（包括γ-丁酰甜菜碱、对称二甲基精氨酸、壬二酸和两种未知化合物）进行多元回归分析，整体数据中对于诊断糖尿病肾病的 AUC 值为 0.927，在交叉验证分析中为 0.880。

王旭方等利用 GC-TOF-MS 和 LC-TOF-MS 方法，观察糖尿病肾病患者血清和尿液代谢组学，发现不同组别糖尿病肾病患者的血清和尿液代谢产物水平呈现完全不同的分布，找到

糖尿病肾病早期诊断的候选生物标志物，包括血清棕榈酸、尿磷脂酰胆碱和十八烷二酸；糖尿病肾病进展的生物标志物有血清左旋肉碱、鞘磷脂、磷脂酰胆碱、二酰基甘油、尿嘧啶二磷酸和溶血磷脂酰胆碱，上述生物标志物还需要进一步通过独立样本验证。

（二）代谢组学在肾脏病的临床研究

1. 代谢组学在原发性肾小球疾病研究中的应用　Sui 等在尚未治疗的 IgA 肾病患者中采集血清样本，使用 MRI 监测分析方法，观察到 IgA 肾病与健康对照组相比具有更高水平的苯丙氨酸、肌醇、乳酸等和较低水平的 β-葡萄糖、α-葡萄糖、缬氨酸、酪氨酸、卵磷脂等，提示这些代谢物也许可以作为 IgA 肾病的潜在生物标志物，并为 IgA 肾病的诊断提供一种无创性、敏感的方法。

苏哲苓等采用 UPLC-MS 技术对慢性肾炎患者血液样品进行代谢产物检测，发现不同病理类型中都含有一些特征性代谢物，如系膜增生性肾炎组中的 2-（羟基亚氨基）-丙酸；膜性肾病组中的 3-羟基十六酸、二羟基神经酰胺；局灶节段硬化性肾炎组中的喹啉酸、琥珀酸、2,3-二甲基-羟基戊二酸、十四酰基甘氨酸；IgA 肾病组中的 2-吡咯烷酮、甲酰基甲酰苯甲酸等，提示慢性肾炎的代谢途径中脂质代谢障碍最严重，其次是氨基酸代谢，再次是三羧酸循环和嘌呤代谢等。

2. 代谢组学在急性肾损伤（AKI）研究中的应用　AKI 的早期诊断有助于临床及时干预并改善患者的预后。代谢组学技术由于其高通量的检测能力以及高效的数据处理分析能力，为 AKI 的诊治和研究提供了新思路。Sun 从 AKI 患者提取的血清中发现酰基肉碱和部分氨基酸含量升高，而精氨酸和一些溶血磷脂酰胆碱的含量降低，这些异常血清标志物的发现有助于 AKI 的诊断和预后判断。Serkova 在大鼠肾脏单纯缺血及缺血再灌注损伤模型中运用氢核磁共振（hydrogen nuclear magnetic resonance，H-NMR）方法进行检测，分别鉴定出肾组织中 30 余种及血液中 50 余种代谢产物，其中尿囊素、多不饱和脂肪酸、三甲胺氧化物（TMAO）等与肾缺血时间和疾病严重程度存在良好的相关性，提示这些代谢物构成的代谢轮廓改变能够较血肌酐更好地评估损伤的严重程度。Beger 等应用色谱质谱联用技术，对接受心肺旁路下心脏手术的小儿术前和术后不同时间点尿液标本进行检测，发现术后 12 小时尿中高香草酸硫酸盐（HVA-SO4）能够作为小儿心肺旁路术后 AKI 早期诊断的生物学标志物，其灵敏度达到 0.90、特异度达到 0.95。这些生物标志物的联合检测才能更大范围、更加灵敏地评价急性肾损伤的程度。

3. 代谢组学在药物性肾损伤研究中的应用　Boudonck 等用庆大霉素、顺铂、妥布霉素建立大鼠肾损伤模型，采集给药后 1、5、28 天后的尿液标本和肾脏组织，利用 LC-MS 和 GC-MS 进行代谢组学分析，经过严格筛选，尿中 38 种代谢产物和肾脏组织中 37 种代谢产物被认为是早期肾损伤的候选标志代谢产物。尿中最早期标志物包括有多胺、几种氨基酸、甘氨酰脯氨酸、葡萄糖胺、1,5-脱水葡萄糖醇、乙醇胺和磷酸盐，肾脏组织中最早期标志物包括有山梨醇、葡萄糖和 5-甲基四氢叶酸盐。Zhang 等研究中药马兜铃酸诱导的 Wistar 大鼠亚急性肾毒性尿液的生化效应，发现尿液中氨基酸和葡萄糖等物质含量上升。梁琦等将经广防己干预的 Wistar 大鼠尿液采用代谢图谱成分分析，发现尿中柠檬酸、2-酮戊二酸、马尿酸盐、葡萄糖含量降低，氧化三甲胺、肌酸/肌酐含量升高。Ni 等发现马兜铃酸导致大鼠能量和氨基酸代谢发生异常，无论口服给药还是静脉给药，雄性小鼠比雌性小鼠对马兜铃酸的敏感度都大

1倍。刘霞等研究分析发现马兜铃酸导致的雌雄 C57BL/6J 小鼠尿液中柠檬酸、α-酮戊二酸和琥珀酸大幅度降低；乳酸的含量均有上升的趋势；肌酸酐在雄性小鼠尿液中大幅度下降，但在雌性组中未见明显变化；马尿酸在雌性组尿液中上升，而雄性组中大幅度降低；葡萄糖在雄性组尿液中大量出现，氨基酸（亮氨酸、缬氨酸、谷氨酰胺）在雄性组尿液中含量增加，表明其肾小管的重吸收能力已经大幅度下降，这是肾小管发生损伤的重要标志。研究表明，马兜铃酸主要通过抑制三羧酸循环，降低机体的能量代谢导致急性肾毒性，雄性小鼠可能由于自身能量代谢较弱而对马兜铃酸的毒性效应更敏感，从而产生了肾小管和（或）肾小球损伤和近端肾小管酸中毒。

以上实验结果提示，不管是中药还是西药造成的药物性肾损伤，在尿液代谢产物中都能找到早期标志物，并在肾脏组织可找到某些特定的代谢产物。这一结果为某些药物肾脏损伤程度的早期诊断提供一种简便、无创的新方法。

4. 代谢组学在慢性肾衰竭（chronic renal failure，CRF） 研究中的应用　CRF 是各种慢性肾脏疾病的最终发展结果，CRF 的早期诊断和早期干预显得极为重要。对比目前国际上最为全面的生物代谢物数据库 HMDB，当下广为认同的由欧洲尿毒症毒素研究小组 EUTox 给出的 92 种毒素中超过半数适用于代谢组学平台检测。钱鹏等基于气-质联用（GC-MS）技术的尿液代谢组学预处理方法，发现肌醇、L（-）-阿卓糖、D-呋喃木糖、己糖醇、核糖酸、2-甲氧羰基-3-甲基-3-丁烯酸甲酯、丙酸、廿二烷等代谢物可能与 CRF 的发生发展有关，可作为 CRF 早期诊断的客观指标。在既往人类及尿毒症大鼠模型的研究中，血清代谢组学分析也已成功鉴定出了吲哚硫酸盐、苯硫酸盐、马尿酸以及对甲苯硫酸盐等异常积蓄的代谢产物。Godfrey 通过对透析废液的处理与分析，成功定性出假尿苷、马尿酸等尿毒症毒素。Zhao 等对 CRF 大鼠模型的尿液样本进行代谢组学分析，发现 CRF 大鼠尿液中植物鞘氨醇、肾上腺甾酮等 12 种代谢产物增加，提示 CRF 大鼠中存在氨基酸代谢、磷脂代谢、肌酐代谢的扰动。我们也许可以从这一方面进行干预以延缓 CRF 的进展，为 CRF 的治疗提供一种新的思路。

5. 代谢组学在中医肾病证治中的应用　代谢组学具有中医"整体观"的特点、"司外揣内"的思维模式以及随疾病"动态"的变化，并且能够揭示"异病同治"与"同病异治"的现代科学内涵。尤其是肾病作为一个人体主要的代谢和排泄器官，其组织病理变化肯定会表现在代谢组学的变化。而对于探求相同肾病患者不同中医证型、不同肾病患者相同中医证型在代谢表型上的异同点，对于探讨中医肾病"证"的本质及中医药治疗效果的现代化研究意义深远。代谢组学在肾病中医证治中的相关研究不多。董飞侠等运用代谢组学指纹谱方法发现，慢性肾病 3 期肾阳虚证患者尿液中代谢产物发生变化，包括丙氨酸、胺基丙二酸二乙酯、脯氨酸、柠檬酸、马尿酸和组胺等物质，能够很好地用于区分阳虚与非阳虚的差异性。Tao 研究发现"肾阳虚"证是以酪氨酸（升高）代谢紊乱为主；慢性心力衰竭"肾阳虚"、慢性肾衰竭"肾阳虚"患者的尿液和腺嘌呤诱导模拟的"肾阳虚"大鼠的尿液的代谢组学结果中共同显著变化的代谢物为酪氨酸。李春雨等基于高分离度快速液相色谱-质谱研究发现中药大黄可使体内 D-谷氨酰胺、D-谷氨酸代谢和甲硫氨酸循环恢复正常，从而发挥治疗慢性肾衰竭的作用。

肾脏病是一种易累及全身各系统并造成机体内环境紊乱的疾病。将代谢组学和肾脏病的研究相结合，可为肾病的诊断和治疗方案提供科学的新思路和依据，并进一步推动相关分子机制的深入研究和探讨。代谢组学有助于中医药的现代化和中西医结合的深度结合，以代谢组学为核心探索肾脏病的中医辨证施治和药物作用机制与西医中深入探析出的分子生物学机制有机结合，充分发挥两者所长，取长补短，相互促进，或许能为肾脏病的中西医结合研究开辟一条成功之路。

七、信号通路的发病机制研究

细胞信号转导系统具有调节细胞增殖、分化、代谢、适应、防御和凋亡等方面的作用，它们的异常与肾小球疾病的发生发展密切相关。受体和细胞信号转导分子异常既可以作为肾小球疾病的直接原因，引起疾病的发生；亦可在肾小球疾病的过程中发挥作用，促进疾病的发展。研究者们发现，参与肾小球疾病的信号通路包括转化生长因子-β1（TGF-β1）/Smad通路、血小板衍生生长因子（PDGF）/PDGF 受体（PDGFR）信号通路、Wnt/β-catenin 通路、丝裂原活化蛋白激酶（MAPK）相关通路、JAK/STAT 信号转导途径、Notch 信号通路等。

TGF-β超家族成员参与许多基本的生物学过程，比如细胞的增殖分化、器官的形成、组织修复和凋亡等。研究者表明，Smad 蛋白介导了 TGF-β的胞内信号转导，是 TGF-β受体中唯一的胞内激酶底物。TGF-β及 Smad 的激活在多种器官和组织（尤其是肾脏）的纤维化过程中发挥重要作用。许多实验已证实 TGF-β可促使细胞外基质（extracellular matrix，ECM）沉积，但在薄基底膜肾病和微小病变肾病中 ECM 沉积不明显，同时 TGF-β1、TGF-β2、TGF-β3的表达与正常人亦无异；而在 IgA 肾病、局灶节段性肾小球硬化、新月体肾炎、狼疮性肾炎及糖尿病肾病中 ECM 沉积明显，三种异构体在肾小球小管间质的表达明显增加，并与 EDA 纤维连接蛋白及纤维蛋白原激活物抑制物的表达呈正相关。

PDGF 调节细胞增殖、迁移、ECM 积聚、组织渗透性及血流动力学等多种病理生理活动，在肾脏中属于最典型的生长因子系统。研究证实，PDGF 家族是肾脏纤维化发展的关键因素。PDGF-C 被确定为大鼠肾小球系膜细胞的有丝分裂原。PDGF-C 在胎儿肾脏的输尿管上皮细胞、系膜区和未分化的间充质细胞中表达，在成年肾脏的肾小球壁层上皮细胞、肾小管上皮细胞、肾小囊及动脉内皮细胞中表达。在正常组织中，PDGF-C 信使 RNA（mRNA）只在肾小球壁层上皮细胞和平滑肌细胞中表达，但在病理组织中，PDGF-C 在肾小管和肾间质中的表达明显上调，这可能与肾纤维化的发生机制有关。膜增殖性肾小球肾炎大鼠中，PDGF-C仅在肾小球中的表达明显上调，而在肾小管上皮细胞和血管内皮细胞中的表达维持正常。

Wnt/β-catenin 信号通路参与了肾组织的发育，该途径异常与各种慢性肾脏病、免疫性肾病、肾肿瘤、急性肾缺血等有关。虽然 Wnt/β-catenin 信号通路的信号转导与肾脏疾病的相关性研究较为热门，但因相关肾脏疾病发生的病理机制复杂，故其研究仍有很大的空间。另有实验证实，经典 Wnt/β-catenin 信号通路中的 Wnt1、Wnt4 和 Wnt9b 在肾小管发生的初始阶段不可或缺，诱导输尿管芽和肾小囊的形成，同时还调控细胞分裂，最终控制髓质集合管网的形成。研究表明，大黄酸能够抑制肾小球系膜细胞的增殖，与此同时 Wnt/β-catenin 的 mRNA及其蛋白表达减少，提示抑制经典 Wnt 信号通路的活化能减轻系膜细胞的增殖，延缓肾小球硬化的进程。

活化后的 MAPK 信号通路参与细胞生长、增殖、凋亡以及炎性反应、肿瘤、组织纤维化等多种生理病理过程，通常是通过磷酸化核转录因子和其他蛋白激酶等多种底物来调节相关基因的转录。研究证实 p38MAPK 的活性变化与氧化应激程度及肾纤维化进展密切相关。研究结果提示，在单侧输尿管梗阻致大鼠肾小管-间质纤维化模型中，肾小管上皮细胞的p38MAPK快速激活，可能参与介导肾组织TGF-β1的表达，高表达的TGF-β1又进一步维持肾小管细胞p38MAPK后期的持续活化，从而促进肾间质纤维化的形成。肾小管上皮细胞JNK特异性抑制剂SP600125能够明显减少TGF-β1诱导的α平滑肌肌动蛋白和Ⅰ型胶原的产生，提示JNK信号在TGF-β1诱导的肾小管上皮细胞转分化过程中可能起着重要作用。JAK/STAT信号通路的激活在炎症浸润、ECM沉积、间质纤维化方面起着重要的作用。通过抑制JAK/STAT信号通路，能够减少肾脏纤维化、保护肾功能。SOCS3基因敲除的单侧输尿管梗阻（UUO）小鼠模型中，TNF-α、IL-6等细胞因子表达增加，可激活JAK/STAT通路，导致肾小管间质纤维化。如果JAK/STAT信号通路被抑制，则肾间质纤维化程度减轻；此外，在正常小鼠使用JAK抑制剂（pyridone 6）能够明显降低磷酸化STAT的水平，减轻间质纤维化程度。已有研究表明，UUO时在肾小管上皮和间质细胞出现STAT3的磷酸化，STAT3的激活能够产生TGF-β1、血小板源生长因子、IL-6等细胞因子的释放，而这些细胞因子与肾间质纤维化相关。STAT3的激活和表达增加与多种肾脏纤维化相关疾病相连，如肾小球肾炎和糖尿病肾病。因此，可以认为STAT3在慢性肾功能损害中起着基础的媒介作用。

近年来研究表明，Notch信号通路在一系列肾脏疾病中被再次激活，参与到肾脏病的发生和发展。在急性肾损伤后肾小管上皮细胞再生过程中，Notch信号通路仅被短暂激活，促进组织修复和肾功能恢复。而在慢性肾损伤过程中，Notch信号通路被持续激活，导致肾小球硬化和肾功能减退。研究表明，在大鼠缺血再灌注损伤模型中，Notch2以及下游靶基因Hes1表达上调。足细胞上活化的Notch1、Notch2和Jagged1表达量与蛋白尿多少有相关性，其中Notch1表达与肾小球硬化程度有关；肾小管间质活化的Notch1表达与肾脏间质纤维化程度相关。

参与肾脏疾病发生发展的信号通路是一个相互交错而庞大的网络信号，不断深入研究信号通路在肾脏疾病中的作用机制，将有助于了解各种肾脏疾病中受体和转导分子异常表达的作用，为先天性和获得性肾脏疾病的诊断和治疗提供理论依据。

八、药物代谢动力学在肾病综合征中的应用

药物代谢动力学（pharmacokinetics），简称为药代动力学，是应用动力学原理结合数学模型来研究药物的吸收、分布、代谢转化和排泄等体内过程的动态变化规律，特别是研究血药浓度随时间而变化的规律以及机体因素和其他物质对这些过程的影响。通过药代动力学的研究可以优化最佳给药方案，选择最适宜给药剂量、给药时间间隔和为预测药物的蓄积毒性提供依据。因此，药代动力学对于临床合理用药具有理论指导和临床实践意义。

（一）肾脏病时的药代动力学改变

1. 肾病综合征时的药代动力学改变　在肾病综合征时某些药物的药代动力学会发生改变，包括表观分布容积加大、结合率降低或发生抵抗等。

（1）低蛋白血症的影响：肾病综合征常因显著的低蛋白血症（血清白蛋白<30g/L）使得药物与蛋白的结合量减少，从而使游离型药物浓度显著增加，其临床意义有以下三种情况：①游离型药物浓度的显著增加，加大了药物中毒的概率，此时应及时调整剂量，如氯贝丁酯

等。②游离型药物浓度的显著增加，也相应地增加了其在肝脏的代谢和经肾排出，从而抵消其浓度的升高，使得达到稳态时游离药物浓度并不显著改变，此时不须调整剂量，如苯妥英钠等。③由于蛋白结合型药物容易经肾小管排泌，在肾病综合征时药物与蛋白结合的下降，可引起药物经肾小管排泌延缓。

肾病综合征伴有肾功能不全时，既有肾衰竭时药物与蛋白的亲和力下降，又有低蛋白血症引起的蛋白结合下降，使得许多酸性药物（巴比妥类、磺胺类、苯妥英等）的游离型成分明显增加。

（2）严重水肿时的影响：肾病综合征时因严重的水肿及大量腹水使得高水溶性、高蛋白结合的药物表观分布容积升高，相应地使血浆药物浓度降低，达不到有效治疗的药物浓度，如氨基糖苷类抗生素。

（3）药物抵抗：肾病综合征时利尿剂常被用来治疗容量负荷性水肿，但其疗效会发生改变，这可能与肾病综合征时引起的药物抵抗相关。低蛋白血症引起游离型速尿剂的浓度显著增高，游离型速尿剂可迅速被肾小球滤过及近端肾小管排泌到原尿中，使血液循环中的药物浓度显著下降。但原尿中的游离型利尿剂会与肾小球滤过的大量尿蛋白结合，且此结合率会随尿蛋白量的增加而增加，使原尿中游离型速尿剂迅速减少，从而减弱了其对髓袢升支的作用，利尿效果明显下降。所以肾病综合征时利尿剂既有药效动力学的改变，也有药代动力学的变化。因此，治疗时应注意：①联合用药。由于肾病综合征时患者会出现利尿剂抵抗，治疗时在运用速尿剂的同时配合静脉输注白蛋白，这样利尿效果会明显优于单用速尿剂。②药物间的相互作用。众所周知，类固醇激素能抑制肝内微粒体酶而改变其他药物（如利尿剂、环孢素、硫唑嘌呤和降压药等）的代谢，从而影响这些药物疗效，故肾病综合征时应注意这些药物间的相互作用。

2. 肾功能不全时的药代动力学　肾功能不全时药代动力学的改变主要为药物清除排泄的降低。肾功能不全时引起体内代谢产物及毒素蓄积，水、电解质、酸碱平衡发生紊乱，使得各器官发生功能上或器质上的改变，导致药物的其他体内过程（如药物的吸收、蛋白结合、分布及代谢转化等）发生显著改变。

（1）对药物吸收的影响：慢性肾功能不全时药物的吸收减少，生物利用度降低。主要影响因素有：①肝脏降低了对某些药物摄取率使其首过效应改变，如普萘洛尔在尿毒症时首过效应显著降低，血药浓度明显增高；②胃肠道症状，如呕吐、恶心、腹泻，可减少药物在胃肠道内的滞留时间，从而影响到药物的生物利用度；③许多延长胃排空的因素，如糖尿病肾病合并的植物神经病变、腹膜透析患者的腹膜炎等，均可使药物肠道吸收变慢而影响治疗效果；④当胃酸增高而服用抗酸药物及胃内尿毒酶分解尿素产生氨，使弱酸类药物吸收减少，影响其生物利用度。

（2）对药物体内分布的影响：药物在体内的分布主要依赖于血浆蛋白结合率和自身的脂溶性。肾功能不全时许多药物的蛋白结合率下降，在体内只有游离型药物才具有药理活性作用，随着药物蛋白结合率的下降，体内的游离型药物浓度并不低，因此可能只需较低的总血药浓度，即可达到治疗目的。此外，肾衰竭还会引起某些药物分布容积的改变，分布容积明显增加的为高蛋白结合率的药物，而低蛋白结合率的药物则基本保持不变。水肿、腹水也可能增加药物的表观分布容积，而脱水则减少药物分布容积。

（3）对药物清除排泄的影响：肾功能改变时对药代动力学的影响主要为原形药和代谢产

物的清除排泄改变，随着肾功能降低，药物清除减少，消除半衰期延长。通常，经肾清除的药物消除半衰期与肌酐清除率或血肌酐水平相关，当肌酐清除率≥30ml/min时，药物消除半衰期变化相对缓慢；当肌酐清除率<30ml/min，药物消除半衰期则随其下降而显著延长。因此，根据肾功能指标的变化可调整给药剂量或给药时间间隔，指导临床用药，维持安全、有效的药物浓度。

（4）对药物代谢的影响：肾功能不全时肾脏的药物代谢功能下降，药物的代谢过程发生变化，表现为氧化速率加快（如苯妥英钠的氧化代谢速率明显增快），而还原、水解过程减慢（如外源性胰岛素的降解减少），乙酰化过程正常或降低（如奎尼丁的乙酰化反应减慢）。此外，由于肾脏排泄药物或药物代谢产物的作用减退，某些具有药理作用的药物或其代谢产物可在体内潴留（如普鲁卡因胺、别嘌醇等）。因此，临床上应根据肾功能不全时的药物代谢特点，进行相应的药物剂量和使用方法的调整。

（二）肾脏病的用药调整方法

肾功能不全时用药受到多因素的影响，体内药物的代谢和排泄过程与常人不同。①药物经肾排泄速度变慢，与肌酐清降率下降相一致，但与蛋白相结合的药物则因低蛋白血症而致游离型药物增多使排泄增快。②药物分解代谢方面常表现为还原过程降低，氧化过程升高或正常，水解过程降低，乙酰化过程降低或正常。因此，临床上应根据肾功能的损害程度、药物与蛋白的结合率、药物的主要排泄途径和药物的肾毒性等因素来决定给药剂量及用法。具体给药剂量及间期，可直接检索肾衰竭药物剂量调节表来确定，也可应用减量法（药物初始量不变，维持量减少，两次用药间期也不变）、延长间期法（药物用量不变，延长用药间期）等粗略推算。临床上常用：①按照肾功能损害程度粗略估计经肾排泄药物的用量来调整药用剂量；②根据患者血清肌酐值推算公式来调整剂量；③根据患者肌酐清除率来推算的公式；④应用肾衰竭药物剂量调节表调节用药。

第八章 儿童肾脏血液循环障碍与中医活血化瘀法的应用

第一节 肾脏血液循环障碍

肾脏血液循环障碍是肾脏疾病发生的主要发病机制之一,是引起肾脏疾病高凝状态、微血栓形成、肾单位坏死及水肿等现象的重要原因。现代病理学研究认为,血液循环障碍是除了免疫性炎症外肾小球疾病的另一个主要发病机制,几乎见于所有类型肾脏疾病,其程度与病变的严重程度和活动性相一致。肾小球由丰富的毛细血管网组成,血液灌流量大。病理状态下,血流阻力增大,血流速度缓慢,血液黏度增高,使气血运行不畅,导致肾脏瘀阻络伤,形成肾脏血瘀证,产生或加重肾脏疾病。近年来肾脏血液循环障碍与活血化瘀法的相关研究日益受到重视,活血化瘀法能有效地改善肾脏的血液循环,其在临床研究和实验研究方面均取得显著进展。

一、高凝状态是肾脏病血液循环障碍的关键

高凝状态是一种凝血平衡的病理过程,表现为凝血成分活力增高,或抗凝血成分活力降低,或肾脏血液流变学的改变,是产生肾病血栓栓塞合并症的重要因素。肾静脉血栓(renal vein thrombosis,RVT)是指肾静脉主干和(或)分支内血栓形成,导致肾静脉部分或全部阻塞而引起的一系列病理改变和临床表现。血栓可局限于肾静脉主干,而通常累及大部分肾静脉分支,可发生在成人,亦可发生于婴幼儿。

1937 年 Rayer 首先报道了肾病综合征合并肾静脉血栓形成。1956 年以前的 RVT 多数为尸体检查诊断,此后随着相差 X 线摄影技术及选择性血管造影技术的应用,尤其是近年数字减影血管造影的应用,使本病的诊断率大大提高。近年来我们发现从单纯性肾病转变为难治性肾病与其高凝状态、肾静脉或下肢静脉血栓形成有关。有人认为 RVT 为原发病导致的肾组织变化→尿蛋白→肾病综合征。但多数的实验和临床病理材料已证实 RVT 为肾病综合征的后果,这可能首先与肾病综合征时的高凝状态相关,而低蛋白血症、高胆固醇血症是肾脏病产生高凝状态的原因之一。近年来由于下列主要证据,已公认 RVT 是肾脏病的后果而不是原因:①实验性 RVT 只有轻度的蛋白尿,组织学及免疫荧光检查未发现与膜性肾病相似的改变。②无肾病的 RVT 在外科文献中已有报道,但在 RVT 的尸体检查中仅有极少数生前有肾病。③大多数 RVT 与肾病同时存在的患者,肾脏形态学改变与单独存在肾病综合征的病理类型相似。④近年的肾静脉造影表明,肾脏病发病后第一次造影阴性,若干年后再造影却发现 RVT,表明 RVT 发生在肾病之后。⑤在肾病患者中存在着高凝状态。

呈肾脏病表现的各种病理类型肾小球疾病均可并发 RVT，其中以膜性肾病、膜增殖性肾小球肾炎为多，膜性肾病（MN）RVT 发生率最高，在 20%～60%，非膜性肾病的肾病综合征患者仅为 10%～50%，而局灶节段性肾小球硬化及微小病变性肾病较少。继发者，狼疮性肾炎的发病率较高，故认为是患者发生的显著危险因素。系膜毛细血管性肾小球肾炎也是发生 RVT 的常见病理类型，关于微小病变型肾病及系膜增生性肾小球肾炎的 RVT 发生率国外报告很低。继发性肾病综合征，如狼疮性肾炎、肾淀粉样变性病、糖尿病肾病、紫癜性肾炎均可并发 RVT，尤其前两者常出现。

二、肾脏病微循环障碍的原因

肾病时免疫性炎症和血凝障碍、血管内皮损伤、血小板量与质的改变等为主要发病机制。当肾小球毛细血管内皮损伤，胶原纤维暴露，激活内源及/或外源凝血系统，促使纤维蛋白原形成纤维蛋白的单位增加，使纤维蛋白降解产物（FDP）增加。其次，大量蛋白从尿中排出，导致低蛋白血症，肝脏代偿合成蛋白质增加，其中以纤维蛋白原增加尤为明显，从而提高了血浆黏度。血管内皮受损可释放出ⅧR：Ag（Ⅷ相关抗原），而使血浆中的水平较正常增高，促进血小板黏附于血管内膜，加重了肾小球毛细血管内微血栓形成。其主要原因有：

（1）大量蛋白质随尿丢失的同时，凝血因子亦随之丢失。

（2）随着肝脏代偿性合成增加，使纤维蛋白原合成增加。

（3）高胆固醇血症引起血液黏稠度增加，促进血小板凝聚和释放凝血素增加，高胆固醇血症能沉积在血管内皮细胞上，造成细胞表面粗糙和其表面电荷改变，使带负电荷的血小板易于黏聚，增加了血小板的黏附、聚集功能。

（4）长期激素治疗，能刺激血小板生成增加，过度释放凝血因子Ⅳ、Ⅴ、Ⅷ，并抑制纤维蛋白溶解和肝素释放。

（5）肾脏病时有效血循环量减少，血液量减少，血液浓缩，黏稠度增高，血流缓慢而致凝血。肾病高凝状态已被公认，在一定条件下易于血栓形成，而广泛持久的肾内微血栓形成，将导致肾小球病变持续发展和肾功能下降，其程度与肾病的病理严重性、活动性和血小板的改变相平行。

（6）感染是血栓形成的重要因素。

（7）股静脉穿刺可诱发静脉血栓形成。

三、肾脏病微循环障碍的发病机制

补体系统的激活是凝血障碍最初的变化。补体对凝血有触发作用，在抗原抗体复合物的刺激下，激活补体系统，介入免疫性炎症，尤其补体 C6 具有促进血液凝固的作用，使肾小球疾病在发病过程中形成纤维素沉着。由于机体免疫紊乱和障碍，包括体液免疫和细胞免疫不足，肾小球内出现非特异性炎症渗出、浸润、增生、纤维化、血小板聚积、凝血、纤维蛋白沉积等，这些变化与中医瘀血机制极为相似。

（一）凝血与抗凝血系统

凝血与抗凝血系统的功能正常和平衡稳态是机体血液正常运行的基础。在肾脏疾病中，机体的凝血与抗凝功能异常，临床上表现为高凝状态、出血倾向、血栓形成倾向等。

1. 凝血因子　肾病患者血中凝血因子Ⅴ、Ⅶ、Ⅷ及纤维蛋白原浓度增高，这些凝血因子的分子量均较大，不易从尿中丢失，但能随肝脏代偿性合成蛋白质而增加，这可以由凝血因子的浓度与血浆蛋白的降低呈负相关所证实。肾病时血中凝血因子Ⅰ（纤维蛋白原）浓度显著升高，平均水平多数超过 600mg/dl，与血清白蛋白水平相关。Velden 等运用核素技术在转录水平证明肾病患者肝脏纤维蛋白原的绝对合成率明显增加，且与血浆纤维蛋白原浓度呈正相关，但与肾病患者血浆蛋白原池浓度的增加不成比例，说明纤维蛋白原尚存在部分分解率下降。

2. 抗凝血因子　抗凝血酶Ⅲ是机体内重要的抗凝物质，肾病时抗凝血因子，如抗凝血酶Ⅲ及α_1抗胰蛋白酶，均为活化的Ⅹ因子及凝血酶的抑制剂，因分子量小，尿中丢失超过肝脏合成致血浆浓度降低，尿中抗凝血酶Ⅲ丢失与尿蛋白程度呈正相关。导致血浆中抗凝血酶Ⅲ含量降低，血液呈高凝状态。血浆α_2巨球蛋白增高，α_2巨球蛋白增多抑制了纤溶酶原及纤溶酶，使纤溶系统处于迟缓状态，且与 AT-Ⅲ下降呈明显的负相关。AT-Ⅲ的下降可引起抗凝血功能下降。研究表明抗凝血酶Ⅲ降低水平与血浆低白蛋白水平呈正相关。抗凝血酶Ⅲ除抑制凝血酶外，对凝血系统所有活性丝氨酸蛋白酶均有抑制作用，因此肾病时其浓度的降低加重机体的高凝状态。

最近报道，另外两种抗凝血因子蛋白 C（PC）及游离蛋白 S（FPS）在肾病综合征时血浆浓度也可能下降。蛋白 C 是一种由肝脏合成的依赖维生素 K 的蛋白质。内皮细胞表面存在的血栓调理蛋白是凝血酶的受体。血栓形成过程中产生的凝血酶和血栓调理蛋白结合成复合物，激活蛋白 C，同时凝血酶本身被灭活。活化的蛋白 C 在蛋白 S 的辅助下能灭活因子Ⅴ及Ⅷ，故而起着显著的抗凝作用。蛋白 C 减少易发生血栓。蛋白 S 也是依赖维生素 K 的蛋白质，除主要由肝脏合成外，内皮细胞也能合成。它以两种形式存在于血浆，60%与补体 C4b 结合形成复合物，40%以游离形式（FPS）存在。蛋白 S 是激活的蛋白 C 的辅因子，实验证实蛋白 S 缺乏时激活的蛋白 C 的抗凝活性大为降低；向血浆中加入蛋白 S，则激活的蛋白 C 抗凝活性又恢复。肾病综合征时这两种蛋白质因尿中丢失超过肝脏合成可致血浆水平下降，而促进高凝状态的发生。

现代药理学表明，活血化瘀中药能够抗凝、促纤溶、抗血栓形成，改善肾脏血流量。黄文政在治疗慢性肾脏病中喜用虫类活血化瘀药，如全蝎、蜈蚣、水蛭、地龙等，每每奏验。现代研究认为，肾病综合征高凝状态与凝血酶原降低、凝血因子Ⅴ增高、血浆纤维蛋白原水平增高等有关。而活血化瘀中药可以阻止纤维蛋白形成、稳定血小板活性。

（二）纤溶系统

纤溶系统包括无活性的纤溶酶原及其转化生成的有活性的纤溶酶、纤溶酶原激活剂及其抑制物，以及纤溶酶抑制剂。纤溶酶原在其激活剂作用下转变为纤溶酶，纤溶酶能水解凝血过程中生成的纤维蛋白，也能水解纤维蛋白原及凝血因子Ⅴ、Ⅷ、Ⅸ等。肾病时纤溶酶原（分子量较小的）也因从尿中丢失而致血浆浓度降低，引起纤溶酶产生不足，且纤溶酶抑制剂α_2-抗胰蛋白酶及α_2抗纤溶酶的血浆浓度降低，纤溶酶原激活剂（PA）下降，而纤溶酶抑制剂α_2巨球蛋白却上升，这两者之间的相反作用使抗纤溶酶的活性变化不大，但有的患者如变化均朝着同一方向则有血栓形成。实际上肾病时这些增加的纤溶酶抑制剂因子的作用常占优势，因此纤溶酶活性受抑制引起纤溶作用。肾病时由于小分子量的纤溶酶从尿液中丢失，而且大分子量的纤溶酶抑制剂α2巨球蛋白在体内增加，纤溶酶的含量和活性均明显降低，加重血液高凝状态。同时血浆中纤维蛋白原明显升高，纤维蛋白分解率下降。研究还发现肾病患者血浆纤维蛋白凝胶结构紧密、坚固，导致纤维蛋白松解减慢，这些患者在增加白蛋白至 40g/L 后，可部分恢复正常纤维蛋白结构，纤溶率增加。此外，机体另一抗凝系统——蛋白 C 系统，在肾病综合征复发患者蛋白 C 的活性增强，而组织纤维蛋白溶酶原激活剂和抗血纤维蛋白酶下降，提示纤维蛋白溶解系统具有防止血栓形成的重要作用。

总之，以上凝血与纤溶一对矛盾在肾病及肾静脉血栓时变化规律并不绝对，且与肾静脉血栓形成时相（急性期或慢性期）及受试时患者状态有关。

（三）血小板数量及功能的变化

肾病患儿血小板数量正常或呈中度增加（50 万~80 万/mm^7），偶可达到 80 万~100 万/ mm^7，主要在于其功能变化。肾病时血小板功能明显亢进，表现在血小板数目、平均血小板体积、血小板比容均明显增加，以及血小板对二磷酸腺苷及胶原的聚集功能增强，此高聚性与血清白蛋白水平呈负相关，而与血脂水平呈正相关。另外，血小板黏附功能及释放功能（释放β-血小板球蛋白、血小板第 3 或第 4 因子）也增加，血小板更新加快（血小板伸展率下降），上述因素促进高凝状态，造成血栓倾向。研究表明，血小板的功能异常主要与低蛋白血症、高脂血症、高纤维蛋白原和血管性假性血友病因子（vWF）有关。高胆固醇血症可引起血小板数目增多；纤维蛋白原和 vWF 是血小板黏附所必需的血浆成分，当血管内皮受损时，vWF 自内皮释放入血，随之与胶原纤维结合而变构，变构后的 vWF 与血小板膜上的糖蛋白结合，成为血小板黏附于血管内皮的"桥梁"。肾病患者的纤维蛋白原和 vWF 含量增高，血小板黏附因而增强；低蛋白血症有助于血小板合成血栓素 A$_2$；低密度脂蛋白升高可引起血小板自发性聚集。Sirolli 等研究表明，肾病综合征患者血浆β$_2$血小板球蛋白、P 选择素、循环血小板暴露活性依赖抗原 P 选择素（CD62p）/溶酶体 GP53（CD63）阳性血小板增加。

（四）血液流变学和动力学的改变

肾脏病变特别是肾小球疾病时，血液的流量、流速和流态、血液的流动性和凝固性等特征发生改变，可出现全血黏度、血浆黏度、血细胞比容、红细胞沉降率、纤维蛋白原定量等指标的异常。研究表明，血流缓慢是血栓形成的重要因素。肾病时由于低蛋白血症可以引起血容量下降，血浆胶体渗透压下降，高脂血症、高纤维蛋白原血症，再加上利尿剂治疗等因素，血容量下降，血液浓缩，红细胞压积增大，血液黏滞度增高，血流缓慢，从而被激活的凝血因子和凝血酶能在局部达到凝血过程所必需的浓度。电镜下还发现血流缓慢、严重缺氧的内皮细胞会发生变性坏死，可以引起凝血障碍及微循环障碍加重，从而促进血栓形成。例如，小儿 IgA 肾病和紫癜性肾炎的血液流变学与正常儿童比较，部分指标发生明显变化。活血化瘀法可以改善 IgA 肾病患儿异常的血液流变学指标。翁端怡采用自拟中药益肾化瘀汤治疗 IgA 肾病，与治疗前相比，全血高切黏度、全血低切黏度、血浆黏度、红细胞聚集指数和红细胞刚性指数均明显降低。肾病综合征时，由于凝血系统活性增强，纤溶系统活性降低，加之高脂血症等引起血液浓缩、血液黏滞性增加。活血化瘀法能够降低血液黏滞度，防治血小板聚集。赵家坤等发现，与单独激素规范治疗相比，采用中医活血化瘀法联合激素治疗肾病综合征能有效降低全血黏度、血浆黏度以及纤维蛋白原含量等，改善肾脏血液循环障碍。

免疫和凝血功能紊乱，能使肾病的肾血流量明显减少，肾毛细血管通透性损伤，肾小球毛细血管痉挛，炎症细胞浸润及毛细血管凝血和血栓形成，还可引起毛细血管阻塞，肾血流受阻，肾小球滤过功能降低或丧失。

（五）脂质代谢的影响

高脂血症与肾脏病关系密切，它既是许多原发或继发性肾脏病的常见临床表现，本身又参与了肾脏病的发生发展。高脂血症是肾脏病高凝状态的重要因素。1827 年 Bright 首先报道了脂质代谢异常与肾功能的关系；1982 年 Moorhead 等提出高脂血症是肾小球硬化发生发展的独立致病因素。脂质代谢异常导致肾损害的机制可能与单核巨噬细胞浸润、泡沫细胞形成、脂质刺激系膜细胞增殖和细胞外基质合成增加、炎症、脂质引起细胞因子异常分泌等因素有关。邓明华的研究显示，活血化瘀方药配合糖皮质激素可有效缓解肾病综合征的血液脂质代谢紊乱，与对照组比较差异显著。李慧采用当归、大黄两味中药组方，治疗高脂血症引起的肾脏损害大鼠，结果显示该方能明显降低大鼠血液甘油三酯和总胆固醇含量，且能不同程度地减轻肾小球系膜细胞增生和细胞外基质增多的病理状态，使系膜基底膜密度显著降低，可预防肾小球硬化的发生。

此外，近年提出活化蛋白 C 抵抗（activated protein C resistance，APCR）是发生血栓的病因。特发性血栓 30%～40%存在 APCR，由于肾病患者普遍存在血液高凝状态，APCR 可明显增加发生静脉血栓的危险因素，故认为 APCR 可能是患者反复发生肾静脉血栓的原因。但尚无证据说明患者的普遍性与正常人群有何差异，所以是否是患者发生的危险因素尚不明确。另外，临床因素与逐步回归分析结果已经表明，长期应用肾上腺皮质激素和连续使用强利尿剂确是血栓形成的重要影响因素之一。此外，患者由于长期卧床，血流缓慢，以及高度水肿压迫肾静脉，阻碍静脉回流，均可增加血栓发生的风险。

内皮细胞有一系列防止血液凝固的功能，如果血管内皮完整无损，就不可能发生血小板和凝血因子的活化。肾病时体内的免疫复合物、自身抗体或其他因子引起血管内皮损伤，释放组织因子，启动外源性凝血途径，或内皮损伤后暴露胶原，激活 XII 因子，启动内源性凝血途径，促进血栓形成。近期发现肾病患儿组织因子途径抑制因子（tissue factor pathway inhibitor，TFPI）明显升高，以激素抵抗者升高最为显著，提示外源性组织因子在肾病高凝状态形成过程中起着重要作用。

肾脏的结构和功能的特殊性，决定它对低灌注和缺血再灌注的敏感性。肾脏低灌注是指在各种因素的作用下，肾脏循环血液灌注降低，从而出现一系列临床症状。肾脏的缺血再灌注更是急性肾衰竭的主要原因之一。它们的发生机制与氧自由基的产生、细胞内钙超载、细胞凋亡基因的调控、炎症级联反应等密切相关。赤芍总苷是活血化瘀药赤芍的主要有效成分之一，具有抑制血小板聚集、防止血栓形成、抗脂质氧化、拮抗细胞内钙超载损伤等功能。吴明望等研究发现赤芍总苷可显著降低大鼠肾脏缺血再灌注损伤后丙二醛（MDA）水平，使超氧化物歧化酶（SOD）活性与谷胱甘肽过氧化物酶（GSH-Px）含量增高，对肾脏缺血再灌注损伤起到保护作用。此外，活血化瘀中药还能调节肾脏缺血再灌注损伤后 ICAM-1 与 P-selectin 等细胞因子的表达，可能与活血化瘀中药能清除氧自由基及减轻炎症反应有关。

四、肾脏病微循环障碍的病理表现

肾静脉血栓常开始于较小的肾静脉，如小叶间静脉、上行直血管及弓静脉，可扩延至主肾静脉及腔静脉，可单侧或双侧受累，肾脏可见出血性梗塞或坏死，晚期可见瘢痕、分叶及挛缩，有时可误认为肾发育不全及慢性肾盂肾炎。合并肾静脉血栓的肾脏体积肿胀，镜下可见肾间质高度水肿，肾小球毛细血管袢扩张瘀血，可有微血栓形成，有时可见中性白细胞呈节段性聚集并黏附于毛细血管壁，长期不能解除肾静脉血栓的肾脏，则出现肾间质纤维化及肾小管萎缩。国外病理分型：①无纤维素沉着（如微小病变及膜性肾小球肾炎）。②暂时性纤维素沉着（如急性链球菌感染后肾炎）。③反复性纤维素沉着（如血栓性微血管病变——溶血尿毒综合征）。④严重性纤维素沉着（如各种肾炎型肾病发展到肾衰竭）。⑤纤维素样坏死伴恶性高血压。肾静脉血栓在膜性肾病、狼疮性肾炎、膜增殖性肾炎中较为常见，原发性肾病高于继发性肾病。

五、肾脏病微循环障碍的临床表现

因血栓形成的急缓、堵塞血管的大小及血流中断的程度而异。急性主静脉大血栓常出现典型症状，而慢性的肾静脉小血栓，尤其是侧支循环形成较好者常无临床症状。国内外报告，经肾静脉造影确诊者临床多无症状。

典型症状：①剧烈腹痛或腰肋痛，可伴有肾区叩击痛，较大儿童常有剧烈腹痛伴有大量蛋白尿。②小婴儿可见腰部突然出现一外形光滑侧面坚硬的肿物（肿大的肾脏）。③常有肉眼血尿，几乎全部都有镜下血尿，尿蛋白本已转阴者可突然出现大量蛋白尿。④肾小球功能异常，肾小球滤过率功能下降，急性肾衰竭，少尿，尿素氮增高。⑤急性肾静脉血栓可伴有发热，新生儿可有呕吐、脱水及高渗状态，慢性肾静脉血栓可伴有肾性糖尿及肾小管酸中毒等肾小管功能紊乱，甚至可引起范可尼综合征。

肾静脉血栓易并发肺血栓、栓塞，有时为肾病综合征患者的首发症状，严重者可致死。肺栓塞后可表现为呼吸困难、胸痛、咯血，通过胸片及肺同位素扫描证实病变存在。章友康等报道肾病综合征的肺血栓、栓塞发病率为38%，以膜性肾病发病率（36%）居首位。可见肺血栓、栓塞是肾病综合征常见的血栓、栓塞并发症，其中少数患者病情凶险，应及时诊断和积极治疗。

儿童肾病综合征血栓栓塞的发生率为2%～4%。肾病综合征高凝状态在无血栓形成时一般无临床症状，易被忽视。尤其在不常规做凝血项目检查时，高凝状态易被漏诊而延误治疗，待出现定位症状，则预示有血栓形成。肾病综合征高凝状态可致各种动静脉血栓，血栓栓塞依据部位不同而具有不同的症状，肾静脉血栓栓塞最常见，典型的表现为：①剧烈的肋腹痛，肋脊角压痛；②蛋白尿突然加重；③肉眼血尿；④肾功能减退；也有患者症状轻微，如肾区隐痛，肿胀。临床上以不同部位血管血栓形成的亚临床型更多见。可出现：①两侧肢体水肿程度差别固定，不随体位改变而变化，可能有下肢深静脉血栓形成。②皮肤突发紫癜并迅速扩大，阴囊水肿呈紫色，顽固性腹水，下肢疼痛伴足背动脉搏动消失等症状体征时，应考虑下肢动脉血栓形成。股动脉血栓形成是小儿肾病综合征并发症的急症之一，如不及时溶栓治疗可导致肢端坏死而需截肢。③不明原因的咳嗽、咳血或呼吸困难而无肺部阳性体征时应警惕肺栓塞，其半数可无临床症状。④突发偏瘫、面瘫、失语或神志改变等神经系统症状，在排除高血压脑病、颅内感染性疾病时，应考虑脑栓塞。

六、实验室检查

中国医科大学以 8 项检查作为高凝状态指标：①胆固醇增高（93.1%）。②α_2 球蛋白增高（96.4%）。③血纤溶酶下降（83.3%）。④纤维蛋白原增加（82.7%）。⑤血小板伸展率下降（82.7%）。⑥尿纤维蛋白原升高（71.4%）。⑦血 AT-III 下降（31.1%）。⑧血小板计数升高（30%）。

有人认为尿纤维蛋白原>2.5μg/ml（血纤维蛋白原>10μg/ml），血小板计数增高，纤维蛋白酶原升高可作为抗凝治疗的依据。

肾病综合征患儿的血纤维蛋白原显著增高，有静脉血栓形成者更为显著，血清白蛋白越低，则血纤维蛋白原越高，血纤维蛋白原的增加与血胆固醇的增高有显著的正相关。肾静脉血栓形成时ⅧR：Ag 显著增高，故血纤维蛋白原和ⅧR：Ag 的显著增加是肾病综合征患者血栓形成前状态的重要因素，血小板凝聚力增加也是肾静脉血栓形成的一个危险因素。

体外血栓形成仪（SDE-AIII型）测定是近年来国内开展的一项新技术，是判断肾病凝血机制障碍和抗凝疗法疗效评定的一种可靠方法，也为血瘀的诊断提供了客观指标。

七、影像学检查

（1）非创伤性 CT、MR、B 超及 Doppler 超声血流图、^{99m}TC-DTPA 肾核素扫描阳性均有助于诊断，但欠敏感，可用于肾外静脉主干大血栓的诊断。扩大的肾静脉内显示低密度血栓，肾周围静脉呈现蜘蛛网状侧支循环，是有确定诊断意义的征象。但对于危重患儿静脉造影有禁忌者用高分辨率的 B 超也可看出肾内静脉血栓形成。

（2）静脉肾盂造影（IVP）：急性肾静脉血栓可见患儿肾脏增大，显影延迟；慢性肾静脉血栓可见输尿管近端侧支循环压迹。

（3）血管造影：下腔静脉造影及肾动脉造影均缺乏敏感性和特异性，可见充盈缺损，或静脉分支不显影，如引流延迟可能为小血栓，数字减影血管造影（DSA）效果好，用药剂量小，浓度低，可用于肾功能下降者。

尽管肾静脉造影为一种比较安全、方便的确诊肾静脉血栓的方法，但肾静脉造影可能造成某些严重的并发症。①肾静脉血栓脱落引起肺栓塞、肺梗死，预防的方法是操作尽量轻柔细致，动作必须规范，插管进入下腔静脉后，注入少许造影剂，当前方无血栓时再继续插管，以免触动血栓致脱落，避免导管在肾静脉内频繁插送或停留时间过长。②造影剂对肾脏的损害，严重者致肾小管坏死，引起少尿，甚至无尿，肾衰竭。因此在造影前后要大量饮水或输液，使肾小管得以充分冲刷，避免造影剂对肾脏的损害，对慢性肾脏病，特别是肾功能有损害者使用造影剂更应慎重。采用数字减影血管造影 DSA 可望减少这些损害。③穿刺部位血栓形成，肾病综合征时在血液高凝状态的条件下，血管壁损伤易形成局部血栓，如肾静脉或下肢静脉血栓。预防的方法是尽可能减少血管内膜损伤，肾病综合征有高凝状态时，做肾静脉造影后应常规进行抗凝治疗。

八、诊断与鉴别诊断

（一）肾静脉血栓的诊断

肾病患儿有高凝状态时突然出现腹痛，血尿，蛋白尿加重，肾功能减退及高血压时应考虑肾静脉血栓的诊断。在此情况下如果发现微血管内溶血性贫血，血小板增加或进行性减少，血和尿纤维蛋白质升高，血纤维蛋白原升高或进行性下降，应高度怀疑肾静脉血栓。腹部平片可显示肿大的肾脏及晚期钙化，B 超也可显示肿大的肾脏，尚可见到大血管的血栓，IVP及肾扫描显示无功能的肾也可提示本病。确诊需要数字减影血管造影或选择性肾静脉造影，同时应与肾胚胎瘤、肾盂积水、多发性肾囊肿及腹膜后出血相鉴别。

有人提出，肾病综合征患儿有下述情况时应警惕肾静脉血栓的可能，如肺栓塞和咳血，腹痛，下肢血栓性静脉炎，双侧下肢不对称性水肿，测尿纤维蛋白原＞2.5μg/ml，凝血酶原时间、纤维蛋白原、抗凝血酶III活力、血小板聚积试验等都提示高凝状态的存在，也可作为抗凝治疗的指征。左肾静脉血栓发病率高于右肾静脉，其原因可能是由于左肾静脉较右肾静脉细长，血液回流阻力增大，加上左精索静脉直接开口于左肾静脉主干，增加了左肾静脉血液回流阻力，血流缓慢，促进血栓形成。

对于慢性静脉小血栓，尤其是侧支循环形成良好者常无症状而极难识别。所以对于有下列情况，应考虑有肾静脉血栓形成的可能：①肾病综合征患者出现肺栓塞；②急性腰、腹痛；③难以解释的血尿及蛋白尿增加；④急性肾功能损害伴肾脏体积增大。

患者发生缺少特异性症状，虽然部分急性患者可出现急性腰痛，浮肿，蛋白尿，但相当多慢性病患者并无局部临床表现，故诊断相对困难，所以对有发生血栓高危因素的患者应考虑尽早选择进行适当的筛选检查。选择性肾静脉造影和肾动脉造影是目前最准确，也是最有价值的诊断方法，被认为是金标准，但因其属于创伤性检查，具有一定危险性，包括注射造影剂后对肾功能的影响，且对于扩展人下腔静脉的属于绝对禁忌证，故不宜作为首选项目。近年来由于数字减影血管造影的发展，减少了对肾功能的损害，结果准确可靠。目前许多非创伤性诊断方法在临床上的应用逐渐增多。

（二）肾病综合征高凝状态及血栓形成的诊断

对于肾病综合征高凝状态的诊断目前尚无确定的诊断标准，尤其是对用药时机尚无指导性实验室指标。许多医院仍采用 DIC 筛查作为参考。但肾病综合征的病理生理特点决定其高凝状态与 DIC 早期（高凝期）并不完全一致。有研究比较肾病综合征患者和 DIC 患者的血液指标发现，DIC 患者和肾病综合征患者纤溶酶-$\alpha 2$ 抗纤溶酶复合物（PIC）、凝血酶-抗凝血酶复合物（TAT）均明显升高，纤维蛋白原也高于正常，而纤维蛋白单体复合物仅在 DIC 患者血中升高，肾病综合征患者则正常。因此通常认为肾病综合征患者如果出现出血倾向时，应考虑 DIC 诊断；肾病综合征患者高凝状态时一般不会出现凝血因子的消耗，肾病综合征患者凝血和纤溶系统的异常通常较轻，一般介于 DIC 和正常人之间。国内学者认为当肾病综合征患者具有严重的低蛋白血症（白蛋白≤20g/L）和严重的高胆固醇血症（≥12mmol/L）时，多同时有高纤维蛋白原血症（纤维蛋白原＞4g/L），提示高凝状态存在。同时结合下述辅助检查：凝血酶原时间缩短，血小板计数升高，抗凝血酶III含量降低，纤维蛋白肽 A、D_2 二聚体及纤维蛋白原含量增高等。狼疮性肾炎患者可检测其血浆中的狼疮抗凝物和（或）抗磷脂抗体，有助于高凝状态的诊断。同时诊断血栓栓塞并发症需借助影像学检查。影像学检查包括 B 型超声及多普勒超声血流图、静脉肾盂造影（IVP）、下腔静脉造影及选择性肾静脉造影、数字减影血管造影等。必要时，需进一步做 CT、MR、磁共振血管影像（MRA）等检查确诊。行上述检查的原则是由简到繁、操作规范，对创伤性检查应严格掌握适应证。

九、治疗

早期治疗是治疗本病的关键，对于疑有血栓形成可能的患者，应及早造影确诊。确诊后采取扩容、抗凝、纤溶、解聚等综合疗法，可能会取得较为理想的疗效。抗凝治疗是内科治疗的主要首选方法，鉴于抗凝治疗的潜在出血危险，肾病患儿不应不加原则地一律抗凝治疗，有作者建议当肾病患者血清白蛋白<2g/dl 时或肾病综合征是由膜性肾病引起时应给予抗凝治疗，同时密切观察患者的出凝血情况。

（一）抗凝疗法

急性肾静脉血栓者应及时抗凝治疗，能阻止血栓扩展，改善肾功能，临床效果较好。慢性肾静脉血栓抗凝治疗无明显疗效，但能减少新的血栓栓塞的发生。

1. 肝素 为首选药物，按其分子量可分为普通肝素和低分子量肝素，一般多主张小剂量治疗，应避免大剂量静脉注射或快速静脉滴注，以免出现高峰抗凝而引起与抗凝有关的出血并发症。肝素是通过凝血过程的多个环节而发挥作用，其中以抑制凝血酶和 Xa 为主，肝素也可影响血小板聚集能力，从而阻止血栓形成。肝素的抗凝作用是抗凝血酶和抗血小板凝聚，并有抑制补体活性，消肿，利尿，消蛋白，通过改善微循环使肾功能好转。对于肾病综合征患者，其血浆中抗凝血酶Ⅲ水平正常或降低，因而会影响肝素的疗效，故必要时配合输浓缩抗凝血酶Ⅲ制剂或新鲜血浆。同时肝素在体内代谢较慢，需少量反复注射以维持血液循环中相对恒定浓度。肝素口服无效，须注射给药。

低分子量肝素（LMWH）的抗凝效果与普通肝素相似，有明显的抗凝血因子 Xa 活性和较低的抗凝血酶（AT-Ⅲ）活性，对血小板功能和黏附性的影响弱于普通肝素，且 LMWH 使用方便，出血并发症低于普通肝素，故一般常用。预防和治疗血栓栓塞性疾病：皮下注射，每次可根据患者的体重范围按 1250U/10kg 的剂量间隔 12 小时注射，治疗时间不应超过 10 天。

2. 双香豆素类 为间接抗凝药，和肝素有同样的抗凝作用，长期应用可溶解纤维蛋白，增加 AT-Ⅲ浓度，可用于需要长期抗凝治疗者。该药主要通过拮抗维生素 K 起作用，使凝血因子Ⅱ、Ⅶ、Ⅸ、Ⅹ合成受阻，抑制血液凝固。常用药物有华法林、双香豆素、新抗凝片。华法林成人初次用量为 5～10mg/d，2～3 天后改为 2.5mg/d，小儿酌减，疗程长短尚有争议，主要取决于肾病是否缓解，或用至缓解后 6 个月，一般多主张至少持续半年，若此后肾病仍未缓解或尿蛋白仍在肾病范围内，可考虑继续抗凝治疗半年以上或更长时间。

3. 纤溶疗法 即激活纤溶酶原，促其转化为纤溶酶，以溶解纤维蛋白，致血栓溶解被吸收。纤溶治疗能及早促进血栓溶解并防止再发，避免肾脏损害。一般认为起病 3 天内给药可望获得溶栓效果，但应注意并发出血。

（1）纤溶酶原激活剂：是一种丝氨酸蛋白酶，对纤溶酶原有高度特异性，如链激酶、尿激酶、组织型纤溶酶原激活剂、单链尿激酶型纤溶酶原激活剂等。

1）链激酶：是在培养溶血性链球菌过程中产生的一种蛋白质，分子量为 47 000Da，它不直接激活纤溶酶原，而是先形成链激酶-纤溶酶原复合物，由该复合物激活纤溶酶，将其转化成活性纤溶酶。链激酶同时激活血浆内和血栓内纤溶酶原，然后才溶解血栓，前者引起短暂高纤溶血症。链激酶为最早和最广泛用以溶解血栓的药，但应注意副作用，如出血、过敏反应等。

2）尿激酶：由尿中提取，是肾脏制造的活性蛋白酶，分子量为 54 000Da 和 31 600Da 二种，前者为原形，后者为其活性片段。尿激酶直接将纤溶酶原转化为纤溶酶，血栓内浓度大于血浆，此药物无抗原性，无过敏反应，临床效果两者相似，尿激酶 $2\sim6U+5\%$ 葡萄糖溶液 $50\sim100ml$ 中静脉滴注，每天 1 次，14 天为 1 个疗程，必要时重复治疗。

3）组织型纤溶酶原激活剂（tPA）：是位于血管内皮和组织的丝氨酸蛋白酶，为天然的血栓选择性纤溶酶原激活剂。tPA 对纤维蛋白的亲和力高于纤溶酶原，故能选择性地与血栓表面的纤维蛋白结合，结合后形成的复合物对纤溶酶原亲和力较高，能将纤维溶酶原转化为纤溶酶，使血栓溶解。tPA 注入血流后，几乎不影响循环中的纤溶系统，不引起全身性纤维蛋白溶解状态。肾病综合征时血浆纤溶酶原减少常能降低上述药物的疗效，故必要时宜同时输浓缩的 AT-Ⅲ或新鲜血浆。

（2）去纤维蛋白酶：是从蛇毒中分离的蛋白水解酶。国内蛇毒制剂，如蝮蛇抗栓酶皆为去纤维蛋白酶。

对于 RVT 患者，介入治疗的目的主要是：①局部溶栓治疗；②导管取栓术；③置入永久性下腔静脉滤网，防止因血栓脱落而出现肺栓塞（PE）。下腔静脉滤网可采用经股静脉插管的方式放置在肾静脉于下腔静脉开口以上的下腔静脉段，可在局部溶栓治疗前先置入滤网以防止栓子脱落导致 PE。介入治疗时，应注意避免损伤静脉壁，并防止血栓脱落。在放置滤网后需长期或永久抗凝治疗。抗凝药物主要为华法林，临床应用中需监测凝血功能，防止出血并发症。

溶栓治疗时应注意：①急性 RVT 予以溶栓剂，如尿激酶、链激酶，以肾动脉插管局部给药疗效最好。也可以静脉滴注。少数文献报告，插静脉导管至血栓部位，直接注入溶栓药物，溶解血栓，使血管再通。但因静脉端注药，很难在血栓处保证浓度，确切的效果有待于进一步更多病例证实。②尽早用药，因血栓溶解效果与其新鲜程度有关，一般血栓形成后 $3\sim4$ 天内给药可望获得溶栓效果。③首次用药一般用负荷剂量（尤其链激酶），以中和体内可能存在的抗体和部分抗纤溶物质，使迅速达到一定水平的纤溶状态。④本疗法为短期突击治疗，急性血栓、栓塞一般用药 $1\sim3$ 天，至多 1 周，故治疗结束后应给予抗血小板药物及抗凝药物以防血栓再发。⑤选用链激酶治疗时，为防止过敏反应，于治疗前可肌内注射盐酸异丙嗪或静脉注射氢化可的松 $25\sim50mg$。⑥治疗过程中应测定能敏感地反映纤溶和凝血状态的实验室指标，如纤维蛋白原水平、纤维蛋白降解产物、白陶土部分凝血酶时间和凝血酶原时间等。

4. 抗血小板凝聚药物 能防止血栓形成和进展，按药物作用机制分为：

（1）抑制血小板花生四烯酸代谢的药物：如阿司匹林，为前列腺环氧化酶抑制剂，使 PG 内过氧化物 PGH_2G_2 转化为 TXA_2 受阻从而抑制血小板凝聚，用量应少，$1\sim3mg/(kg \cdot d)$，或 25mg/d，但不少人认为此药弊多利少，可引起水钠潴留，影响利尿作用，并可发生间质性肾炎、肾乳头坏死等。吲哚美辛能防止血小板凝聚作用，也有消蛋白作用及抑制免疫炎症引起的白细胞趋化作用，但对病理变化无改变作用，而且副作用大，容易反跳，并能对抗前列腺素的形成。

（2）增加血小板的环磷酸腺苷的药物：如双嘧达莫，为血栓素 A_2（TXA_2）合成酶抑制剂，能抑制磷酸二酯酶，增加环磷酸腺苷，延长血小板寿命，抑制血小板凝聚，减少血栓形成，并有血管扩张作用，常和其他免疫抑制剂等一起应用，以提高疗效。常用剂量为 5～10mg/(kg·d)，疗程 3～6 个月。

（3）作用于血小板膜的药物：①低分子右旋糖酐，能吸附于血小板表面，影响血小板功能。②肝素，作用同上。藻酸双酯钠（PSS）的疗效是肝素的 1/2，口服方便，具有肝素样的生理活性，但无肝素样的副作用，25～50mg，每天 3 次。③肾上腺素能β受体抑制剂，如普萘洛尔能抑制血小板聚集。④其他药物，如噻氯匹定（ticlopidine）为新的强效抗血小板药，对二磷酸腺苷（ADP）诱导的血小板聚集有较强的抑制作用，常用剂量为 300～500mg/d。布洛芬和吲哚美辛作用相似，但对胃刺激较小，具有一定的消蛋白作用，0.4g tid，停药后易复发，可与双嘧达莫合用。乐可安（trapidid）为一种血管扩张剂，具有抑制血小板凝聚的作用。

5. 预防性抗凝治疗　预防性抗凝治疗可以降低血栓形成风险，避免血栓栓塞性事件的发生。目前虽然尚无前瞻性对照研究，但对于膜性肾病，尤其大量蛋白尿以及血清白蛋白持续＜210g/dl 者，且有发生血栓之风险者（如原先有血栓事件，心衰，卧床，使用大剂量利尿剂，长期使用糖皮质激素），建议预防性抗凝治疗。对于无血栓高危因素的肾病综合征患者不推荐常规使用预防性抗凝治疗。LMWH 是最常用的预防性抗凝药物，尤其适合住院患者使用。剂量为 5000U，每日或隔日皮下注射，疗程一般 2～4 周，国外报道有安全使用半年以上者。Rostoker 等在一项前瞻性研究观察了 30 例肾病综合征患者（其中 14 例膜性肾病，13 例局灶节段肾小球硬化），平均血清白蛋白 117g/dl，尿蛋白 9g/d；所有患者均接受 LMWH 治疗，中位治疗时间 13 个月，每 3 个月复查一次血管超声也未见血栓发生。预防性抗凝治疗也可选用华法林，但长期使用中应注意可能发生的出血并发症。

（二）手术治疗

手术治疗即手术切除血栓或患肾，主要用于下列患者：①肾静脉主干内急性 RVT 形成，经保守治疗无效者；②双肾静脉血栓；③反复发生肺动脉栓塞；④出现严重高血压、患肾感染或患肾衰竭的慢性 RVT 患者。手术曾是治疗 RVT 的首选方法，但在抗凝治疗出现以后，其应用已越来越少。Aguilera 等结合自己的研究认为：手术切除血栓无助于改善 RVT 患者的预后。Laville 等回顾性对比了抗凝、溶栓及手术方法在治疗 RVT 方面的应用，认为与抗凝及溶栓组相比，手术组预后最差。一般认为，手术主要用于药物治疗效果欠佳的患者，而儿童在 RVT 急性期不宜接受手术治疗。手术治疗的效果尚不肯定。仅适用于急性肾静脉大血栓保守治疗无效者，尤其双肾、孤立肾、或右肾大血栓（右肾不易建立侧支循环）伴肾功能损伤者。小儿急性期不宜手术，如 2 个月后肾功能仍不能改善或恶性高血压者可行手术治疗。

（三）原发病治疗

肾病患儿当 RVT 形成后，除上述治疗外，仍需积极治疗原发肾病，解除高凝状态，从根本上防止血栓、栓塞发生。治疗肾病时一定注意不应长期、大量盲目使用皮质激素，也不应该连续大剂量使用强力的利尿药，以免加重高凝状态，使 RVT 及其他血栓形成增加。

以上治疗虽然疗效较好，但副作用较大，尤其是出血倾向令人生畏。结合中医传统理论把辨病与辨证结合起来，以活血化瘀为主改善高凝状态越来越受到临床医生的关注。高凝状态属于中医的血瘀证范畴。按活血化瘀法治疗疗效显著。

（四）其他

对于肾病患者应采取低脂、低蛋白饮食，避免长期卧床，适当参加活动，控制体重等基本措施。此外，应积极治疗原发病，使其尽快缓解，解除高凝状态。由于糖皮质激素可加重肾病的高凝状态，并与 RVT 的发生有关，因此在应用糖皮质激素治疗时应充分权衡利弊。对于糖皮质激素疗效不佳的肾病患者不宜盲目加大、延长激素用量，以免加重高凝状态，促进血栓形成。肾病患者有效血容量较少，应避免大剂量使用利尿剂。对长期伴高脂血症不能缓解的肾病综合征患者，应给予降血脂药物治疗。

第二节　中医活血化瘀法在肾脏病循环障碍中的应用

活血化瘀法是治疗血瘀证的方法。血瘀证是指血脉运行不畅，甚至停滞凝聚，或离经之血积于体内所致的多种病证的总称。广义上讲，因各种病因致血液运行不畅，或积于脉内，或溢于脉外，以致血液相关系统异常，使血液功能、性质、成分等发生改变，都可称为瘀血；狭义的瘀血指血液运行不畅而停滞。因瘀血而出现的临床一系列表现，如面色黧黑或晦暗、腰痛固定或刺痛，肌肤甲错，或肢体麻木或出血，舌质紫暗或有瘀斑瘀点，脉涩等各种症状，上述症状称为血瘀证。中医的"瘀"及"血瘀"与西医讲的"淤滞"（stasis）一词颇为相似，stasis 是指任何液体在其循环中停积，广义指任何体液和组织液的停积，狭义指在循环中的血液停积。中医的"瘀血"概括了西医学所讲的静脉性淤血、出血、栓塞，动脉性缺血、出血、栓塞或微循环障碍。西医学认为，血瘀主要是血液发生了"浓、黏、聚、凝"现象，它可导致血液瘀滞、血液循环和能量代谢紊乱。肾小球疾病普遍存在外周血流减慢，血液黏度增加，血小板凝聚等高凝状态；肾脏病理可出现肾小球系膜细胞系膜基质增生，微血栓形成，纤维素沉积，肾小球硬化等。这些病理改变与中医学"瘀血"相吻合，为血瘀证的存在提供强有力的客观证据，为活血化瘀治法在肾脏病领域的应用提供科学的依据。

一、肾病瘀血证的中医病因病机

肾病属于中医水肿的范畴，祖国医学认为水能病血，血能病水；血不行则病水，血虚、浊能致水，水肿与瘀血互为因果。肾病患者多为气血虚衰，络脉瘀阻，久病入络，必有瘀阻，气为血帅，气行则血行，故益气结合化瘀，不仅可以祛瘀，还可改善肾脏微循环，扩张血管，增加血流量，以补气药来加强活血化瘀力量。现代医学亦证明：肾病时瘀血症的发生与下列因素有关：①免疫反应。②凝血亢进和纤溶低下。③血液流变学异常。④微循环障碍等。

（1）水湿壅盛，气滞血瘀：人体血液的运行有赖于脏腑气化。水为至阴，其本在肾，若肾病则水无所主，失于正常运行而停蓄于内，泛溢肌肤则为水肿；水湿壅盛，必然阻滞气机，气滞血瘀，即水能病血。

（2）感受外邪，血脉失和：风邪寒热、疫毒内犯，客于血络，伤及于肾，瘀结为肿。若为感受风热疫毒之邪，内陷营血，火毒内蕴，肾与膀胱脉络受阻而成瘀血。

（3）气机郁滞，血脉瘀阻：气为血帅，气行血行。气血瘀滞、水湿内留，阻滞气机，或久病伤及气血，均可导致肾络不通，瘀血内生，水道开阖不利，水气停滞，发为水肿。

（4）湿热下蕴，伤及阴络：湿热之邪既可受之于外，亦可由内而生，如外阴不洁，湿热侵犯膀胱；或过食辛热肥甘之品，脾失健运，积湿蕴热于膀胱。热伤阴络，血溢脉外。若湿热稽留日久，脉络为之阻滞，亦可形成瘀血之证。

（5）肾阳虚衰，血失温运：肾阳为一身之元阳，有温煦推动血液运行的功能，肾病日久，损伤阳气，阳气虚衰，无力推动血液运行，血行瘀阻；损伤肾之阳气，虚寒内生，血脉凝滞；肾阳不足，温煦无能，火不生土，导致脾阳不足，运化失常，水湿内停而致血脉瘀滞。

（6）久病缠绵，深入血络：肾病反复发作，病久不愈，既可伤气耗血，又可深入血脉，久病入络，而致脉络瘀阻。

肾与血在生理上密切相关，肾有藏血、运血的生理功能，肾藏精，肾精是脏腑功能活动的物质基础，肾主原气是脏腑活动、气血运行的原动力。在病理上，肾病以水肿为主要表现，水病可致血病，而血瘀亦可导致水肿，血、气、水三者相互影响，互为因果，而血瘀存在于肾病发生发展的全过程。即肾虚必兼血瘀，瘀血加重肾虚。若肾气不足，不能推动血行，血运迟缓，可致气虚血瘀；若肾精不足，血液、津液生成乏源，"血为气之母"，血虚则气虚，气血不足则不能推动气血运行，血即因之而瘀；精不化气而化水，水停则气阻，气滞则血瘀；若肾气虚，气不摄血，血从下溢，离经之血留而不去而成瘀血；若肾阳虚，阳虚不能温煦血脉，血遇寒则凝，阻滞脉络，血行瘀阻；或脾肾阳虚，温煦无能，寒滞经脉，血受寒则凝，均可导致血瘀；若肾阴虚，阴虚生内热，血热互结，煎熬成瘀，或血热迫血外溢，溢于脉外亦能成瘀；阴虚津亏，热盛血耗，使血液浓稠，流行不畅而致瘀；或因虚或长期应用激素，致使卫外不固，易感外邪，外邪入侵，客于经络，使脉络不和、血涩不通，亦可成瘀。瘀血形成之后，瘀阻气滞，则气血运行不能通畅，气血不足则新血不生，气血两虚则脏腑经络失于荣养，导致各脏器功能衰退，进一步加重肾虚。因此，肾病患儿存在中医"肾虚血瘀"的病理改变，是导致本病发生发展的重要病理因素，肾虚为本，血瘀是标，两者相互影响，互为因果，贯穿于疾病的始终。

二、血瘀证的诊断标准

《国际血瘀证诊断指南》（世界中医药，2022，17（1）：31～35.）的诊断标准：

1. 主要标准

（1）舌质暗红、紫暗、青紫，或有瘀斑、瘀点，或舌下脉青紫、紫黑、曲张或粗胀。

（2）面部、口唇、齿龈、眼周或指（趾）端等部位暗红、紫暗或青紫。

（3）各部位的静脉曲张，或毛细血管扩张。

（4）离经之血（出血后引起的脏器、组织、皮下或浆膜腔内瘀血、积血）。

（5）腹部压痛抵抗感。

（6）月经暗黑，或色暗有血块。

（7）影像学显示血管闭塞或中重度狭窄（≥50%）。

（8）血栓形成，或梗死，或栓塞的客观证据。

2. 次要标准

（1）固定性疼痛，或刺痛，或疼痛入夜尤甚。

（2）肢体麻木或偏瘫，或关节肿大畸形。

（3）肌肤甲错（皮肤粗糙、肥厚、鳞屑增多）。

（4）脉涩，或脉结代，或无脉。

（5）病理性肿块，包括脏器肿大、新生物、炎性或非炎性包块、组织增生。

（6）影像学等检查显示血管轻度狭窄（<50%）。

（7）血流动力学、血液流变学、血小板功能、凝血功能、纤溶功能、微循环、X线胸片、超声等理化检测异常，提示循环障碍，或微血管结构功能异常，或血液呈浓、黏、凝、聚状态。

（8）近1个月有外伤、手术或流产，或久病不愈（病程≥10年）者。

3. 判定标准 符合主要标准中的1条标准，或次要标准中的2条标准，即可诊断为血瘀证。

三、活血化瘀法对肾病瘀血证的作用

1. 免疫调节作用 北京医科大学应用血细胞移动抑制试验和免疫荧光检查，证实活血化瘀中药能抑制细胞及体液免疫，如丹参、红花、赤芍等中药可提高机体的环磷酸腺苷（cAMP）水平而起免疫促进和抑制作用（双向调节作用），使之达到免疫平衡，用它们的免疫激发作用，弥补了自身免疫疾病中存在的自身抗体和抑制T细胞的缺陷以及补体的缺陷，调节机体的免疫平衡，从而发挥治疗作用。

2. 抗变态反应，减轻免疫损害 活血化瘀中药能调整组胺，抑制或减弱变态反应性损害，使肾小球毛细血管的通透性降低。

3. 抗凝作用 血液凝血机制紊乱对肾病患儿的发病及其进展起着重要作用。活血化瘀中药能抗凝血，改善血液高凝状态，如丹参能抑制血小板功能同时，增加血小板cAMP含量。益母草有较强的抗血栓形成作用，川芎、红花、赤芍均有抗凝血及抗血栓形成的作用。

4. 增强纤溶活性 肾病时纤溶活性降低可使纤维蛋白析出，刺激上皮细胞繁殖，单核细胞浸润，形成新月体，加重肾脏病变。活血化瘀中药可以增强纤溶活性，促进纤维蛋白溶解，减轻肾小球的纤维蛋白沉积，从而减轻肾小球损害，阻断新月体形成后肾小球纤维化。

5. 改善血液流变学 活血化瘀中药能解除血液浓、黏状态，改善微循环。如当归、川芎、红花、益母草能降低胆固醇，改善血液黏稠度；赤芍能降低血液黏滞度；丹参可以保护红细胞黏膜，使红细胞变形能力增强，改善微循环。

6. 抗炎、抗感染作用 活血化瘀中药可以通过影响肾小球毛细血管的通透性，减轻肾脏炎症性渗出，改善局部血液循环，促进炎症性渗出的吸收，并抑制炎症肉芽肿的形成。

7. 抗肾炎介质的作用 肾小球上皮细胞产生的前列腺过氧化物——血栓氧丙烷（TXA_2）是引起肾脏炎症的重要介质。活血化瘀中药可以抑制TXA_2合成酶，使其含量减少，从而减轻肾脏的损害。

8. 对血管紧张素物质的影响 肾性高血压与前列腺素肾素和血管紧张素Ⅱ、环核苷酸呈正相关。活血化瘀中药可以加强改善肾脏的血液循环，促进了PGA_2和PGF_1的合成与释放，降低肾素的分泌。

9. 对肾脏血流的影响　活血化瘀中药可以扩张肾脏血管，提高肾血流量。如有作者报道用活血化瘀中药为主，加小剂量肝素治疗肾病，发现丹参、郁金、赤芍、川芎、三棱等可以使肾血流量增加 50%或以上。

10. 促进受损肾单位逆转　活血化瘀中药可以促进肾脏纤维病变软化和吸收，活血化瘀、清热解毒中药观察腹腔内注射硝酸钠酰造成的肾小管萎缩和间质纤维增生大鼠实验性损害，结果治疗组的肾小管萎缩和肾组织纤维化增生的程度均较对照组少而轻微，提示活血化瘀中药对肾组织的损害有较强的修复作用，促使废用的肾单位逆转。

四、活血化瘀的常用中药方剂

（1）血府逐瘀汤（《医林改错》）：桃仁、红花、当归、生地黄、川芎、赤芍、牛膝、桔梗、柴胡、枳壳、甘草。具有活血祛瘀，行气止痛的功效。

（2）少腹逐瘀汤（《医林改错》）：小茴香、干姜、延胡索、当归、川芎、官桂、赤芍、蒲黄、五灵脂。具有活血祛瘀，温经止痛的功效。

（3）膈下逐淤汤（《医林改错》）：五灵脂、当归、川芎、桃仁、牡丹皮、赤芍、乌药、延胡索、甘草、香附、红花、枳壳。具有活血祛瘀，行气止痛的功效。

（4）通窍活血汤（《医林改错》）：赤芍、川芎、桃仁、红花、麝香、老葱、大枣、黄酒。具有活血通窍的功效。

（5）身痛逐瘀汤（《医林改错》）：秦艽、川芎、桃仁、红花、甘草、羌活、没药、当归、五灵脂、香附、牛膝、地龙。具有活血行气，祛瘀通络的功效。

（6）桃红四物汤（《医宗金鉴》）：桃仁、红花、熟地黄、当归、赤芍、川芎。具有养血、活血、祛瘀的功效。

（7）桂枝茯苓丸（《金匮要略》）：桂枝、茯苓、芍药、牡丹皮、桃仁。具有活血化瘀，缓消癥块的功效。

（8）丹参饮（《时方歌括》）：丹参、檀香、砂仁。

（9）桃核承气汤（《伤寒论》）：桃核、大黄、桂枝、芒硝、甘草。具有破血下瘀的功效。

（10）补阳还五汤（《医林改错》）：黄芪、当归尾、赤芍、川芎、桃仁、地龙、红花。具有补气、活血、通络的功效。

（11）四物汤（《太平惠民和剂局方》）：当归、白芍、川芎、熟地黄。具有补血调血的功效。

（12）桃红饮（《类证治裁》）：桃仁、红花、川芎、当归尾、威灵仙。具有化瘀通痹的功效。

五、活血化瘀的常用中药

临床上常用的活血化瘀中药，如川芎、丹参、红花、桃仁、益母草、当归、赤芍、牡丹皮、三七、牛膝等（内容详见第一章第十一节）。

第九章 儿童肾病综合征的饮食疗法

肾病综合征（nephrotic syndrome，NS）以大量蛋白尿、低蛋白血症、高脂血症和高度水肿为主要表现。肾病综合征患儿可引起水、电解质紊乱，如脱水与水中毒、低钠血症、高钾与低钾血症、高钙与低钙血症；糖、脂肪、蛋白质以及微量元素代谢异常等营养问题。营养和饮食治疗的目的是预防和治疗氮质产物的蓄积，纠正水、电解质的紊乱及脂质代谢紊乱，维持患儿营养素的需要，保持各器官和肌肉群的正常活动，避免营养不良，促进患儿正常生长发育，保护残留肾脏功能，延缓肾病发展。中医学认为，肺、脾、肾三脏亏损是发生本病的主要原因，而感受风、寒、湿、热等外邪常诱发或加重本病，故对本病进行药膳食疗时要分清虚实，遵循扶正为主，标本兼顾，调和阴阳，兼顾他脏的治疗原则。

第一节 食物的主要营养素

一、蛋白质

（一）蛋白质的功效

蛋白质是人类膳食中的重要营养成分，是生命的物质基础，是人体细胞和组织的主要构造材料，所以人体需要从食物中摄取足够的蛋白质，以补充新陈代谢的消耗，有助于维持人体组织的生长。除了碳水化合物（糖）及脂肪外，蛋白质亦是人体能量来源之一：1g 蛋白质能提供 4kcal 的热量，但蛋白质的主要功用并不是供应能量。蛋白质除了提供能量外，更重要的作用是维持机体正常的代谢和生理功能。人体有 8 种必需氨基酸和 12 种非必需氨基酸，蛋白质的营养价值取决于必需氨基酸的含量和比例。婴幼儿生长发育较快，需要的蛋白质量要比成人多，以满足生长发育的需要，小儿由蛋白质提供的热量占每天总热量的 8%～15%。

（二）蛋白质的分类

氨基酸是构成蛋白质的基本单位。食物和人体内的各种蛋白质，是由 21 种氨基酸以不同的组合和数目连接而成。人体大部分的氨基酸必须由食物中摄取，氨基酸分为必需氨基酸和非必需氨基酸。所谓必需氨基酸，是指体内不能合成，靠外界补充者；非必需氨基酸也为人体所必需，但体内可合成。

蛋白质可分为高生物效价蛋白质和低生物效价蛋白质，高生物效价蛋白质含所有的必需氨基酸，多为动物蛋白。低生物效价蛋白质多为植物蛋白，缺少一种以上必需氨基酸。

1. 高生物效价蛋白质 主要是来自蛋类、奶及奶品类、肉类（猪、牛、羊等）、家禽、海产、黄豆及其制成品。这类蛋白质含有所有必需氨基酸，其营养价值因此较低生物效价蛋白质为高，占肾病综合征患者每天总蛋白质摄取量的 60%～70%。素食者应注意从黄豆及其制成品、蛋类或奶及奶品类摄取足够的高生物效价蛋白质。

2. 低生物效价蛋白质 主要是来自硬壳果类、豆类及其制成品、根茎类等。这种蛋白质通常缺少一种或以上的必需氨基酸，所以只能占肾病综合征患者每天总蛋白质摄取量的 30%。

（三）肾病综合征的蛋白质代谢

肾病综合征患儿以持续大量蛋白尿、继发性低蛋白血症为特征。肾病综合征患儿低蛋白血症的首发因素是尿中排泄大量的白蛋白，白蛋白分解速率异常增高，其白蛋白的合成代偿增高不足以弥补分解和尿中丢失的白蛋白。

既往研究认为高蛋白饮食（每天蛋白质摄入＞1.2～1.5g/kg）可增加白蛋白的合成，提高血清白蛋白含量。近年来大量的研究发现：①不合理的蛋白质补充可增加肾脏及内脏的血流量，增加肾小球高滤过，增加小球毛细血管对蛋白的通透性，促进肾小球硬化。②肾小管将滤过的蛋白质、补体、脂及铁重吸收入肾间质，导致肾间质炎症及纤维化。被吸收入肾间质的蛋白质在酸性环境中能代谢产氨，氨能通过旁路途径活化补体成分，产生趋化因子 C3a 及 C5a，并形成膜攻击复合体损伤肾脏。③蛋白尿能直接损伤肾间质。滤过的蛋白质可被肾小管重吸收，补体成分、二价铁离子、转移铁蛋白及其他生物活性脂质进入间质区域并进一步加剧肾脏病变。所以，现在认为治疗肾病综合征时应尽量减少一切能增加尿蛋白排泄的因素，其中包括高蛋白饮食。

目前一般推荐，在每日热量达 35kcal/kg 前提下，每日蛋白质入量以 0.8～1.0g/kg 为宜。而低蛋白饮食虽然可以引起白蛋白合成减少，但尿蛋白排泄减少，白蛋白分解减少足以抵消合成量的减少，而使血清白蛋白水平维持在正常的范围。此外，有些研究提示饮食中氨基酸的组成亦相当重要，Kaysen 等发现给肾病综合征大鼠喂饲富含支链氨基酸、精氨酸、脯氨酸、谷氨酰胺、谷氨酸、天冬酰胺及天冬氨酸的蛋白饮食能增加一氧化氮合成，扩张肾血管，不增加尿蛋白排泄，因此能延缓疾病的发展。相反，喂饲富含其他氨基酸的蛋白饮食却使尿蛋白排泄显著增加。D'Amico 等给肾病综合征患者进食大豆蛋白为主的素食，也发现患者尿蛋白排泄量显著减少。因此，近来一些学者推荐肾病综合征患者进大豆蛋白为主的素食。这一主张需进一步临床研究以证实。

二、脂质

（一）脂质的来源及功效

1. 甘油三酯的来源及功效 食物中主要脂肪的甘油三酯，由三种基本脂肪酸组成，即饱和脂肪酸、单不饱和脂肪酸及多不饱和脂肪酸，而它们都存在于动物性和植物性食物中。脂肪是人体储存和提供热量的最佳燃料，亦有保持适当体温的作用。1g 脂肪就能提供人体 9kcal 的热量，与蛋白质（碳水化合物）相比，高出两倍以上。

一般而言，动物性脂肪如牛油、鸡油、猪油等都含有 50% 以上的饱和脂肪酸；而植物性脂肪如葵花子油、花生油及粟米油等则以单不饱和脂肪酸及多不饱和脂肪酸为主；椰子油和棕榈油则含有大量饱和脂肪酸。

2. 固醇的来源及功效 胆固醇是脂肪类的一种,只存在于动物性脂肪中,植物性脂肪内却没有。含胆固醇较高的食物有动物内脏(脑、肝、肾、心等)、肥油、皮、蛋黄、鱿鱼、墨鱼及章鱼等。

人体内的胆固醇,除了来自食物外,肝脏也会制造,所以正常人若减少进食含胆固醇的食物,肝脏便增加制造胆固醇,以达到身体需要的分量。胆固醇不但是细胞膜的重要结构成分,亦是身体制造胆汁、维生素及多种激素如肾上腺素、性激素等的原料。

血浆中有五种脂蛋白(lipoprotein),包括乳糜微粒、极低密度脂蛋白、中间密度脂蛋白、低密度脂蛋白和高密度脂蛋白。其脂类核心含胆固醇、三酰甘油和磷脂,其蛋白部分为载脂蛋白。脂蛋白有高度的致动脉粥样硬化性,在肾脏病中的作用越来越引起人们的关注。

(二)肾病综合征的脂质代谢

肾病综合征常出现多种形式的脂质代谢紊乱,最常见的为混合性高脂血症,血浆胆固醇升高伴血浆三酰甘油升高。肾病综合征患者常有高脂血症、脂质代谢紊乱。肾病综合征其脂质代谢异常的原因和机制目前尚不明确,可能与载脂蛋白的基因表现型、药物的影响和机体的代谢状态有关。脂质代谢紊乱,既可加重肾小球的损害,又可导致患者动脉硬化,引起肾小球硬化、心脑血管疾病的发生。

许多研究结果证实,进食过多的脂肪,特别是饱和脂肪酸及胆固醇,亦容易引起高甘油三酯及高胆固醇血症,因而增加患上血管硬化症、冠心病及脑卒中等的机会。一般而言,理想的血甘油三酯的水平为 2.0mmol/L 以下,而理想的血胆固醇水平为 5.2mmol/L 以下。美国心脏学会建议,每人每日所进食的胆固醇不应超过 300mg,肾病综合征患者最好是不进食含胆固醇的食物。至于合并有肥胖症、糖尿病、痛风的肾病综合征患者更要严格限制高脂饮食。故此,一般肾病综合征患者,小于 30% 热量来自脂肪,以不饱和脂肪酸为主,其中小于 5%~10% 来自饱和脂肪酸,胆固醇为 0~300mg/d,以避免肥胖和高脂血症引起的心、脑血管、糖尿病、痛风等,但是肾病患者服用激素如肾上腺皮质激素,这类药物常见的副作用包括体重上升及高脂血症等。因此,肾病综合征患者如有高脂血症(甘油三酯及胆固醇)或已服用激素,便要严格控制高脂饮食,特别是含饱和脂肪酸及胆固醇的食物,以减低因高血脂所引起的肾病综合征进展的机会。

肾病综合征患者不宜食用含胆固醇及饱和脂肪酸高、含不饱和脂肪酸少的动物油脂(深海鱼油除外);而应食用植物油脂(椰子油除外)。肾病综合征患者为减轻高脂血症尤应多食富含亚油酸(η6 或 ω6 类)及亚麻酸(η3 或 ω3 类)的食物。亚油酸多含于红花油、豆油、玉米胚油及芝麻油等中;而亚麻酸主要含在深海鱼油里(鳕鱼、鲱鱼及鲑鱼等)。

有资料证明高脂血症可加速人类肾脏病的进行性发展。肾小球疾病患者在肾小球内常可见到脂质和脂蛋白成分的沉积,特别是局灶节段性肾小球硬化患者。与无脂质沉积者相比,有肾小球内脂质沉积患儿的蛋白尿表现更为突出,组织学改变更加显著。

三、碳水化合物

(一)碳水化合物的功效

碳水化合物在自然界分布最广,储存量也最丰富,是人类最重要的热量来源。跟蛋白质一样，1g 碳水化合物能供给约 4kcal 的热量。

碳水化合物主要可分为单糖类、双糖类及多糖类。多糖类又可分为淀粉质及膳食纤维。含糖类（膳食纤维除外）的食物经肠胃的消化后，变成葡萄糖及其他单糖（果糖及半乳糖），被身体吸收后，通过血液循环，输送到各细胞及器官，用作产生能量，供人体的生理活动。在正常的情况下，细胞是先从葡萄糖得到能量，但在缺乏葡萄糖时，便利用脂肪，最后才动用蛋白质去制造葡萄糖以供应能量。

当进食了过量的碳水化合物，人体会将多余的热量转化成脂肪储存在体内，容易造成肥胖、代谢性疾病及其引起的心血管疾病。因此，如果血胆固醇、甘油三酯过高，或肥胖、糖尿病患者亦须避免进食过多糖类及高糖分的食物，而且应适量地进食高淀粉质食物。

（二）碳水化合物的来源

碳水化合物可来自糖质及含高糖分的制成品、水果类、奶及奶品类和豆类及高淀粉根茎类蔬菜等。

一般而言，糖类及水果类含蛋白质分量极低，但亦可适量地作为低蛋白质的热量补充品。此外，奶及奶品类和含淀粉质食物都含有不少分量的蛋白质，所以肾病综合征患者亦须注意进食这类食物的分量。

（三）膳食纤维

膳食纤维是指一些不能被人体消化及吸收的多糖类，因此它们不能直接提供机体任何热量。膳食纤维主要是来自植物性食物。含高膳食纤维的食物包括全麦类（如糙米、早餐麦片及全麦面包）、水果类、瓜菜类、豆类及硬壳果类。根据多项科学研究结果显示，增加进食膳食纤维与预防便秘、减慢血糖的提升及降低脂肪等有密切的关系。因此，糖尿病、肥胖患者应多进食高膳食纤维的食物帮助控制病情。不过，因部分高膳食纤维食物如豆类及全麦类亦同时含有颇多磷质，所以血磷高的患者要多加注意。

第二节　微　营　养

除了蛋白质、碳水化合物和脂肪三大营养外，其他维生素、矿物质、微量元素常称为微营养。微营养是人体细胞新陈代谢、生长发育和各种功能活动的必需物质。

一、水和矿物质

目前已知有 14 种必需微量元素，如铁、锌、铜、锰、铬、钼、钴、硒、镍、钒、氮、碘、锶。各种微量元素间按一定比例存在，以维持各自的生理功能。身体对必需微量元素有一套体内平衡机制以防止过量摄入，并能将已过量摄入的元素排出体外；而当摄取不足时又能增加吸收，使之摄入和排泄接近平衡。尿毒症时，微量元素不能完全清除，积累在体内浓度过高时也可进一步损害肾功能，形成一个恶性循环。许多因素都影响肾病及尿毒症时体液和组织中微量元素异常的程度，如摄入不足、生物利用度降低、吸收不良、分布改变、丢失过多等都可导致微量元素缺乏，而肾衰竭时排出减少、摄入过多等可导致微量元素累积过多。

其中最重要的因素是肾功能，肾衰竭不同分期和不同的肾脏替代治疗对微量元素有不同的影响。尿毒症时一些元素如砷、钴、铯、铬、汞、钼等升高，另一些元素如溴、铷、硒、锌等下降。此外，有些微量元素如铅的毒性作用可进一步影响尿毒症时体内微量元素的平衡。

（一）水

水是机体的重要组成部分，在物质运输、代谢产物的转移、细胞间正常渗透压维持及体温调节等过程中起关键作用。正常人含水量因年龄不同而异，新生儿及幼儿含水量较多，可占体重的70%以上。同时，小儿体表面积较大，体液代谢较旺盛，而且身体发育不够成熟，主要脏器的调节功能较差。当肾脏疾病时，由于肾脏维持机体水、钠平衡能力明显下降，极易发生水钠平衡紊乱，尤其当肾小球滤过率明显降低、尿量减少、细胞外液量增多时，出现水肿、高血压，提示体内水钠潴留明显。

（二）钠

钠是细胞外最多的阳离子，在维持细胞外液容量、调节酸碱平衡、维持正常渗透压和细胞生理功能中起重要作用。肾脏是调节钠平衡的最主要器官，对钠排泄的调节主要通过改变肾小管的重吸收来实现。而影响肾小管重吸收钠的因素有肾素-血管紧张素-醛固酮系统、肾交感神经、心钠素、前列腺素及细胞外液。肾病综合征水肿发生的机制是血浆胶体渗透压低和肾脏排钠障碍共同作用的结果，特别是当血清白蛋白高于20g/L时，肾脏排钠障碍引起的机体水钠潴留是水肿主要原因。因此，对于肾病综合征患者原则上应限制钠和水的摄入。轻、中度水肿的患者应给予低盐饮食（每日2～3g/d），重度水肿者应限制到1g/d或无盐饮食（即食物内不加食盐）。当然，患者应用利尿剂（尤其袢利尿剂）并明显利尿后，亦应谨防低钠血症发生。急性肾衰竭出现低钠血症是由于水过多所致的稀释性低钠血症，少数由于肾外失钠，如呕吐、腹泻等加重低钠血症，或不适当补液也可造成低钠血症的发生与发展。慢性肾衰竭的肾为"失盐性肾"，尿钠含量高，钠排出增多，加上因食欲缺乏、恶心、呕吐等引起的钠摄入减少，可引起低钠血症。若饮食中的食盐突然改变，患儿往往不能相应调节而发生钠的平衡紊乱。若突然禁盐，而肾脏仍丢钠，失钠可能引起细胞外液和血管内液量的减少，进一步降低肾小球滤过率，加重尿毒症。

（三）钾

钾主要分布于肌肉、肝脏、骨骼及红细胞等，与细胞的生长发育、酸碱平衡、神经肌肉兴奋性的保持、容量调节等密切相关。体内血钾水平维持恒定受肾内和肾外多种因素综合作用的影响，如胰岛素使细胞外钾向细胞内转移；儿茶酚胺可先引起细胞外钾短暂升高后持续下降；酸中毒使血钾升高；甲状旁腺素干扰细胞钾的摄入；醛固酮作用于肾脏增加排钾，作用于结肠和汗腺促进钾的排泄；肾小管腔内尿液的流速可导致集合管重吸收钾减少；血渗透压增高也可致高血钾。慢性肾衰竭尿中钾量固定，和摄入量无关，说明肾脏排钾功能障碍。当肾小球滤过率下降时，肾外钾调控机制显得尤为重要，此时较易发生钾代谢失调，特别是容易发生高钾血症。主要原因为：①尿毒症少尿时，肾脏排钾减少；②感染、发热、创伤等使体内产钾增加；③摄入过多的含钾食物、输库存血等；④酸中毒细胞外钾外溢；⑤药物影响，如 ACEI 制剂、β受体阻滞剂和保钾利尿剂等均可导致严重的高钾血症；长期肝素化治疗抑制醛固酮分泌也可导致高血钾。肾衰竭过程中出现低血钾，常由钾的增加所引起。

（四）钙和磷

肾脏是 1,25-（OH）$_2$D$_3$ 的主要形成部位，又是甲状旁腺素（PTH）的重要靶器官。正常情况下，肾脏在 PTH 作用下排泄过多的磷，以维持体内钙、磷的平衡。

（1）肾功能降低时，对矿物质代谢的变化主要病理改变为发生继发性甲旁亢、血磷增加和 1,25-（OH）$_2$D$_3$ 水平降低。

（2）肾性骨营养不良是肾衰竭时矿物质代谢紊乱的严重并发症之一，大体可分为两类：一是高转运性肾病，由继发或原发性甲旁亢引起，其特征是在吸收骨表面存在大量活跃的破骨细胞，伴随成骨细胞活性增加；二是低转运性骨病，包括软骨病、骨软化和骨发育不全，其骨代谢处于相对静止状态。

（3）维生素 D 和含钙的磷结合剂的应用常可导致患者体内钙磷乘积增高。血钙磷乘积增高容易导致软组织钙化。组织活检证实尿毒症儿童发生的异位钙化与应用维生素 D 呈正相关。肾病综合征随着血浆蛋白的降低，血总钙水平亦可相应下降。活动期肾病综合征患者肠道对钙的吸收减少，加之尿钙排泄增加，机体往往处于负钙平衡状态。同时，有报道肾病综合征患者血维生素 D 和维生素 D 结合蛋白水平降低。

（五）锌和铜

人体内大约有 160 种酶含有锌元素，锌参与糖类、脂类、蛋白质与核酸的合成和降解，并与维生素 A、维生素 C 的代谢密切相关；还参与免疫功能；此外，锌能促进铁的吸收，抑制铅在肠道的吸收。

铜主要分布在肝、血、脑中，参与 30 多种酶的组成和活化，影响能量代谢，增强机体防御功能，并参与造血过程，影响铁的吸收、运送和利用。铜缺乏可引起小细胞低色素性贫血，胶原蛋白及弹力蛋白形成不良，骨骼发育受限，临床表现为骨质疏松，易发生骨折。慢性肾盂肾炎患者，当早期肾硬化未出现肾功能不全时就有高铜血症，而血锌降低。

已知人体内的微量元素锌、铜主要与白蛋白结合，也可与α$_2$巨球蛋白、结合球蛋白结合。循环中锌多与锌结合蛋白（为血清白蛋白）结合，铜也与其结合蛋白（血浆铜蓝蛋白）结合。肾病综合征时大量蛋白质，特别是白蛋白、铜蓝蛋白从尿中丢失，加上肠道吸收障碍，血清锌、铜浓度即可下降。由于锌是体内 200 多种酶的组成成分，铜参与体内 30 余种重要酶的构成，它们直接参与 DNA、RNA 和蛋白质的合成代谢，是构成机体组织、维持生物功能、促进生长发育的必需微量元素。因此，铜和锌的检测可以作为肾小球硬化的早期诊断指标，并为临床控制病情发展和判断预后提供依据。铜聚集在肾脏组织，导致大量肾小管转运缺陷，也可导致范可尼综合征的发生。

锌、铜缺乏将出现蛋白质代谢紊乱，并可诱发缺铁性贫血等。锌、铜若缺乏，则应予相应补充。食物中黄豆、萝卜、大白菜、扁豆、茄子、小麦、小米等锌含量较高，而猪肉、芝麻、菠菜、黄豆、芋头、茄子等铜含量较高，均可选择食用。

（六）铁和镁

铁是血红蛋白的重要组成部分，是血液中输送氧与交换氧的重要元素，又是许多酶的组成成分和氧化还原酶的激动剂。肾病综合征时血清铁蛋白从尿中丢失，患者可出现轻度贫血，现已证实这主要是红细胞生成素从尿中丢失造成。尽管转铁蛋白亦可携带铁从尿中丢失，但常常不足以导致缺铁性贫血发生。从肾小球滤过的转铁蛋白在肾小管中将释放出铁，二价铁离子被吸收入肾间质后即能还原 H_2O_2 生成羟自由基损伤肾脏。随意补铁就可能加重这一肾间质损伤，促进肾脏间质纤维化发生。因此，若无确凿的铁缺乏证据（如血清铁蛋白<100μg/L表明贮存铁缺乏；转铁蛋白饱和度<15%表明可利用的铁缺乏），不要轻易补铁。肾脏疾病患儿厌食或限制蛋白质食物，使铁的摄入减少；患儿血浆蛋白低，转铁蛋白减少，影响铁的转运，故肾脏疾病患者通常出现缺铁和小细胞低色素性贫血。

镁在体内仅次于钠、钾、钙而位居阳离子第四位，在葡萄糖酵解、脂肪、蛋白质和核酸合成以及肌肉收缩及能量代谢等过程中起重要作用。人体镁代谢的平衡主要是通过肠道吸收和肾脏排泄来调节。肾衰竭患者通常能维持血镁正常或轻度升高。当肾小球滤过率明显下降时，肾脏排泄镁的能力下降，可致血镁升高，在摄镁过多或伴随服用含镁的抗酸剂时尤为显著。低血镁通常因应用大剂量利尿剂所致，常伴有低血钾，导致低血钾难以纠正。与肾性低血镁有关的因素有袢利尿剂和噻嗪类利尿剂、Bartter 综合征、高醛固酮血症、两性霉素 B、环孢素等。

二、维生素

维生素是人类生存不可或缺的一类有机物质，是人体细胞新陈代谢、生长发育和各种功能活动的必需有机物，维生素通常不能在体内合成，多依赖饮食补充。维生素可分为两种，水溶性维生素包括：维生素 B、维生素 C、叶酸、泛酸、生物素等；脂溶性维生素包括：维生素 D、维生素 E、维生素 K 等。肾病综合征时常由于患者食欲下降，与蛋白结合的维生素自尿中排出增多，维生素体内清除增多，以及服用多种药物影响了维生素的吸收和代谢，维生素常有缺乏。维生素的缺乏导致肾病综合征患者的蛋白能量代谢、凝血功能、激素合成和功能、骨质代谢和造血功能等均有障碍。肾脏疾病可导致机体维生素代谢发生改变，其主要因素有：厌食或食物中维生素含量不足；降解或清除增加；血中维生素结合蛋白水平升高；尿中丢失增加；药物干扰维生素的吸收、排泄和代谢。

（一）维生素 A

肾脏在维生素 A 的代谢中主要起三种作用，即影响视黄醇结合蛋白（RBP）的分解代谢、调控肝脏释放视黄醇和合成视黄酸。肾衰竭可造成血浆 RBP 和 RBP/血浆前白蛋白、RBP/视黄醇比率升高。慢性肾衰竭患者血维生素 A 水平升高，但是否对肾衰竭患者造成毒性以及是否会在其组织中沉积尚存在争议。慢性肾衰竭发生维生素 A 中毒甚为罕见，多由摄入过量维生素 A 所致。

（二）维生素 E

维生素 E 是主要的生物膜抗氧化剂，可减轻氧化应激对细胞膜磷脂损伤。研究显示，食物中低剂量的维生素 E 可延缓嘌呤霉素肾病动物肾功能进行性恶化的进程，对 IgA 肾病也有一定的治疗作用。

（三）维生素 B₆

维生素 B_6 参与约 100 种酶促反应，其主要作用是作为转氨基的辅酶参与氨基酸和蛋白质的代谢。慢性肾衰竭和维生素 B_6 缺乏有一些相同的表现，如外周神经病变、正色素性贫血、免疫功能低下和中枢神经系统功能紊乱等，两者的临床表现经用低蛋白饮食治疗后，都可得到不同程度的改善。因此，维生素 B_6 缺乏可能会引起或加重晚期肾衰竭的一些临床表现。许多研究发现，慢性肾衰竭患者，无论是保守治疗或行腹膜透析或血透治疗，无论是儿童或成人患者，其维生素 B_6 缺乏率相当高；且随血液透析年限延长，维生素 B_6 缺乏发生率呈上升趋势。

（四）维生素 C

维生素 C 受小肠吸收、肾小管重吸收以及自身分解速率的调控。过量的维生素 C 可经肾小球滤过。大多数研究发现血液透析患者维生素 C 缺乏的发生率较高，另外，维生素 C 缺乏还与低钾饮食和摄食过少有关。肾衰竭患儿长期大剂量维生素 C 摄入可引起继发性草酸盐症。

（五）叶酸

由于慢性肾衰竭患者体内潴留的毒素作用、饮食摄入不足、透析液丢失，在非透析、透析患者，叶酸盐缺乏很常见，而且可能在血液循环中存在叶酸盐抑制物。另外，慢性肾衰竭患者使用促红细胞生成素后，血红蛋白迅速增长，机体对叶酸的需求也会一过性增加。

（六）维生素 D

肾病综合征时，维生素 D 水平有明显的改变。维生素 D 结合蛋白是 59kD 的小分子蛋白，与白蛋白一样易于通过肾小球滤过膜。1,25 羟基维生素 D 是 1,25-二羟胆骨化醇的前体，与维生素 D 结合蛋白相结合，肾病综合征时大量的 25-$(OH)_2D_3$ 自尿中排出可导致 25-$(OH)_2D_3$ 降低，血清 1,25-二羟维生素 D_3 浓度下降。由于维生素 D 结合蛋白的丢失，需要测定游离的 1,25 二羟维生素 D_3 来加以准确地评价患者情况。而且，低蛋白血症使血清总钙浓度下降，低钙血症和维生素 D 结合蛋白的改变，使患者易于发生骨质减少。用骨密度扫描监测骨质变化情况以及早期使用维生素 D 和其他药物可以防治骨矿物质的丢失。因此，肾脏病患儿保证有足够的维生素 D 摄入以及维持足够的血浆 25-$(OH)_2D_3$ 具有十分重要的意义。总之，肾脏疾病时维生素的状况和代谢仍是一个有待于进一步研究的领域，尚不能准确、灵敏地评价肾衰竭患者维生素代谢水平，且缺乏长期的追踪研究。

第三节　肾病综合征的饮食与营养疗法

肾病综合征时，患者组织和血浆的蛋白质代谢改变明显，表现为肌肉组织蛋白质合成代谢减少、分解代谢增强，血管内白蛋白池分解代谢增加，肾组织对蛋白质分解代谢增强，虽肝脏蛋白质合成代谢增加，但白蛋白分解速率大于白蛋白绝对合成速率，加上大量蛋白从尿、肠道丢失，白蛋白转移至血管外，血容量扩张等，故肾病综合征时机体常呈现低蛋白血症、负氮平衡及蛋白质营养不良。纠正肾病综合征患者低蛋白血症的关键是减少尿蛋白排泄，促进蛋白质合成，保证蛋白质出入量平衡，常用的方法有：①营养饮食疗法；②促进肝脏蛋白质合成；③激素和免疫抑制剂；④ACEI 或 ARB；⑤中药；⑥非甾体消炎药、抗凝药等均可不同程度地减少尿蛋白。

肾病综合征的饮食营养治疗十分重要，不合理的饮食不但会加重蛋白尿，而且会加重肾损害，加重并发症发生。传统认为肾病综合征患者由于大量蛋白尿、低蛋白血症，故应摄入高蛋白饮食［＞1.5g/(kg・d)］，来增加白蛋白的合成，提高血清白蛋白含量，纠正蛋白质营养不良状态。但是，近年来的大量研究发现：高蛋白饮食虽刺激肝脏合成白蛋白，但高蛋白饮食增加肾脏及内脏的血流量，增加肾小球高滤过和肾小球毛细血管对蛋白的通透性，加速了肾小球硬化；同时大量蛋白质、补体、脂质通过肾小管重吸收入肾间质，促进了肾间质炎症及纤维化；而大量的尿蛋白从肾脏排出又直接损伤肾间质和肾小球；此外，高蛋白饮食导致肾组织对白蛋白的分解代谢增加，进一步减少血中白蛋白浓度，最终使血清白蛋白无增加或减少。

一、肾病综合征患儿的营养治疗原则

（1）肾病综合征患儿必须供给充足的能量。如能量供给不足，食物及体内组织的氨基酸将通过糖原异生途径产生能量，从而增加尿素从肾脏的排出，可引起或加重氮质血症。

（2）蛋白质的摄入量应根据病种与病情而定。如肾病综合征见大量蛋白尿的患儿常引起低蛋白血症而导致蛋白质营养不良。蛋白质营养不良可引起肾脏结构和功能的改变；而高蛋白饮食则可引起肾小球的高滤过和高灌注，导致肾小球硬化。因此，临床上既要避免负氮平衡，又要避免高蛋白质饮食对肾脏的损伤。

（3）肾病综合征患儿要限制脂肪的摄入，必要时予以降脂治疗。因为肾病综合征常合并有高脂血症和脂质代谢紊乱，高脂血症可引起肾脏的损害。

（4）根据水肿程度以及肾脏功能决定液体入量。一般轻度水肿可以不限制水的摄入；重度水肿，或合并高血压、心力衰竭、肺水肿等，必须控制液体的入量。

（5）重视纠正电解质的紊乱。①肾脏病患儿合并水肿、高血压及心力衰竭时要限制钠盐的摄入。②应根据血钾的水平调节钾的摄入量。如急性肾衰竭的多尿期，要注意钾的补充，防止低钾血症。当患者少尿或无尿，机体细胞呈高分解状态时可发生高钾血症，高血钾往往是肾衰竭和透析患者致死的原因，因此必须限制钾的摄入。③肾脏疾病时，常引起继发性甲状旁腺功能亢进，导致血钙、血磷异常，要重视防治低血钙、高血磷等。

（6）肾病综合征患儿要根据病情补充维生素 A、维生素 D、维生素 E、维生素 K、维生素 B 族等。肾脏疾病由于摄入不足、降解或清除增加、药物干扰等影响，机体维生素缺乏或蓄积，造成一定的毒副作用。

对肾脏病儿童的营养状况最好由临床肾脏医师和儿童营养学家共同管理，而且应早期开始，以便维持儿童的正常生长发育，并能做到阶段性修正调整，不同疾病、疾病的不同时期以及不同年龄儿童有不同的营养需求，以求做到个体化的营养管理。

二、肾病综合征患儿的饮食疗法

近年来，大量的临床研究提示肾病综合征患者正常蛋白饮食［0.8～1.0g/（kg·d）］较高蛋白组［1.2～1.5g/（kg·d）］明显改善蛋白质代谢，降低血脂，减少尿蛋白。此外，临床研究表明，低蛋白饮食［<0.8g/（kg·d）］，同时加用必需氨基酸或α-酮酸，则对于改善蛋白质代谢，减少尿蛋白，保护肾功能疗效更佳。故目前已不主张在肾病综合征的患者中采用高蛋白饮食。一般来说，肾病综合征患者应进食易消化、清淡的、高生物效价、正常量的蛋白质饮食。在每日热量为35kcal/kg的前提下，每日蛋白质入量以0.8～1.0g/kg为宜。但严重肾病综合征时，如血白蛋白<20g/L，尿蛋白>10g/d，可考虑短期用高蛋白饮食［1.0～1.3g/（kg·d）］。

饮食中氨基酸的组成亦相当重要，支链氨基酸较少引起血流动力学改变，能增加一氧化氮合成，扩张肾血管，而不增加尿蛋白排泄，因此能延缓疾病的发展。此外，动物蛋白虽必需氨基酸较多，但容易致敏，血液流变学变化较大。植物蛋白支链氨基酸较多，肾血流变小，不易致敏，可降低血脂，减少蛋白尿，但必需氨基酸缺乏。大豆蛋白的必需氨基酸含量较多，属于高生物效价蛋白。有研究证实肾病综合征患者进食以大豆蛋白为主的食物，患者尿蛋白排泄量显著减少。因此，有学者推荐肾病综合征患者不一定进食高生物效价动物蛋白食物，可摄入以大豆蛋白为主的素食。但这需要进一步的循证医学研究来证实。

一般而言，动物油脂（深海鱼油除外）含胆固醇及饱和脂肪酸高，含不饱和脂肪酸少，故肾病综合征患者不宜多食；而植物油脂（椰子油除外）正好相反，适于肾病综合征患者食用。肾病综合征患者为减轻高脂血症应以富含亚油酸及亚麻酸的食物为主。亚油酸多含在红花油、葵花子油、豆油、玉米胚油及芝麻油中；而亚麻酸主要含在深海鱼油里（鳕鱼、鲱鱼及鲑鱼等）。一般肾病综合征患者多有高胆固醇血症，故推荐给肾病综合征患者的饮食中，脂肪、胆固醇含量及饱和脂肪酸含量应极低，尽量以单及多不饱和脂肪酸含量为主。

此外，饮食疗法常常加用ACEI或ARB等药物。大量的临床研究实验表明低蛋白饮食加ACEI可通过减轻肾小球的滤过率、减少尿蛋白的排出，抑制细胞外基质的增生来减少蛋白尿和保护肾脏功能。目前常用贝那普利、福辛普利和贝那普利，其副作用小，起效迅速，作用时间长。ARB如氯沙坦、缬沙坦等治疗作用与ACEI相似，且高钾、咳嗽等副作用少于ACEI。此外，目前发现饮食疗法加上ACEI联合ARB治疗对于减少尿蛋白的排出和保护肾脏的功能比单用ACEI或ARB效果更佳。

肾病综合征的饮食处方建议：

1. 热量摄入　肾病综合征时呈蛋白-能量营养不良，除低蛋白血症外，还有贫血、乏力、食欲缺乏及对食物不耐受，如乳糖的吸收差等。总热量依年龄不同而异，一般糖类占40%～60%，脂肪2～4g/（kg·d），其中植物油占50%。推荐为：35kcal/（kg·d），肥胖者和糖尿病患者可酌情略减为30kcal/（kg·d）。

2. 蛋白质摄入　近年注意高蛋白膳食虽然使体内合成的蛋白质增加，但其分解及尿中排出增加，并可能使肾小球硬化。一般情况，推荐正常蛋白饮食0.8～1.0g/（kg·d）。以高生物效价蛋白或大豆蛋白为主。严重肾病综合征时，如血白蛋白<20g/L，尿蛋白>10g/d，可考虑短期用高蛋白饮食［1.0～1.3g/（kg·d）］，但不主张用>1.5g/（kg·d）高蛋白饮食。

如用低蛋白饮食 [0.6～0.8g/（kg·d）] 则加用α-酮酸或必需氨基酸。极低蛋白饮食 [0.3～0.6g/（kg·d）] 则加 10～20g 必需氨基酸或α-酮酸，但一般不用极低蛋白饮食疗法治疗肾病综合征。蛋白质成分构成：通常 2/3 动物蛋白，1/3 植物蛋白；但低蛋白饮食时则 4/5 动物蛋白、1/5 植物蛋白，但大豆蛋白生物效价可等同动物蛋白。三餐中蛋白质的分配应重点放在晚餐为好。

3. 脂肪摄入 应＜30%总热量，其中：饱和脂肪酸＜5%总热量，不饱和脂肪酸＜25%总热量，其中单不饱和脂肪酸＜10%，多不饱和脂肪酸＜10%，亚油酸＜5%，胆固醇（0）。

4. 补充营养 有水肿者应适量控制钠的摄入量，应用利尿剂（尤其袢利尿剂）并明显利尿后，应谨防低钠血症发生。长期慢性肾病综合征患者应该补充水溶性维生素和脂溶性维生素。肾病综合征患者常需补充钙剂及维生素 D_3，尤其在大剂量激素治疗的开始，就应该用钙剂及维生素 D，并适当补充微量元素，如铁、锌、铜等。肾病综合征时应补充维生素 D，如添加 25-（OH）D_3 1～2g/（kg·d）或 1,25（OH）$_2D_3$ 0.025～0.05g/（kg·d），钙 10～30mg/（kg·d），铁 2～6mg/（kg·d），锌 5～20mg/（kg·d）。

5. 水和盐 水一般不必限制，但水肿时应限制钠的摄入，一般为 1～2g/d，严重水肿时则应＜1g/d，待水肿明显好转后应逐渐增加食盐的摄入量。

第四节 中医对肾脏病营养治疗的认识

肾脏病的营养治疗与中医的饮食疗法有异曲同工之处。

中医饮食疗法源远流长，早在《黄帝内经》就提出："谷肉果菜，食养尽之，无使过之，伤其正也。"汉代张仲景《金匮要略》道："饮食之味，有与病相宜，有与身为害，若得则益体，害则成疾。"说明祖国医学中早就把饮食疗法与针灸、药物等疗法同等重视，而肾脏病的饮食疗法更有其特殊性与重要性。《备急千金要方·水肿》曰："大凡水病难治，瘥后特须慎于口味。病水人多嗜食，所以此病难愈也。"清代叶天士对虚劳的药膳治疗，更提出"少而精"和补以"血肉有情之品"的原则。说明中医对水肿、虚劳疾病饮食治疗的重要性。以水肿为例，古代医家在应用饮食治疗上积累了丰富经验。初期应进无盐或低盐饮食，其后逐步恢复正常饮食。由于营养障碍所致浮肿，则要注意饮食的清淡和富有营养。若脾肾阳衰、脾胃虚弱的水肿患者，常与长期的饮食失调、营养障碍密切相关，治疗须采用温补脾肾、益气调养脾胃的方法。

一、儿童肾病综合征饮食治疗的基本原则

根据患儿病情制定饮食治疗方案，坚持低盐、低脂、优质低蛋白饮食，注意调整水、钠、钾和蛋白质摄入量。不宜多食酸、甜、苦、咸及生冷之品；少食蛋黄、鱼子、肉皮及动物内脏；忌食虾、蟹、腌制品等；不宜饮酒、吸烟。同时需根据水肿及尿量情况，限制入水量。

二、儿童肾病综合征的中医药膳饮食

饮食治疗是肾病综合征综合治疗的基础，贯穿于治疗的整个过程，除了现代医学所建议的方法外，中医学亦有其独特的药膳食疗方法。下面根据辨证分型列举几种常用食疗方法：

1. 风水相搏证

（1）车前子生姜粥

组成：车前子 30g，生姜 10g，粳米 50g。

制法：车前子洗净，装入纱布袋内，加清水煎煮后，取出药袋，将药汁、粳米、生姜加水煮粥。

用法：吃粥，每日 1 次。

功效：解表利尿，健脾利水。

（2）赤小豆桑白皮汤

组成：赤小豆 60g，桑白皮 15g。

制法：赤小豆浸泡半日，桑白皮煎煮后将药汁与赤小豆加水同煮。

用法：食豆饮汤，每日 1 剂。

功效：利水消肿。

2. 湿热内蕴证

（1）牵牛子粥

组成：牵牛子、粳米适量。

制法：牵牛子一半生，一半炒，研细末，生姜切细备用。先以粳米煮粥，熟后取牵牛子末 9g，撒于粥上，生姜放入搅拌即可。

用法：吃粥，空腹适量服用，每日 1 次，不可久服。

功效：泻水消肿。

（2）土茯苓薏米粥

组成：薏米 30g，土茯苓 60g，粳米 50g。

制法：土茯苓洗净加水煮 30 分钟去渣取汁，薏米、粳米淘洗净，一起入锅，加水适量，旺火烧沸后，改用文火至米烂成粥。

用法：吃粥，早晚温服，每周 2～3 次。

功效：清利湿热。

3. 水湿浸淫证

（1）瓜皮茯苓粥

组成：冬瓜皮、茯苓、大腹皮适量，粳米 50g。

制法：上三味药煎水后加粳米煮粥。

用法：去瓜皮食粥，每日 1 次。

功效：利水消肿。

（2）白术茯苓粥

组成：白术、茯苓适量，薏米 20g，粳米 50g。

制法：白术、茯苓加水煮 20 分钟，取煎煮液加入薏米和粳米熬制成粥。

用法：吃粥，早晚温服，每周 2～3 次。

功效：益气健脾消肿。

4. 脾肾阳虚证

（1）核桃薏仁粳米粥

组成：粳米 50g，薏米 50g，核桃仁 50g，细辛 4g。

制法：将粳米、薏米加水 500ml，煮成稀粥后，再入核桃仁小火煮，以粥稠为度，同时将细辛用开水浸泡 5 分钟左右，取 10ml 左右兑入搅匀。

用法：温热服食，每日早晚服 1 次。

功效：温肾健脾。

（2）砂芪鲤鱼温补汤

组成：鲤鱼 250g，黄芪 15g，砂仁 8g，陈皮 6g，车前子 9g。

制法：鲤鱼去内脏，将药物纳入鱼腹，不加盐，加生姜 10～20g 同煮。

用法：弃药食肉喝汤，每日 250g 鱼，分两次服完。

功效：健脾化湿。

5. 脾肾气虚证

（1）黄芪山药芡实粥

组成：黄芪 30g，山药 30g，芡实 30g，小米 50g。

制法：将黄芪、芡实煎煮后去渣，把药汁和山药、粳米放入锅内，加清水适量熬制成粥。

用法：吃粥，每日 1 次，可长期服用。

功效：健脾补肾。

（2）山药枸杞炖鸡

组成：山药 15g，枸杞子 15g，当归 10g，鸡肉 75g，生姜 2 片，大枣 2 枚。

制法：将材料放入汤锅，加入少量清水和适量盐，炖熟食用。

用法：饮汤，食鸡肉，每周 2～3 次。

功效：健脾利湿。

（3）鲫鱼汤

组成：鲫鱼 100～200g 一尾，大蒜半头，生姜 3 片。

制法：鲫鱼去鳞及内脏，去皮紫蒜及生姜同入鱼腹，文火炖熟。

用法：食鱼饮汤，每周 2～3 次。

功效：健脾化湿。

6. 肝肾阴虚证

（1）山药黄精糖水

组成：黄精 30g，北沙参 40g，核桃仁 50g，山药 60g，白砂糖或冰糖 40g。

制法：黄精、北沙参、核桃仁、山药入锅共煎，武火煮沸后，改文火煮 20 分钟，去药渣，加白砂糖或冰糖搅拌溶化。

用法：分两次饮服，每周 2～3 次。

功效：滋阴补肾。

（2）杞枣鸡蛋汤

组成：枸杞子 30g，大枣 10 枚，天冬 20g，鸡蛋 2 个。

制法：加水适量同煮。

用法：吃蛋喝汤，每日 1 次，连服数天。

功效：滋阴平肝潜阳。

（3）山药枸杞薏米粥

组成：山药 30g，薏苡仁 30g，枸杞子 30g，粳米 50g。

制法：洗净共入锅，加水直接煮粥。

用法：吃粥，早晚温服。

功效：滋阴补肾。

7. 瘀血内停证

（1）赤小豆山楂粥

组成：赤小豆 30g，山楂 15g，粳米 50g。

制法：赤小豆浸泡半日，与山楂、粳米同煮食。

用法：吃粥，早晚温服，每周 2～3 次。

功效：活血利湿。

（2）薏苡仁冬瓜皮当归汤

组成：薏苡仁 30g，当归 10g，冬瓜皮 30g。

制法：当归、薏苡仁、冬瓜皮洗净加水煮 30 分钟。

用法：取汁食之，每日 2 次。

功效：养血活血，利尿消肿。

（3）玉米须路路通汤

组成：玉米须 150g，路路通 20g。

制法：玉米须与路路通洗净煎汤。

用法：代茶饮，每日分饮数次。

功效：活血通络，利尿消肿。

8. 气阴两虚证

（1）气阴双补粳米粥

组成：赤小豆 60g，薏米 50g，粳米 50g，北沙参 20g，黄芪 30g，生地黄 15g。

制法：先将后三味煎煮 20 分钟，去渣，再加入前三味同煮，以粥稠为度。

用法：温热服食，早晚各服一次。

功效：益气养阴，化湿清热。

（2）玉竹参山猪肉粥

组成：瘦猪肉 250g，玉竹 15g，生山药 50g，粳米 50g，北沙参 15g，太子参 20g。

制法：将沙参、太子参、玉竹布包与肉同煮，同时入山药。肉熟后去渣。

用法：调味食之，每日 1 次，每周 2～3 次。

功效：益气养阴。

肾脏疾病与饮食关系密切，对肾病综合征患儿进行合理的饮食治疗具有重要作用。辨证食疗以中医基础理论为核心，强调整体观念、辨证施食，重视药食宜忌，保护脾胃之气。在治疗过程中根据患儿中医辨证分型选用药食同源之品，采用合理的烹调方法，可起到独特的治疗作用。

如风水相搏证选生姜、赤小豆、桑白皮等；湿瘀互阻证常选山楂、赤小豆、薏苡仁、当归、冬瓜皮、玉米须、路路通、桃仁等；湿热内蕴证常选土茯苓、薏米、牵牛子等；脾虚选黄芪、芡实、薏苡仁、赤小豆、鲫鱼、生姜、茯苓、红枣等；阴虚选枸杞子、莲子、土茯苓、山药、薏苡仁等；阳虚选桂枝、生姜、芡实、红枣、黄芪、山药等。诸鱼中黑鱼祛风湿，鲤鱼行水湿，鲫鱼健脾化湿。可根据患者不同证型分别选用。如山药，味甘性平，可益气养阴，补脾肺肾，治诸虚百损，疗五劳七伤，亦药亦蔬，乃为药食兼用之上品，既可研末吞服，也可煎水代茶饮，还可分别与它药配伍，做多种药膳。《神农本草经读》说："上品之药，法宜久服，多则终身，少则数年，与五谷之养人相佐，以臻寿考。"如赤小豆，是家喻户晓的食品，同时又是一味古老的中药。赤小豆甘淡微寒，性善下行，能通利水道，治疗多种原因引起的水肿。《食疗本草》"治脚气及大腹水肿，用赤小豆和鲤鱼煮烂煮食之"。如薏苡仁，如今家喻户晓的食药两用之品，《神农本草经》将它列为"上品"之药，其甘淡微寒，利水渗湿，兼能健脾，且利水不伤阴，凡水湿在下，用之最宜。如生姜，是极为常用的调味品，李时珍称其"可蔬可和，可果可药，其利博矣"，其生用发散，熟用和中，配伍不同，用于多种呕吐，也可发汗解表。如山楂，是药食兼用之果品，营养丰富，不但可消食健脾，还可活血化瘀。如枸杞子，《神农本草经》中称之为"久服坚筋骨，轻身不老，耐寒暑"，有补肾益精，养肝明目，强壮筋骨之效，因此也常用来煮粥或煎水当茶饮。

"安身之本，必资于食"，药食同源是中医文化的一大特色，采用正确的膳食治疗，不仅能有效提高肾病综合征患儿的生活质量，也有助于缓解病情。

主要参考文献

高尚，解汝娟，2016. 补体与特发性膜性肾病研究进展. 医学综述，22（9）：1676-1679.

刘志红，2009. 膜性肾病的治疗. 肾脏病与透析肾移植杂志，18（4）：353-355.

石咏琪，王墨，阳海平，等. 2020. 儿童原发性肾病综合征微小病变型合并小管间质损伤的病理及临床分析. 重庆医科大学学报，45（5）：595-598.

王海燕，赵明辉，2020. 肾脏病学. 4版. 北京：人民卫生出版社.

王峥，吴瑾，2007. 儿童微小病变型肾病综合征的诊断和治疗. 实用儿科临床杂志，22（17）：1355-1357.

熊实秋，2019，微小病变型肾病综合征发病机制研究进展. 国际儿科学杂志，46（12）：864-868.

徐虹，丁洁，易著文，2018. 儿童肾脏病学. 北京：人民卫生出版社.

章海涛，陈惠萍，曾彩虹，等. 2011. C3肾小球肾炎的临床表现及病理特征. 肾脏病与透析肾移植杂志，20（4）：307-311，337.

中华医学会儿科学分会肾脏病学组，2010. 儿童常见肾脏疾病诊治循证指南（试行）（五）：儿童乙型肝炎病毒相关性肾炎诊断治疗指南. 中华儿科杂志，48（8）：592-595.

中华医学会儿科学分会肾脏病学组，2017. 原发性IgA肾病诊治循证指南. 中华儿科杂志，55（9）：643-646.

中华医学会儿科学分会肾脏病学组，2017. 紫癜性肾炎诊治循证指南. 中华儿科杂志，55（9）：647-651.

中华医学会儿科学分会肾脏病学组，2018. 狼疮性肾炎诊治循证指南. 中华儿科杂志，56（2）：88-94.

中华医学会儿科学分会肾脏病学组，姚勇，杨霁云，等. 2011. 小儿肾小球疾病的临床分类、诊断及治疗. 中华儿科杂志，2001（12）：45-48.